马文斌　尹崇高　主编

外科护理学

WAIKE
HULIXUE

U0227231

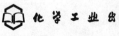
化学工业出版社
·北京·

本教材遵循"三基"、"五性"的原则编写，编写过程中运用创新学习和整体护理的理念，重点突出护士核心能力的培养。全书共二十一章，前十章为外科护理学总论，介绍了外科护理学的共性知识和一般规律，包括绪论，水、电解质、酸碱平衡失调患者的护理，外科患者的代谢及营养支持的护理，外科休克患者的护理，麻醉患者的护理，手术室管理和工作，围手术期患者的护理，外科感染患者的护理，损伤患者的护理和肿瘤患者的护理；后十一章为外科护理学各论，介绍了外科护理学各亚专科（普通外科、颅脑外科、泌尿外科、骨关节外科、血管外科）的特性知识和技术，以及各个具体疾病的特别护理。全书编写体例新颖、突出先进理念、强调知识运用、培养创新能力。

本教材适合中等职业学校护理、助产等相关专业使用，也可供临床护理人员参考。

图书在版编目（CIP）数据

外科护理学/马文斌，尹崇高主编. —北京：化学工业出版社，2015.9
ISBN 978-7-122-24717-9

Ⅰ.①外⋯　Ⅱ.①马⋯②尹⋯　Ⅲ.①外科学-护理学-医学院校-教材　Ⅳ.①R473.6

中国版本图书馆 CIP 数据核字（2015）第 199304 号

责任编辑：李植峰　迟　蕾　　　　　　　文字编辑：张春娥
责任校对：王素芹　　　　　　　　　　　装帧设计：史利平

出版发行：化学工业出版社（北京市东城区青年湖南街 13 号　邮政编码 100011）
印　　装：三河市延风印装有限公司
787mm×1092mm　1/16　印张 23¼　字数 576 千字　　2015 年 10 月北京第 1 版第 1 次印刷

购书咨询：010-64518888（传真：010-64519686）　售后服务：010-64518899
网　　址：http://www.cip.com.cn
凡购买本书，如有缺损质量问题，本社销售中心负责调换。

定　　价：48.00 元

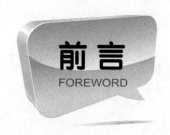

前言
FOREWORD

　　当前，随着我国医疗改革的不断深入发展，护理模式也进行了大幅度的改革，以注重人文关怀为核心的整体护理不断落实到临床，这对护理职业教育提出了更新、更高、更全面的要求。如何在教学中更加深化整体护理、优质护理的理念，使教学内容更贴近护理工作实际，进一步调动学生的学习积极性，全面提高学生专业素质，已成为现阶段护理职业教育面临的现实性问题。我们结合我国护理学教育和临床实践的研究进展，强调以整体护理为方向，注重评判性思维和综合能力的培养而编写了这本《外科护理学》。

　　本教材应用了"以人的健康为中心"的整体护理理念，反映了外科护理学的基本知识、基本理论、基本技能和国内外的新进展与新技术。在现代护理观的指导下，本教材以整体护理为方向、护理程序为框架，从病因病理、临床表现、处理原则、护理诊断、护理目标、护理措施等几个方面编写。在护理措施中，着重健康指导的篇幅，体现了临床护理向预防、保健、健康、社区及家庭护理等领域延伸的现代护理理念。在编写过程中，为了避免内容重复，简写或略写了与内科护理学、急救护理学等学科内容交叉重叠的疾病。本教材按照"以服务为宗旨，以岗位需求为导向"的指导方针，注重实践应用能力的培养，突出了外科护理基础知识和临床应用的内容，为临床实践提供参考。本教材体现外科以手术、手法为主要治疗方法的特点，各论的护理措施基本都按术前护理、术后护理和健康教育三个大方面编写，使学生明白手术前和手术后的护理重点，更加符合临床实际工作需要。为了更好地增加教材的实用性，我们在每章都增加了与护士执业资格考试相关的习题，以便让学生更好地掌握知识，顺利通过执业护士资格考试。另外在部分章节也添加了知识链接，从而让学生更好地了解相关疾病的前沿知识。本教材在内容编排上力求简明扼要，突出重点，阐述清楚难点。在每章开头设"学习目标"，又分为"知识目标、技能目标"，紧扣护士执业考试大纲，全面覆盖知识点与考点，有利于学生对重点和难点内容的掌握。限于作者学识水平有限和时间仓促，本教材难免有欠缺之处，恳请各位专家、广大师生提出宝贵意见，以促进本教材日臻完善。

　　本教材由马文斌、尹崇高任主编，韦桂祥、韦寿宏、李洪利任副主编，黄正美、黄湄景、黄炳磊、刘志超、蒙星宇、梁雪敏、郭佩勤、高峰、董桂福参加了编写工作。本教材编写过程中得到了编者所在院校领导的大力支持，在此致以衷心的感谢！书中部分医疗、护理内容及插图参考了国内各种版本的《外科学》以及《外科护理学》等教材，谨在此表示诚挚的感谢！

编者

2015 年 5 月

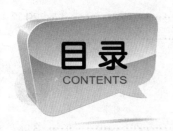

目录
CONTENTS

◎ 第一章 绪论 1

第一节 外科护理学的概念及产生 1
第二节 外科护理学的范畴 1
第三节 学习外科护理学的方法 2

◎ 第二章 水、电解质、酸碱平衡失调患者的护理 3

第一节 概述 3
一、体液含量及分布 3
二、体液平衡及调节 4
第二节 水钠代谢失调患者的护理 5
一、等渗性缺水 5
二、低渗性缺水 7
三、高渗性缺水 9
第三节 钾代谢失调患者的护理 10
一、低钾血症 11
二、高钾血症 12
第四节 酸碱平衡失调患者的护理 14
一、代谢性酸中毒 15
二、代谢性碱中毒 16
三、呼吸性酸中毒 17
四、呼吸性碱中毒 18
测评与训练 18
参考答案 20

◎ 第三章 外科患者的代谢及营养支持的护理 21

第一节 外科患者的代谢 21
第二节 肠内营养支持患者的护理 23
第三节 肠外营养支持患者的护理 26

测评与训练 …………………………………………………………………… 29

参考答案 …………………………………………………………………… 30

◎ 第四章 外科休克患者的护理 31

第一节 概述 ……………………………………………………………… 31

第二节 低血容量性休克患者的护理 ……………………………………… 37

第三节 感染性休克患者的护理 …………………………………………… 40

测评与训练 ………………………………………………………………… 40

参考答案 …………………………………………………………………… 41

◎ 第五章 麻醉患者的护理 43

第一节 概述 ……………………………………………………………… 43

第二节 全身麻醉 ………………………………………………………… 44

　　一、吸入麻醉 …………………………………………………………… 44

　　二、静脉麻醉 …………………………………………………………… 45

第三节 椎管内麻醉 ……………………………………………………… 46

　　一、蛛网膜下腔阻滞麻醉 ……………………………………………… 46

　　二、硬脊膜外腔阻滞麻醉 ……………………………………………… 47

第四节 局部麻醉 ………………………………………………………… 47

第五节 麻醉患者的护理 ………………………………………………… 48

测评与训练 ………………………………………………………………… 52

参考答案 …………………………………………………………………… 53

◎ 第六章 手术室管理和工作 54

第一节 手术室概况 ……………………………………………………… 54

　　一、手术室的环境 ……………………………………………………… 54

　　二、手术室的管理 ……………………………………………………… 55

第二节 常用的手术器械和物品 ………………………………………… 56

　　一、物品的准备 ………………………………………………………… 56

　　二、物品的无菌处理 …………………………………………………… 57

第三节 手术人员的准备 ………………………………………………… 58

　　一、一般准备 …………………………………………………………… 58

　　二、手臂的消毒 ………………………………………………………… 58

　　三、穿无菌手术衣和戴无菌手套 ……………………………………… 58

第四节 患者的准备 ……………………………………………………… 61

　　一、一般准备 …………………………………………………………… 61

二、 手术体位 ……………………………………………………………… 61
三、 手术野皮肤消毒 ……………………………………………………… 62
四、 手术区铺单法 ………………………………………………………… 62
第五节 手术中的无菌原则 …………………………………………………… 63
一、 手术中的无菌操作原则 ……………………………………………… 63
二、 手术配合 ……………………………………………………………… 64
测评与训练 ………………………………………………………………… 65
参考答案 …………………………………………………………………… 66

◎ 第七章　围手术期患者的护理 68

第一节 手术前患者的护理 …………………………………………………… 68
第二节 手术后患者的护理 …………………………………………………… 73
第三节 手术后并发症的预防及护理 ………………………………………… 77
一、 术后出血 ……………………………………………………………… 77
二、 切口感染 ……………………………………………………………… 77
三、 切口裂开 ……………………………………………………………… 77
四、 肺不张 ………………………………………………………………… 78
五、 尿路感染 ……………………………………………………………… 78
六、 深静脉血栓形成 ……………………………………………………… 79
测评与训练 ………………………………………………………………… 79
参考答案 …………………………………………………………………… 80

◎ 第八章　外科感染患者的护理 81

第一节 概述 …………………………………………………………………… 81
第二节 浅部软组织化脓性感染患者的护理 ………………………………… 85
一、 疖 ……………………………………………………………………… 85
二、 痈 ……………………………………………………………………… 86
三、 急性蜂窝织炎 ………………………………………………………… 87
四、 急性淋巴管炎和淋巴结炎 …………………………………………… 88
第三节 手部急性化脓性感染患者的护理 …………………………………… 89
第四节 全身性外科感染患者的护理 ………………………………………… 93
第五节 破伤风患者的护理 …………………………………………………… 95
测评与训练 ………………………………………………………………… 99
参考答案 …………………………………………………………………… 99

◎ 第九章　损伤患者的护理 101

第一节 创伤患者的护理 ……………………………………………………… 101

第二节　烧伤患者的护理 …………………………………………………………… 106

测评与训练 …………………………………………………………………………… 112

参考答案 ……………………………………………………………………………… 113

◎ **第十章　肿瘤患者的护理** 　114

第一节　概述 ………………………………………………………………………… 114

一、良性肿瘤 ……………………………………………………………………… 114

二、恶性肿瘤 ……………………………………………………………………… 114

三、交界性肿瘤 …………………………………………………………………… 115

第二节　良性肿瘤 …………………………………………………………………… 115

第三节　恶性肿瘤及其患者的护理 ………………………………………………… 116

测评与训练 …………………………………………………………………………… 126

参考答案 ……………………………………………………………………………… 127

◎ **第十一章　颅内压增高及脑疝患者的护理** 　128

第一节　颅内压增高患者的护理 …………………………………………………… 128

第二节　脑疝患者的护理 …………………………………………………………… 134

测评与训练 …………………………………………………………………………… 135

参考答案 ……………………………………………………………………………… 136

◎ **第十二章　颅脑损伤患者的护理** 　137

第一节　头皮损伤患者的护理 ……………………………………………………… 137

第二节　颅骨损伤患者的护理 ……………………………………………………… 139

第三节　脑损伤患者的护理 ………………………………………………………… 141

测评与训练 …………………………………………………………………………… 144

参考答案 ……………………………………………………………………………… 144

◎ **第十三章　甲状腺疾病患者的护理** 　146

第一节　甲状腺功能亢进症患者的护理 …………………………………………… 146

第二节　甲状腺肿瘤患者的护理 …………………………………………………… 151

一、甲状腺腺瘤 …………………………………………………………………… 151

二、甲状腺癌 ……………………………………………………………………… 151

测评与训练 …………………………………………………………………………… 153

参考答案 ……………………………………………………………………………… 154

◎ 第十四章　乳腺疾病患者的护理　155

第一节　急性乳腺炎患者的护理 …………………………………………………… 155
第二节　乳腺癌患者的护理 ………………………………………………………… 157
测评与训练 …………………………………………………………………………… 162
参考答案 ……………………………………………………………………………… 163

◎ 第十五章　胸部疾病患者的护理　164

第一节　胸部损伤患者的护理 ……………………………………………………… 164
　一、肋骨骨折 ……………………………………………………………………… 164
　二、气胸 …………………………………………………………………………… 167
　三、血胸 …………………………………………………………………………… 172
第二节　肺癌患者的护理 …………………………………………………………… 174
第三节　食管癌患者的护理 ………………………………………………………… 179
测评与训练 …………………………………………………………………………… 184
参考答案 ……………………………………………………………………………… 185

◎ 第十六章　腹部疾病患者的护理　187

第一节　腹外疝患者的护理 ………………………………………………………… 187
第二节　急性化脓性腹膜炎患者的护理 …………………………………………… 192
第三节　腹部损伤患者的护理 ……………………………………………………… 195
测评与训练 …………………………………………………………………………… 199
参考答案 ……………………………………………………………………………… 200

◎ 第十七章　胃肠疾病患者的护理　202

第一节　胃十二指肠疾病患者的护理 ……………………………………………… 202
　一、胃十二指肠溃疡 ……………………………………………………………… 202
　二、胃十二指肠溃疡的并发症 …………………………………………………… 204
第二节　胃癌患者的护理 …………………………………………………………… 209
第三节　肠梗阻患者的护理 ………………………………………………………… 211
第四节　阑尾炎患者的护理 ………………………………………………………… 217
第五节　大肠肛管疾病患者的护理 ………………………………………………… 221
　一、痔 ……………………………………………………………………………… 222
　二、直肠肛管周围脓肿 …………………………………………………………… 224
　三、肛瘘 …………………………………………………………………………… 224

四、 肛裂 ·· 227

五、 大肠癌 ·· 227

测评与训练 ·· 232

参考答案 ··· 233

◎ **第十八章　肝胆胰疾病患者的护理**　　**234**

第一节　细菌性肝脓肿患者的护理 ························ 234

第二节　肝癌患者的护理 ·································· 236

第三节　门静脉高压症患者的护理 ····················· 240

第四节　胆道疾病患者的护理 ··························· 244

一、 胆石症 ·· 244

二、 胆道感染 ·· 248

第五节　胰腺疾病患者的护理 ··························· 250

一、 急性胰腺炎 ··· 250

二、 胰腺肿瘤和壶腹部癌 ······································ 253

测评与训练 ·· 255

参考答案 ··· 256

◎ **第十九章　周围血管疾病患者的护理**　　**257**

第一节　概述 ··· 257

第二节　原发性下肢静脉曲张患者的护理 ·············· 258

第三节　深静脉血栓形成患者的护理 ··················· 261

第四节　血栓闭塞性脉管炎患者的护理 ················ 263

测评与训练 ·· 267

参考答案 ··· 268

◎ **第二十章　泌尿、男性生殖系统疾病患者的护理**　　**269**

第一节　概述 ··· 269

一、 常见症状 ·· 269

二、 诊疗操作的护理 ··· 271

第二节　泌尿系统损伤患者的护理 ····················· 273

一、 肾损伤 ·· 273

二、 膀胱损伤 ·· 276

三、 尿道损伤 ·· 278

第三节　泌尿系统结石患者的护理 ····················· 280

第四节　尿路梗阻患者的护理 ··························· 284

一、概述 ·· 284

二、肾积水 ··· 284

三、良性前列腺增生症 ·· 286

四、急性尿潴留 ·· 288

第五节　泌尿、男性生殖系统肿瘤患者的护理 ························ 289

一、肾癌 ·· 289

二、膀胱癌 ··· 291

三、前列腺癌 ··· 293

测评与训练 ··· 294

参考答案 ·· 295

◎ 第二十一章　骨科疾病患者的护理　　　　296

第一节　骨科患者的一般护理 ··· 296

一、运动系统的检查 ··· 296

二、牵引术 ··· 299

三、石膏绷带固定术 ··· 302

第二节　骨折患者的护理 ·· 304

一、概述 ·· 304

二、常见四肢骨折 ·· 311

三、脊柱骨折和脊髓损伤 ·· 321

第三节　关节脱位患者的护理 ··· 328

一、概述 ·· 328

二、常见关节脱位 ·· 329

第四节　骨与关节感染患者的护理 ··· 335

一、化脓性骨髓炎 ·· 335

二、化脓性关节炎 ·· 339

三、骨与关节结核 ·· 341

第五节　颈椎病和腰腿痛患者的护理 ····································· 344

一、颈椎病 ··· 344

二、腰椎间盘突出症 ··· 346

第六节　骨肿瘤患者的护理 ·· 352

一、概述 ·· 352

二、常见骨肿瘤 ·· 354

测评与训练 ··· 358

参考答案 ·· 359

◎ 参考文献　　　　360

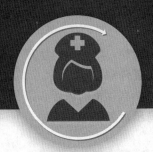

第一章
绪 论

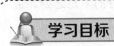

知识目标：

1. 掌握：外科护理学的概念；外科护理学的范畴。
2. 熟悉：外科护理学的产生。

技能目标： 能应用外科护理学的学习方法学习本课程。

第一节 外科护理学的概念及产生

外科护理学是基于医学科学的整体发展而逐步形成的，主要包含了医学基础理论、外科学基础理论和护理学基础理论及技术，是以外科疾病患者为主要服务对象，研究其相关医学理论与护理技术的专业学科。外科护理学是护理学的一大分支，其发展与外科学及护理学的发展密不可分。

现代外科学奠基于19世纪40年代，先后解决了手术疼痛、伤口感染和止血、输血等问题，使外科学的发展得到飞跃。1854～1856年的克里米亚之战中，英军伤亡惨重，弗洛伦斯·南丁格尔在军队看护伤病员的过程中，认识到观察和护理的重要性，以极有说服力的数字和惊人的业绩充分证实了护理工作在外科疾病治疗过程中的独立地位和意义，并由此创建了护理学，此时伴随着现代外科学的发展延伸出了外科护理学。

随着社会生产力和科学技术的进步，医学科学得以快速发展，并逐渐改观和发展了现代外科学。在现代外科学的广度和深度得到快速发展的同时，也促进了外科护理学和护理理念的发展。

第二节 外科护理学的范畴

外科护理学的范畴基本依据外科学的发展现状和范畴而定，按病因大致可分为以下五类。

（1）损伤患者 由外力或各种致伤因子引起的人体组织的损伤和破坏，如骨折、烧伤、咬伤和内脏器官破裂患者，多需经手术处理。

（2）感染患者 由致病菌入侵人体导致局部组织、器官的损害、破坏和脓肿形成，此类局限性的感染患者多适宜经手术治疗，包括切开引流或切除。

（3）肿瘤患者　包括需手术切除的良性和恶性肿瘤患者，恶性肿瘤患者除需予以手术治疗外，大多数还需进行综合治疗，如化学和（或）放射治疗等。

（4）畸形患者　多数先天性畸形，如先天性心脏病等患者，需手术治疗；部分影响生理功能、活动或生活的后天性畸形患者也常需手术整复，以恢复功能和改善外观。

（5）其他性质疾病患者　常见的有需手术治疗的内分泌疾病患者、器官移植的患者、寄生虫病患者、空腔器官的梗阻性疾病患者、部分血管疾病患者和门脉高压症患者等。

第三节　学习外科护理学的方法

随着外科学的不断发展，我国外科护理工作者应与时俱进，看到自身的不足之处，进一步加强与各国外科护理人员的交流，学习外国先进的经验，承担起时代赋予的历史重任，为外科护理学的发展作出应有的贡献。

1. 应用现代护理观为指导

现代护理学理论包括四个基本性概念：人、环境、健康、护理。1980 年，美国护士协会提出"护理是诊断和处理人类对现有的或潜在的健康问题的反应"，充分体现出护理的根本目的是为服务对象解决健康问题。几百年来，虽然生物医学领域取得了长足进步并对护理学的发展起到了推动作用，但美国恩格尔（G. L. Engel）提出的生物-心理-社会医学模式则为护理学的发展注入了新的生机，为护理专业指明了新的发展方向。

护士是护理的提供者、决策者、管理者、沟通者和研究者，也是教育者。护理是护士与患者之间的互动过程，护理的目的是增强患者的应对和适应能力、满足患者的各种需要、使之达到最佳的健康状态。概括而言，外科护士在护理实践中，应严格要求自己，始终以人为本，以现代护理理念为指导，依据以护理程序为框架的整体护理模式，收集和分析资料、评估患者现有的和潜在的护理问题、采取有效的护理措施并评价其效果。

2. 树立正确的职业观和价值观

学习外科护理学主要是为了掌握护理知识，更好地为人类健康服务。作为一名外科护理工作者，仅有知识还远远不够，欲有效体现所学知识的价值并学以致用，关键在于树立正确的职业观和价值观。为人类健康服务并非一句空话，需有正确的指导思想和实质性内容，那就是在全心全意为患者服务的指导思想下，在实践中运用所学知识、奉献爱心。只有学习目的明确、具有学习的欲望和乐于为护理事业无私奉献者，才能心甘情愿地付出精力并学好外科护理学。

3. 坚持理论联系实际

外科护理学是一门实践性很强、为人类健康服务的应用性学科，学习过程中一方面要认真学习书本上的理论知识，另一方面还必须参加实践，将书本知识与临床护理实践灵活结合，坚持理论联系实际，使学习过程不仅仅停留于继承的水平，更使之成为吸收、总结、提高的过程。学习外科护理学应结合病例，进一步印证、强化书本知识，才有助于解决护理实践中的一系列问题。在护理实践中，护士必须具备整体观念，仔细观察、加强护理，及时评价护理效果。通过独立思考，将感性认识与理论知识紧密结合，提高发现问题、分析问题和解决问题的能力。只有这样，才能不断拓展自己的知识和提高业务水平，成为一名合格的外科护士。

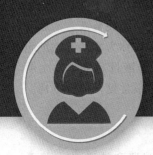

第二章

水、电解质、酸碱平衡失调患者的护理

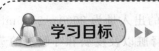

知识目标：

1. **掌握：**常见水钠代谢紊乱的临床表现和治疗原则；钾代谢紊乱的临床表现和治疗原则；代谢性酸中毒的临床表现和治疗原则；体液失衡患者的护理措施。

2. **熟悉：**高渗性脱水、低渗性脱水、等渗性脱水、低钾血症和高钾血症的概念；代谢性碱中毒的临床表现和处理原则。

3. **了解：**常见水钠代谢紊乱、钾代谢紊乱的病因；水中毒、呼吸性酸中毒和呼吸性碱中毒；体液失衡的评估内容和主要护理诊断。

技能目标： 以常见疾病为背景，运用所学知识完成特定的护理任务。

体液在正常情况下有特定的含量、分布和电解质离子浓度及酸碱度。水、电解质、酸碱平衡，是机体正常代谢和各器官功能正常进行的必要条件。由于神经-内分泌的调节作用，人体内环境保持着一定的动态平衡。疾病、创伤、手术和多种外科疾病均易引起水、电解质、酸碱平衡失调，严重者甚至威胁患者的生命。体液失衡患者的护理是外科患者治疗和护理中的一个重要的基本问题。

第一节 概述

一、体液含量及分布

1. 体液的含量

人体体液总量与性别、年龄和胖瘦有关。因肌组织含水量高于脂肪组织，男性的体液量多于女性。一般成年男性体液量约占体重的 60%，女性约占 50%。新生儿体液量可达 80%，随着年龄的增长和体内脂肪组织的增多，体液含量将逐渐下降。

2. 体液分布

体液可分为细胞内液和细胞外液两部分。成年男性细胞内液约占体重的 40%（女性约为 35%），细胞外液约占体重的 20%。细胞外液又可分为血浆和组织间液，其中血浆量约占体重的 5%，组织间液占体重的 15%。体液分布也可以三个间隙的分布来表示。细胞内液为第一间隙，第二间隙容纳细胞外液的大部分，具有快速平衡水、电解质的作用，称为功能性细胞外液。还有一小部分细胞外液如：脑脊液、胸腔液、心包液、消化液、关节液、滑膜液和前房水等，它们具有各自的功能，但调节体液平衡的作用较小而且慢，称为非功能性细胞外液，仅占体重的 1%～2%。但有些非功能性细胞外液的变化也可使体液量和成分发生明显变化，如消化液的大量丢失所致水、电解质和酸碱失衡在外科患者中很常见，值得重视。

二、体液平衡及调节

水和电解质是构成人体体液的主要成分。体液平衡的调节主要通过肾和神经-内分泌系统进行。

1. 水的平衡

正常人每天水的摄入和排出处于动态平衡。成人每天的水的出入量为 2000～2500ml。水的来源主要是饮水、食物水和代谢水等，水的排出主要通过肾脏以及皮肤和呼吸道的蒸发、消化道排粪等途径（表 2-1）。

表 2-1 成人 24h 水出入量

水的摄入/ml		水的排出/ml	
饮水	1600	排尿	1500
食物水	700	皮肤蒸发	500
代谢水(内生水)	200	呼吸道蒸发	300
		粪便	200
总摄入量	2500	总排出量	2500

2. 电解质平衡

电解质在体液中解离为离子。细胞外液中最主要的阳离子是 Na^+，主要的阴离子是 Cl^-、HCO_3^- 和蛋白质。细胞内液中主要的阳离子是 K^+ 和 Mg^{2+}，主要阴离子是 HPO_4^{2-} 和蛋白质。细胞内液和细胞外液的渗透压相等，为 290～310mmol/L。渗透压的稳定是维持细胞内、外液平衡的基本保证。

（1）钠的平衡　钠的主要生理功能是维持细胞外液渗透压及神经肌肉的兴奋性。人体钠的来源主要是食盐的摄入，排出主要通过尿液和汗液。正常成人血清中钠的含量为 142mmol/L（135～145mmol/L），成人每日需要氯化钠的量为 4～5g。

（2）钾的平衡　钾的主要生理功能是维持细胞内液的渗透压和酸碱平衡、维持细胞正常代谢以及神经肌肉应激性和心肌收缩功能。人体钾来源于食物，主要经肾脏排出。正常成人血清中钾的含量为 3.5～5.5mmol/L，成人每日需钾量为 3～4g。

3. 体液平衡的调节

体液平衡失调可以表现为容量失调、浓度失调和成分失调。容量失调是指体液的等渗性减少或增加，仅引起细胞外液量的变化，而发生缺水或水过多。浓度失调是指细胞外液中的水分增加或减少，以致渗透微粒的浓度发生改变，渗透压发生改变。钠离子是构成细胞外液渗透压的主要溶质微粒，故浓度失调主要表现为低钠血症或高钠血症。细胞外液中其他成分的浓度改变，虽能产生各自的病理生理改变，但因量少、对渗透压的影响小，仅造成成分失调，如低钾血症或高钾血症以及酸中毒或碱中毒等。

知识链接 ▶▶

所谓溶液渗透压，简单地说，是指溶液中溶质微粒对水的吸引力。溶液渗透压的大小取决于单位体积溶液中溶质微粒的数目：溶质微粒越多，即溶液浓度越高，对水的吸引力越大，溶液渗透压越高；在组成细胞外液的各种无机盐离子中，含量上占有明显优势的是 Na^+ 和 Cl^-，细胞外液渗透压的 90% 以上来源于 Na^+ 和 Cl^-。

体液平衡的调节主要是通过肾脏和神经-内分泌系统进行。体液正常渗透压是由下丘脑-垂体-抗利尿激素系统恢复和维持，血容量则是由肾素-血管紧张素-醛固酮系统恢复和维持。但当血容量锐减时，机体优先保持和恢复血容量，使重要脏器的灌流得到保证，维护生命。

当水分摄入减少或丢失过多，细胞外液渗透压增加可刺激下丘脑-垂体-抗利尿激素系统，产生口渴感增加饮水；抗利尿激素（ADH）分泌增加使肾远曲小管和集合管上皮细胞对水分的重吸收增加，尿量减少，从而达到降低细胞外液渗透压的效果。此外，肾素和醛固酮亦参与体液平衡的调节。当细胞外液减少，尤其是循环血容量减少时，肾小球旁细胞增加肾素分泌，催化血浆中的血管紧张素原转化为血管紧张素Ⅰ和Ⅱ，后者刺激肾上腺皮质分泌醛固酮增加，肾脏远曲小管和集合管对水、钠的重吸收增加，尿量减少，使细胞外液量增加。

4. 酸碱平衡及调节

通常人体血浆 pH 保持在 7.35～7.45 之间，以维持人体的正常生理活动和代谢功能。人体在代谢过程中酸性和碱性物质的产生，会使体液中的 H^+ 浓度发生变动。人体主要依靠血液的缓冲系统、肺的呼吸和肾的排泄进行酸碱平衡和调节。

（1）缓冲系统　体液中的缓冲系统是由弱酸及其盐组成的缓冲对。其中最重要的缓冲对为 HCO_3^-/H_2CO_3。HCO_3^- 浓度的正常值为 24mmol/L，H_2CO_3 浓度的正常值为 1.2mmol/L。只要二者浓度比值能维持在 20:1，血浆 pH 即可在正常范围。缓冲系统对酸碱平衡的调节作用迅速而有限。

（2）肺的呼吸　主要对挥发性酸（如碳酸、酮体）等起作用。通过调节二氧化碳的排出量，改变血中的 H_2CO_3 浓度来调节酸碱平衡。呼吸运动受延髓中枢化学感受器和颈动脉体与主动脉体的外周化学感受器调节。在 pH 下降、二氧化碳分压（$PaCO_2$）升高时，呼吸中枢兴奋，呼吸加深加快，促进肺内 CO_2 呼出，从而降低动脉血 $PaCO_2$，也即调节了血中 H_2CO_3 浓度。反之，则抑制呼吸中枢，减少 CO_2 的排出。

（3）肾脏的调节　肾脏在酸碱平衡的调节中作用最重要，但调节速度最为缓慢，主要通过排 H^+、NH_4^+ 和重吸收 HCO_3^- 来调节酸碱平衡。

第二节　水钠代谢失调患者的护理

在细胞外液中，水和钠的关系非常密切，决定着细胞外液容积和渗透压。不同原因引起的水和钠的代谢紊乱，在缺水和失钠的程度上会有所不同，临床上根据体液容量减少后细胞外液渗透压的改变，将水、钠代谢紊乱分为等渗性缺水、低渗性缺水、高渗性缺水和水中毒四种类型。

一、等渗性缺水

等渗性缺水（isotonic dehydration）又称急性缺水或混合性缺水，是指水和钠成比例丢失，血清钠保持在正常范围，细胞外液渗透压正常，是外科患者最易发生的缺水类型。

【病因及发病机制】

（1）消化液急性丧失 如大量呕吐、出血、腹泻、肠瘘等。

（2）大汗 如高热或高温环境下的过度流汗。

（3）体液丧失、感染 体液丧失在感染区或软组织内，如腹膜炎、胰腺炎、肠梗阻、大面积烧伤等，这些丧失的体液成分与细胞外液基本相同。

（4）血浆液体转移到组织间隙 如胸水、腹水、水肿等。

【病理生理】

等渗性缺水造成细胞外液量大量减少，刺激肾素-血管紧张素-醛固酮系统，远曲小管对水钠的重吸收增加，以纠正血容量不足，细胞外液量回升。由于丧失的是等渗性液体，细胞内液无需向细胞外液转移以代偿细胞外液的丧失，故细胞内液量一般不发生变化。但当体液丧失时间较久，细胞内液会向细胞外液转移，随同细胞外液一并丧失。

【临床表现】

（1）缺水表现 皮肤、口唇干燥，眼窝凹陷，恶心、呕吐、乏力，少尿，口渴不明显。

（2）缺钠表现 以血容量不足症状为主。短时间内体液丧失达体重5％时，可出现脉搏细速、肢端湿冷、血压下降等表现。当体液丧失达体重6％～7％时，则出现休克表现，常伴代谢性酸中毒。

【辅助检查】

（1）血液检查 红细胞计数、血红蛋白、血细胞比容明显增高，血清钠在正常范围。

（2）尿液检查 尿比重增高。

【处理原则】

（1）积极治疗原发病。

（2）针对细胞外液量的减少，静脉滴注等渗盐水或平衡盐溶液补充血容量。

【护理评估】

（1）健康史 了解是否存在高热、大汗、大量失血、剧烈呕吐、腹泻、急性腹膜炎、肠梗阻及大面积烧伤等导致等渗性缺水的各种因素，是否应用利尿剂，是否接受长期胃肠减压等治疗等。

（2）身体状况评估 有无恶心、呕吐、乏力、少尿等症状；皮肤、口唇有无干燥，眼窝有无凹陷，血、尿等实验室检查结果是否正常。

【护理诊断】

（1）体液不足 与高热、呕吐、腹泻、出血、大面积烧伤等导致的体液大量丢失有关。

（2）营养失调：低于机体需要量 与禁食、呕吐、腹泻、摄入减少有关。

（3）有受伤的危险 与血容量减少引起的体位性低血压有关。

【护理措施】

1. 一般护理

（1）根据原发病情况，指导患者休息和活动，避免意外伤害。

（2）改善营养状况 注意患者的营养情况，向患者说明合理摄食对疾病恢复的重要性，鼓励患者摄入含有丰富蛋白质、高能量、高维生素和富含膳食纤维的食物，并注意经口补充足够的水分，必要时提供肠内外营养支持。

2. 液体疗法的护理

遵医嘱补液，维持正常体液容积。对已发生缺水的患者，必须遵医嘱及时、正确地补液。

（1）以下介绍补液总量。

补液总量的组成　补液总量一般包括生理需要量、已经丧失量和继续丧失量。

① 生理需要量　成人一般每日水的生理需要量为 2000ml，氯化钠 4～5g，氯化钾 2～3g，葡萄糖 100～150g 以上。

② 已经丧失量　指在发病到补液前已经丢失的体液量。可根据缺水或缺钠的程度补给，也可按血细胞比容来计算补液量。

③ 继续丧失量　又称额外损失量，是治疗过程中继续丢失的体液量。如体温每升高 1℃，将自皮肤丧失水分增加 3～5ml/kg；成人体温达 40℃，需多补充 600～1000ml 液体；出汗湿透一套衣裤约相当于丧失体液 1000ml；气管切开者每日水分丢失增加 800～1200ml。

（2）补液原则及方法　补液量及速度取决于体液丧失的量、速度及各器官功能，尤其是心、肺、肝、肾的功能状态。补液原则为：先盐后糖，先晶后胶，先快后慢，液种交替，见尿补钾。若各器官代偿功能良好，应按先快后慢的原则进行分配，即第一个 8h 补充总量的 1/2，剩余 1/2 总量在后 16h 内均匀输入。补液期间动态观察并记录生命体征、尿量、尿比重、出入水量及体重，以作为体液补充调整的依据。

二、低渗性缺水

低渗性缺水（hypotonic dehydration）又称慢性缺水或继发性缺水，指水和钠同时丢失，但失钠多于失水，故血清钠低于正常范围，细胞外液呈低渗状态。

【病因及发病机制】

（1）胃肠道消化液持续性丧失　如反复呕吐、腹泻，长期胃肠减压或慢性肠梗阻。

（2）大面积创面的慢性渗液　如烧伤创面的慢性渗液。

（3）应用排钠利尿剂　如使用依他尼酸（利尿酸）、氯噻酮等时，未注意补给适量的钠盐。

（4）治疗等渗性缺水时只注重水分补充而忽略钠的补充。

【病理生理】

由于体内失钠多于失水，细胞外液呈低渗状态，抗利尿激素分泌减少，使肾小管内的水的重吸收减少，尿量增加，从而提高细胞外液渗透压，但引起细胞外液量减少，细胞间液进入血液循环，以部分地补偿血容量。如循环血量继续减少，机体将不再顾及渗透压，而首先保证血容量。此时肾素-醛固酮系统兴奋，水的重吸收增加，抗利尿激素分泌增多，水重吸收增加，尿量减少。如血容量继续减少，以上代偿机制无法维持血容量时，将出现低钠性休克。

细胞外液低渗，液体可向渗透压相对高的细胞内转移，细胞外液更加减少，而细胞内水分增加，脑组织对此改变最为敏感，可出现脑细胞水肿及脑功能的显著障碍。

【临床表现】

低渗性缺水的临床表现随缺钠程度而不同，一般均无口渴感。根据缺钠程度，低渗性缺水可分为三度，具体见表 2-2。

表 2-2　低渗性缺水缺钠程度

程度	临 床 表 现	血清钠浓度/(mmol/L)	失 NaCl 量/(g/kg 体重)
轻度	头晕、疲乏、软弱、手足麻木,但口渴不明显。尿量正常或增加,尿比重低,尿中 Na$^+$ 含量减少	<135	0.5
中度	除上述临床表现外,伴食欲下降、恶心、呕吐、皮肤弹性差、眼球凹陷、脉搏细速、血压不稳或下降、脉压变小、浅静脉萎陷、视物模糊、站立性晕倒;尿量减少,尿比重下降,尿中几乎不含钠和氯	<130	0.5~0.75
重度	神志不清,甚至意识模糊,四肢发凉、肌肉痉挛性抽搐,腱反射减弱或消失,出现木僵,甚至昏迷。常伴有休克	<120	0.75~1.25

【辅助检查】

（1）尿液检查　尿比重常在 1.010 以下,尿中 Na$^+$ 和 Cl$^-$ 常明显减少。

（2）血液检查　血清钠浓度低于 135mmol/L。红细胞计数、血红蛋白量、血细胞比容及血尿素氮值均有增高。

【处理原则】

（1）去除病因,积极治疗原发病。

（2）静脉输注含盐溶液或高渗盐水,以纠正细胞外液的低渗状态和补充血容量。轻、中度缺钠患者可补充 5%葡萄糖盐溶液;重度缺钠患者,先输晶体溶液,后输胶体溶液,以补足血容量,再静脉滴注高渗盐水,以进一步恢复细胞外液的渗透压。低渗性缺水的补钠量可按下列公式计算:需补充的钠量（mmol）=[血钠的正常值(mmol/L)-血钠测得值(mmol/L)]×体重(kg)×0.6(女性为 0.5)。

【护理评估】

（1）健康史　了解是否存在导致低渗性缺水的各种因素,如低钠饮食、反复呕吐、长期胃肠减压、慢性肠梗阻、大面积烧伤慢性渗液等。有无诱发低渗性缺水的治疗,如应用排钠利尿剂或补水过多等。

（2）身体状况评估　是否有缺水和低钠的症状与体征,血液及尿液检查结果是否正常。

【护理诊断】

（1）体液不足　与水、钠丢失过多或摄入不足有关。

（2）潜在并发症　低钠性休克。

（3）知识缺乏　缺乏低渗性缺水方面的知识。

【护理措施】

低渗性缺水可致低钠性休克、细胞肿胀、脑组织功能障碍,应积极处理致病原因。

1. 维持体液平衡及减轻水肿

（1）观察生命体征,每日测量体重,记录 24h 出入量,并记录水肿程度。监测血钠值,了解缺钠程度。

（2）限制液体摄入,以免血中钠离子浓度更加下降。能口服者尽量口服含电解质的液体,以补充流失的钠及水分。静脉输液注意输入的量和速度,避免增加心肺负担。

2. 避免受伤及减轻头痛

（1）观察患者意识状态,注意患者的安全,去除环境中的危险因素。

（2）监测患者脑水肿情形,定时测量血压,若患者有头痛不适,应遵医嘱给予必要的处理。

3. 提供信息支持

（1）告知患者疾病发生的原因、症状和体征，解释治疗方案，鼓励患者配合治疗。

（2）说明获取足够营养的重要性，注意饮食应高蛋白、高热量，但应减少纯水的摄取，以免水分过度滞留。

三、高渗性缺水

高渗性缺水（hypertonic dehydration）又称原发性缺水，指水和钠同时缺失，但失水多于失钠，血清钠高于正常范围，细胞外液的渗透压升高。

【病因及发病机制】

（1）摄入水分不足　如危重患者的给水不足、食管癌致吞咽困难或者过分控制水的摄入量。

（2）丧失水分过多　如大量出汗、大面积烧伤暴露疗法、糖尿病患者因血糖未控制致高渗性利尿等。

（3）高渗溶液摄取太多　摄入过量高渗溶液，如静脉大量注入葡萄糖液或高渗盐水、鼻饲高浓度的肠内营养液。

【病理生理】

由于失水多于失钠，细胞外液呈高渗透压状态，细胞内液向细胞外液转移，导致细胞内、外液量都有减少。机体对高渗性缺水的代偿机制是：高渗状态刺激位于视丘下部的口渴中枢，患者自觉口渴而饮水，以降低细胞外液渗透压。另外，细胞外液的高渗状态可引起抗利尿激素分泌增多，致肾小管对水的重吸收增加，尿量减少，也可降低细胞外液的渗透压和恢复其容量。若未能及时去除病因，缺水严重，循环血量显著减少，醛固酮分泌增加，会使钠和水的重吸收加强，以维持血容量。

【临床表现】

随缺水程度不同，高渗性缺水临床表现各异，可分为三度：

（1）轻度缺水　缺水量占体重的 2%～4%，患者除口渴外，无其他症状。

（2）中度缺水　缺水量占体重的 4%～6%，患者极度口渴、乏力、尿少和尿比重增高、皮肤弹性差、眼窝下陷，常有烦躁现象。

（3）重度缺水　缺水量大于体重的 6%，患者除上述症状外，可出现躁狂、幻觉、谵妄以及昏迷等脑功能障碍的表现。

【辅助检查】

（1）尿比重大于 1.025。

（2）血红蛋白量、血细胞比容轻度升高。

（3）血清钠浓度大于 150mmol/L。

【处理原则】

（1）积极治疗原发病，解除病因。

（2）补充液体　鼓励患者饮水，轻症患者饮水即可。无法口服的患者，可经静脉补充非电解质溶液，如 5% 葡萄糖溶液或 0.45% 的低渗盐水。估计所需液体量的方法有：①根据临床表现估计失水量占体重的百分比，每丧失体重的 1% 要补液 400～500ml；②根据血清钠浓度计算，补水量（ml）=[测得血钠值(mmol/L)−正常血钠值(mmol/L)]×体重(kg)×4。除此外，还需包括每天正常的水需要量约 2000ml。

应该注意：高渗性缺水者实际上也有缺钠，只是因为缺水更多，才使血钠浓度升高。故应观察血清钠含量的动态变化，必要时适量补钠。

【护理评估】

（1）健康史　了解是否存在丢失水分过多、摄取不足及高渗溶质摄取过多等导致高渗性缺水的各种危险因素。

（2）身体状况评估　了解是否有口渴、乏力、皮肤弹性差、眼窝下陷；有无精神、意识改变；血液及尿液检查结果是否正常。

【护理诊断】

（1）体液不足　与体液丢失过多或摄入不足或不适当的液体摄入有关。

（2）皮肤完整性受损　与体液缺乏及不适当的组织灌流有关。

（3）潜在并发症　体位性低血压和脑损伤。

【护理措施】

对高渗性缺水的患者，应遵医嘱尽快去除病因，根据临床缺钠程度适量补液。补液过程中，动态观察患者症状和体征变化，以作为补液的依据。

1. 维持适当体液容积

（1）观察并记录患者的意识状态、生命体征、体重、出入量、尿量及尿比重。

（2）补液过程中，监测体循环负荷是否过重，如患者呼吸困难、心搏过速、颈静脉扩张、肺部有水泡音、中心静脉压和肺动脉压上升，提示体循环负荷过重，应适当限制输液。

（3）对经静脉补充葡萄糖溶液者，应注意监测有无疲倦、口渴、多尿、尿糖等高血糖征象。

（4）渗透性利尿剂会造成钾离子的丢失，应注意低钾血症的发生，并及时给予补钾治疗。

2. 维持皮肤黏膜完整性

（1）每日观察并记录皮肤黏膜状况。

（2）鼓励患者增加饮水，以保持身体、口鼻、唇舌的清洁及湿润，亦可稀释气管或肺部的痰液，增进呼吸道功能。

（3）定时擦洗，保持皮肤清洁，少用肥皂擦洗以免过于干燥。

（4）鼓励患者使用漱口剂，以清洁口腔，降低菌丛及减少口腔不适感。加强口腔护理，预防口腔黏膜炎症或溃疡。义齿会刺激黏膜发生炎症，造成溃疡、出血和坏死，应将义齿取下。

（5）协助患者翻身或床上被动运动，预防压疮发生，若病情允许，应鼓励患者下床活动。

3. 防止意外损伤

（1）监测患者的情绪状态，确定意识状态和病情变化。对意识混乱及定向感丧失的患者，应加强保护措施，安排专人护理。如移除环境中的危险因素，拉起床旁护栏等。

（2）监测患者血压。若血压过低，要及时补充液体，还应提醒患者，改变体位时应缓慢小心，以免造成眩晕而跌倒受伤。

第三节　钾代谢失调患者的护理

体内钾总含量的 98% 存在于细胞内，是细胞内液中最主要的电解质。正常血清钾浓度为 3.5～5.5mmol/L。钾具有诸多生理功能：维持细胞内液的渗透压，参与和维持细胞的正常代谢，维持神经-肌肉组织的兴奋性、心肌的生理功能等。钾代谢异常的表现有低钾血症和高钾血症，其中前者更为多见。

一、低钾血症

血清钾浓度低于 3.5mmol/L 为低钾血症（hypokalemia）。

【病因及发病机制】

（1）摄入不足　如长期禁食、少食或静脉补充钾盐不足。

（2）丢失过多　如呕吐、腹泻、持续胃肠道引流以及应用排钾利尿剂、急性肾衰竭多尿期、醛固酮增多症等。

（3）分布异常　K^+ 由细胞外向细胞内转移，如碱中毒时或大量输注葡萄糖和胰岛素时。

【临床表现】

（1）肌无力　为最早的临床表现，先是四肢软弱无力，以后逐渐累及躯干和呼吸肌，可致呼吸困难或窒息，还可有软瘫、腱反射减弱或消失。

（2）消化道功能障碍　厌食、恶心、呕吐、胃肠道蠕动缓慢、腹胀等肠麻痹症状。

（3）心脏功能异常　主要为心律失常和传导阻滞。严重缺钾者可有心前区不适，心脏收缩期停搏。低钾血症时典型的心电图改变为早期出现 T 波降低、变平或倒置，随后 ST 段降低、Q-T 间期延长和 U 波出现。但须注意，并非每个患者都有典型的心电图改变，不应单凭心电图异常来诊断低钾血症。

（4）代谢性碱中毒、反常性酸性尿　血清钾低时，K^+ 从细胞内向细胞外转移，每移出 3 个 K^+ 即有 2 个 Na^+ 和 1 个 H^+ 移入细胞内，从而引起碱中毒。另一方面，肾远曲小管对 Na^+、K^+ 交换减少，Na^+、H^+ 交换增加，使排 H^+ 增多，尿液呈酸性（反常性酸性尿）。

【辅助检查】

（1）血清钾＜3.5mmol/L。

（2）心电图检查：T 波降低、变平或倒置，随后 ST 段降低、Q-T 间期延长和 U 波出现。

【处理原则】

（1）积极治疗原发病，减少或终止钾的继续丢失。

（2）口服补钾　补钾最自然的方式是经口进食富含钾的食物，如新鲜水果、蔬菜、蛋、奶、肉类等。氯化钾是常用的口服补钾药，常用 10％氯化钾 10～20ml，每日三次。但口服补钾会刺激胃黏膜引起恶心、呕吐等反应，服药时需大量饮水。

（3）静脉补钾　无法口服补钾，须经静脉补给。静脉补钾一定要注意浓度、速度和用量的严格要求。静脉补钾的原则有：

① 见尿补钾　静脉补钾前应先了解肾功能，肾功能不良将影响钾的排出，每日尿量不少于 500ml，或每小时尿量不少于 40ml，才能达到安全静脉补钾的要求。

② 浓度不宜过高　钾浓度不大于 0.3％，即 1000ml 液体中氯化钾含量不超过 3g。相当于每升输液中含钾量不宜超过 40mmol，严禁静脉直接推注氯化钾，以免血钾突然升高导致心跳骤停。

③ 速度不宜过快　成人静脉滴注速度不超过 60 滴/分。一般不超过 20mmol/h，细胞外

液的钾总量仅 60mmol，过多、过快输入含钾溶液，血清钾浓度短期内大量增高，有致命危险。

④ 总量不宜过大　一日补钾总量不宜超过 3～6g。定时监测血钾浓度，及时调整每日补钾量，一般禁食患者，每日补钾量为 2～3g，严重缺钾者，24h 补钾不宜超过 6～8g。

⑤ 应用大剂量钾盐滴注时，应进行心电监护。

【护理评估】

（1）健康史　评估是否存在可能导致低钾血症的各种因素以及低血钾的严重程度。

（2）身体状况评估　评估有无神经-肌肉兴奋性降低的临床症状和体征，如肌无力、四肢软瘫、腹胀等；有无心动过速等表现；血液及尿液检查结果是否正常；有否心电图的典型改变。

（3）心理-社会状况评估　低钾血症患者乏力甚至软瘫常可引起患者及其家属焦虑、恐惧。

【护理诊断】

（1）有受伤的危险　与四肢肌肉软弱无力、软瘫有关。

（2）（有）便秘（的危险）　与肠道平滑肌无力及肠蠕动变慢有关。

（3）潜在并发症　心律失常、心室纤颤、高钾血症。

（4）知识缺乏　与缺乏低钾血症病因、治疗知识有关。

【护理措施】

（1）一般护理　根据病情，选择适宜体位，生命体征平稳者，采取半卧位，协助软瘫患者变换体位，防止压疮形成；若病情允许，下床活动，加强陪护，避免意外伤害。

（2）病情观察　严密观察患者的精神状态、生命体征，观察患者尿量，监测血钾水平以及心电图的变化；观察肌张力改善的情况；应用较大剂量钾静脉滴注时，需用心脏监护。

（3）遵医嘱补钾

① 积极控制病因，防止钾的继续流失。

② 能口服补钾的尽量口服补钾，氯化钾是常用的口服补钾药。

③ 静脉补钾一定要注意浓度、速度和用量的严格要求。

（4）防止意外伤害　应移除环境中的危险物品，协助患者活动，减少跌倒等意外伤害。

（5）防治并发症　观察并记录患者有无心律失常及心排血量减少的相关症状；保持环境安静，减少噪声，适当限制探视，减少外来刺激源。

（6）心理护理　鼓励患者说出心理感受，对焦虑或恐惧者进行心理疏导，增强对疾病治疗的信心。

二、高钾血症

血清钾浓度超过 5.5mmol/L 为高钾血症（hyperkalemia）。

【病因及发病机制】

（1）钾摄入过多　静脉补钾过快、过量，使用含钾药物，以及大量输入库存较久的血液等。

（2）肾排钾功能减退　如急性及慢性肾衰竭的少尿期或无尿期；应用保钾利尿剂，如螺内酯、氨苯蝶啶等。

（3）细胞内 K^+ 移出　如溶血、组织损伤（如挤压综合征）、酸中毒时 K^+ 由细胞内向细胞外转移。

【临床表现】

高钾血症常无特异性临床表现。

（1）轻度高钾血症，神经-肌肉兴奋性会增加，肢体感觉异常、麻木，可伴有轻微肌肉震颤，为时不长，常被忽略。

（2）当血钾继续升高到 7mmol/L 时，由兴奋转入抑制状态，表现为神志淡漠、感觉异常，出现软瘫，肢体软弱无力，甚至影响呼吸肌运动，还可出现恶心、呕吐、腹胀、腹泻等，严重者有皮肤苍白、青紫、湿冷以及低血压等微循环障碍的表现，亦可有心动过缓、心律失常等表现，高钾血症最危险的是可致心搏骤停。

（3）继发酸中毒　高钾血症患者细胞外钾内移、细胞内 H^+ 外移，导致酸中毒。

【辅助检查】

（1）血清钾浓度大于 5.5mmol/L。

（2）心电图检查：早期 T 波高而尖，Q-T 间期延长，随后出现 QRS 波增宽，P-R 间期延长。血清钾浓度高于 7mmol/L 者，几乎都有异常心电图的表现。

【处理原则】

由于高钾血症有导致患者心搏骤停的危险，一经诊断，应予以积极治疗。

（1）停用一切含钾的药物和溶液摄入，避免进食含钾量高的食物，以免血钾更加增高。

（2）降低血清钾浓度

① 促使 K^+ 转移入细胞内。

a. 静脉注射 5%碳酸氢钠溶液，输入这种高渗性碱性溶液后，可使血容量增加，血清 K^+ 得到稀释，降低血清钾浓度；又能使 K^+ 转移到细胞内或由尿排出，有助于酸中毒的治疗。

b. 用 25%葡萄糖溶液 100～200ml，以每 5g 糖加入正规胰岛素 1U，静脉滴注，可使 K^+ 转入细胞内。必要时，可以每 3～4 小时重复用药。

🖑 知识链接 ▶▶

胰岛素与低钾血症

（1）胰岛素促进细胞糖原合成，糖原合成需要钾，血清钾随葡萄糖进入细胞以合成糖原。

（2）胰岛素可直接刺激骨骼肌细胞膜上的 Na^+，K^+-ATP 酶，从而使肌细胞内 Na^+ 排出增多而细胞外 K^+ 进入肌细胞增多。

② 阳离子交换树脂的应用：口服，每日 4 次，每次 15g，可从消化道带走较多的钾离子。

③ 透析疗法，有腹膜透析和血液透析两种，这是降低血钾的有效方法，一般用于经上述治疗后仍无法降低血清钾浓度时。

（3）对抗心律失常　钙和钾有对抗作用，缓慢静脉推注 10%葡萄糖酸钙溶液 20ml，能对抗 K^+ 对心肌的毒性作用，可重复使用。

【护理评估】

（1）健康史　评估是否存在导致血钾升高的危险因素以及高钾血症的严重程度，有无掩盖高钾血症的因素如碱中毒等。

（2）身体状况评估　是否有高钾血症的临床症状和体征，血液及尿液检查结果是否异常，是否有心电图的典型改变。

（3）心理-社会状况评估　高钾血症常起病快，危及生命，患者及其家属常表现焦虑和恐惧。

【护理诊断】

（1）有受伤的危险　与高钾血症患者肌肉活动抑制有关。

（2）疼痛　与肌肉抽搐有关。

（3）腹泻　与肌肉应激性增强有关。

（4）潜在并发症　心律失常。

【护理措施】

1. 一般护理

（1）饮食　告知患者禁食含钾的食物。

（2）体位　病情稳定者，一般取半卧位，定时协助患者翻身，预防压疮发生。

2. 病情观察

治疗期间，严密观察生命体征、尿量，及时做血清钾测定和心电图检查。

3. 遵医嘱积极处理原发病，改善和保护肾功能

（1）保证患者足够的热量摄入，避免糖原的大量分解而释放钾离子。

（2）大量输血时，避免应用久存的库血。

（3）低钾血症患者静脉补钾时，应严格遵守补钾原则，以免发生高钾血症。

4. 纠正高钾血症

基本内容同前文处理原则，简介如下。

（1）停用一切含钾的药物和溶液摄入。

（2）降低血清钾浓度

① 促使 K^+ 转移入细胞内

a. 静脉注射 5％碳酸氢钠溶液；b. 用 25％葡萄糖溶液 $100\sim200ml$，以每 5g 糖加入正规胰岛素 1U 静脉滴注，可使 K^+ 转入细胞内，必要时可以每 $3\sim4$ 小时重复用药。

② 阳离子交换树脂的应用：口服，每日 4 次，每次 15g，可从消化道带走较多的钾离子。

（3）对抗心律失常　钙和钾有对抗作用，缓慢静脉推注 10％葡萄糖酸钙溶液 20ml，能对抗 K^+ 对心肌的毒性作用，可重复使用。

（4）透析疗法　有腹膜透析和血液透析两种，这是降低血钾的有效方法，一般用于经上述治疗后仍无法降低血清钾浓度时。

5. 对症护理

（1）疼痛护理　密切观察患者疼痛的性质、强度、时间，遵医嘱适当使用止痛剂，并注意止痛剂的效果。

（2）促进胃肠功能恢复　观察并记录腹泻的频率、量及性状，鼓励少量多餐的饮食方法。必要时，遵医嘱使用止泻药物。

第四节　酸碱平衡失调患者的护理

体液的适宜酸碱度是机体进行正常生命活动的重要保证。但在某种疾病因素影响下，机体调节功能发生障碍，或酸碱物质超负荷，平衡状态即被破坏，将出现不同形式的酸碱失调。原发性的酸碱平衡失调可分为代谢性酸中毒、代谢性碱中毒、呼吸性酸中毒和呼吸性碱中毒四种基本类型。但临床上常同时存在两种或两种以上的原发性酸碱失调，称混合型酸碱平衡失调。

反映机体酸碱平衡的三大基本要素是 pH、HCO_3^- 及 $PaCO_2$。其中，HCO_3^- 反映代谢性因素，其原发性减少或增加，可引起代谢性酸中毒或代谢性碱中毒；$PaCO_2$ 反映呼吸性因素，其原发性减少或增加，则引起呼吸性碱中毒或呼吸性酸中毒。

一、代谢性酸中毒

代谢性酸中毒（metabolic acidosis）是外科临床最常见的酸碱平衡失调类型，是由于体内酸性物质积聚或产生过多，或 HCO_3^- 原发性减少所致。

【病因及发病机制】

（1）酸性物质积聚或产生过多 如严重损伤、休克导致急性循环衰竭，组织缺血缺氧，丙酮酸及乳酸大量产生，发生乳酸性酸中毒；长期不能进食、高热、糖尿病者体内脂肪分解过多，可形成大量酮体，引起酮症酸中毒；心脏骤停、抽搐等也引起体内有机酸产生过多。

（2）碱性物质丢失过多 严重腹泻、胆瘘、肠瘘或胰瘘等经消化液大量丧失 HCO_3^-。

（3）肾功能不全 由于肾小管功能障碍，内生性 H^+ 不能排出而积聚在体内；或重吸收 HCO_3^- 减少。

【病理生理】

代谢性酸中毒时体内 HCO_3^- 减少，H_2CO_3 相对过多，呼吸中枢将产生代偿反应，表现为呼吸加快加深，加速 CO_2 呼出，以降低动脉血二氧化碳分压，从而使 HCO_3^-/H_2CO_3 的比值接近 20：1，进而保持血液 pH 在正常范围。同时，肾小管上皮细胞中的碳酸酐酶和谷氨酰胺酶活性增加，促进 H^+ 和 NH_3 形成，致 H^+ 排出增多。此外，HCO_3^- 的重吸收亦增加。

【临床表现】

轻者可无明显症状。

（1）呼吸代偿 最明显的表现是呼吸加深、加快，呼吸频率可高达 40～50 次/分、呼出气体有酮味。

（2）心血管功能改变 酸中毒时，常伴高钾血症，可抑制心肌功能，表现为心率加快、心音减弱、血压常偏低。氢离子浓度高，刺激毛细血管扩张，患者面色潮红，口唇呈樱桃红色。

（3）中枢神经功能障碍 酸中毒时，脑内抑制性递质生成增多，患者可有疲乏、眩晕、嗜睡、感觉迟钝或烦躁不安。

【辅助检查】

（1）血气分析 血液 pH 和 HCO_3^- 明显下降。代偿期的血 pH 可在正常范围，$PaCO_2$ 正常或有一定程度降低。

（2）尿液检查 尿呈强酸性，合并高钾血症时，尿液呈碱性（反常性碱性尿）。

【处理原则】

（1）控制原发病，消除引起代谢性酸中毒的病因是治疗的首要措施。

（2）促进机体调节 只要病因能消除，再辅以补充液体纠正缺水，较轻的代谢性酸中毒常可自行纠正，不必应用碱性药物。

（3）必要时补碱 血浆 HCO_3^- 低于 10mmol/L 时，则需应用碱剂治疗。常用碱性药物为 5％碳酸氢钠溶液，首次剂量可为 100～250ml 不等。在用后 2～4h 复查动脉血气分析及血浆电解质浓度，根据测定结果再决定是否需继续输注。酸中毒时血清中游离 Ca^{2+} 较多，对于重症患者，补碱不宜过速、过量。酸中毒纠正后，血清中游离 Ca^{2+} 浓度会下降，故不能过快提高 HCO_3^- 浓度，避免出现手足抽搐等不良反应。

【护理评估】

（1）健康史　是否存在引起代谢性酸中毒的各种因素，酸中毒及高钾血症的严重程度。

（2）身体状况评估　是否有相应的临床症状和体征，如患者的呼吸改变、精神状态及神经系统症状，评估 24h 出入量，血液及尿液检查结果有否异常。

【护理诊断】

（1）意识障碍　与代谢性酸中毒抑制脑代谢活动有关。

（2）潜在并发症　高钾血症，心律失常。

【护理措施】

（1）病情观察　加强病情的动态观察，记录患者生命体征变化，注意呼吸频率与深度变化，脉搏、心律是否异常；注意患者神志状况；记录 24h 出入量；遵医嘱及时做血气分析，根据血气分析结果适当补充碱性溶液。观察水、电解质、酸碱失衡状况，纠正酸中毒后，应关注 K^+ 和 Ca^{2+} 浓度变化。

（2）防止意外损伤　注意患者神志改变，如有意识障碍者，加强生活护理，使用床栏或移除周围环境中障碍物，避免发生意外损伤。

（3）预防并发症　酸中毒常合并高血钾，应动态监测病情变化及时发现血清钾的变化，注意心律失常的发生，如有异常，及时报告医师，配合处理。在纠正酸中毒的过程中，补碱不宜过速、过量。

二、代谢性碱中毒

代谢性碱中毒（metabolic alkalosis）由体内 H^+ 丢失或 HCO_3^- 原发性增多所致。

【病因及发病机制】

（1）酸性胃液丧失过多　长期胃肠减压、瘢痕性幽门梗阻后严重呕吐可使大量 H^+、Cl^- 丢失。

（2）碱性物质摄入过多　见于长期服用碱性药物；大量输注库存血，其中所含抗凝剂入血后可转化成 HCO_3^-。

（3）缺钾　钾缺乏时，K^+ 从细胞内移至细胞外，每 3 个 K^+ 从细胞内移出，就有 2 个 Na^+ 和 1 个 H^+ 进入，引起细胞外的碱中毒。

（4）利尿剂的作用　呋塞米、依他尼酸能抑制肾近曲小管对 Na^+ 和 Cl^- 的重吸收，发生低氯性碱中毒。

【病理生理】

代谢性碱中毒时血浆 H^+ 浓度下降使呼吸中枢受到抑制，呼吸变浅变慢，CO_2 排出减少。碱中毒时血红蛋白氧解离曲线左移，氧与血红蛋白的结合不易分离，可致组织缺氧。同时肾小管上皮细胞中的碳酸酐酶和谷氨酰胺酶活性降低，使 H^+ 和 NH_3 生成减少，HCO_3^- 重吸收减少。

【临床表现】

轻者多无明显症状，易被原发病的症状所掩盖。

（1）呼吸变慢　呼吸变浅、变慢，以减少 CO_2 排出。

（2）组织缺氧　脑组织因供氧不足而有嗜睡、精神错乱或谵妄等神经精神方面的异常。

（3）电解质紊乱　细胞内 H^+ 的外移可继发低钾血症，碱中毒时血清中游离 Ca^{2+} 减少，常可致低钙血症。

【辅助检查】

血气分析：血液 pH 和 HCO_3^- 值明显增高，$PaCO_2$ 正常或升高，可伴有低氯血症和低钾血症。

【处理原则】

（1）注重原发病的治疗。

（2）纠正碱中毒，减少 HCO_3^-　对于轻症者，只需补充等渗盐水和氯化钾即可纠正碱中毒；对于重症者，为迅速中和细胞外液中过多的 HCO_3^-，可应用 0.1mol/L 的盐酸溶液或氯化铵溶液。

（3）积极处理并发症　代谢性碱中毒者几乎都伴有低钾血症，故需考虑补钾。在碱中毒纠正后，如有手足搐搦，可给予钙剂纠正。

【护理诊断】

（1）体液不足　与长期呕吐等有关。

（2）有受伤的危险　与代谢性碱中毒意识障碍有关。

（3）潜在并发症　低钾血症、低钙血症。

【护理措施】

（1）病情观察　密切监护呼吸状态及生命体征变化，测量体重，记录 24h 出入量。

（2）注重原发病的治疗和护理　控制呕吐等原发病症状，减少胃肠液的丧失，呕吐时避免误吸，吐后及时清理呕吐物；限制碱性药物、食物的摄取。

（3）并发症的护理　碱中毒时，几乎都有低钾血症，需要遵医嘱补钾，补钾时注意尿量要足够，由低钙所致手足搐搦可缓慢静推 10% 的葡萄糖酸钙溶液。

三、呼吸性酸中毒

呼吸性酸中毒（respiratory acidosis）指肺泡通气及换气功能减弱，体内 CO_2 不能充分排出，血液中 $PaCO_2$ 增高，引起高碳酸血症。

【病因及发病机制】

任何引起肺泡通气、换气不足的疾病均可导致呼吸性酸中毒。如颅脑外伤、全身麻醉过深、镇静剂过量，喉或支气管痉挛、严重气胸、胸腔积液、急性肺气肿以及呼吸机管理不当等可引起急性高碳酸血症；肺组织广泛纤维化、重度肺气肿等慢性阻塞性肺部疾病则可引起持续性高碳酸血症。合并这些肺部慢性疾病的外科患者，在手术后更容易发生呼吸性酸中毒。

【病理生理】

机体对呼吸性酸中毒的代偿，主要通过血液中的缓冲系统进行。其次可通过肾代偿，使 H^+ 和 NH_3 生成增加，从而使 H^+ 排出增多和 $NaHCO_3$ 重吸收增加。

【临床表现】

患者常表现出呼吸困难等原发病症状、缺氧、高 $PaCO_2$、酸中毒四方面表现综合的结果。患者常出现胸闷、气促、乏力和呼吸困难、躁动不安等，因缺氧可有头痛、发绀。严重者可伴血压下降、谵妄、昏迷等。血钾高可致心律失常，脑缺氧可致脑水肿、脑疝，甚至呼吸骤停。

【辅助检查】

动脉血血气分析显示 pH 明显下降，$PaCO_2$ 增高，血浆 HCO_3^- 可正常。

【处理原则】

（1）机体对呼吸性酸中毒的代偿能力较差，处理主要是治疗原发疾病和改善通气功能。

（2）施行气管插管或气管切开术并使用呼吸机，能有效地改善机体的通气及换气功能。需调整呼吸机的各项参数，促使体内蓄积的 CO_2 排出。需注意由于高浓度氧吸入，可使呼吸更受抑制，因此吸入气体内的氧浓度不宜过高。

四、呼吸性碱中毒

呼吸性碱中毒（respiratory alkalosis）是由于肺泡过度通气、体内 CO_2 排出过多，致 $PaCO_2$ 降低而引起的低碳酸血症。

【病因及发病机制】

凡是引起过度通气，使体内二氧化碳丢失过多的因素均可导致呼吸性碱中毒，常见原因有癔症、颅脑外伤、高热、呼吸机辅助通气过度等。

【病理生理】

$PaCO_2$ 降低起初虽可抑制呼吸中枢，使呼吸变浅、变慢，CO_2 排出量减少，血中 H_2CO_3 代偿性增高；但这种代偿较难继续，因其可致机体缺氧。肾小管上皮细胞分泌 H^+ 减少，HCO_3^- 重吸收减少，尽量维持 pH 在正常范围之内。

【临床表现】

一般多无明显症状，部分患者早期可有呼吸急促。可出现手足和口周麻木及针刺感、肌震颤及手足抽搐并可有眩晕、胸闷以及意识障碍等表现。危重患者发生急性呼吸性碱中毒常提示预后不良。

【辅助检查】

血气分析提示：pH 增高、$PaCO_2$ 下降，血浆 HCO_3^- 下降。

【处理原则】

（1）积极治疗原发病，去除造成呼吸异常的原因，同时可进行对症治疗。如系呼吸机使用不当所造成的通气过度，应适当调整呼吸频率及潮气量。

（2）用纸袋罩住口鼻进行呼吸，可增加呼吸道死腔，减少 CO_2 的呼出，提高血 $PaCO_2$。还可以吸入含 5% CO_2 的氧气，有一定治疗作用。但气体较难获得。

（3）依据病情严重程度，必要时遵医嘱补液、补酸。

测评与训练

一、名词解释

1. 等渗性缺水　　2. 高渗性缺水　　3. 低渗性缺水　　4. 高钾血症　　5. 低钾血症

二、选择题

A₁ 型题

1. 体液平衡是指（　　）

A. 机体水的摄入和排出平衡

B. 细胞内外渗透压平衡

C. 血浆和组织间液平衡

D. 体液在含量、组成、分布方面相对平衡

E. 每日尿量超过 500ml

2. 有关高渗性脱水，下列说法错误的是（　　）

A. 水摄入不足

B. 多以失盐为主

C. 水分排出过多

D. 口渴为最早症状

E. 血清钠＞145mmol/L

3. 有关钾代谢，下列说法错误的是（　　）

A. 钾摄入多排出多，摄入少排出少

B. 维持细胞内渗透压

C. 血清钾值为 3.5～5.5mmol/L

D. 大部分经肾排出

E. 对心肌有抑制作用

A₂ 型题

4. 某女性患者因腹痛腹泻 2 天入院，查体见患者神志淡漠、皮肤弹性减弱、眼球凹陷、血压偏低、尿量减少、尿比重低，其脱水性质为（　　）

A. 高渗性脱水

B. 等渗性脱水

C. 低渗性脱水

D. 水中毒

E. 急性脱水

5. 某男性患者肠梗阻手术后 2 天，出现乏力、呼吸困难、心律失常、心动过速、腹胀及恶心呕吐，血钾 3.0mmol/L，其引起问题的主要原因是（　　）

A. 高钾血症

B. 低钾血症

C. 低钠血症

D. 代谢性酸中毒

E. 代谢性碱中毒

三、病例分析题

男性，40 岁，因急性腹膜炎住院。入院时腹痛、烦躁不安、体温 40℃，心率 110 次/分，呼吸 28 次/分，血压 80/55mmHg。呼吸时可闻及呼出的气体有烂苹果味。

血气分析：pH＝7.31　　PaCO₂＝20mmHg　　[HCO₃⁻]＝12mmol/L

1. 该患者酸碱平衡失调的类型是什么？

2. 列出主要的护理诊断/问题。

3. 目前主要的护理措施是什么？

参考答案

一、名词解释

略。

二、选择题

A₁ 型题

1. D 2. B 3. A

A₂ 型题

4. C 5. B

三、病例分析题

1. 代谢性酸中毒。

2. 体液不足：与休克有关。

　体温过高：与发热有关。

　低效性呼吸形态：与换气不足有关。

　舒适的改变：与腹痛有关。

　潜在并发症：高钾血症。

3. 协助患者取舒适的体位以利于呼吸；控制病因；降温；密切观察呼吸频率、节律及神志变化；保持呼吸通畅；密切监测血气分析和血清电解质。

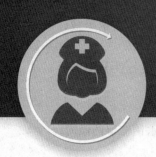

第三章
外科患者的代谢及营养支持的护理

 学习目标 ▶▶

知识目标：

1. 掌握：肠内营养和肠外营养的概念、适应证和禁忌证；营养支持患者的护理措施。

2. 熟悉：肠内营养、肠外营养的营养制剂、给予途径和方式。

3. 了解：营养状况的评定指标、营养不良的分类及能量需要的计算方法。

技能目标： 能运用相关知识，实施肠内营养和肠外营养支持患者的护理。

第一节　外科患者的代谢

营养支持（nutritional support，NS）是指在饮食摄入不足或禁食的情况下，通过肠内或肠外途径补充或提供维持人体必需的营养素的一种技术。营养支持治疗的概念不仅仅限于满足提供患者能量及蛋白质，也涉及代谢支持、营养素的药理和免疫作用。

【外科患者代谢特点及营养需求】

1. 饥饿状态下的代谢变化特点

在饥饿或禁食状态下，机体为了维持代谢稳定，内分泌活动发生改变，体内的糖原、蛋白质、脂肪不断分解和动员，最终可造成机体功能的改变。

① 胰岛素分泌减少，胰高血糖素、生长激素、儿茶酚胺、糖皮质激素分泌增多，促进了糖原分解。

② 受内分泌变化的影响，蛋白质分解加速，进入糖异生过程；蛋白质消耗在饥饿初期比较严重，随着脂肪水解功能的增加，其消耗逐渐减少。

③ 内分泌活动的变化，使脂肪水解的供能作用逐渐成为饥饿重要的适应性改变。

④ 长期的饥饿，可造成机体水、电解质缺乏；蛋白质、脂肪的不断消耗，使体内酶、激素和其他重要蛋白质合成不足，从而导致各系统组织、器官重量减轻、功能下降，严重者可致患者死亡。

2. 严重创伤或感染时的代谢变化特点

严重创伤或感染时，机体处于应激状态，交感神经兴奋性增强，胰高血糖素、生长激素、儿茶酚胺、糖皮质激素分泌增多，胰岛素分泌减少或正常，对物质代谢方面可造成以下影响：

① 糖原分解和糖异生活跃，形成高血糖。与饥饿的情况不同，虽然糖大量生成，但不被胰岛素抑制，出现胰岛素抵抗现象，从而促成高血糖反应。

② 蛋白质分解加速，出现负氮平衡。与饥饿不同的是，蛋白质呈进行性分解，而且难以被一般外源性营养所纠正，称为自身相食现象。

③ 脂肪动员及分解加强。

④ 体液平衡紊乱，应激反应使抗利尿激素和醛固酮分泌增加，有水钠潴留的倾向。

3. 外科患者的营养需求

取决于病情、患者的基础能量消耗、活动程度和治疗目标。可选择以下方法估算基本需要量。

(1) 能量

① 基础能量消耗 (basal energy expenditure，BEE) 值 根据 Harris-Benedict 公式 (H-B 公式) 计算。

$$男：BEE(kcal) = 66.5 + 5H + 13.7W - 6.8A$$
$$女：BEE(kcal) = 655.1 + 1.85H + 9.56W - 4.68A$$

式中，H 为身高，cm；W 为体重，kg；A 为年龄，岁。1cal=4.1840J。

② 实际能量消耗 (actual energy expenditure，AEE) 值 AEE=BEE×AF×IF×TF，式中，AF 为活动因素 (active factor)，完全卧床时为 1.1、卧床加活动为 1.2、正常活动时为 1.3；IF 为手术、损伤因素 (injury factor)，中等手术为 1.1、脓毒血症为 1.3、腹膜炎为 1.4 等；TF 为发热因素 (thermal factor)，正常体温系数为 1.0、每升高 1℃增加 0.1。

③ 静息能量消耗 (rest energy expenditure，REE) 值 利用仪器直接或间接测定机体能量消耗值。

④ 简易估算 一般为 25~40kcal/(kg·d)，可根据病情和治疗目标增减。

(2) 蛋白质 一般为 1~1.5g/(kg·d)，亦可根据病情和治疗目标增减。

【营养评价指标】

患者营养状况评价涉及病史、人体测量和实验室检测指标等多方面的综合评价。

1. 病史

处于慢性消耗性疾病、手术创伤、感染等应激状态的患者常较长时间不能正常饮食或消耗、丢失明显。

2. 人体测量指标

(1) 体重 是评价营养状况的一项重要指标。短期内出现的体重变化，可受水钠潴留或脱水因素的影响，故应根据病前 3~6 个月的体重变化加以判断。当实际体重仅为标准体重以下时，即可视为体重显著下降。

(2) 体质指数 (body mass index，BMI) BMI=体重 (kg) /身高 (m²)，理想值介于 18.5~24kg/m²，<18.5kg/m² 为消瘦，≥24kg/m² 为超重。

(3) 三头肌皮褶厚度 (triceps skinfold，TSF) 可间接判断体内脂肪量。正常参考值：男性为 11.3~13.7mm；女性为 14.9~18.1mm。

(4) 臂肌围 (arm muscle circumference，AMC) 用于判断骨骼肌或体内瘦体组织群量。计算公式为：AMC（cm）＝上臂中点周长（cm）−3.14×TSF（cm）。正常值：男性为22.8～27.8cm；女性为20.9～25.5cm。

3. 实验室检测指标

（1）肌酐身高指数　肌酐是肌蛋白质的代谢产物，尿中肌酐排泄量与体内骨骼肌基本成比例，故可用于判断体内骨骼肌含量。

（2）血浆蛋白质　临床用作营养评价的主要有血浆清蛋白、转铁蛋白和前清蛋白等，但因各半衰期（分别约为 20 天、8 天和 2 天）不同而致其血清水平的改变呈现先后及程度差异。

（3）氮平衡　用于初步评判体内蛋白质合成与分解代谢状况。当氮的摄入量大于排出量时为正氮平衡，反之则为负氮平衡。氮平衡（g/d）＝24h 摄入氮量（g/d）−24h 排出氮量（g/d）。24h 排出氮量（g/d）＝24h 尿中尿素氮（g/d）＋4(g)，其中 2g 为从粪和汗液中排泄的氮，另 2g 为尿中的其他含氮物质。

（4）免疫指标　包括细胞免疫和体液免疫两个方面，营养不良时多以细胞免疫系统受损为主。

① 淋巴细胞总数：是反映细胞免疫状态的一项简易参数，但在严重感染时，该指标的价值受影响。

淋巴细胞总数＝周围血白细胞计数×淋巴细胞(％)

② 迟发型皮肤超敏试验（delayed hypersensitive skin test，DH）　能基本反映人体细胞功能。通常用 5 种抗原于双前臂不同部位作皮内注射，24～48h 后观察反应，皮丘≥5mm者为阳性，否则为阴性。人体细胞免疫能力与阳性反应程度呈正比。

③ T 细胞亚群和自然杀伤细胞活力　营养不良时，T 辅助细胞和自然杀伤细胞量和活力均下降。

【营养不良的类型和临床表现】

当蛋白质和能量的供给不足以满足或维持人体正常生理功能的需要时，即可发生蛋白质-能量营养不良（protein-energy malnutrition，PEM）。临床根据蛋白质或能量缺乏种类分为三种类型，且各有不同的表现特点。

（1）消瘦型营养不良（marasmus）　为能量缺乏型，以人体测量指标值下降为主，临床表现为消瘦。

（2）低蛋白型营养不良（kwashiorkor）　为蛋白质缺乏型，主要表现为血浆蛋白质水平降低或组织水肿，故又称水肿型；体重下降不明显。

（3）混合型营养不良（marasmic kwashiorkor）　又称蛋白质-能量缺乏型营养不良，同时兼有上述两种类型的临床特征。

【营养支持的基本指征】

当患者出现下列情况之一时，应提供营养支持：①血浆清蛋白＜30g/L；②近期体重下降大于正常体重的 10％；③已明确为营养不良；④连续 7 天以上不能正常进食；⑤具有营养不良风险或可能发生手术并发症的高危患者。

第二节　肠内营养支持患者的护理

肠内营养（enteral nutrition，EN）指经胃肠道，包括经口或喂养管，提供维持人体代谢所需营养素的一种方法。肠内营养的优点是有助于维持肠黏膜结构和屏障功能的完整性，另外在营养素的吸收、利用上更符合生理。

【适应证】

①不能正常经口进食者；②意识障碍或昏迷致无进食能力者；③消化系统功能不良者，如消化道瘘、短肠综合征、炎症性肠病和胰腺炎等；④高分解代谢状态疾病，如严重感染、手术、创伤及大面积灼伤患者；⑤慢性消耗性疾病者，如结核、肿瘤等。

【禁忌证】

①休克；②消化道活动性出血；③严重腹泻或吸收不良；④腹腔或肠道感染；⑤肠梗阻。

【肠内营养的实施】

（1）肠内营养剂　这是已经加工预消化，更易消化和吸收或无需消化即能吸收的制剂。美国食品药物署使用医疗食品（medical foods，MF）肠内营养剂，系指具有特殊饮食目的或为保持健康、需在医疗监护下使用而区别于其他食品的食品。按营养素预消化的程度，肠内营养制剂分为以整蛋白为主的制剂和以蛋白水解产物为主的制剂2类，标准能量密度为4.18kJ（1kcal）/ml。肠内营养剂按营养素预消化的程度，可分为大分子聚合物和要素膳两大类。按其配方成分，又分为用于营养支持的平衡制剂和具治疗作用的特殊制剂。

①以整蛋白为主的制剂　所含的蛋白质系从酪蛋白、乳清蛋白或大豆蛋白等水解、分离而来。糖类通常是淀粉及其水解物形式的葡萄糖多聚体。脂肪源是大豆油、花生油等植物油。该类制剂调配成液体时，标准能量密度为4.18kJ/ml，非蛋白质能量与氮的比例约为627kJ：1g，渗透压为300～450mOsm/(kg·H_2O)，适用于多数患者。高能量密度配方以较少容量提供较高能量，能量密度为6.27～8.36kJ/ml，适用于需限制液体入量的患者。高蛋白质配方中的热氮比约为313kJ：1g，适用于需补充大量蛋白质的患者。

②以蛋白水解产物（或氨基酸）为主的制剂　其中的氮多由结晶氨基酸构成，部分可由短肽构成；糖类为部分水解的淀粉（麦芽糖糊精和葡萄糖寡糖）；脂肪常为植物来源的中链三酰甘油（medium chain triglyceride，MCT）和长链三酰甘油（long chain triglyceride，LCT），少数制剂含有短链脂肪酸；不含乳糖和膳食纤维。适用于胃肠道消化、吸收功能不良者。

（2）摄入途径　依据营养剂的类型、患者耐受程度加以选择。多数患者因经口摄入受限或不足而采用管饲。

①经鼻胃管或胃造口　适用于胃肠功能良好的患者。鼻胃管多用于仅需短期肠内营养支持者；胃造口适用于需较长时期肠内营养支持的患者。

②经鼻肠管或空肠造口　适用于胃功能不良、误吸危险性较大或消化道手术后必须胃肠减压、又需长期肠内营养支持者。鼻肠管有单腔和双腔之分。双腔鼻肠管中的一个管腔开口于鼻肠管的中下段，用作胃肠减压；另一管腔开口于鼻肠管的尖端，用作营养治疗。

空肠造口适用于长期营养支持者，可在术中造口或经皮内镜空肠造口（percutaneous endoscopic jejunostomy，PEJ），经皮内镜空肠造口因能在门诊患者中实施而使需长期肠内营养的非手术患者得益。

（3）输注方式　根据喂养管尖端所在位置和胃肠道承受能力，选择分次给予或连续输注方式。

①分次给予　适用于喂养管尖端位于胃内及胃肠功能良好者。分次给予又分为分次推注和分次输注，每次量为100～300ml。分次推注时，每次入量在10～20min完成；分次输

注时，每次入量在 2～3h 完成，每次间隔 2～3h；可视患者耐受程度加以调整。

② 连续输注 适用于胃肠道功能和耐受性较差、导管尖端位于十二指肠或空肠内的患者，采用肠内营养输注泵可保持恒定滴速，便于监控管理。

【护理诊断】

(1) 有误吸的危险 与患者的意识、体位、喂养管移位及胃排空障碍有关。

(2) 有皮肤完整性受损的可能 与长期留置喂养管有关。

(3) 有胃肠动力失调的危险 与不能经口摄食、患者不耐受有关。

(4) 潜在并发症 感染。

【护理措施】

1. 预防误吸

(1) 管道护理

① 妥善固定喂养管：若经鼻胃管喂养时，应将喂养管妥善固定于面颊部，以避免鼻胃管移位至食管而导致误吸；②输注前确定导管的位置是否恰当。

(2) 取合适的体位 根据喂养管位置及病情，置患者于合适的体位。伴有意识障碍、胃排空迟缓、经鼻胃管或胃造口管输注营养液的患者应取半卧位，以防营养液反流和误吸。经鼻肠管或空肠造口管滴注者可取随意卧位。

(3) 及时估计胃内残留量 在每次输注肠内营养液前及期间（每间隔 4h）抽吸并估计胃内残留量，若残留量每次大于 100～150ml，应延迟或暂停输注，必要时加用胃动力药，以防胃潴留引起反流而致误吸。

(4) 加强观察 若患者突然出现呛咳、呼吸急促或咳出类似营养液的痰液，应疑有喂养管移位并致误吸的可能，应鼓励和刺激患者咳嗽，以排出吸入物和分泌物，必要时经鼻导管或气管镜清除误吸物。

2. 避免黏膜和皮肤的损伤

长期留置鼻胃管或鼻肠管者，应每天用油膏涂拭鼻腔黏膜，起润滑作用；对胃、空肠造口者，应保持造口周围皮肤干燥、清洁，防止造口周围皮肤损伤。

3. 提高胃肠道的耐受性

(1) 加强观察 倾听患者主诉，注意有无腹泻、腹胀、恶心、呕吐等胃肠道不耐受症状。

(2) 输注环节的调控 营养液宜从低浓度、少量、低速开始滴注，再根据患者胃肠道适应程度逐步递增，以避免营养液浓度和渗透压过高、量过多、速度过快引起的胃肠道不适、肠痉挛、腹胀和腹泻。量从 250～500ml/d 开始，在 5～7 天内逐渐达到全量。交错递增量和浓度将更有利于患者对肠内营养的耐受。输注速度以 20ml/h 起，视适应程度逐步加速并维持滴速为 100～120ml/h。以输液泵控制滴速为佳。

(3) 支持治疗 伴有低蛋白血症者，遵医嘱给予清蛋白或血浆等，以减轻肠黏膜组织水肿导致的腹泻。

(4) 避免营养液污染 营养液应现配现用；保持调配容器的清洁、无菌；1 次仅配 1 日量，暂不用时置于 4℃冰箱保存，24h 内用完，每天更换输注管或专用泵管。

4. 预防感染性并发症

与肠内营养相关的感染性并发症主要是误吸导致的吸入性肺炎和因空肠造口管滑入游离腹腔及营养液流入而导致的急性腹膜炎；其次为肠道感染。

(1) 吸入性肺炎 误吸导致的吸入性肺炎多见于经鼻胃管喂养者。

① 原因

a. 胃排空迟缓；b. 喂养管移位；c. 体位不当，营养液反流；d. 咳嗽和呕吐反射受损；e. 精神障碍；f. 应用镇静剂及神经-肌肉阻滞剂。

② 保持喂养管在位，预防误吸 妥善固定喂养管。做胃或空肠造口时，应用缝线将之固定于腹壁；在喂养管进入鼻腔或腹壁处做好标记，每4小时检查1次，以识别喂养管有无移位。告知患者卧床、翻身时应避免折叠、压迫或拉脱喂养管。

(2) 急性腹膜炎 多见于经空肠造口输注营养液者。

① 加强观察 注意观察患者有无腹部症状。若患者突然出现腹痛、胃或空肠造口管周围有类似营养液渗出、或腹腔引流管引流出类似营养液的液体，应怀疑喂养管移位、营养液进入游离腹腔。应立即停输营养液并报告医师，尽可能协助清除或引流出渗漏的营养液。

② 按医嘱应用抗生素以避免继发性感染或腹腔脓肿。

(3) 肠道感染 避免营养液污染、变质。在配置营养液时，注意无菌操作；配置的营养液暂时不用时应放冰箱保存，以免变质而引起肠道感染。

5. 保持喂养管通畅

喂养管阻塞的常见原因：①营养液未调匀；②药丸未经研碎即注入喂养管；③添加药物与营养液不相容，形成凝结块；④营养液较黏稠、流速缓慢，黏附于管壁；⑤管径太细。

为避免喂养管阻塞，于输注营养液前、后及连续管饲过程中每间隔4小时及特殊用药前应用30ml温开水或生理盐水冲洗喂养管。药丸经研碎、溶解后直接注入喂养管，避免与营养液混合后与之不相容而凝结成块黏附于管壁或堵塞管腔。

6. 代谢和效果监测

注意监测血糖和尿糖，以及时预防高血糖和高渗性非酮性昏迷。记录液体出入量，监测电解质变化，防止水、电解质失调。

第三节 肠外营养支持患者的护理

肠外营养（parenteral nutrition，PN）系指通过静脉途径提供人体代谢所需的营养素。当患者被禁食，所需营养素均经静脉途径提供时，称为全胃肠外营养（total parenteral nutrition，TPN）。

【适应证】

① 营养不良者；②消化道需要休息或消化不良者，如肠道炎性疾病、长期腹泻等；③因疾病或治疗限制不能经胃肠道摄食，如短肠综合征、急性坏死性胰腺炎；④高分解代谢状态者，如严重感染、灼伤、创伤或大手术前后；⑤抗肿瘤治疗期间不能正常饮食者。

【禁忌证】

① 严重水、电解质、酸碱平衡失调；②出凝血功能紊乱；③休克。

【肠外营养的应用】

1. 肠外营养剂

(1) 葡萄糖 是肠外营养的主要能源物质，成人需要量为4～5g/(kg·d)。当供给过多或输入过快时，部分葡萄糖可转化为脂肪沉积于肝脏，导致脂肪肝；故每天葡萄糖供给量不宜超过 300～400g，占总能量的 50%～70%。

（2）脂肪乳剂 脂肪乳剂主要由植物油、乳化剂和等渗剂等组成，是肠外营养的另一种重要能源。应用脂肪乳剂的意义在于提供能量和必需脂肪酸、维持细胞膜结构和人体脂肪组织的恒定。临床常用的脂肪乳剂有两类：一类由 100%长链三酰甘油（LCT）构成；另一类则由 50%中链三酰甘油与 50% LCT 经物理或化学混合而成（MCT/LCT）。除上述两类脂肪乳剂外，还有在其基础上添加橄榄油或鱼油的新型脂肪乳剂。脂肪乳剂的供给量占总能量的 20%～30%，成人 1～2g/(kg·d)。当脂肪与葡萄糖共同构成非蛋白质能量时，二者的比例为（1：2）～（2：3）。

（3）氨基酸 构成肠外营养配方中的氮源，用于合成人体蛋白质。可归纳为两类：平衡型与特殊型。平衡型氨基酸溶液所含必需与非必需氨基酸的比例符合蛋白质合成和人体基本代谢所需，适用于多数营养不良患者；特殊型氨基酸溶液的配方多系针对某一疾病的代谢特点而设计，兼有营养支持和治疗的双重作用。临床选择须以应用目的、病情、年龄等因素为依据。氨基酸的供给量为 1.2～1.5g/(kg·d)，占总能量的 15%～20%。

（4）维生素和微量元素 是参与人体代谢、调节和维持内环境稳定所必需的营养物质。维生素的种类较多，按其溶解性可分为水溶性和脂溶性两大类。前者包括 B 族维生素、维生素 C 和生物素等，后者包括维生素 A、维生素 D、维生素 E、维生素 K。水溶性维生素在体内无储备，不能正常饮食时将缺乏；脂溶性维生素在体内有一定储备，短期禁食者一般不会缺乏。长期 TPN 时常规提供多种维生素可预防其缺乏。在感染、手术等应激状态下，人体对部分水溶性维生素，如维生素 C、维生素 B_6 等的需要量增加，可适当增加供给量。对临床较具实际意义的微量元素包括锌、铜、铁、硒、铬、锰等。长期 TPN 时须重视出现的微量元素缺乏问题。

（5）电解质 肠外营养时需补充钾、钠、氯、钙、镁及磷。

2. 输注途径

包括周围静脉和中心静脉途径，其选择需视病情、营养支持时间、营养液组成、输液及护理条件等而定。当短期（<2 周）、部分补充营养或中心静脉置管和护理有困难时，可经周围静脉输注；但当长期、全量补充时则以选择中心静脉途径为宜。

3. 输注方式

（1）全营养混合液（total nutrient admixture，TNA） 即将每天所需的营养物质，在无菌环境（层流室和层流台）中按次序混合入由聚合材料制成的 3L 输液袋中后再输注。TNA 又称全合一（all in one，AIO）营养液，强调同时提供完全的营养物质和有效利用，即：①以较佳的热氮比和多种营养素同时进入体内，增加节氮效果；②简化输液过程，节省护理时间；③降低代谢性并发症的发生率；④减少污染机会。

（2）单瓶输注 不具备以 TNA 方式输注条件时，采用单瓶输注方式。但由于各营养素非同步输入，不利于所供营养素的有效利用。

【护理诊断】

（1）潜在并发症 气胸、血管或胸导管损伤、空气栓塞、导管移位、感染、糖或脂肪代谢紊乱、血栓性浅静脉炎。

（2）不舒适 与长时间输注肠外营养液有关。

【护理措施】

（1）合理输液，维持患者体液平衡

合理安排输液顺序和控制输注速度：TNA 输注不超过 200ml/h。

观察和记录：液体出入量；水、电解质、酸碱平衡。

（2）定期监测和评价　PN 最初 3 日每日监测血清电解质、血糖水平，3 日后视稳定情况每周测 1～2 次。

（3）观察和预防并发症

① 置管相关并发症

a. 气胸　当患者于静脉穿刺时或置管后出现胸闷、胸痛、憋气、同侧呼吸音减弱时，应疑及气胸的发生；应立即按照闭合性气胸来处理。

b. 血管损伤　在同一部位反复穿刺易损伤血管，表现为局部出血或血肿形成等，应立即拔针并压迫局部。

c. 胸导管损伤　多发生于左侧锁骨下静脉穿刺时。穿刺时若见清亮的淋巴液渗出，应退针或拔除导管；偶可发生乳糜瘘，多数患者可自愈，少数需作引流或手术处理。

d. 空气栓塞　大量进入可立即致死。故锁骨下静脉穿刺时，应置患者于平卧位、屏气；置管成功后及时连接管道，牢固连接；输液结束应旋紧导管塞。一旦疑及空气进入，立即置患者于左侧卧位以防空气栓塞。

② 感染　长期深静脉置管和禁食，易引起导管性脓毒症和肠源性感染，须加强观察，做好预防。

a. 导管护理　每天清洁、消毒静脉穿刺部位，更换敷料，加强局部护理。若患者发生不明原因的发热、寒战、反应淡漠或烦躁不安，应疑为导管性感染。一旦发生上述现象，应及时通知医师，协助拔除导管并做微生物培养和药物敏感试验。

b. 营养液的配置和输注　营养液应在层流环境、按无菌操作技术配置；保证配置的营养液在 24h 内输完；TNA 液输注系统和输注过程应保持连续性，期间不宜中断，以防污染。

c. 尽早行肠内营养或经口饮食　TPN 患者可因长期禁食，胃肠道黏膜缺乏食物刺激和代谢的能量而致肠黏膜结构和屏障功能受损、通透性增加，导致肠内细菌和内毒素易位，并发肠源性的全身性感染。故当患者胃肠功能恢复或允许进食的情况下，鼓励患者经口饮食。

③ 代谢紊乱

高血糖：与外科应激患者对葡萄糖的耐受力及利用率降低，输入葡萄糖浓度过高、速度过快有关。主要表现为血糖异常升高，严重者可出现渗透性利尿、脱水、神志改变，甚至昏迷。对此，护士应立即报告医师并协助处理：停输葡萄糖溶液或含有大量糖的营养液；输入低渗或等渗氯化钠溶液，内加胰岛素，使血糖逐渐下降；但应避免因血浆渗透压下降过快所致的急性脑水肿。

低血糖：主要表现为脉搏加速、面色苍白、四肢湿冷和低血糖性休克；应立即协助医师积极处理，输注葡萄糖溶液。故肠外营养支持时葡萄糖的输入速度应小于 $5mg/(kg \cdot min)$，当发现患者出现糖代谢紊乱征象时，先抽血送检血糖值再根据结果予以相应处理。

④ 血栓性浅静脉炎　多发生于经外周静脉输注营养液时。主要原因：a. 化学性损伤输液的静脉管径细小，高渗营养液不能得到有效稀释，血管内皮受到化学性损伤；b. 机械性损伤　置有导管的静脉跨越关节时导管与静脉壁的碰触致静脉受到机械性损伤。可见输注部位的静脉呈条索状变硬、红肿、触痛，少有发热现象。一般经局部湿热敷、更换输液部位或外涂可经皮吸收的具抗凝、消炎作用的软膏后逐步消退。

⑤ 肝功能异常　主要原因是葡萄糖超负荷引起肝脂肪变性，其他相关因素包括必需脂

肪酸缺乏、长期 TPN 时肠道缺少食物刺激、体内谷氨酰胺大量消耗，以及肠黏膜屏障功能降低、内毒素易位等。

测评与训练

一、名词解释

1. 营养支持　　2. 低蛋白型营养不良　　3. 肠内营养　　4. 肠内营养剂　　5. 肠外营养

二、选择题

A₁ 型题

1. 消瘦型营养不良患者主要缺乏（　　）

A. 蛋白质　　　　　　B. 能量　　　　　　C. 维生素

D. 矿物质　　　　　　E. 微量元素

2. 下列有关营养支持的叙述，正确的是（　　）

A. 营养支持仅提供能量

B. 营养支持仅提供蛋白质

C. 营养支持仅提供能量和蛋白质

D. 营养支持仅涉及营养素的代谢调理、药理和免疫作用

E. 营养支持不仅提供和满足能量和蛋白质的需要，还涉及代谢支持、营养素的代谢调理、药理和免疫作用

3. 下列适宜选用肠内营养支持的患者为（　　）

A. 麻痹性肠梗阻　　　　　　　　　　B. 食管静脉曲张出血期

C. 克罗恩病，腹泻＞10 次/天　　　　D. 大面积烧伤休克期

E. 短肠综合征术后稳定期

A₂ 型题

4. 女性，80 岁，胃大部切除后，腹胀明显，禁食，肺部感染，需肠外营养支持，选择肠外营养输注途径即经中心静脉还是周围静脉时，最主要的决定因素是（　　）

A. 患者的基础疾病　　B. 病房的护理条件

C. 患者的依从性　　　　D. 患者的经济条件

E. 肠外营养支持的量和天数

5. 男，20 岁，因高位小肠瘘 1 天入院。入院后经颈内静脉插管滴入全胃肠外营养液，2 周后突然出现寒战、高热、无咳嗽咳痰，腹部压痛及反跳痛，最有可能的情况是（　　）

A. 高渗性非酮性昏迷　B. 肺部感染　　　　C. 气胸　　　　　　　D. 导管性脓毒症

三、病例分析题

女性，70 岁，左半结肠切除术后第 4 天，禁食，胃肠减压，治疗除使用抗生素外仅每天补液 1500ml。体检：T 38.5℃；P 100 次/分；R 24 次/分；BP 90/60mmHg；腹平软，无压痛、反跳痛和肌紧张。实验室检查：血清白蛋白 25g/L；血红蛋白术后第 1 天 100g/L，术后第 3 天 97g/L，术后第 4 天 95g/L；粪便潜血试验（＋＋＋）。

1. 你将为该患者实施何种营养支持？

2. 该种营养支持方式输注营养液的途径有哪些？如何选择？

3. 请列出该患者在未来 2 天内可能存在的三个护理诊断。

参考答案

一、名词解释

略。

二、选择题

A₁ 型题

1．B 2．E 3．E

A₂ 型题

4．E 5．D

三、病例分析题

1. 应该为该患者实施肠外营养支持。

2. 肠外营养液输注的途径包括周围静脉和中心静脉途径。其选择应视病情、营养支持时间、营养液组成、输液量及护理条件而定。当短期（＜2 周）、部分补充营养或中心静脉置管和护理有困难时，可经周围静脉输注；但当长期、全量补充时则以中心静脉途径为宜。

3.①营养失调：低于机体需要，与低蛋白血症、禁食、消化道出血有关；②不舒服：与长时间输注肠外营养液有关；③有体液不足的危险。

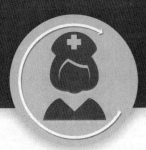

第四章
外科休克患者的护理

 学习目标 ▶▶

知识目标：

1. 掌握：休克的临床表现和护理。

2. 熟悉：休克的病因、分类和治疗原则。

3. 了解：休克的病理生理。

技能目标：

1. 根据休克病因、发病机制，能为患者进行健康教育。

2. 能运用护理程序对休克患者进行护理评估，确定护理问题，拟定护理措施。

3. 能运用外科护理基本知识、基本技能，解决护理问题，帮助患者恢复健康。

第一节 概述

休克是机体遭受强烈的致病因素侵袭后，引起以有效循环血量锐减，组织灌注不足，微循环障碍，细胞代谢紊乱和功能受损等为特点的病理过程。主要表现为神志淡漠或烦躁、面色苍白或发绀、皮肤湿冷、脉搏细速、呼吸加快、血压下降、尿量减少等。

引起休克的原因虽然很多，但其实质是有效循环血量绝对或相对不足。所谓有效循环血量，是指单位时间内通过心血管系统进行循环的血量。有效循环血量依赖于充足的血容量、正常的心脏泵血和适宜的外周阻力，其中任何一项的改变超过了机体的代偿能力，即可导致有效循环血量的急剧减少而诱发休克。

【病因与分类】

休克的分类方法很多，目前较常用的是依据病因分类。

(1) 低血容量性休克 主要因血容量骤减所引起。如上消化道出血、肝脾破裂、宫外孕破裂及外伤引起大血管损伤等所致休克，称为失血性休克；大面积烧伤创面血浆渗出和严重腹泻、呕吐、肠梗阻等引起休克，称为失液性休克。严重外伤引起创伤性休克亦属于低血容量性休克。

(2) 感染性休克 主要是细菌释放的外毒素或内毒素所致，可造成以下变化：①心肌损害，使心排血量下降；②内毒素有类似组胺和 5-羟色胺的作用，使血管扩张，血压下降；

③毛细血管通透性增高，血浆渗出，血容量减少；④直接损害细胞，引起代谢障碍。故感染性休克是由复合因素引起。常见于败血症、急性梗阻性化脓性胆管炎、急性化脓性腹膜炎等疾病。

（3）心源性休克　因心排血量急剧减少所致，见于急性心肌梗死、心力衰竭等疾病。

（4）过敏性休克　当某些物质、药物或异体蛋白等进入过敏体质内发生抗原抗体反应，致使外周小动脉和毛细血管床扩张而发生休克。

（5）神经源性休克　由于剧烈的疼痛、手术时过度牵拉内脏神经，或因椎管内麻醉广泛阻滞交感神经所致。

外科临床上以低血容量性休克和感染性休克最常见。

【病理生理】

有效循环血量锐减及组织灌注不足，由此导致的微循环障碍、代谢改变、重要器官的继发性损害是各类休克共同的病理生理基础。

1. 微循环变化

（1）微循环收缩期（缺血缺氧期）　当有效循环血量锐减时，血管内压力下降，刺激主动脉弓和颈动脉窦压力感受器，引起交感-肾上腺轴兴奋，释放大量儿茶酚胺及肾素-血管紧张素分泌增加等，使心跳加快、心排血量增加，以维持有效循环血量；选择性地使外周和内脏小血管收缩，以减少皮肤与肌肉、内脏等组织中的血液供应，而优先保证心、脑等重要器官的供血。由于毛细血管前括约肌强烈收缩，动静脉短路和直接通路的开放，结果外周血管阻力和回心血量均有所增加；毛细血管前括约肌强烈收缩和后括约肌相对开放有助于组织液吸收，使血容量得到部分补偿。故此期称为休克代偿期。微循环此时的变化是"少灌多流"，组织仍处于低灌注、缺氧状态，故微循环收缩期又称微循环缺血期（图 4-1）。

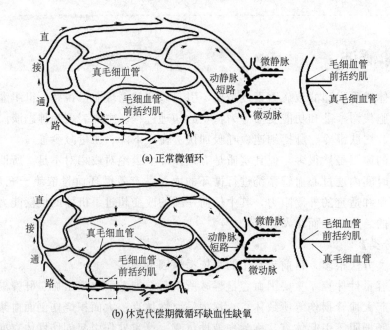

(a) 正常微循环

(b) 休克代偿期微循环缺血性缺氧

图 4-1　正常微循环及休克代偿期微循环变化

（2）微循环扩张期（淤血缺氧期）　当微循环血量继续减少，微循环的变化将进一步发展。长时间的、广泛的微动脉收缩，动静脉短路和直接通路开放，使进入毛细血管的血量继续减少。组织因严重缺氧处于无氧代谢状态,乳酸产生增多,又不能及时移除,使毛细血管前括约肌失去对儿茶酚胺的反应能力,微动脉及毛细血管前括约肌由收缩转为舒张,以致大量血液涌入毛细管网内,但毛细血管后括约肌由于对酸性物质的耐受性较强,仍处于收缩状态,故血液淤滞在毛细血管床中。毛细血管内静水压增高,管壁通透性增加,血浆向外渗出,血液浓缩、血流缓慢而逐渐停止,致使回心血量进一步减少,血压下降,重要器官灌注不足,休克进入抑制期。微循环此时的变化是"多灌少流",组织处于淤血缺氧期,微循环扩张期又称微循环淤血期。

(3) 微循环衰竭期(DIC期)　滞留在微循环内的血液,由于血液黏稠度增加和酸性血液的高凝特性,使红细胞和血小板发生凝集,在毛细血管内形成微血栓,形成弥散性血管内凝血(DIC)。由于广泛的凝血,凝血因子消耗过多,机体发生全身性的广泛出血倾向。此时微循环血流灌注基本停止,细胞缺氧更加严重,酸性代谢产物和内毒素的作用,使细胞内溶酶体膜破裂,释出多种水解酶,造成组织细胞自溶、死亡,最终引起器官功能受损。此期称为休克失代偿期(图 4-2)。

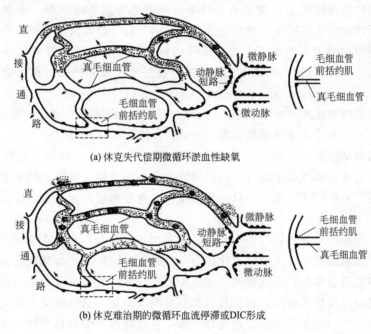

(a) 休克失代偿期微循环淤血性缺氧

(b) 休克难治期的微循环血流停滞或DIC形成

图 4-2　休克失代偿期变化

2. 代谢改变

(1) 休克时儿茶酚胺释放　休克时儿茶酚胺大量释放,促进胰高血糖素生成,抑制胰岛素的产生及其外周作用,加速肌肉和肝内糖原分解,以及刺激垂体分泌促肾上腺皮质激素,使血糖升高。休克时蛋白质分解加速,可使血尿素氮、肌酐、尿酸含量增加。

(2) 休克时醛固酮分泌增加　休克时因血容量降低,使抗利尿激素和醛固酮分泌增加,通过肾脏对钠和水的重吸收增加,以保证血容量。

(3) 代谢性酸中毒　体内葡萄糖的无氧糖酵解使丙酮酸和乳酸产生过多,加之肝脏灌流量减少,处理乳酸的能力减弱,使乳酸在体内的清除率降低及血液内含量增多,致酸碱平衡失调,出现代谢性酸中毒。

（4）休克时细胞膜的钠-钾泵功能失常　由于细胞缺氧，体内葡萄糖以无氧糖酵解供能，三磷酸腺苷产生减少，能量不足，细胞膜的钠-钾泵失去动力，表现为细胞内外离子及体液的分布异常，细胞外钾离子无法进入细胞内，而细胞外液则随钠离子进入细胞内，造成细胞外液减少和细胞过度肿胀、变性、死亡。

（5）休克时细胞膜、线粒体膜、溶酶体膜受损　代谢性酸中毒等因素使细胞膜、线粒体膜、溶酶体膜的屏障功能受损时可释放出大量引起细胞自溶和组织损伤的水解酶，其中最重要的是组织蛋白酶，可使组织蛋白分解而生成多种活性肽，对机体产生不利影响，进一步加重休克。

3. 重要器官继发性损害

休克时由于全身组织处于持续缺血、缺氧状态，组织细胞可发生变性、出血、坏死，导致脏器功能障碍，甚至衰竭。若两个或两个以上的重要器官或系统同时或序贯发生功能障碍或衰竭，称为多系统器官功能障碍或衰竭（multiple organ dysfunction syndrome or failure，MODS or MODF），是休克患者死亡的主要因素。

（1）肺　休克时低灌注和缺氧可使肺毛细血管内皮细胞和肺泡上皮细胞受损。肺毛细血管内皮细胞受损，可致肺毛细血管壁通透性增加而造成肺间质性水肿。肺泡上皮细胞受损后，肺泡表面活性物质生成减少，使肺泡表面的张力升高，继发肺泡萎缩，并出现局限性肺不张。休克时萎缩的肺泡不能通气，而一部分尚好的肺泡又缺少良好的血液灌注，以致通气/血流比例失调，肺内分流，临床上表现为进行性呼吸困难和缺氧，称为急性呼吸窘迫综合征（acute respiratory distress syndrome，ARDS）。

（2）肾　休克时肾皮质小血管收缩，肾髓质中动静脉短路分流增加，肾皮质血流锐减，尿量明显减少，可发展为急性肾功能衰竭（acute renal failure，ARF）。

（3）心　冠状动脉灌流量的 80% 来源于舒张期。休克时心率加快，心脏的舒张期缩短或舒张压降低，冠状动脉灌流量减少，心肌因缺血缺氧而受损。此外，低氧血症、代谢性酸中毒及高钾血症，也可损害心肌。一旦心肌微循环内血栓形成，可引起局灶性心肌坏死和心功能衰竭。

（4）脑　儿茶酚胺对脑血管的作用很小，休克时脑血流量降低主要是动脉压过低所致。脑内小动脉的平滑肌舒缩，受血液二氧化碳分压和酸碱度的影响。当二氧化碳分压升高或酸碱度降低时，脑血流量增加，而这种调节功能需要有一定的心排血量和平均动脉压才能起作用，因此，休克时持续性低血压，将引起脑部血液灌流不足，脑组织缺血缺氧，毛细血管周围胶质细胞肿胀，同时由于毛细血管通透性升高，血浆外渗，引起脑水肿，颅内压增高甚至发生脑疝。

（5）肝脏及胃肠　休克时，内脏血管发生痉挛，肝脏血流减少，引起肝脏缺血、缺氧、血液淤滞，肝血管窦和中央静脉内微血栓形成，造成肝小叶中心坏死，甚至大片坏死，肝功能受损；肝脏代谢和解毒功能受到影响，可引起内毒素血症，加重代谢紊乱和酸中毒。胃肠道在休克时处于严重的缺血和缺氧状态，胃黏膜缺血、糜烂、出血，临床上表现为上消化道出血；肠黏膜缺血缺氧，肠黏膜上皮细胞屏障功能受损，肠道内细菌和毒素易位，并发肠源性感染和毒血症。

以上内脏器官继发性损害，心、肺、肾的功能衰竭是造成休克死亡的三大原因，救治中更应重视。

【临床表现】

（1）休克早期　患者表现神志清醒、精神紧张、兴奋或烦躁不安、口渴、皮肤苍白、湿冷、心率和呼吸增快、尿量正常或减少、舒张压可升高、脉压减小。此时若处理及时得当，休克可得到纠正，否则病情继续发展，进入休克抑制期。

（2）休克期　患者表情淡漠、反应迟钝、甚至可出现意识模糊或昏迷；皮肤黏膜由苍白转为发绀，或出现花斑，四肢湿冷；呼吸浅速，脉搏细弱，血压进行性下降；尿少甚至无尿。

（3）休克晚期　上述症状继续恶化，可出现无脉搏、无血压、无尿，体温不升，意识丧失，皮肤黏膜有出血点、瘀斑，并有呕血、便血等内脏出血。此期往往继发重要脏器的功能衰竭而造成死亡。

【辅助检查】

1. 血流动力学监测

（1）血压　血压是休克诊断及治疗中最重要的观察指标之一。休克早期，剧烈的血管收缩可使血压保持或接近正常，以后血压逐渐下降。收缩压＜11.97kPa（90mmHg），脉压＜2.66kPa（20mmHg），是休克存在的依据。血压回升，脉压增大则是休克好转征象。

（2）心电监测　心电改变显示心脏的即时状态。在心脏功能正常的情况下，血容量不足及缺氧均会导致心动过速。

（3）中心静脉压（central venous pressure，CVP）　中心静脉压代表了右心房或者胸腔段腔静脉内压力，CVP 的测定值可反映全身血容量和右心功能。CVP 正常值为 $0.49\sim0.98$ kPa（$5\sim12$ cmH$_2$O）。在低血压的情况下，CVP＜0.49kPa（5cmH$_2$O）时，表示血容量不足；CVP＞1.47kPa（15cmH$_2$O），则表示心功能不全、静脉血管床过度收缩或肺循环阻力增加；CVP＞1.96kPa（20cmH$_2$O）时，提示充血性心力衰竭。临床上通过监测中心静脉压与血压来估计补液量和调整滴速，避免补液过多，导致心衰。

（4）肺毛细血管楔压（pulmonary capillary wedge pressure，PCWP）　有助于了解肺静脉、左心房和左心室的功能状态。肺毛细血管楔压正常值为 $0.8\sim2$ kPa（$6\sim15$ mmHg），增高表示肺循环阻力增高，例如急性肺水肿时。当临床上发现 PCWP 升高，即使 CVP 正常，也应限制输液量，以免发生肺水肿。

2. 肾功能监测

休克时，应动态监测尿量、尿比重、血肌酐、血尿素氮、血电解质等。尿量是反映肾灌注情况的指标，同时也反映其他器官灌注情况，也是反映临床补液及应用利尿、脱水药物是否有效的重要指标。休克时应留置导尿管，动态观察每小时尿量，抗休克时尿量应大于 20ml/h，尿量稳定在 30ml/h 以上时，表示休克已纠正。尿比重主要反映肾血流与肾小管功能，抗休克后血压正常，但尿量少且比重增加，表示肾血管收缩仍存在或仍存在血容量不足。

3. 呼吸功能监测

呼吸功能的监测指标包括呼吸的频率、深浅度、节律、动脉血气等。动脉血氧分压（PaO$_2$）正常值为 $10.7\sim13$ kPa（$80\sim100$ mmHg），动脉血二氧化碳分压（PaCO$_2$）正常值为 $4.8\sim5.8$ kPa（$36\sim44$ mmHg）。休克时可因肺换气不足，体内二氧化碳积聚导致 PaCO$_2$ 明显升高；相反，如患者原来并无肺部疾病，因过度换气可致 PaCO$_2$ 较低；若 PaCO$_2$ 超过 $5.9\sim6.6$ kPa（$45\sim50$ mmHg）时，常提示肺泡通气功能障碍；PaO$_2$ 低于 8.0kPa（60mmHg），吸入纯氧仍无改善者可能是 ARDS 先兆。

4. 电解质与酸碱平衡监测

动脉血 pH 正常值为 $7.35 \sim 7.45$，休克初期由于过度换气，可出现轻度呼吸性碱中毒，随着休克的进展可出现代谢性酸中毒。代谢性酸中毒时，血液中 HCO_3^- 浓度可下降，血乳酸水平升高；肾功能减退时血钾浓度升高。动脉血乳酸正常值为 $1 \sim 1.5 mmol/L$，休克持续时间长，组织灌流差可引起无氧代谢产物乳酸大量积聚，可达 $2 mmol/L$。动脉血乳酸持续升高，反映病情严重，预后很差。

【处理原则】

休克的治疗原则是尽早去除引起休克的原因，尽快恢复有效循环量，纠正微循环障碍，增强心肌功能和恢复人体正常代谢。

1. 一般紧急措施

采取休克卧位，即头和胸部抬高 $20° \sim 30°$，下肢抬高 $15° \sim 20°$，以增加回心血量和改善呼吸。应及时清除呼吸道分泌物，保持呼吸道通畅。鼻导管或面罩吸氧，$6 \sim 8 L/min$，以增加动脉血氧含量，减轻组织缺氧。呼吸困难严重者，可作气管插管或气管切开。休克患者应保持安静，减少搬动，以免加重休克。注意保暖，但不能局部加温，防止组织耗氧量增加和皮肤血管扩张引起的回心血量下降。

2. 补充血容量

补充血容量是纠正组织低灌注和缺氧的关键，也是抗休克的基本措施。迅速建立两条以上的静脉通道，如果周围静脉萎陷，穿刺困难时，可考虑作周围静脉切开，亦可锁骨下静脉穿刺置管，保证静脉通道畅通。连续监测动脉血压、尿量和中心静脉压，结合末梢循环情况，判断补充血容量的效果。一般先快速输入平衡盐溶液，达到补充血容量的目的，然后再输入扩容作用持久的胶体液，必要时进行成分输血。也有用 $3.0\% \sim 7.5\%$ 的高渗盐溶液行休克复苏治疗。

3. 积极处理原发病

外科疾病引起休克，多存在需要手术处理的原发病，这同补充血容量一样重要。如内脏出血的控制、消化道穿孔的修补、坏死肠袢切除和脓液的引流等。在快速补充有效循环血量后，及时施行手术治疗原发病变，才能从根本上控制休克。有时需在抗休克的同时施行手术，以保证休克的治疗效果。

4. 纠正酸碱平衡失调

休克时由于微循环障碍，组织缺氧，产生酸性产物，常有不同程度的酸中毒。在休克早期，根本措施是迅速补充血容量，改善组织灌注，微循环障碍和细胞缺氧可被纠正，轻度酸中毒可得到缓解；另外，用平衡盐溶液扩容，同时起到纠正酸中毒的作用，因此在休克早期，不主张使用碱性药。但严重休克、酸中毒明显、扩容治疗效果不佳时，仍需用碱性药物纠正酸中毒。常用 5% 碳酸氢钠静脉滴注，具体剂量应视酸中毒程度和血气分析结果来确定。

5. 应用血管活性药物

血管活性药物主要包括血管收缩剂、扩张剂及强心药。血管收缩剂使小动脉处于收缩状态，虽可暂时升高血压，但可加重组织缺氧，应慎重选用。临床常用的血管收缩剂有去甲肾上腺素、间羟胺和多巴胺。血管扩张剂可以解除小动脉痉挛，关闭动静脉短路，改善微循环，但可使血管容量相对增加而使血压下降，从而影响重要脏器的血液供应，故必须在补足血容量基础上考虑使用。临床常用的血管扩张剂有酚妥拉明、酚苄明、阿托品等。休克发展到一定程度伴有不同程度的心肌损害时，应用强心药可增强心肌收缩力，减慢心率，如多巴胺、多巴酚丁胺和毛花苷 C 等。

6. 改善微循环

休克发展到 DIC 阶段，需用肝素抗凝治疗，用量为 1.0mg/kg，每 6 小时一次。DIC 晚期，纤维蛋白溶解系统亢进，可使用抗纤维蛋白溶解药，如氨甲苯酸、氨基己酸等；抗血小板黏附集聚的药物如阿司匹林、右旋糖酐 40 等。

7. 皮质激素和其他药物应用

皮质类固醇可用于感染性休克和其他较严重休克，其主要作用是：①扩张血管，改善微循环；②防止细胞内溶酶体破裂；③增强心肌收缩力，增加心排血量；④增进线粒体功能，防止白细胞凝集；⑤促进糖异生，使乳酸转化为葡萄糖，减轻酸中毒。一般主张大剂量静脉滴注，一次滴完。避免多次使用皮质类固醇而产生副作用，一般只用 1～2 次。

第二节　低血容量性休克患者的护理

急性大量失血超过总血量的 20%，即可引起失血性休克（hemorrhagic shock）。常见于大血管破裂、腹部损伤引起的肝脾破裂、消化性溃疡出血、食管-胃底曲张静脉破裂出血、妇产科疾病所引起的出血等。失血后是否发生休克，取决于失血的量和失血的速度。

【处理原则】

迅速补充血容量，积极处理原发病以控制出血。

（1）补充血容量　尽快建立两条以上静脉输液通道，根据血压和脉搏变化估计失血量。快速扩充血容量，45min 内快速静脉滴注平衡盐溶液 1000～2000ml，观察血压回升情况。而后根据血压、脉搏、中心静脉压、血红蛋白和血细胞比容等监测指标，决定是否补充全血或浓缩红细胞。

（2）止血　在补充血容量的同时，要立即采取措施控制出血，如加压包扎、扎止血带、双气囊三腔管压迫止血等措施。若出血迅速、量大，难以有效止血，应积极手术止血。

【护理评估】

1. 健康史

应重点了解患者病史及发病经过。引起休克的各种原因，如有无严重创伤史，以及有无急性大失血、烧伤及严重感染病史等。

2. 躯体方面

（1）意识状态　休克早期患者呈兴奋状态，烦躁不安；休克加重时表情淡漠、反应迟钝、甚至昏迷。

（2）皮肤色泽及温度　是体表灌流情况的标志。休克早期皮肤苍白，四肢湿冷；休克晚期皮肤黏膜有散在出血点或瘀血斑。

（3）血压与脉压　休克时通常收缩压低于 90mmHg，脉压差小于 20mmHg。血压回升、脉压增大则是休克好转的征象。

（4）脉搏　脉搏的变化多出现在血压变化之前。休克早期脉搏增快；休克加重时脉搏细弱，甚至摸不到。临床上常用脉搏/收缩压（mmHg）计算休克指数，指数为 0.5 表示无休克；≥1.0 表示有休克；>2.0 为严重休克。

（5）呼吸 注意呼吸频率、节律、深浅度。休克加重时呼吸急促、变浅、不规则。呼吸增至 30 次/分以上或 8 次/分以下表示病情危重。

（6）尿量及尿比重 是反映肾血液灌流情况的重要指标之一。尿量＜25ml/h 时，尿比重增高，表明肾血管收缩或血容量不足；尿量＞30ml/h 时，表明休克改善。

3. 心理-社会方面

评估患者及家属对疾病的认知程度、家庭经济状况和社会支持情况。休克患者起病急，病情进展快，加之抢救中使用的监测仪器较多，易使患者及家属有病情危重的感觉，产生不同程度的紧张、焦虑。

【护理诊断】

（1）有效循环血量不足 与失血、失液、心功能障碍有关。

（2）心排血量减少 与体液不足、心功能障碍有关。

（3）组织灌注量改变 与有效循环血量不足、微循环障碍有关。

（4）呼吸型态改变 与肺部缺血缺氧后肺间质水肿、气体交换障碍有关。

（5）排尿异常 与体液不足、肾功能不全有关。

【护理措施】

1. 一般护理

（1）维持休克体位 即头和胸部抬高 20°～30°，下肢抬高 15°～20°（图 4-3）。

（2）吸氧 鼻导管给氧，6～8L/min，情况好转后可间断吸氧。及时清除呼吸道分泌物，保持呼吸道通畅，必要时行气管插管或切开。如患者发生 ARDS，必须给予呼气末正压通气。

（3）维持正常体温 低血容量性休克的患者，应给患者保暖，但不能用热水袋在体表加温。因为局部体表加温使皮肤血管扩张，影响回心血量和增加组织耗氧量。

（4）适当应用镇静药，保持患者安静，并避免过多搬动患者。

2. 补充血容量、恢复有效循环血量

（1）迅速建立静脉通路 建立 2 条以上静脉通路，静脉穿刺困难时静脉切开，必要时行中心静脉插管。

（2）合理补液 先快速输入晶体液，常用平衡盐溶液，以达到有效扩容目的。大量输入晶体液后，易引起血浆胶体渗透压下降，因此在输入一定量的晶体液后，要适当补充胶体液来提高血浆胶体渗透压，以维持血容量，如全血、血浆、白蛋白等。

（3）随时调整输液量和速度 除心源性休克外，开始补液时速度适当放快，休克纠正后，输液即减速减量。

（4）监测中心静脉压 根据血压、中心静脉压情况调整输液量和速度（表 4-1），避免因输液过多、过快而引起心衰。

表 4-1 中心静脉压（CVP）、血压（BP）与补液之间的关系

CVP	BP	原因	处理原则
低	低	血容量严重不足	大量快速补液
低	正常	血容量不足	适当补液
高	低	心功能不全/血容量相对过多	强心药、纠酸、扩血管
高	正常	容量血管过度收缩	扩血管
正常	低	血容量不足/心功能不全	补液试验[①]

① 补液试验：取等渗盐水 250ml，在 5～10min 内经静脉输入，如血压升高，而 CVP 不变，提示血容量不足；若血压不变而 CVP 升高，则提示心功能不全。

（5）记录用药和 24h 出入量　准确记录用药的名称、用药途径和量；输入液体的种类、量和滴速；并详细记录 24h 出入量以作为后续治疗的依据。

（6）密观病情变化　每 15～30 分钟测量一次血压、脉搏、呼吸和体温并记录。注意观察意识状态、面色、口唇色泽、肢体温度、尿量。如患者从烦躁不安转为清醒安静，从淡漠迟钝转为对答自如；口唇红润，肢体转暖；尿量＞30ml/h，提示休克好转。

3. 抗休克裤的应用与护理

抗休克裤常用于失血性休克的紧急处理。它是利用充气后在腹部与腿部加压，促使血液回流入心脏，进而改善组织灌流。抗休克裤（图 4-4）由聚乙烯化合物材料制成双层中间能充气的气腔，可维持 104mmHg 内气压。它由三大部分组成：腹部气囊、双下肢气囊、减压阀。其操作方法为：将患者包裹后开始充气，先充双下肢气囊，再充腹部气囊，此时患者下肢和腹部相对固定，形成"气体夹板"。

注意事项：使用抗休克裤的最佳压力为 60～80mmHg，持续时间是 90min。若需时间较长，宜保持气压＜40mmHg，并每隔 2 小时放气一次，放气减压时必须在加快输液、输血条件下缓慢放气，先放腹部气囊，再放双下肢气囊，并严密观察。

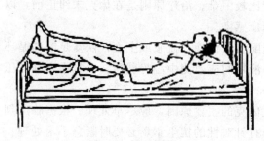

图 4-3　休克体位

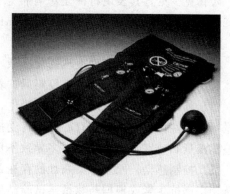

图 4-4　抗休克裤

4. 血管活性药物的应用

① 用药过程中监测血压变化，并及时调整输液速度；②使用时从低浓度、慢滴速开始，并密切监测血压，观察血压回升情况；③血压平稳后，减速、减量，逐渐停药；④血容量补足情况下方可使用扩血管药物；⑤严防药物外渗，一旦外渗，更换注射部位，并用 0.25%普鲁卡因局部封闭，以免局部组织坏死；⑥为保证血管活性药物用量准确，目前临床上使用微量泵。

5. 预防感染

①严格无菌操作；②协助患者咳嗽咳痰，必要时给予雾化吸入；③做好皮肤护理，预防压疮；④作好管道护理，防止逆行感染。

6. 预防意外损伤

对于烦躁或神志不清的患者，应加床栏保护，以防坠床；必要时约束四肢。

【健康教育】

（1）宣传积极治疗感染性疾病，如败血症、细菌性痢疾、肺炎、流行性脑脊髓膜炎、腹膜炎等。

（2）宣传做好外伤的现场处理，如止血、镇痛、抗感染、保温等。

（3）宣传在注射可能引起过敏的药物（如青霉素、链霉素等）或血清制剂（如破伤风抗毒素）前，皮肤过敏试验的必要性，阳性者禁用。

第三节 感染性休克患者的护理

从血流动力学改变来看，感染性休克可分为低排高阻型和高排低阻型两种。前者外周血管收缩，微循环淤滞，毛细血管通透性增高，渗出增加，致血容量和心排血量减少，患者皮肤湿冷，又称冷休克。冷休克多见于革兰阴性细菌感染患者。后者外周血管扩张，阻力降低，心排血量正常或增高，患者皮肤温暖干燥，又称暖休克。暖休克多见于革兰阳性细菌感染患者的休克早期。

【临床表现】

冷休克患者表现为体温突然降低，躁动不安或淡漠、嗜睡；面色苍白、发绀或花斑样发绀、皮肤湿冷；毛细血管充盈时间延长；脉搏细速，脉压<30mmHg；尿量<25ml/h。

暖休克少见，其表现特征是患者神志清楚；皮肤温暖干燥、潮红；毛细血管充盈时间1~2s；脉搏慢，搏动清楚，脉压>30mmHg；尿量>30ml/h。

【处理原则】

感染性休克，由于病理生理变化复杂，治疗比较困难。治疗原则是在休克未纠正前，以抗休克为主，同时抗感染；休克控制后，着重治疗感染。

（1）补充血容量　以平衡盐溶液为主，适当配合胶体液、血浆或全血，恢复足够的循环血量。感染性休克患者，常有心肌和肾受损，补液期间应监测中心静脉压，根据中心静脉压调整输液量和速度，防止补液过多导致不良后果。

（2）控制感染　原发感染病灶的存在是发生休克的主要原因，应尽早处理。根据临床判断选用广谱抗生素或根据药物敏感试验结果选择有针对性的抗生素，必要时紧急手术处理。

（3）纠正酸中毒　感染性休克的患者，常伴不同程度的酸中毒，需及时纠正。严重酸中毒者，在补充血容量的同时滴注5％碳酸氢钠。

（4）血管活性药物的应用　经补充血容量、纠正酸中毒后，休克仍未好转，可考虑使用血管扩张剂，也可与以α-受体兴奋为主、兼有轻度兴奋β-受体的血管收缩剂和兼有兴奋β-受体作用的α-受体阻滞剂联合应用，以抵消血管收缩作用，保持、增强β-受体兴奋作用，而又不至于使心率过于增速，例如山莨菪碱、多巴胺等；或者合用间羟胺、去甲肾上腺素，或去甲肾上腺素和酚妥拉明的联合应用。

（5）肾上腺皮质激素的应用　糖皮质激素能抑制多种炎症介质的释放和稳定溶酶体膜，改善全身炎症反应。应用时要坚持早期、足量和短疗程，否则有发生应激性溃疡和免疫抑制等并发症的可能。

测评与训练

一、名词解释

1. 休克　　2. 补液试验

二、选择题

A₁ 型题

1. 休克早期的最主要临床特征是（　　　）

A. 血压下降　　B. 脉压减小　　C. 脉压细数　　D. 四肢冰冷　　E. 尿量减少

2. 符合休克代偿期临床表现特点的是（　　　）

A. 血压下降，脉压显著缩小，心率加快，尿量减少

B. 血压下降，脉压轻度缩小，心率加快，尿量减少

C. 血压正常，脉压无变化，心率加快，尿量正常

D. 血压轻度减少，脉压无变化，心率加快，尿量减少

E. 血压正常或稍升高，脉压缩小，心率加快，尿量正常或减少

3. 关于低血容量性休克，下列陈述不正确的是（　　　）

A. 病因包括失血、失液、创伤等　　　　　B. 不一定伴有严重创伤

C. 创伤后疼痛严重者需适当给予镇痛剂　　D. 治疗首先考虑输血以补充血容量

E. 治疗首先考虑快速滴注平衡液

A₂ 型题

4. 男性，34 岁，因反复呕血、黑粪 3h 入院，致休克，在补液治疗中，循环灌注改善与否的重要判断指标是（　　　）

A. 血压回升　　B. 皮肤红润　　C. 尿量增加　　D. 呼吸脉搏减慢　　E. 肢端温暖

5. 女性，62 岁，因胆道结石、胆道感染致休克，正在快速输液，检测患者 CVP 10cmH₂O，BP 80/60mmHg，该患者应采取的处理措施有（　　　）

A. 充分补液　　B. 给强心药　　C. 纠正酸中毒　　D. 舒张血管　　E. 补液试验

三、病例分析题

男性，43 岁，因车祸伤 2h 急诊入院治疗。T：38.3℃，P：136 次/分，BP：75/53mmHg，R：32 次/分，CVP：4cmH₂O。患者极度烦躁、面色苍白、肢体冰凉。自诉全腹剧烈疼痛。体检：全腹明显压痛、反跳痛、腹肌紧张、以左上腹为甚。1h 尿量 7ml。实验室检查：血 WBC 25×10⁹/L。腹腔穿刺抽出食物残渣和气体，腹部 X 线检查显示膈下游离气体。患者表情极度痛苦，情绪紧张。请问：

1. 主要考虑什么医疗诊断？诊断依据是什么？

2. 首要的处理措施是什么？

3. 你将采取哪些护理措施？

参考答案

一、名词解释

略。

二、选择题

A₁ 型题

1. B　2. E　3. D

A₂ 型题

4. C 5. E

三、病例分析题

1. 主要考虑为感染性休克。依据：发烧、脉搏、呼吸增快、血压下降且脉压缩小、CVP 降低、烦躁、面色苍白、肢体冰凉、尿少；WBC 25×10^9/L。

2. 首要处理措施：立即建立静脉双通道，快速补充血容量。

3. ①快速补充血容量；②保持呼吸通畅，给予吸氧；③置患者于休克体位，保暖；④观察病情变化；⑤禁食，胃肠减压；⑥控制感染和缓解疼痛；⑦留置导尿管；⑧发烧护理。

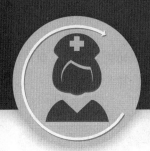

第五章
麻醉患者的护理

 学习目标 ▶▶

知识目标：

1. 掌握：麻醉前的准备；一般麻醉前用药；各种麻醉的围手术期护理要点。

2. 熟悉：麻醉前用药的目的；麻醉后苏醒期的护理要点；麻醉中患者的观察要点。

3. 了解：麻醉的分类与特点；各种麻醉的适应证及禁忌证；各种麻醉的实施方法及所用药物。

技能目标： 能按照护理流程，对麻醉前后患者进行护理。

第一节 概述

麻醉是指用药物或其他方法使患者完全或部分失去感觉，达到手术时无痛目的的一种措施。良好的麻醉必须确保患者生命安全、术中无痛、适当松弛肌肉，以利手术操作。

【麻醉学的工作范畴】

（1）临床麻醉学 涉及麻醉前后围手术期的一切处理，保证麻醉和手术顺利进行。患者接到手术室后，按照操作要求施行麻醉。麻醉后将患者安全运返病室或麻醉恢复室，继续进行监测治疗，直到患者恢复正常生理功能。

（2）急救与复苏 手术麻醉过程中会突然发生心搏、呼吸停止，在急诊室和病室等场合由于各种原因也可能发生的循环、呼吸功能衰竭（如疾病、创伤、溺水、触电、交通事故等），需要立即进行心、肺复苏，这都需要麻醉工作者参与抢救。

（3）重症监测治疗或危重病医学 重症监测治疗病室（intensive care unit，ICU）是集中必要的呼吸、循环系统和体内内稳态等的监测、治疗仪器，对某些大手术后和严重外伤或于麻醉、手术中发生意外情况的患者进行加强监测和护理治疗，使其获得积极的治疗效果。

（4）疼痛治疗学 对于各种急慢性疼痛（如创伤后疼痛、腰腿痛、神经痛、肿瘤疼痛、中枢性疼痛）进行治疗。

【临床麻醉的分类】

麻醉主要分为局部麻醉和全身麻醉两大类。

（1）局部麻醉　麻醉剂作用于周围神经系统，使相应区域的痛觉消失，运动出现障碍，但患者意识清醒，称为局部麻醉。局部麻醉分：表面麻醉、局部浸润麻醉、区域阻滞麻醉、神经阻滞麻醉、神经丛阻滞麻醉、椎管内阻滞麻醉。

（2）全身麻醉　麻醉剂作用于中枢神经系统，使其抑制，患者的意识和痛觉消失，肌肉松弛，反射活动减弱称为全身麻醉。全身麻醉分：静脉麻醉、吸入麻醉、复合麻醉。

第二节　全身麻醉

全身麻醉是临床麻醉中使用的主要方法，能满足全身各部位手术需要，较之局部和椎管阻滞麻醉，患者更舒适、安全。

一、吸入麻醉

吸入麻醉指将挥发性麻醉剂经呼吸道吸入，在肺泡中被吸收入血，作用于中枢神经，产生可逆性抑制的麻醉方法。麻醉药直接经呼吸道吸入和排出，容易调节麻醉的深度。但是对呼吸道有刺激，麻醉诱导期易出现并发症，苏醒早期痛觉较静脉麻醉明显。

适应证：适于各种手术和任何年龄患者。

禁忌证：上呼吸道感染、肺炎、肝肾功能严重损害、糖尿病、颅内高压者。

知识链接 ▶▶

吸入麻醉的分类

根据麻醉气体或蒸气的吸入方法及 CO_2 吸入的多少，吸入麻醉分为开放吸入法、半密闭或半开放式吸入法以及紧密法。

【常用药物】

（1）氧化亚氮（笑气）　用于麻醉时，患者感觉舒适愉快，镇痛作用强，停药后苏醒较快，对呼吸和肝、肾功能无不良影响。但对心肌略有抑制作用。氧化亚氮的最低肺泡有效浓度（MAC）值超过100，麻醉效能很低。需与其他麻醉药配伍方可达到满意的麻醉效果。血/气分布系数低，诱导期短。主要用于诱导麻醉或与其他全身麻醉药配伍使用。

（2）氟烷　氟烷的MAC仅为0.75%，麻醉作用强，血/气分布系数也较小，故诱导期短，苏醒快，但氟烷的肌肉松弛和镇痛作用较弱；使脑血管扩张，升高颅内压；增加心肌对儿茶酚胺的敏感性，诱发心律失常等。反复应用偶致肝炎或肝坏死，应予警惕。子宫肌松弛常致产后出血，禁用于难产或剖宫产患者。

（3）安氟醚　临床特征更像氟烷，不刺激呼吸道，气管腺和唾液腺的分泌无明显增加。

（4）异氟醚　新型的卤族麻醉药，对机体的生理干扰较轻。对肝、肾的影响也较小，肌肉松弛好，诱导平稳而快，苏醒也比较快，术后复原好，很少有副作用。

（5）七氟醚　为含氟的高效吸入麻醉剂，最小肺泡内浓度（MAC）在纯氧中为1.7%，在笑气、氧气混合气体（2:1）中为0.66%，与安氟醚大致相同，约为氟烷的一半。半数致死浓度（LC_{50}）/MAC比值比安氟醚大，诱导时间比安氟醚和氟烷短。因七氟烷与钠石灰作用后产生有毒的分解产物，故不宜使用钠石灰的全紧闭麻醉，需要时可用钡石灰并降低二氧化碳吸收剂的温度。

【吸入麻醉的实施】

吸入麻醉的实施应包括麻醉前准备、麻醉诱导、麻醉维持和麻醉复苏。

（1）麻醉前准备 主要包括：①患者身体与心理的准备；②麻醉前评估；③麻醉方法的选择；④相应设备的准备和检查；⑤合理的麻醉前用药；⑥根据吸入麻醉诱导本身的特点向患者做好解释工作及呼吸道的准备。

（2）麻醉诱导 患者接受全麻药后由清醒状态到神志消失，进入全身麻醉后进行气管内插管，这一阶段称为全麻诱导期。此期机体各器官功能因麻醉药的影响而表现出亢进或抑制，可引起一系列并发症，是麻醉过程的危险阶段。麻醉诱导的目的是尽快缩短诱导期，使患者平稳进入麻醉状态。

（3）麻醉维持 麻醉维持期间应满足手术要求，维持患者无痛、无意识，肌松弛及器官功能正常，抑制应激反应，及时纠正水、电解质紊乱及酸碱失衡，补足血容量。目前低流量吸入麻醉是维持麻醉的主要方法。术中应根据手术特点、术前用药情况以及患者对麻醉和手术刺激的反应来调节麻醉深度。

（4）麻醉复苏 复苏与诱导相反，是患者从麻醉状态转向清醒的过程。手术操作结束后，用高流量纯氧来快速冲洗患者及回路里的残余麻醉药。吸入麻醉药清除越干净越有利于苏醒过程的平衡和患者的恢复，过多的残余可导致患者烦躁、呕吐，甚至抑制呼吸。在洗出吸入性麻醉药的同时，经静脉给予少量的麻醉性镇痛药可增加患者对气管导管的耐受，并有利于吸入药尽早排出，同时还可减轻拔管时的应激反应，对防止苏醒早期躁动也有良好效果。

二、静脉麻醉

静脉麻醉是指将麻醉药直接注入静脉作用于中枢神经系统，使患者的意识和痛觉消失的麻醉方法。其优点为：诱导迅速，无诱导期兴奋，不污染手术室，对呼吸道无刺激，麻醉苏醒期平稳；缺点为：麻醉深度不易调节，易产生耐药，无肌松作用，长时间用药可产生蓄积和苏醒延迟。

【常用药物】

（1）巴比妥类 临床最常用的是超短效的硫喷妥钠和硫戊巴比妥钠，主要用于静脉诱导。

（2）氯胺酮 短效全身麻醉药，能选择性抑制大脑联络径路和丘脑-新皮质系统，使其联络功能分离，痛觉消失，但意识仍清醒，又称"分离麻醉"。其镇痛效能强、呼吸循环抑制轻微，不抑制保护性反射，但麻醉中出现幻觉、苏醒期精神症状。常用于不需肌松的小手术，如清创术及吸入麻醉诱导。

（3）地西泮类 临床常用的是咪唑西泮，其作用强度是地西泮的 $1.5 \sim 2$ 倍，诱导剂量为 $0.2 \sim 0.3 \mathrm{mg/kg}$，静脉注射后迅速起效。

（4）异丙酚 属于超短效静脉麻醉药，具有镇静、催眠、轻微镇痛作用。常用于全麻诱导、静脉复合麻醉的诱导和维持及非住院患者的检查、手术麻醉。其诱导很快，苏醒平稳彻底，苏醒后无后遗症。

（5）麻醉性镇痛药 临床最常用的是芬太尼，是高效阿片类镇痛药，作用为吗啡的 $50 \sim 100$ 倍，作用迅速，维持时间短，不释放组胺，对心血管功能影响小，能抑制气管插管时的应激反应。芬太尼对呼吸的抑制作用弱于吗啡，但静脉注射过快则易抑制呼吸。以往也有使用吗啡的，但是其副作用较大，目前临床已很少使用，仅用于术前用药及术后硬膜外镇痛。

（6）肌肉松弛药 分为去极化肌松药和非去极化肌松药。去极化肌松药以琥珀胆碱为代表，起效快，肌松完全且短暂，临床主要用于全麻时的气管内插管。非去极化肌松药以筒箭毒碱为代表，起效较慢，作用时效较长，主要用于麻醉中辅助肌松。常用的去极化肌松药有维库溴铵、阿曲库铵、泮库溴铵。

👆 **知识链接** ▶▶

麻醉给药分类

（1）按给药方式进行分类　包括单次给药、间断给药和连续给药，后者又包括人工设置和计算机设置给药速度。

（2）按具体用药进行分类　包括硫喷妥钠静脉麻醉、羟丁酸钠静脉麻醉、氯胺酮静脉麻醉、丙泊酚静脉麻醉。

【常用麻醉方法】

（1）氯胺酮分离麻醉　分次肌注法通常仅用于小儿和短小手术的麻醉，常用量为 4～10mg/kg 肌内注射。静脉给药法适用范围同肌内给药法，但剂量小。通常首次量为 1～2mg/kg，追加量为首次量的 1/2～3/4。

（2）异丙酚静脉麻醉　用于麻醉诱导时，按 2～2.5mg/kg 缓慢静脉注射，同时严密监测血压，若血压下降明显，应立即停药或在肌松药辅助下行气管内插管。也可用于静脉麻醉，异丙酚诱导后，按 2～12mg/(kg·h) 持续给药，同时加用麻醉镇痛药和肌肉松弛药。

第三节　椎管内麻醉

将局麻药注入椎管内，暂时阻断一部分脊神经的传导，使其支配区无痛感的麻醉方法称之为椎管内麻醉。椎管内麻醉的优点是患者神志清醒，镇痛效果确切，肌肉松弛好；缺点是可能引起一系列生理紊乱，且不能消除内脏牵拉反应。椎管内麻醉包括蛛网膜下腔阻滞麻醉、硬脊膜外腔阻滞麻醉，后者还包括骶管内阻滞麻醉。

一、蛛网膜下腔阻滞麻醉

将局麻药注入蛛网膜下腔，作用于神经前根和后根，产生不同程度的阻滞，简称脊椎麻醉，又称腰麻。

【腰麻的分类】

（1）依局麻药比重可分为：重比重液腰麻、等比重液腰麻、轻比重液腰麻。

（2）依麻醉平面可分为：高平面腰麻、中平面腰麻、低平面腰麻、鞍麻。

（3）依给药方式可分为：单次法（分单侧和双侧两种方法）、连续法。

【腰麻时局麻药的选择】

（1）丁卡因　1%丁卡因溶液 1ml，加上 10%葡萄糖溶液和 3%麻黄碱溶液各 1ml，配备成丁卡因重比重溶液，临床上简称 1：1：1 重比重液。1%丁卡因溶液 1ml，加注射用水 9ml 成为 1%浓度的轻比重溶液。成人一次用量为 8～10mg，最多不超过 15mg，起效时间约 5～10min，作用时间 2～3h。

（2）布比卡因　应用 10%葡萄糖配备成重比重溶液或用注射用水配备成轻比重溶液。成人一次用量为 10～15mg，最多不超过 20mg。其起效时间约 5～10min，作用时间 1.5～3h。

（3）罗哌卡因 局麻药溶液配制同布比卡因。成人一次用量为 10～25mg。

【影响腰麻平面调节的因素】

影响蛛网膜下腔阻滞平面的因素很多，如麻醉药的剂量、麻醉药液比重、穿刺间隙、患者的体位、注药速度、患者年龄、腹内压、体温、针头斜面方向等。

【腰麻的禁忌证】

中枢神经系统疾病、脊柱畸形、外伤或结核、休克、败血症、靠近穿刺部位皮肤感染和心脏病等，都视为腰麻禁忌证。

二、硬脊膜外腔阻滞麻醉

将局麻药注入硬膜外间隙，阻滞脊神经根，使其支配区域产生暂时性麻醉的方法称为硬脊膜外腔阻滞麻醉。适用于头部以外的任何手术。

【硬膜外阻滞的分类】

（1）依给药方式可分为：单次法、连续法。

（2）依阻滞部位可分为：高位硬膜外阻滞、中位硬膜外阻滞、低位硬膜外阻滞、骶管阻滞。

【硬膜外阻滞局麻药选择】

用于硬膜外阻滞的局麻药应该具备弥散性强、穿透性强、毒性小，且起效时间短，维持时间长等特点。目前常用的局麻药有利多卡因、罗哌卡因及布比卡因。若无禁忌证，椎管内阻滞的局麻药中可添加肾上腺素，以延长局麻药的作用时间、减少局麻药的吸收、强化镇痛效果以及作为局麻药误入血管的指示剂。

【影响麻醉的因素】

（1）药物容量和注射速度 容量愈大，注速愈快，阻滞范围愈广，反之，则阻滞范围窄。但临床实践证明，快速注药对扩大阻滞范围的作用有限。

（2）导管的位置和方向 导管向头侧时，药物易向头侧扩散；向尾侧时，则多向腰、骶段扩散；如果导管偏于一侧，可出现单侧麻醉，但最终决定药物扩散方向的仍是导管口所在位置。

（3）患者的情况 婴幼儿、老年人硬膜外间隙小，用药量须减少。妊娠后期，由于下腔静脉受压，间隙相对变小，药物容易扩散，用药量也须减少。某些病理因素，如脱水、血容量不足等，可加速药物扩散，用药应格外慎重。

【硬膜外阻滞的禁忌证】

绝对禁忌证：不合作的患者、进针部位有感染、凝血功能障碍者。

相对禁忌证：神经系统疾病、外周感觉和运动异常、呼吸功能不全及心血管系统并发症者。

第四节 局部麻醉

用局部麻醉药暂时阻断某些周围神经的冲动传导，使受这些神经支配的相应区域产生麻醉作用，称为局部麻醉。广义的局麻包括椎管内麻醉，因椎管内麻醉有其特殊性，人们习惯的狭义局麻不包括椎管内麻醉。

【局麻药的分类】

（1）根据化学结构的不同，可分为酯类和酰胺类。临床常用的酯类局麻药有普鲁卡因、氯普鲁卡因、丁卡因和可卡因等，酰胺类局麻药有利多卡因、布比卡因、依替卡因和罗哌卡因等。酯类局麻药和酰胺类局麻药的起效时间和作用时效有着明显不同。另外，酯类局麻药在血浆内水解或被胆碱酯酶分解，产生的对氨基化合物可形成半抗原，可引起变态反应而导致少数患者出现过敏反应。而酰胺类局麻药在肝内被酰胺酶分解，不形成半抗原，引起过敏反应的极为罕见。

（2）根据局麻药作用维持时间，可分为短效局麻药、中效局麻药和长效局麻药。一般将作用时间短的普鲁卡因和氯普鲁卡因称为短效局麻药，作用时间稍长的利多卡因、甲哌卡因和丙胺卡因称为中效局麻药，作用时间长的布比卡因、丁卡因、罗哌卡因和依替卡因称为长效局麻药。

【局部麻醉的方法】

（1）表面麻醉　将渗透性能强的局麻药与局部黏膜接触，使之渗透至黏膜、黏膜下并扩散，与神经末梢接触，所产生的感觉消失状态称为表面麻醉。常用药物为：2%～4%利多卡因、1%～2%丁卡因。眼、鼻、咽喉、气管、尿道等处的浅表手术或内镜检查常用此法。给药方法：用喷雾器喷于黏膜表面；以棉球涂抹在黏膜表面；以棉球或纱条填充。为达到完善的麻醉，常需多次给药，一般2～3次，每次相隔5min。

（2）局部浸润麻醉　将局麻药注射于手术区的组织内，阻滞神经末梢而达到麻醉作用，称为局部浸润麻醉。适应证为体表手术、内镜手术和介入性检查的麻醉。操作方法：先在手术切口线一端进针，针的斜面向下刺入皮内，注药后形成橘皮样隆起，称皮丘。将针拔出，在第一个皮丘的边缘再进针，同法操作形成第二个皮丘，如此在切口线上形成皮丘带。再经皮丘向皮下组织注射局麻药，即可切开皮肤和皮下组织。上述操作法的目的是让患者只在第一针刺入时有痛感。如手术要达到深层组织，可在肌膜下和肌膜内注药。分开肌肉后如为腹膜，应行腹膜浸润。如此浸润一层切开一层，注射器和手术刀交替使用，以期麻醉确切。

（3）区域阻滞　在手术区周围和底部注射局麻药，以阻滞支配手术区的神经干和末梢。

（4）神经阻滞麻醉　将局麻药注入神经干的鞘膜内称神经干阻滞麻醉。将局麻药注射在紧邻神经干近旁的组织内，称神经干周围阻滞麻醉。

第五节　麻醉患者的护理

【护理评估】

1. 麻醉前评估

（1）一般情况　年龄、性格特征、职业、饮食情况、麻醉药用药史等。

（2）健康史　生命体征、义齿或松牙、脊柱畸形、麻醉药过敏史、凝血及脏器功能障碍。

（3）心理和认知状态　对手术的认识程度、术前准备护理配合和对术后康复知识的了解。

2. 麻醉后评估

（1）术中情况　麻醉方式、麻醉种类、用量，术中失血、输液情况。

（2）康复情况　意识、生命体征、基本反射及有无麻醉并发症。

（3）心理和认知情况　术后饮食、睡眠、活动、有无心情紧张等。

【护理诊断】

（1）焦虑和恐惧　与手术室环境陌生、缺乏对手术和麻醉的了解有关。

（2）知识缺乏　缺乏有关麻醉及麻醉配合知识。

（3）潜在并发症　药物不良反应、恶心、呕吐、心律失常、肺不张、呼吸道梗阻、循环衰竭、呼吸衰竭等。

（4）疼痛　与脑脊液压力降低有关。

【护理措施】

1. 麻醉前准备

（1）提高机体对麻醉和手术的耐受力，努力改善患者的营养状况，纠正各种生理功能紊乱，使各重要脏器的功能处于较好的状态，为麻醉创造条件。

（2）心理护理　用恰当的语言向患者讲解麻醉方法和手术方案、配合方法，安慰并鼓励患者，缓解患者恐惧、焦虑情绪，取得患者的信任和配合，确保麻醉与手术的顺利实施。

（3）胃肠道准备　择期手术患者麻醉前常规禁食12h，禁饮4～6h，以减少术中、术后发生呕吐和误吸导致窒息的危险。急诊手术的患者，只要时间允许，应尽量准备充分。饱食后的急诊手术患者，可以采取局部麻醉方式，因手术需要必须全身麻醉者，则应清醒插管，主动控制气道，避免引起麻醉后误吸。

（4）局部麻醉药过敏试验　应详细了解患者的药物过敏史。普鲁卡因使用前，常规做皮肤过敏试验，并准备好肾上腺素和氧气等急救用品。

（5）麻醉前用药　用药目的包括：稳定患者情绪，减轻患者的心理应激反应；抑制呼吸道及唾液腺分泌，保持呼吸道通畅；消除因手术或麻醉引起的不良反射；提高痛阈，增强麻醉效果，减少麻醉药用量。临床工作中，常根据患者病情、手术方案、拟用麻醉药及麻醉方法等确定麻醉前用药的种类、剂量、用药途径和用药时间。常用种类及药物有：①镇静安定药　如苯巴比妥钠；②镇痛类　如吗啡、哌替啶；③抗胆碱药　如阿托品、东莨菪碱；④抗组胺药　如异丙嗪、异丁嗪。一般手术前一晚给催眠药，术前30～60分钟应用抗胆碱药和其他类药物各一种合理配伍，肌内注射。

2. 麻醉后护理

（1）局部麻醉

① 一般护理　局麻药对机体影响较小，一般无需特殊护理。门诊手术者若用药过多、手术时间长应于术后休息片刻，经观察后方可离院。并告知患者若有不适，即刻求诊。

② 麻醉药的不良反应护理　局麻药的不良反应可分为局部和全身两种类型。

局部不良反应，多为局麻药的化学结构和组织的直接接触而引起的。由于局麻药浓度过高或神经接触的时间过长，可造成神经损害，而其他软组织受损倒不至于引起严重的后果。全身性不良反应包括过敏反应、变态反应、中枢神经毒性反应、心脏毒性反应。一旦出现反应，立即停药，保持呼吸道畅通。对兴奋型患者可肌内注射苯巴比妥钠或地西泮（安定），有惊厥者给硫喷妥钠或地西泮静脉注射。对抑制型患者以面罩给氧，机械人工呼吸；静脉输液，以升压药提高血压；对呼吸心跳停止者，立即进行心肺复苏。术前常规使用术前用药，掌握局麻药剂量，回抽无血才注药，加入少量肾上腺素。预防：遵循最小有效剂量和最低有效浓度的原则。注射局麻药前须反复进行回抽试验，无气、无血、无脑脊液后方可注射。有时局麻药可与肾上腺素合用。

（2）椎管内麻醉的护理

① 体位　为防止麻醉后头痛，应去枕平卧 6～8h。

② 病情观察　注意体温、呼吸、脉搏、血压变化，防止坠床。

③ 心理护理　做好详尽的解释工作，向患者介绍麻醉的过程和必要的配合，缓解其焦虑和恐怖程度。

④ 常见并发症的防治及护理

a. 蛛网膜下腔阻滞

ⓐ 血压下降　多因交感神经抑制后，血管扩张或平面过高、手术牵拉所致。处理：静脉注射高渗葡萄糖 60～100ml；麻黄碱 15～30mg；停止牵拉，加快输液。

ⓑ 恶心呕吐　多因迷走神经相对亢进，肠蠕动增加或血压下降所致。处理：术前禁食 6h 以上；呕吐时头偏向一侧；纠正低血压（输血、输液）；给氧；停止内脏牵拉；肌注阿托品。

ⓒ 呼吸抑制　多因麻醉平面过高，麻醉肋间神经使呼吸肌麻痹引起呼吸困难，严重者可死亡。处理：避免平面过高；立即气管插管；加压人工呼吸（给氧）。

ⓓ 尿潴留　主要为支配膀胱的副交感神经恢复较晚，或因肛门、会阴部手术疼痛引起骶神经功能恢复较晚。处理：改变体位；诱导排尿；下腹热敷；针刺气海、关元、三阴交、中极等穴。

ⓔ 头痛　是常见的并发症，发生于腰麻后 2～7 天，坐位加剧，卧位减轻，认为腰穿刺针眼漏脑脊液，造成颅内压减低或药液刺激脑脊膜所致。处理：选择细针，避免反复穿刺；麻药浓度不宜过高；术中适当补液；腰麻后去枕平卧 4～6h；应用止痛药，针刺太阳、印堂、风池等，硬脊膜外腔注射等渗盐水 15～30ml，扎腹带增加下腔静脉压力，使硬膜外腔内血管充盈。

b. 硬膜外阻滞

ⓐ 全脊麻　为最危险的并发症，由于麻药部分或全部进入蛛网膜下腔而引起的全脊髓神经阻滞现象。表现为：血压下降、胸闷、呼吸困难、脉速或微弱，严重者血压消失、呼吸浅慢、甚至呼吸、心跳停止。处理：给氧、面罩辅助呼吸、口对口人工呼吸、气管插管、呼吸机辅助呼吸；维持有效循环血量，加速输液、给升压药；胸外心脏按压。

ⓑ 穿刺针或导管误入血管　由于血管扩张或未回抽就注药所致，出现麻药中毒反应。处理：吸氧、控制惊厥（硫喷妥钠）、补液维持循环。

ⓒ 导管折断　多因导管质量差、拔管技术不当所致。表现为拔出后导管短缺。处理：预防为主，一旦发现，夹出或切开取出。

ⓓ 硬膜外血肿　硬膜外腔血管损伤所致。较大可压迫脊髓引起截瘫。出现下肢感觉运动障碍。处理：避免强行操作；卧床休息、用止血剂、早期手术清除＜8h，控制感染，脓肿形成及早切开排脓。

ⓔ 硬膜外脓肿　无菌操作不严，血肿感染后所致。出现全身与局部感染征，严重者造成截瘫。处理：应用大量抗生素，及早切开排脓。

（3）全麻患者的护理

① 体位　清醒前去枕平卧位，头偏向一侧。

② 病情观察　意识、生命体征、呼吸、循环功能、排尿情况、各种反射及活动能力等。

③ 心理护理　做好详尽的解释工作，向患者介绍麻醉的过程和必要的配合，缓解其焦

虑和恐惧程度。

④ 常见并发症的防治及护理

a. 呼吸系统

ⓐ 呼吸暂停 多见于未行气管插管的静脉全身麻醉者,尤其使用硫喷妥钠、异丙酚或氯胺酮施行门诊小手术、眼科手术、人工流产及各种内镜检查者;也见于全身麻醉者苏醒拔管后,系因苏醒不完全,麻醉药、肌松药及镇痛、镇静药的残余作用以致发生于手术刺激结束后呼吸暂停(伤害性刺激本身具有呼吸兴奋作用)。临床表现为胸腹部无呼吸动作、发绀。一旦发生,务必立即施行人工呼吸,必要时可在肌松药辅助下气管内插管行人工呼吸。预防:麻醉中加强监测,备好各项急救物品,麻醉中用药尽可能采用注射泵缓慢推注。

ⓑ 上呼吸道梗阻 见于气管内插管失败、极度肥胖、静脉麻醉未行气管内插管、胃内容物误吸及喉痉挛者。患者往往在自主呼吸时出现三凹征,务必预防在先。一旦发生则应立即处理:置入口咽或鼻咽通气道或立即人工呼吸。舌下坠所致之梗阻者托起下颌,头偏向一侧;喉痉挛或反流物所致者,注射肌松药同时行气管内插管。

ⓒ 急性支气管痉挛 好发于既往有哮喘或对某些麻醉药过敏者,气管内导管插入过深致反复刺激隆突或诱导期麻醉过浅也可诱发。患者表现为呼吸阻力极大,两肺下叶或全肺布满哮鸣音,严重者气道压异常增高可大于 3.92kPa(40cmH$_2$O)。处理:在保证循环稳定的情况下,快速加深麻醉,松弛支气管平滑肌;经气管或静脉注入利多卡因、氨茶碱、皮质激素、平喘气雾剂等。预防:避免使用易诱发支气管痉挛的药物如吗啡、箭毒、阿曲库铵等;选用较细的气管导管及避免插管过深或在插管后经气管导管注入利多卡因,均有良好的预防和治疗作用。

ⓓ 肺不张 多见于胸腔及上腹部术后患者。主要是术后咳痰不力、分泌物阻塞支气管所致,也可能与单侧支气管插管、吸入麻醉药所致区域性肺不张有关。患者表现为持续性低氧血症;听诊肺不张区域呼吸音遥远、减低以至完全消失,X 线检查可见肺影缩小。治疗:在完善镇痛的基础上,做深呼吸和用力咳痰。若为痰液阻塞,可在纤维支气管镜下经逐个支气管口吸出痰液,并进行冲洗。也可再次麻醉后经气管内插管冲洗并吸引。预防:避免支气管插管、术后有效镇痛,鼓励患者咳痰和深呼吸。

ⓔ 肺梗死 多见于骨盆、下肢骨折后长期卧床的老年患者。患者于麻醉后翻身时出现血压急剧下降、心搏减慢或停止、颈静脉怒张、发绀等症状,往往是深静脉血栓阻塞于肺动脉所致。抢救极为困难,应及时开胸作心脏按压,并行肺动脉切开取栓。预防:对原有血脂高、血液黏稠度大的老年患者,术前口服阿司匹林;麻醉诱导后翻身时动作宜轻柔。

b. 循环系统

ⓐ 高血压 是全身麻醉中最常见的并发症。除原发性高血压者外,多与麻醉浅、镇痛药用量不足、未能及时控制手术刺激引起的强烈应激反应有关。故术中应加强观察、记录,当患者血压>140/90mmHg 时,即应处理,包括加深麻醉、应用降压药和其他心血管药物。预防:由于高血压患者长期服用血管收缩药、利尿药及麻醉后血管扩张,多数患者为相对循环血量不足,故诱导期应在快速补液扩容的基础上逐渐加深麻醉。

ⓑ 低血压 以往血压正常者以麻醉中血压<80/50mmHg、有高血压史者以血压下降超过术前血压的 30% 为低血压的标准。麻醉中引起低血压的原因,包括麻醉药引起的血管扩张、术中器官牵拉所致的迷走反射、大血管破裂引起的大失血以及术中长时间容量补充不足或不及时等。应根据手术刺激强度,调整麻醉状态;根据失血量,快速输注晶体液和胶体

液，酌情输血。血压急剧下降者，快速输血液仍不足以纠正低血压时，应及时使用升压药。预防：施行全麻前后应给予一定量的容量负荷，并采用联合诱导、复合麻醉，避免大剂量、长时间使用单一麻醉药。

ⓒ 室性心律失常　可因麻醉药对心脏起搏系统的抑制、麻醉和手术造成的全身缺氧、高或低碳酸血症、心肌缺血而诱发。对频发室性早搏以及室颤者，应于药物治疗的同时电击除颤。预防：术前纠正电解质紊乱，特别是严重低钾血症者；麻醉诱导气管插管过程中，注意维持血流动力学平稳，避免插管操作所致心血管反应引起的心肌负荷过度；对术前有偶发或频发室性早搏者，可于诱导的同时静脉注射利多卡因 1mg/kg；麻醉中避免缺氧、过度通气或通气不足。

ⓓ 心搏停止　是全身麻醉中最严重的并发症。前述呼吸系统、循环系统的各项并发症，如若未及时发现和处理，均可导致心搏停止。需立即执行心肺复苏。预防：严格遵守操作流程，杜绝因差错而引起的意外；严密监测，建立预警概念。

c. 术后恶心呕吐　为最常见的并发症，发生率为 26%～70% 不等。多见于上消化道的手术、年轻女性、吸入麻醉及术后以吗啡为主要镇痛药物的患者。全麻术后发生的恶心呕吐，可用枢复宁、甲氧氯普胺或异丙酚治疗。预防：术前经肌内或静脉注射甲氧氯普胺、氟哌利多、枢复宁、咪唑西泮等均有一定效果。

d. 术后苏醒延迟与躁动　常见原因为吸入麻醉药洗出不彻底及低体温。苏醒期躁动与苏醒延迟有关，多与苏醒不完全和镇痛不足有关。治疗：使用异丙酚 1～1.5mg/kg 使患者意识消失，自主呼吸受抑，改用呼吸机高流量氧洗出吸入麻醉药；对躁动者可在应用异丙酚的同时，给予芬太尼 0.05mg 或其他镇痛药。预防：正确施行苏醒期操作并于拔管前应用肌松药拮抗剂、补充镇痛药及避免低体温。

3. 健康教育

（1）术前向患者解释麻醉方法和手术进程，减轻患者的陌生和恐惧感。

（2）讲述麻醉操作中的配合要点及麻醉后注意事项，争取患者合作。

测评与训练

一、名词解释

椎管内麻醉

二、选择题

A₁ 型题

1. 硬膜外麻醉最严重的并发症是（　　）

A. 低血压　　B. 局麻药毒副反应　　C. 全脊髓麻醉　　D. 呼吸抑制　　E. 硬膜外血肿

2. 预防腰麻术后头痛的主要措施是（　　）

A. 心理疏导　　　　　　　　　　B. 头部保暖

C. 服用止痛药　　　　　　　　　D. 保持环境安静

E. 去枕平卧 6～8h

3. 局部麻醉时可以预防患者出现局麻药毒性反应的措施是（　　）

A. 一次性给足量的药　　　　　　B. 药物直接注入血管

C. 对体弱患者应增加药量　　　　D. 避免麻醉药物注射血管丰富处

E. 普鲁卡因中加入大量肾上腺素

A₂ 型题

4. 女性，28 岁，腰麻下行剖宫产术后，护士嘱咐患者去枕平卧，主要目的是（　　）

A. 预防低血压　B. 预防头痛　　C. 防止误吸　　D. 减轻疼痛　　E. 减少出血

5. 蒋某，男，37 岁，局麻下行腹壁肿块切除术，局麻药注射 5min 后，出现面色潮红、恶心、视物模糊、血压上升、烦躁不安。术后 36h，患者烦躁不安，考虑发生了什么（　　）

A. 过度紧张　　　　　　　　　　B. 高血压危象

C. 低血糖反应　　　　　　　　　D. 药物过敏反应

E. 局麻药毒性反应

三、病例分析题

女性，50 岁，无药物过敏史，局麻下行乳房脓肿切开引流术后，约 20 分钟开始出现呼吸急促，有鼾声，继而出现鼻翼扇动、三凹征。体温 37.5℃，脉搏 102 次/分，呼吸 28 次/分，血压 150/90mmHg。

1. 该患者出现了术后哪种并发症？

2. 发生该并发症常见的原因是什么？

3. 应对患者采取哪些措施？

参考答案

一、名词解释

略。

二、选择题

A₁ 型题

1. C　2. E　3. D

A₂ 型题

4. B　5. E

三、病例分析题

1. 上呼吸道梗阻

2. 常见的原因是机械性梗阻，如舌后坠、口腔分泌物阻塞、异物阻塞、喉头水肿、喉痉挛等。

3. 迅速将患者下颌托起，放入口咽或鼻咽通气管，清除咽喉部分泌物和异物。喉头水肿者给予糖皮质激素，严重者行气管切开。喉痉挛者，应解除诱因，加压给氧，无效时静脉注射琥珀胆碱。

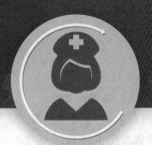

第六章
手术室管理和工作

 学习目标 ▶▶

知识目标：

1. 掌握：手术室的无菌原则。
2. 熟悉：手术室护士的工作职责和手术室的管理。

技能目标：

1. 能正确进行手术人员的无菌处理和患者手术体位的摆放。
2. 能辨认和传递常用的手术器械和物品，熟练进行器械台的管理。

第一节 手术室概况

手术室是为患者进行手术治疗、诊断及抢救的场所，其工作质量直接影响医疗效果和患者预后，甚至关系到患者的生命安危。因此，手术室的布局必须合理，需要有先进的仪器设备、健全的管理制度和严格的无菌操作技术，并具有一支高素质、业务娴熟和敏捷的护理队伍，才能默契地配合医生，确保手术的顺利进行。

一、手术室的环境

1. 建筑要求和布局原则

（1）位置要求　手术室应设在安静、较少污染的地段，邻近手术科室、监护室、血库、化验室、放射科等，方便接送患者以及和相关科室联络。平面设计要做到分区明确、洁污分流、无交叉污染、使用合理。

（2）手术室的建筑要求

① 手术间数与手术科室床位数比一般为 1 :（20～25）。普通手术间的面积一般为 30～40m²，心脏手术、器官移植手术的手术间需 60m² 左右。② 手术间的门窗要紧密、宽大，最好采用自动门；墙面和天花板应光滑无孔隙，最好使用防火、耐湿、易清洁材料；墙角呈弧形，不易蓄积灰尘；地面应防滑、耐磨、抗酸碱腐蚀、光滑无裂隙、易刷洗。

2. 手术间基本设备及使用

（1）手术间的一般设置

①手术间内的基本设备有手术台、器械台、托盘、无影灯、麻醉机、高频电刀、脚踏凳、升降圆凳、敷料桶、麻醉桌、输液轨、温湿度计、观片灯、通信设施（电话）等；大型手术室应设置医用气体吊塔、监护仪器、音乐播放调节器、电视教学系统（教学医院配备），并可安装可移动摄像机。②手术室应设三路供电系统，一路为备用应急供电（院内自行供电）；其余两路为院外供电（照明供电和动力供电应分开）。③手术室应设置空调、空气层流、隔音装置或其他空气净化设施，手术间室温保持在 22～25℃，相对湿度在 40%～60%。

（2）手术间的辅助用房　手术间设有辅助用房如洗手间、无菌物品间、器械准备间、器械洗涤间、消毒间、敷料准备间、标本间、污物间、麻醉准备室、麻醉恢复室、手术教学用房、办公用房等。

二、手术室的管理

（1）手术室分区　按洁净程度将手术室分为三个区域：洁净区、准洁净区和非洁净区。分区的目的是控制无菌手术的区域及卫生程度，减少各区之间的相互干扰，防止院内感染。①洁净区　包括手术间、洗手间、手术间内走廊、无菌物品间、麻醉准备室、药品室等；②准洁净区　包括器械室、敷料室、消毒室、洗涤室、手术间外走廊、复苏室、石膏室；③非洁净区　包括实验室、标本室、污物室、资料室、办公室、会议室、电视教学室、更衣室、值班室、休息室、手术患者家属等候室等。

（2）手术间的分类

①层流净化手术间　主要接受颅脑、器官移植、心脏等手术。②无菌手术间　主要接受脾切除手术、闭合性骨折切开复位术、眼内手术、甲状腺切除术等无菌手术。③普通手术间　即有菌手术间，接受阑尾、胃、肝、胆囊、肾、肺等部位的手术。④感染或急诊手术间　主要接受阑尾穿孔手术、脓肿切开引流、结核性脓肿等手术。

（3）手术室的清洁消毒

①日常清洁消毒　清洁工作应在每天手术结束后在手术室净化空调系统运行过程中进行。不同级别手术室的清扫工具不得混用，清扫工具一般应选用不掉纤维织物的材料制作，采用湿式打扫。清洁工作完成后，净化空调系统应继续运行，直到恢复规定的洁净级别为止。继之，开启空调箱内紫外线灯，对空调箱内部进行灭菌。每周至少一次彻底大扫除，对吊顶和墙壁等进行擦拭清洁。手术前 1h 运转净化空调系统。②严重感染手术后的清洁消毒　肝炎、梅毒、艾滋病等患者手术时，建议使用一次性物品，术后手术间用 1000mg/L 有效氯消毒液对房间用物及地面进行消毒后，再清洁。特殊感染手术后用 500mg/L 有效氯消毒液擦拭墙壁、地面及物品。消毒后开排风机将药味排除，净化空调系统同时运行。

（4）手术室管理制度

①工作人员进入洁净区必须更换手术室的清洁鞋帽、衣裤、口罩，中途离开需穿外出服，换外出鞋。②手术室应严格执行无菌技术，除参加手术及有关人员外，其他人员一概不准入内。患有呼吸道感染和皮肤感染者不得入内。③先施行无菌手术，后施行感染手术，禁止同时在一室内施行无菌与感染手术。④值班人员应坚守岗位，随时准备迎接急诊手术，不得擅离。室内一切器械物品不得擅自外借。⑤手术室的工作人员均应熟悉各种物件的固定放置地点及使用方法。急救药品、器材必须专人负责，及时检查补充，以便立即取用。⑥术毕，用过的器械物品应及时进行清洁或消毒处理。严重感染或特殊感染手术用过的一切器材均应做特殊处理。

第二节　常用的手术器械和物品

一、物品的准备

1. 器械类

根据手术器械的用途，分为基本手术器械和专科手术器械两大类。

（1）基本手术器械　①手术刀由刀柄和刀片构成。②手术剪根据剪切对象的不同分为组织剪、线剪、骨剪、绷带剪和钢丝剪等。③钳类有多种，止血钳多用于止血和分离组织，也用于协助缝合、夹持敷料，按用途不同有直、弯、大、小之分，直血管钳用于皮下止血，弯血管钳用于深部止血，蚊式钳用于精细操作；持针钳用于夹持缝合；组织钳用于夹持组织以便牵引；布巾钳用于固定手术巾；卵圆钳用于夹持敷料，做皮肤消毒用。④手术镊分有齿镊、无齿镊，主要用于术中局部组织的提拉暴露，以及协助分离与缝合操作。有齿镊用于夹持皮肤、肌腱、筋膜等坚韧组织；无齿镊用于夹持肠管、血管较脆弱组织。⑤拉钩用于牵开组织，显露深部手术区。"S"拉钩用于深部切口的牵开暴露；直角拉钩用于牵开腹壁；爪钩用于牵开肌肉；自动拉钩用于暴露胸腹腔。⑥吸引器用于清理呼吸道和吸出手术野的血液、渗液及冲洗液。

（2）特殊器械　内镜类；吻合器类；其他精密仪器包括高频电刀、电钻、电锯、激光刀、取皮机、复苏仪器等。

2. 缝线及缝针

（1）缝线　用于术中缝合各类组织和脏器，也用来结扎、缝合血管。分为不可吸收和可吸收两类。

①不可吸收缝线指不能被组织酶消化的缝线，如丝线、尼龙线、金属线等。黑色丝线最常用，特点是组织反应小、质软不滑、打结牢，常用于缝合伤口各层组织和结扎血管等。②可吸收缝线是指因体内酶的消化而被组织吸收的缝线，包括天然和合成两种。天然缝线有肠线和胶原线，肠线常用于胃肠、胆管或膀胱等黏膜和肌层的吻合；合成缝线有聚乳酸羟基乙酸线（XLG）、聚二氧杂环己酮线（PDS）等，比肠线更易吸收，组织反应更轻，但价格高。缝线的粗细以号码标明，常用有 1～10 号线，号码越大表示线越粗；细线则以零表明，零数越多线越细。

（2）缝针　常用有三角针和圆针。三角针用于缝合皮肤或韧带等坚韧组织；圆针用于缝合血管、神经和脏器、肌肉等。两类缝针均有直、弯两类，大小、粗细各异，可根据情况选用。弯针有一定的弧度，最常用，需用持针器操作。目前发达地区多采用针线一体的缝合针，从针到线粗细一致，对组织损伤小，并可防止缝针在操作时脱离。

3. 引流物

常用的有：①乳胶片引流条，一般用于浅部切口和小量渗液的引流。②纱布引流条，包括凡士林纱条及浸有抗生素的纱条等，用于浅表部位的引流。③烟卷引流条，常用于腹腔或深部组织的引流。④引流管有普通引流管、双腔（或三腔）引流套管、T 形引流管及蕈状引流管等，用途各异。普通的单腔引流管可用于创腔引流；双腔（或三腔）引流套管多用于腹腔脓肿和胃、肠、胆或胰瘘等的引流；T 形引流管用于胆总管引流；蕈状引流管用于膀胱及胆囊的引流。

4. 敷料类

① 纱布类　干纱布垫用于遮盖切口两侧的皮肤；盐水纱布垫用于保护显露的内脏；纱布块用于拭血；纱布球用于拭血及分离组织；纱布条多用于耳和鼻腔内手术，长纱布条多用于阴道、子宫出血及深部伤口的填塞。

② 棉花类　常用的有带线棉片、棉球、棉签。带线棉片用于颅脑或脊椎手术时；棉球用于消毒皮肤、洗涤伤口或涂拭药物；棉签用作采集标本或涂擦药物。

5. 布类物品

手术室的布类用品包括手术衣和手术单。应选择厚实的棉布，颜色以深绿色或蓝色为宜。

①手术衣　遮盖手术人员未经消毒的衣着和手臂，长短要求穿上后能遮住膝下；前襟至腰部双层，以防手术时被血水浸透；袖口制成松紧口，便于手套腕部盖于袖口上；折叠时衣面向里，领子在最外侧，取用时不致污染无菌面。②手术单　有中单、大单、手术巾、各部位手术单以及各种包布等，均有各自的规格尺寸和一定的折叠方法，用以铺无菌区或手术野。

二、物品的无菌处理

1. 器械类

(1) 普通器械的处理　手术器械多为不锈钢制成，术后用洗涤剂溶液浸泡擦洗，去除油垢、血渍，再用流水冲净。对有齿槽、关节和缝隙的器械和物品，应尽量张开或拆卸后进行洗刷。也可采用超声清洗、压力清洗方法等。洗净的器械放烤箱烘干后涂上石蜡油保护，分类存放于器械柜内待用。锐利器械、不耐热手术用品或各类导管采用化学灭菌法，如 2% 戊二醛浸泡 10h，用灭菌水冲净后方可使用。

(2) 污染手术器械的处理　一般感染如化脓性感染、结核杆菌感染等术后，将器械浸泡于消毒液中处理，如用 500mg/L 有效氯的化学消毒剂浸泡 30min 或 1∶1000 的苯扎溴铵浸泡 1~2h 后，再按普通器械处理方法处理。乙肝抗原阳性者术后器械，用 0.2% 过氧乙酸或 1% 84 消毒液或 2% 的戊二醛浸泡 1h 后用清水冲净，然后用清洁包布包好送高压消毒，连续消毒 3 次，每日 1 次，然后按普通器械处理。

(3) 腔镜类器械的处理　手术完毕立即用含酶溶液擦洗管道外部，抽吸清洁液至内镜管道中。按要求清洁水道、气道，进行漏气测试。用清洁刷反复刷洗整个吸引管道至无碎屑，用流水冲净内镜及拆下的附件，用压缩空气吹干所有管腔，垂直悬挂。

2. 缝针及缝线

手术室所用缝针和缝线由厂家分别包装并灭菌，可于术中直接应用，不回收利用。

3. 引流物

引流管如双腔引流套管和 T 形管等按橡胶类物品灭菌或压力蒸汽灭菌处理。

4. 敷料类

各种敷料经加工制作后包成小包存放于敷料罐内，经压力蒸汽灭菌后使用。特殊敷料如用于消毒止血的碘仿纱条，因碘仿加热后升华而失效，要严格按无菌操作技术，制成后保存于消毒且密闭的容器内。对于感染性手术，尤其是特异性感染手术后的敷料不可乱丢，用大塑料袋集中包起，袋外注明"特异感染"送室外指定处焚烧。

5. 布类物品

用过的布类用品如污染严重，尤其是 HBeAg 阳性者手术用过的，需先放入专用污物池，用消毒剂如 500mg/L 有效氯溶液浸泡 30min 后再洗涤，所有布类均需压力蒸汽灭菌后方可使用。棉布包灭菌后保存时间为夏季 7 天、冬季 10～14 天，在潮湿多雨的季节应适当缩短天数，过期包应重新灭菌。

第三节 手术人员的准备

手术人员的无菌准备是避免伤口感染、确保手术成功的必要条件之一。位居手臂皮肤的细菌包括暂居和常驻两大类，暂居菌分布于皮肤表面，易被清除；常驻菌则深居毛囊、汗腺及皮脂腺等处，不易清除，可在手术过程中逐渐移至皮肤表面，故手臂洗刷消毒后还须穿无菌手术衣，戴无菌手套，防止细菌污染切口。

一、一般准备

手术人员应保持身体清洁，进入手术室时，首先在更鞋室换上专用鞋，进入更衣室穿专用洗手衣裤，将上衣扎入裤中，自身衣服不得外露；戴上专用手术帽和口罩，要求遮盖住全部头发及口鼻；检查自己的指甲不长且无甲下积垢、手臂皮肤无破损及感染。

二、手臂的消毒

指通过机械性洗刷及化学消毒的方法，尽可能刷除双手及前臂的暂居菌和部分常驻菌，简称为外科洗手。

1. 碘伏刷手法

①清洁　按普通洗手方法将双手及前臂用洗手液和清水洗净。②刷洗　用消毒毛刷蘸取洗手液刷洗双手及手臂，从指尖到肘上 10cm。刷洗时，把每侧手臂分成从指尖到手腕、从手腕至肘及肘上臂三个区域依次刷洗，每一区域的左、右侧手臂交替进行。刷手时尤应注意甲缘、甲沟及指蹼等处。刷完一遍，指尖朝上肘向下，用清水冲净，时间约 3min。③擦干　每侧手臂用一块无菌小毛巾从指尖至肘部擦干，擦过肘部的毛巾不可再擦手部，以免污染。④消毒　用浸透 0.5% 碘伏的纱布，从一侧指尖向上涂擦至肘上 6cm 处，同法涂擦另外一侧手臂，注意涂满，时间 3min。换纱布再涂一遍。⑤待干　保持拱手姿势，自然干燥。

2. 外科手消毒液刷手法

①清洁、刷洗、擦干的方法同碘伏刷手法；②用外科手消毒液按照刷手顺序喷涂 2 遍，每遍都用七步洗手法揉搓双手，第一遍涂至肘上 10cm，第二遍涂至腕上；③保持拱手姿势，自然干燥。

三、穿无菌手术衣和戴无菌手套

1. 穿无菌衣

（1）开式手术衣穿法（图 6-1）

① 自无菌包内取出折叠好的手术衣，选择较宽敞处站立，手提衣领，轻轻抖开，使衣的另一端下垂。注意勿使衣触碰到其他物品或地面。

② 两手提住衣领两角，将衣展开，衣袖向前，使衣的内侧面面对自己。

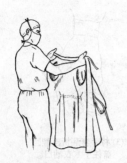 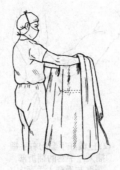 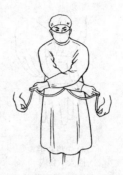

(1) 手提衣领两端抖开全衣　　(2) 二手伸入衣袖中　　(3) 提起腰带, 由他人系带

图 6-1　穿无菌手术衣

③ 将手术衣向空中轻轻抛起，双手顺势插入袖中，两臂前伸，不可高举过肩，也不可向左右侧展开，以免碰触污染。

④ 巡回护士在穿衣者背后抓住衣领内面，协助将袖口后拉，并系住衣领后带。

⑤ 穿衣者双手交叉，身体略向前倾，用手指夹起腰带递向后方，由巡回护士接住并系好腰带。穿好手术衣后，双手保持在腰以上、胸前及视线范围内。

（2）全遮盖式手术衣穿法（图 6-2）

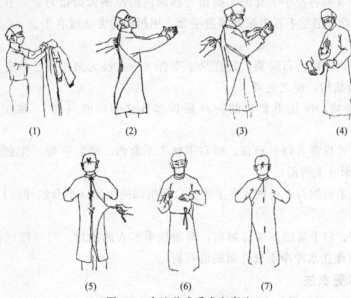

(1)　　　　　(2)　　　　　(3)　　　　　(4)

(5)　　　　　(6)　　　　　(7)

图 6-2　全遮盖式手术衣穿法

① 取手术衣，在比较宽敞的地方双手持衣领打开手术衣。双手捏住衣领两角，衣袖向前位将衣展开，衣内面朝向自己。

② 向上抛起手术衣，顺势将双手插入袖中，两臂平行前伸。

③ 巡回护士在穿衣者背后抓住衣领内面，协助拉住袖口，并系住衣服后带。

④ 穿衣者戴好无菌手套。

⑤ 解开腰间活结，将腰带递给已戴好手套的手术人员或由巡回护士用无菌持物钳夹持腰带绕穿衣者一周后交给穿衣者自行系于腰间。

2. 戴无菌手套（图 6-3）

各种手臂的消毒方法都不能保证绝对无菌，因此必须戴无菌手套进行手术；有时手套破

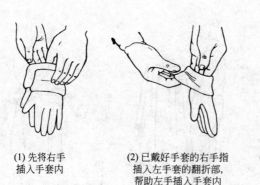

(1) 先将右手
插入手套内

(2) 已戴好手套的右手指
插入左手套的翻折部,
帮助左手插入手套内

(3) 将手套翻折部翻回
盖住手术衣袖口

图 6-3　戴无菌手套

裂也不易察觉,戴无菌手套仍不允许忽视严格的手臂消毒及戴手套的无菌操作。

无菌手套有干、湿两种。戴干无菌手套的顺序为先穿手术衣,后戴手套,方法分为闭合式和开放式两种。戴湿无菌手套的顺序为先戴手套,后穿无菌手术衣。目前临床多采用前者。

（1）闭合式

① 双手伸入袖管后,不伸出袖口,在袖筒内将无菌手套包装打开并平放于无菌台面上。

② 左手隔着衣袖将左手手套的大拇指与袖筒内的左手大拇指对正,右手隔着衣袖将手套边反翻向左手背,把左手五指张开伸进手套。用相同的方法戴右手套。

（2）开放式

① 从手套袋内取出滑石粉袋,轻轻涂于手背（一次性无菌手套已涂有滑石粉,可省略此步骤）、手掌及指间,使之光滑。

② 掀开手套袋,捏住手套口的向外翻折部分（手套的内面）,取出手套,分清左、右侧。

③ 左手捏住并显露右侧手套口,将右手插入手套内,戴好手套,注意未戴手套的手不可触及手套的外面（无菌面）。

④ 用已戴上手套的右手指插入左手手套口翻折部的内面（手套的外面）,帮助左手插入手套并戴好。

⑤ 分别将左、右手套的翻折部翻回,并盖住手术衣的袖口。只能接触手套的外面（无菌面）。用无菌生理盐水冲净手套外面的滑石粉。

3. 连台手术更衣法

手术完毕,若需进行另一台手术时,必须更换手术衣及手套。先由巡回护士解开腰带及领口系带,再由他人帮助或自行脱下手术衣,最后脱去手套。

（1）脱手术衣法

①他人帮助脱手术衣法　手术人员双手抱肘,由巡回护士将手术衣肩部向肘部翻转,再向手的方向拉扯脱下手术衣,手套的腕部亦随之翻转于手上。②自行脱手术衣法　左手抓住手术衣右肩并拉下,使衣袖翻向外,同法拉下手术衣左肩,脱下手术衣,使衣里外翻,保护手臂及洗手衣裤不被手术衣外面所污染。

（2）脱手套法

①手套对手套脱下第一只手套　用戴手套的手抓取另一手的手套外面翻转脱下。②皮肤对皮肤脱下另一只手套　用已脱手套的拇指伸入另一手套的里面翻转脱下,注意保护清洁的

手不被手套外面所污染。

第四节　患者的准备

一、一般准备

根据患者麻醉方法和准备工作的复杂程度决定到达手术室的具体时间。一般全身麻醉或椎管内麻醉者应在术前 30～45min 到达，低温麻醉者需提前 1h 到达。手术室护士应认真核查，确保手术患者、手术部位准确无误，点收所带药品，做好麻醉前准备工作。加强心理护理，减轻患者的焦虑或恐惧。

二、手术体位

巡回护士根据患者的手术部位安置合适的手术体位，利用手术床的转动和附件支持，应用枕垫、沙袋及固定带等物件保持患者的位置。其要求是：①最大限度地保证患者的安全与舒适；②充分暴露术野；③保证呼吸和循环通畅；④肢体及关节托垫须稳妥，不能悬空；⑤妥善固定，避免血管、神经受压和肌肉扭伤。

1. 仰卧位（图 6-4）

适用于颌面部、颈部、腹部、骨盆及下肢手术，最常用。患者仰卧于平置的手术台上，头部垫软枕，用中单固定两臂于体侧，掌面向下，膝下放一软枕并用较宽的固定带固定膝部，足跟部用软垫保护。乳腺手术时注意将手术侧靠近台边，肩胛下垫以卷折的中单，上臂外展置于臂托上，对侧上肢仍用中单固定于体侧。甲状腺等颈前部手术时，注意将手术台上部抬高 10°～20°，头板放下 60°～70°，使颈部过伸（图 6-5）。

2. 侧卧位

适用于胸、腰部及肾手术。

（1）90°胸部手术侧卧位（图 6-6）　适用于胸外科手术，如肺叶切除术、食管癌手术等。患者侧卧 90°，背、胸、肋处各垫一软橡皮枕，双手伸直固定于托手架上，上面一腿成 90°屈曲，下面一腿伸直，两腿间垫软枕，用固定带固定髋部及膝部。

（2）90°肾脏手术侧卧位（图 6-7）　适用于肾脏、上段输尿管等手术。患者 90°侧卧，两手臂伸展固定于托手架上，腰部垫软枕，肾区（第 11～12 肋）对准手术台腰桥，下方的下肢屈曲，上方的下肢伸直，用固定带约束臀部及膝部。

（3）半侧卧位　适用于胸腹联合手术。患者半侧卧于手术台（30°～50°），手术侧在上，肩背部、腰、臀部各放一软枕，术侧上肢固定于托手架上。

3. 俯卧位（图 6-8）

适用于颅后窝、脊柱及其他背部手术。患者俯卧于手术台上，头侧向一边，双肘稍屈曲，置于头旁；胸部、耻骨下垫以软枕，使腹肌放松；足下垫小枕。

4. 折刀位（图 6-9）

适用于肛门直肠手术。先取俯卧位使耻骨联合处对向背板下缘，足背突出在腿板边缘外。两手臂自然前伸，放在头部两侧。先后将手术床摇至头低位 20°、腿板摇低 30°。胸部放置一海绵垫，使呼吸通畅。小腿胫前置一厚长垫，两小腿略分开，约束带约束在小腿处。

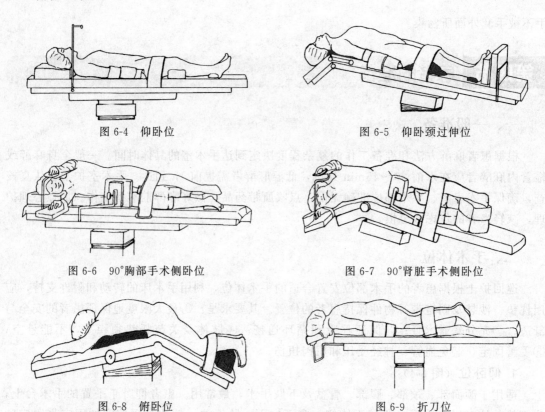

图 6-4 仰卧位　　　　　　　　　　图 6-5 仰卧颈过伸位

图 6-6 90°胸部手术侧卧位　　　　　图 6-7 90°肾脏手术侧卧位

图 6-8 俯卧位　　　　　　　　　　图 6-9 折刀位

5. 膀胱截石位（图 6-10）

适用于会阴部、尿道和肛门部手术。患者仰卧，臀部位于手术床尾部摇折处，必要时垫一小枕，两腿套上袜套，分别置于两侧搁脚架上，腘窝部垫以软枕，固定带固定。

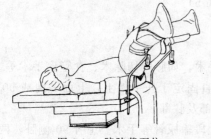

图 6-10 膀胱截石位

三、手术野皮肤消毒

（1）安置好手术体位后，消毒范围包括手术切口周围 15～20cm 的皮肤，若估计手术有延长切口的可能，则应适当扩大消毒范围。

（2）消毒方法是先检查手术区皮肤的清洁程度、有无破损或感染，然后用 0.5% 碘伏棉球涂擦 2 遍。碘过敏者可选用其他皮肤消毒剂。供皮区可用 70% 乙醇消毒 2～3 次。消毒顺序以切口为中心，由内向外；若为感染伤口或肛门区消毒，则应由外向内。已接触边缘的消毒纱球不得返回中央涂擦。患者手术区皮肤消毒一般由第一助手完成，故其手臂消毒后暂不穿手术衣，先进行患者的皮肤消毒。

四、手术区铺单法

手术区皮肤消毒后，由第一助手和手术护士铺盖无菌手术布单，除手术切口外，其余部位均要遮盖，其原则是除手术区外，周围至少有 4 层无菌布单覆盖，外周最少 2 层。以腹部手术为例，一般铺以下三重单。

（1）铺皮肤巾　又称切口巾，即用 4 块无菌巾遮盖切口周围。

① 手术护士把无菌巾折边 1/3，第一、第二、第三块无菌巾的折边朝向第一助手，第四块巾的折边朝向自己，按顺序传递给第一助手。

② 第一助手接过无菌巾，分别铺于切口下方、上方及对侧，最后铺近侧。每块巾的内侧缘距切口线 3cm 以内，铺下的手术巾若需少许调适，只允许自内向外移动。

③ 手术巾的四个交角处分别用布巾钳夹住。铺完切口巾后，第一助手应再次消毒手臂并穿无菌手术衣，戴无菌手套后再铺其他层的无菌单。

(2) 铺手术中单 将两块无菌中单分别铺于切口的下、上方，铺巾者需注意避免自己的手或手指触及未消毒物品。

(3) 铺手术洞单 将有孔洞的剖腹大单正对切口，短端向头部，长端向下肢，先向上方再向下方分别展开，展开时手卷在剖腹单里面，以免污染。要求短端盖住麻醉架，长端盖住器械托盘，两侧和足端应下垂超过手术床边 30cm。

第五节 手术中的无菌原则

一、手术中的无菌操作原则

1. 明确无菌范围

树立无菌观念，手术人员外科洗手后，手臂不准接触未经灭菌之物品。穿无菌手术衣及戴无菌手套后，背部、腰部以下、肩部以上均视为有菌区。手术人员的手臂应肘部内收，靠近身体，不可高举过肩和下垂过腰或交叉放于腋下。不可接触手术床边缘以下的布单，凡下坠超过手术床边缘以下的器械、敷料、皮管及缝线等一律不可再取回使用。无菌桌仅桌缘平面以上属无菌，手术人员不得扶持无菌桌的边缘。器械护士不能接触无菌桌桌缘平面以下的桌布。

2. 保持物品无菌

手术中若手套破损或接触到有菌物品，应立即更换，前臂或肘部若受污染应立即更换手术衣。无菌区的布单若被水或血浸湿，要加盖干的无菌巾或更换新的无菌单。巡回护士取用无菌物品时必须用无菌持物钳夹取，并与无菌区域保持一定的距离。任何无菌包及容器边缘均视为有菌，取用物品时不可触及。

3. 保护皮肤切口

皮肤虽经过消毒，只能达到相对无菌，残存于毛囊中的细菌对开放的切口有一定潜在威胁，因此，在切开皮肤前一般先用无菌聚乙烯薄膜覆盖，再经薄膜切开皮肤，以保护切口不被污染。切开皮肤和皮下脂肪层后，边缘应以手术巾或大纱布垫遮盖并固定，仅显露术野。凡与皮肤接触的刀片和器械不应再用，延长切口或缝合前再用 75% 乙醇消毒皮肤 1 次。术中因故暂停时，切口应用无菌巾覆盖。

4. 正确传递物品和调换位置

手术时不可在手术人员背后或头顶传递器械及手术用品，需要器械者应由器械护士从器械升降台侧、正面方向递给。手术过程中，手术人员须面向无菌区，在规定区域内活动，同侧手术人员如需调换位置，应先退后一步，转过身背对背地移动。

5. 污染手术的隔离技术

进行胃肠道、呼吸道或宫颈等污染手术时，切开空腔脏器前，要先用纱布垫保护周围组织，并随时吸除外流的内容物，被污染的器械和其他物品应放在专放污染器械的盘内，避免与其他器械接触，污染的持针器及缝针应在等渗盐水中刷洗。完成全部沾染步骤后，手术人员应用灭菌水冲洗或更换无菌手套，尽量减少污染机会。

6.减少空气污染

手术时门窗应关闭，尽量减少人员走动。手术过程中要安静，不高声说话、嬉笑。尽量避免咳嗽和打喷嚏，不得已时须将头转离无菌区。需他人擦汗时，头转向一侧。口罩潮湿应及时更换。每个手术间参观手术人数不超过 2 人，参观人员不可过于靠近手术人员或站得过高，也不可在室内多走动。

二、手术配合

手术过程中手术人员必须有明确的分工和职责，但又需相互协同和配合才能安全顺利完成手术。每台手术的人员配备包括手术医师、麻醉师、护士和其他工勤人员等。手术中护士的配合可分为直接配合与间接配合两类。直接配合的护士直接参与手术，配合手术医师完成手术的全过程，被称为器械护士或洗手护士；间接配合的护士不直接参与手术操作的配合，而是被指派在固定的手术间内，与器械护士、手术医师、麻醉医师配合和完成手术，被称为巡回护士或辅助护士。

1.手术护士工作

手术护士主要职责是准备手术器械，按手术程序向手术医师直接传递器械，密切配合手术。手术中其工作范围只限于无菌区内。

（1）术前

①术前一天访视患者，了解病情和患者需求，根据手术种类和范围准备手术器械和敷料；②术前 30min 洗手、穿无菌衣和戴无菌手套，做好器械桌的整理和准备工作；③检查各种器械和敷料等物品是否齐全完好；④根据手术步骤及使用先后，将各种物品分类、顺序放置；⑤手术开始前与巡回护士共同清点并记录各种器械和用物等，便于手术结束时核对；⑥协助手术者铺无菌巾。

（2）术中

①严格执行手术中的无菌原则。②手术过程中集中精力、迅速主动、正确地向手术医师传递器械、敷料和缝针等用物。传递时均以器械柄端轻击手术者伸出的手掌，注意手术刀的刀锋朝上；弯钳、弯剪之类应将弯曲部向上；弯针应以持针器夹住中后 1/3 交界处。③器械用毕后及时取回擦净，整理有序，使之处于功能状态，以保证及时传递。暂时不用的器械可放在器械台一角；用于不洁部位如肠道的器械要分开放置，以防污染扩散。④保留切除的任何组织、标本，术后面交术者。

（3）术后　术毕协助医师擦净伤口周围血迹、包扎伤口，固定好各种引流物。术后负责手术器械的清点，并与供应室护士交接。

2.巡回护士工作

主要任务是在台下负责手术全过程中器械、敷料、物品等的准备和供给，其工作范围是在无菌区以外，在患者、手术人员、麻醉师及其他人员之间巡回。

（1）术前

① 检查手术间内各种药物、物品是否备齐，电源、吸引装置和供氧系统等固定设备是

否安全有效。调节好适宜的室温及光线，准备无菌桌。②热情接待手术患者，按手术通知单仔细核对床号、姓名、性别、年龄和手术名称。③点收随患者带至手术室的所有物品。检查患者术前皮肤准备状况和义齿、饰物及贵重物品等是否取下。④验证患者血型，做好输血准备。为患者开通静脉并输液。根据麻醉要求安置患者体位并注意看护，必要时用约束带，以防坠床。⑤麻醉后，再按照手术要求摆放体位，正确固定，确保患者舒适安全。⑥若需使用高频电刀，电极板应放平整并与患者肌肉丰富部位全面接触，以防灼伤。⑦患者意识清楚时应给予解释和安慰，取得合作。⑧协助手术人员穿手术衣，安排各类人员就位。

（2）术中　详细清点、登记手术台上的器械和敷料等数目，关闭体腔前及切口缝合前，与手术护士共同清点、核对，以防遗留。监督手术人员要严格执行无菌操作技术。

（3）术后　手术完毕，协助术者包扎伤口和妥善固定引流管道，并注意给患者保暖。向护送人员清点患者携带物品。整理手术间，物归原处，进行日常的清扫和空气消毒等。

3. 手术配合

①手术护士在术中要密切配合抢救工作，观察手术进程及需要，若患者出现心搏骤停、大出血等意外时，应沉着冷静、果断，及时与巡回护士联系，尽快备好抢救用品，积极配合医师抢救。②巡回护士手术过程中注意手术进展情况，随时调整灯光，供应术中所需物品。密切观察病情变化，保证输液、输血径路通畅。术中用药、输血应2人核对，使用有可能导致过敏的药物前应核对病历，紧急情况下执行口头医嘱时要复诵一遍。充分估计可能发生的意外，做好急救准备，主动配合抢救。用过的各种药物安瓿、储血袋应保留在指定位置，待手术后处理。

4. 器械台的铺置与管理

器械台（无菌桌）的结构要简单、轻便、坚固、可推动和易于清洁；桌面四周有围栏，栏高4～5cm。器械台的准备由巡回护士和手术护士联合完成。

（1）巡回护士　于术日晨准备清洁、干燥、平整和合适的器械桌。将手术包、敷料包放于桌上，用手打开包布（双层），注意只能接触包布的外面，由里向外展开各角，手臂不可跨越无菌区。用无菌持物钳打开第二层包布，先对侧后近侧。

（2）手术护士　刷完手后，用手打开第三层包布。铺在台面上的无菌巾共6层。手术护士穿好无菌手术衣和戴好无菌手套后，将器械按使用先后分类，顺序从左向右摆于器械桌上，一般顺序为血管钳、刀、剪、镊、拉钩、深部钳、备用器械。海绵钳及吸引器皮管放于拉钩上。若为备用器械台（连台手术），应该用双层无菌巾盖好，有效期为4h。

测评与训练

一、名词解释

外科手消毒

二、选择题

A₁型题

1. 不能采用高压蒸汽消毒的物品是（　　）

A. 手术刀片　　　　　B. 手术衣　　　　　C. 橡胶手套

D. 玻璃烧瓶　　　　　E. 手术缝线

2. 手术过程中清点核对器械、敷料的时间是（　　）

A. 手术开始前和准备有关体位前　　　　B. 手术进行中

C. 手术开始前　　　　　　　　　　　　D. 开始缝合皮肤前

E. 手术完毕后

3. 手术区皮肤消毒的范围包括切口周围至少（　　）

A. 5cm　　　　　　　B. 10cm　　　　　　　C. 15cm

D. 20cm　　　　　　　E. 25cm

A₂ 型题

4. 男性，50岁，拟行食管癌根治术，护士甲为巡回护士，护士乙为器械护士，应为患者安置的体位是（　　）

A. 俯卧位　　　　　　B. 侧卧位　　　　　　C. 半侧卧位

D. 半坐位　　　　　　E. 平卧位

5. 女性，因甲亢拟行"甲状腺大部分切除术"，该患者的体位应该是（　　）

A. 平卧位　　　　　　B. 头后卧位　　　　　C. 半坐卧位

D. 半侧卧位　　　　　E. 侧卧位

三、病例分析题

周先生，48岁，因肠梗阻急诊入院，拟行手术治疗。已完成麻醉、安置体位等准备工作；器械护士小杨已洗手、消毒手臂，进入手术间准备器械桌和协助医师铺单。请问：

1. 小杨如何准备器械桌？

2. 如何协助第一助手铺单？

参考答案

一、名词解释

略。

二、选择题

A₁ 型题

1. A　2. A　3. C

A₂ 型题

4. C　5. B

三、病例分析题

1. 先用手打开已由巡回护士初步准备于器械桌上的手术包的第三层包布，取出无菌衣，穿好无菌手术衣和戴好无菌手套后，将器械按使用先后分类，顺序从左向右摆于器械桌上，一般顺序为血管钳、刀、剪、镊、拉钩、深部钳和备用器械。放置在无菌桌内的物品不能伸于桌缘以外。

2. 腹部手术手术区铺单法

（1）铺皮肤巾　器械护士立于无菌桌边，把无菌巾折边1/3，第一、第二、第三块无菌巾的折边朝向第一助手，第四块巾的折边朝向器械护士自己，按顺序传递给第一助手。第一助手接过折边的无菌巾，分别铺于切口下方、上方及对侧，最后铺在自身侧。每块巾的内侧缘距切口线 3cm 以内，铺下的手术巾若需少许调适，只允许自内向外移动。无菌巾的四个交角处分别用布巾钳夹住，或用无菌塑料薄膜粘贴。第一助手再次消毒手臂并穿无菌手术衣，戴无菌手套后再铺其他层的无菌单。

（2）铺手术中单 将两块无菌中单分别铺于切口的上方、下方。

（3）铺手术洞单 将有孔洞的剖腹大单正对切口，短端向头部盖住麻醉架，长端向下肢盖住器械托盘，先向上方再向下方分别展开，两侧和足端应垂下超过手术床边 30cm。

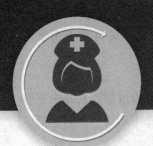

第七章
围手术期患者的护理

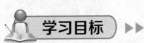

知识目标：

1. 掌握：手术前患者的护理；手术后患者的护理。

2. 熟悉：手术后并发症的预防与护理。

3. 了解：手术目的及分类。

技能目标：

1. 掌握备皮的方法及注意事项。

2. 能按照护理流程，对术前、术后患者进行护理。

  手术是外科治疗的重要手段，既能治愈疾病，也能产生并发症和后遗症。围手术期护理旨在提供身、心整体护理，使患者增加手术耐受性，以最佳状态顺利渡过手术期，预防或减少术后并发症，促进早日康复，重返家庭和社会。

  围手术期包括术前、术中、术后三个连续的时期。手术前期指从患者准备手术到进入手术室这一时期，手术中护理是在手术室进行的，患者自手术完毕直至康复出院阶段的护理，称为手术后期护理。

第一节　手术前患者的护理

【护理评估】

1. 一般资料

年龄、性别、受教育程度、职业背景和宗教信仰等。

2. 健康史

（1）现病史　本次发病的时间、原因和（或）诱因、症状、体征和相关检查等。

（2）健康史　既往史、家族史、遗传史、生育史、药物过敏史及可能影响手术伴随疾病的其他系统疾病，如循环、呼吸、消化、泌尿、内分泌、血液和免疫系统疾病等。

3. 身体状况

（1）营养状态与手术耐受性直接相关，根据患者身高体重、三头肌皮褶厚度、上臂肌肉周径及食欲、精神面貌、劳动能力等,结合病情和实验室检查结果,全面评估患者的营养状况。

(2)患者对手术的耐受可分为两类 ①耐受良好 外科疾病对全身影响较少,患者全身情况好,重要器官无器质性病变或处于代偿状态。②耐受力不良 外科疾病已对全身造成明显影响,患者的全身情况欠佳,或重要器官有器质性病变,功能濒于或已有失代偿表现。

4. 心理状况

急症患者往往因起病急骤而缺乏心理准备,癌症患者拒绝面对现实,否认自己生病,而手术创伤常伴有剧烈疼痛和其他严重不适或功能障碍,所以患者心理矛盾突出,除表现为感情脆弱、情绪波动、依赖性增加外,最常见的心理反应为担忧手术效果、被误诊或误治、惧怕麻醉和手术、担心疼痛及术后并发症等,这些心理反应会随手术期限的临近而日益加重。因此,手术前应全面评估患者的心理状况,正确引导和及时纠正不良的心理反应,保证各项医疗护理措施的顺利实施。

5. 辅助检查

(1)三大常规检查 血常规检查有助于了解有无感染、贫血、血小板减少等现象。尿常规检查包括尿液比重和有无红细胞、白细胞等,对判断病情有重要作用。粪常规检查可了解粪便颜色、性状和有无寄生虫虫卵、有无出血或潜血等,对判断消化道疾病有重要临床意义。

(2)出、凝血功能检查 包括出、凝血时间以及血小板计数、凝血酶原时间等,出、凝血功能异常可导致患者术中或术后出血。

(3)血液生化检查 包括肝、肾功能以及电解质、血糖检查。如对血清谷丙转氨酶、直接或间接胆红素升高者,积极护肝治疗后方可手术;血清白蛋白<30g/L者,手术后发生并发症的危险性大且预后差,术前必须予以纠正;糖尿病患者血糖控制不佳易影响术后组织愈合,可并发局部或全身性感染,增加心血管及肾脏并发症的发生率,术前应调整胰岛素等降糖类药物的用量。

(4)肺功能、心电图检查 协助评估患者的心肺功能,有问题者,术前应积极予以药物控制。

(5)影像学检查 胸部X线检查可了解肺部有无占位性及渗出性病变;B超、CT、MRI等检查可明确病变部位、大小、范围甚至性质,有助于临床诊断。

【护理诊断】

(1)焦虑/恐惧 与不适应环境及不了解病情、手术、麻醉情况有关。

(2)知识缺乏 缺乏有关术前准备的知识。

(3)疼痛 与外科疾病有关。

(4)营养失调 低于机体需要量。

(5)体液不足 与外科疾病有关。

(6)睡眠形态紊乱 与不适应住院环境、担心疾病预后有关。

【护理措施】

1. 心理护理

患者入院时,应主动、热情迎接,并根据其性别、年龄、职业、文化程度、宗教信仰等个体特点,充分评估患者对疾病的认识程度、对手术和社会支持系统的期望值,用通俗易懂的语言讲解与疾病有关的知识及手术治疗的重要性,介绍手术前、中和后的注意事项,还可邀请病区中手术成功的同种病例患者介绍其经验和体会。经常与患者交流和沟通,及时发现引起情绪或心理变化的诱因，对症实施心理疏导，建立良好的护患关系，以缓解和消除患者及家属的焦虑与恐惧。

2. 身体准备

（1）一般准备

① 排尿训练　防止术后发生尿潴留。腹部手术后，由于切口疼痛，不能充分利用腹部力量排尿，或由于在床上排尿不习惯而精神紧张，或者因麻醉使骶前神经受阻、逼尿肌松弛引起排尿困难。因此，必须在术前一周开始练习床上排尿。

② 呼吸道准备　吸烟者术前 2 周应戒烟；对痰液黏稠者给予超声雾化吸入；指导患者做深呼吸及有效的咳嗽排痰练习。术前进行呼吸锻炼对于术后并发症尤其是肺炎、肺不张有很好的预防作用。具体操作：将两手分别置于季肋部及上腹部，肩、臂、腹放松，胸廓下陷，用口逐渐呼气；近呼气末，将手指加力量，逐渐按压于胸壁上，然后用鼻腔渐渐吸气，使胸廓充分扩张，加深吸气动作。开胸术患者练习腹式呼吸，开腹术患者练习胸式呼吸，每天 3 次，每次呼吸 5～6 次，经过术前规范的呼吸锻炼可以减轻术后患者因呼吸引起的疼痛。同时，术后有效排痰对预防肺部感染非常重要。腹部手术后，深呼吸后用手压住腹部减轻震动，利用腹肌力量用力咳嗽将痰排出。

③ 胃肠道准备　择期手术患者于术前 8～12h 起禁食、4h 起禁水，以防因麻醉或手术引起呕吐而致窒息或吸入性肺炎。腹部手术患者除急诊手术禁止灌肠外，于术前 1 日晚用肥皂水灌肠或使用开塞露，排空肠腔内粪便，以防麻醉后肛门括约肌松弛大便排出污染手术区及减轻术后腹胀。肠道手术患者，入院后开始少渣饮食，并于术前 3 天起口服肠道不吸收抗生素，行清洁灌肠，以减少术后感染的机会。胃肠道手术患者术晨留置胃肠减压。

④ 手术区皮肤准备　术前 1 日理发、洗澡、更衣，并为患者手术区备皮，即去除手术区毛发和污垢，是皮肤无菌准备的重要措施，也是预防切口感染的重要环节。各种手术均有规定的剃毛及清洁的范围，原则上应超出切口范围四周各 15cm 以上，一般不剃除眉毛，小儿不剃毛。

a. 骨科手术：术前 3 天开始备皮，第 1、第 2 天先用肥皂水洗净，75%酒精消毒，无菌巾包裹，第 3 天剃毛清洗消毒包裹，术日晨再次消毒后以无菌巾包裹。

b. 颅脑手术：术前 3 日剃头，每日洗头 1 次（急诊例外），术前 2h 再次剃净头发，洗头后戴清洁帽子。

c. 面部手术：不剃眉毛。

d. 阴囊阴茎手术：术前每日用温水浸泡，肥皂水洗净局部，术前 1 日剃毛。

e. 颅脑手术：剃除全部头发及颈项部毛发、保留眉毛（图 7-1）。

f. 乳房手术：上至锁骨上部，下至脐水平，两侧至腋后线，包括同侧上臂上 1/3 及腋窝（图 7-2）。

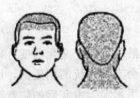

图 7-1　颅脑手术

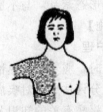

图 7-2　乳房手术

　　g. 胸部手术：前后胸壁皮肤过中线大于 5cm（图 7-3）。

　　h. 腹部手术：上起乳头连线，两侧至腋后线，下至耻骨联合及会阴部，并剃除阴毛。下腹部及腹股沟区手术应包括大腿上 1/3 皮肤（图 7-4）。

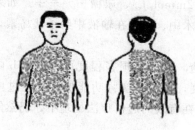

图 7-3　胸部手术

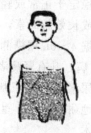

图 7-4　腹部手术

　　i. 会阴及肛周手术：剃除阴毛（图 7-5）。

　　j. 四肢手术：包括以切口为中心上下 20cm 以上范围的患肢或整个患肢（图 7-6）。

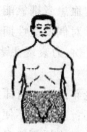
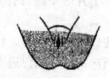

图 7-5　会阴及肛周手术

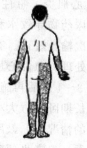
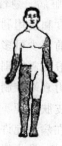

图 7-6　四肢手术

　　⑤ 休息　充足的休息对患者的康复起着不容忽视的作用。促进睡眠的措施有：a. 消除引起不良睡眠的因素。b. 创造良好的休息环境，保持病室安静、空气新鲜，温、湿度适宜。c. 在病情允许下，尽量减少患者白天睡眠的时间和次数。适当增加白天的活动量。d. 讲解可以通过缓慢深呼吸、听音乐等自我调节方法进行放松。e. 必要时遵医嘱使用镇静安眠药。

　　⑥ 其他准备　施行大、中手术者，术前做好血型鉴定和交叉配血试验；术晨测量生命体征，若患者有体温、血压升高或女性患者月经来潮时，及时通知医师，必要时延期手术；患者入手术室前取下义齿、发夹、眼镜、手表、首饰等；排尽尿液，估计手术时间长或拟行盆腔手术者，应留置导尿，使膀胱处于空虚状态，以免术中误伤；准备手术需要的物品，并随患者一同带入手术室。

　　（2）特殊准备

　　① 营养不良　营养不良患者蛋白质缺乏，耐受失血和休克等的能力降低，易引起组织水肿，影响愈合，且易并发严重感染，应在手术前予以纠正，争取达到正氮平衡状态。

　　② 肝脏疾病　常见的是肝炎和肝硬化。肝轻度损害，不影响手术耐受力；肝功能损害较严重或濒于失代偿者，手术耐受力显著削弱，必须经过长时间严格准备，方可施行择期手术；肝功能有严重损害，表现有明显营养不良、腹水、黄疸及凝血功能障碍者，一般不宜施行任何手术。急性肝炎患者，除急症手术外，多不宜施行手术。

　　③ 心血管病　血压＜160/100mmHg 可不必特殊准备，血压过高服适宜降压药稳定血压，但不需将血压降至完全正常后才手术；急性心梗 6 个月内不行择期手术，6 个月以上无

心绞痛发作，严密监测下手术。

④ 糖尿病 糖尿病患者手术耐受力差，手术前应适当控制血糖，纠正体液和酸碱平衡失调，改善营养状态。凡施行有感染可能的手术，术前都应使用抗菌药物。施行大手术前，要将患者血糖稳定于正常或轻度升高状态（5.6～11.2mmol/L）、尿糖＋～＋＋。如果患者应用降糖药物或长效胰岛素，均改为短效胰岛素。手术中、后可在输液中给予胰岛素，术后胰岛素用量可据4～6h尿糖测定给予。

⑤ 肾脏疾病：凡有肾病者，均应进行肾功能检查，肾功能损害程度可根据24h内生肌酐清除率和血尿素氮测定值判断，分为轻、中、重度，轻、中度肾功能损害，经过内科处理，都能较好地耐受手术；重度肾功能损害者，只要在有效的透析疗法处理下，仍然能相当安全地耐受手术。

⑥ 肾上腺皮质功能不足 除慢性肾上腺皮质功能不足患者外，凡是正在应用或在6～12个月内曾用激素治疗超过1～2周者，可在手术前、当日、术后给予氢化可的松，直至手术应激过去后，便可停用。

⑦ 心脏病 急性心肌炎、急性心肌梗死和心力衰竭，除急症抢救外，手术应推迟。长期低盐饮食和使用利尿药物导致水和电解质失调的患者，手术前需纠正。贫血患者携氧能力差，手术前可少量多次输血矫正。有心律失常者，根据不同原因区别对待，对偶发室性期前收缩，一般无需特别处理。急性心肌梗死患者，6个月内不施行择期手术。心力衰竭患者，最好在心力衰竭控制3～4周后再施行手术。

（3）皮肤护理 长期卧床、大小便失禁、消瘦或过度肥胖者，特别是老年患者，有压疮的危险。在病情允许的情况下，鼓励和协助患者离床活动，以促进血液循环；为行动不便者提供便器时，动作轻柔，患者坐便盆时间不宜太久，以避免局部皮肤损伤；对生活不能自理者，协助其每2小时翻身1次并按摩骨隆突处；对血流动力学不稳定者，翻身时动作要慢、幅度要小，避免剧烈的体位改变，并注意监测血压，以免发生体位性低血压；对大小便失禁者，每次便后用水清洗肛周皮肤，并涂以凡士林，以减少粪便对皮肤的直接刺激，保持局部皮肤干爽和清洁，被服清洁、干燥，以防压疮发生。

（4）疼痛护理 详细评估疼痛的病因、诱因、部位、性质、持续时间及有无牵涉疼痛等，掌握病情动态变化的信息。向患者讲解减轻疼痛的方法，如取半卧位、应用放松技巧、分散注意力等方法。必要时遵医嘱肌内注射止痛剂。但诊断未明确前禁用止痛剂，以免掩盖病情。

3. 健康指导

（1）介绍配合术前检查的方法及注意事项，如尿、粪标本的采集方法，X线、B超等检查前的准备和注意事项。

（2）讲解术前保持口腔卫生、戒烟、备皮、备血、禁饮食、洗胃、灌肠、插导尿管等的目的和重要性。

👆 **知识链接** ▶▶

备 皮 方 法

1. 准备用物

治疗盘内盛刀架及刀片、纱布块、弯盘、橡胶单及治疗巾、毛巾、乙醚或汽油、棉签、手电筒，治疗碗内盛肥皂水及软毛刷，脸盆盛温水。骨科手术备皮还应准备75％酒精、无菌巾、绷带。

2. 操作方法

(1) 做好解释工作，将患者接至备皮室（如在病房备皮须用屏风遮挡）；

(2) 铺橡胶单及治疗巾以保护床单位，暴露备皮部位；

(3) 用软毛刷蘸肥皂水涂局部，一手用纱布绷紧皮肤，另一手持剃毛刀分区剃尽毛发；

(4) 用手电筒照射，仔细检查毛发是否剃尽及有无刮破皮肤；

(5) 用毛巾浸温水洗净局部皮肤及肥皂液；

(6) 腹部手术应以棉签蘸松乙醚清洁脐部污垢；

(7) 备皮完毕，整理用物，妥善安排患者。

3. 注意事项

(1) 皮肤准备一般在手术前日或当日进行，如皮肤准备时间超过 24 小时，应重新备皮。

(2) 剃毛时须绷紧皮肤以锋利剃刀顺着毛发生长方向剃，以免损伤毛囊，剃刀与皮肤表面呈 45°角，切忌刮破皮肤。

(3) 小儿备皮一般不作剃毛，只做清洁处理。

(4) 肿瘤患者备皮，手法要轻柔，勿挤压肿瘤，以免发生医源性肿瘤扩散。

(5) 操作过程注意保暖，避免受凉感冒。

第二节 手术后患者的护理

【护理评估】

1. 麻醉、 手术方式和术中情况

了解患者采用的麻醉、手术方式以及涉及的范围、大小及持续时间、术中出血量、补液量、安置的引流管等信息，便于术后观察和护理。

(1) 手术类型 按手术期限可分为三种：①择期手术 如胃、十二指肠溃疡病的胃大部切除术；②限期手术 如恶性肿瘤的手术；③急诊手术 如外伤脾破裂手术。可能影响患者手术耐受能力的各种潜在因素包括心、肺、肝、肾、内分泌、血液、免疫系统功能以及营养和代谢状态等。

按手术范围分：大、中、小手术及微创手术。

(2) 麻醉方式分类 可分为区域麻醉和全身麻醉两大类。

2. 患者状况

(1) 心理状况 评估手术后患者的心理反应，对手术后果的接受程度（如手术已致正常生理结构和功能改变者是否担忧对今后生活、工作及社交带来不利影响），以及对术后康复的认知和信心。

(2) 身体状况

①生命体征 包括体温、脉搏、呼吸、血压；②切口状况 有无渗血、渗液、感染及愈合不良等并发症；③引流管与引流物 术中是否安置引流管、术后引流是否通畅，以及引流物量、色、质的观察等。

(3) 辅助检查 血常规、尿常规、生化检查、血气分析，必要时可行胸部 X 线摄片、B超、CT、MRI 检查等，了解脏器功能恢复状况。

【护理诊断】

(1) 清理呼吸道无效　与痰液黏稠、切口疼痛不能有效咳嗽有关。

(2) 体液不足　与术中出血、失液或术后禁食、呕吐、引流等有关。

(3) 舒适的改变　与切口疼痛、恶心、呕吐、腹胀、尿潴留、呃逆有关。

(4) 活动无耐力　与切口疼痛、疲乏、体质虚弱等有关。

(5) 有感染的危险　与手术、呼吸道分泌物积聚、留置导尿管等有关。

(6) 知识缺乏　缺乏对疾病的防治和术后活动锻炼知识。

【护理措施】

1. 心理护理

应根据患者麻醉和手术的具体情况，做好患者的接收工作及患者和家属的解释工作。避免各种不良刺激，缓解不良心理反应，做好针对性的心理疏导；创造安静、舒适的病区环境，保证患者有足够的休息和睡眠，以利早日康复。

2. 观察生命体征

(1) 血压　大手术后或有内出血倾向者必要时可每15～30分钟测血压1次，病情稳定后改为每1～2小时1次；中、小手术后每小时测血压1次，直至平稳，并做好记录。

(2) 体温　体温变化是人体对各种物理、化学、生物刺激的防御反应。术后患者体温会略有升高，但一般低于38℃，1～2天后恢复正常体温。

(3) 脉搏　随体温而变化。失血、失液引起循环容量不足时，脉搏可增快、细弱，血压下降、脉压变小；若脉搏增快、呼吸急促，可为心力衰竭的表现。

(4) 呼吸　随体温升高而加快，有时可因胸、腹带包扎过紧而受影响。若术后患者出现呼吸困难或急促时，应先检查胸、腹带的松紧度是否适当，同时应警惕肺部感染和急性呼吸窘迫综合征发生的可能。

3. 体位

全麻尚未清醒者，取平卧位，头转向一侧，避免口腔分泌物或呕吐物误吸入气道，清醒后且血压平稳者可取半卧位；椎管内麻醉者，应平卧6～8h，以防因脑脊液外渗而出现头痛；局部麻醉者，可视手术和患者需求安置体位。颅脑手术后，无休克或昏迷，可取15°～30°头高脚低斜坡卧位；颈、胸部手术后，多采用高半坐卧位，便于呼吸和有效引流；脊柱或臀部手术后，可采用俯卧或仰卧位；腹部手术后，多采用低半坐卧位或斜坡卧位，既能降低腹壁张力，减轻切口疼痛，又利于呼吸；腹腔内有感染者，若病情许可，应尽早改为半坐位或头高脚低位，以利有效引流。

4. 引流管护理

多置于体腔（如胸腔、腹腔等）和空腔脏器（如胃、肠、膀胱等）。随时观察引流是否有效，引流管是否通畅，有无阻塞、扭曲、折叠和脱落，并记录引流物的颜色、性状和量。乳胶引流片一般于术后1～2天拔除；单腔或双腔橡皮引流管放置的时间主要根据引流的目的而定，大多要1周内拔除。胃肠减压管一般在胃肠道功能恢复、肛门排气后，即可拔除。

5. 切口护理

观察切口有无出血、渗血、渗液、敷料脱落及局部红、肿、热、痛等征象。切口的愈合分为三级，分别用"甲、乙、丙"表示。

①甲级愈合　切口愈合优良，无不良反应；②乙级愈合　切口处有炎症反应，如红肿、硬结、血肿、积液等，但未化脓；③丙级愈合　切口化脓需切开引流处理。

缝线拆除时间：①头、面、颈部手术后 4～5 天拆线；②胸部、上腹部、背部、臀部为 7～9 天；③下腹部、会阴部为 5～7 天；④四肢为 10～12 天（近关节处可适当延长）；⑤减张缝线为 14 天，必要时可间隔拆线。

6. 饮食

视手术方式、麻醉方法和患者的反应决定开始饮食的时间和种类：①局麻下实施手术，体表或肢体的手术，全身反应较轻者，术后即可进食；②蛛网膜下腔阻滞和硬脊膜外腔阻滞者，术后 3～6h 即可进食；③胃肠道手术，待肠蠕动恢复、肛门排气后开始进水、少量流食，逐步过渡到半流食、普食。

7. 活动

原则上应该早期床上活动，并尽早离床活动，但有休克、心衰、严重感染、出血、极度衰弱或实施特殊的制动措施的患者则不宜早期活动。早期活动有利于增加肺活量，减少肺部并发症，改善全身血液循环，促进切口愈合，减少下肢静脉血流缓慢所致深静脉血栓形成，有利于肠道和膀胱功能恢复，减少腹胀和尿潴留的发生。

8. 常见不适的护理

（1）疼痛　麻醉作用消失后，患者可出现疼痛。常发生在术后 1～2 日内，术后 24h 内疼痛最为剧烈，2～3 天后逐渐缓解。凡增加切口张力的动作，如咳嗽、翻身等都会加剧疼痛。若疼痛呈持续性或减轻后又加剧，需警惕切口感染的可能。护士通过对疼痛的性质、时间和程度，患者的面部表情、活动、睡眠及饮食等的观察，作出正确的评估并对症护理。首先，妥善固定各类引流管，防止其移动所致切口牵拉痛；其次，指导患者在翻身、深呼吸或咳嗽时，用手按压伤口部位，减少因切口张力增加或震动引起的疼痛；指导患者利用非药物措施，如听音乐、数数字等分散注意力的方法减轻疼痛；医护人员在进行使疼痛加重的操作，如较大创面的换药前，适量应用止痛剂，以增强患者对疼痛的耐受性。小手术后口服止痛片对皮肤和肌肉性疼痛有较好的效果。大手术后 1～2 日内，常需哌替啶肌内或皮下注射（婴儿禁用），必要时可 4～6h 重复使用或术后使用镇痛泵。

（2）发热　发热是人体对手术、创伤作出的炎症性反应。手术后患者的体温可略升高，幅度在 0.1～1.0℃，一般不超过 38℃，临床称之为外科手术热。少数患者术后早期体温可高达 40℃，仍可视为术后反应，常常是由于代谢或内分泌异常、低血压、肺不张和输血反应所致。但若术后 3～6 天仍持续发热，则提示存在感染或其他不良反应，手术切口和肺部感染是常见原因；术后留置导尿容易并发尿路感染；若持续高热，应警惕是否存在严重的并发症如腹腔残余脓肿等。医护人员应根据病情和术后不同阶段可能引起发热的原因加以分析，同时加强观察和监测，如胸部 X 线摄片、伤口分泌物的涂片和培养、血培养、尿液检查等，以明确诊断并对症处理。高热者物理降温，如冰袋降温、酒精擦浴等；必要时可应用解热镇痛药物；此外，保证患者有足够的液体摄入；及时更换潮湿的床单或衣裤。

（3）恶心、呕吐　常见原因为麻醉镇痛后的反应，待麻醉作用消失后自然消失；其次为颅内压升高、糖尿病酮症酸中毒、尿毒症、低钾血症、低钠血症等所致。腹部手术后患者急性胃扩张或肠梗阻可出现不同程度的恶心、呕吐。应观察患者出现恶心、呕吐的时间及呕吐物的量、色、质并做好记录；稳定患者情绪，协助其取合适体位，头偏向一侧，防止发生吸入性肺炎或窒息；遵医嘱使用镇吐药物等。

（4）腹胀　术后早期腹胀一般是由于胃肠道功能受抑制，肠腔内积气过多所致。随手术应激反应的逐渐消退、胃肠蠕动功能恢复、肛门排气后，症状可自行缓解。若术后数日仍未排气，且伴严重腹胀，无肠鸣音，可能为腹膜炎或其他原因所致肠麻痹；若腹胀伴阵发性绞痛，肠鸣音亢进，甚至有气过水音或金属音，警惕机械性肠梗阻。严重腹胀可使膈肌抬高，影响呼吸功能；亦可使下腔静脉受压，影响血液回流；还会影响胃肠吻合口和腹壁切口的愈合。预防：鼓励患者早期下床活动；开始进食者，不宜进食含糖高的食物和奶制品等。处理：持续性胃肠减压、肛管排气及高渗溶液低压性灌肠等；非胃肠道手术者，使用促进肠蠕动的药物，直至肛门排气；已确诊为机械性肠梗阻者，在严密观察下经非手术治疗未缓解者，完善术前准备后再次手术治疗。

（5）呃逆 原因可能为神经中枢或膈肌直接受刺激所致，大多为暂时性，有时亦可为顽固性。处理：手术后早期发生者，可经压迫眶上缘、抽吸胃内积气和积液、短时间内吸入二氧化碳、给予镇静或解痉药物等措施得以缓解。如果上腹部手术后出现顽固性呃逆，应警惕吻合口或十二指肠残端瘘导致的膈下感染，应作进一步检查并及时处理。

（6）尿潴留 较为多见。全身麻醉或蛛网膜下腔麻醉后排尿反射受抑制、切口疼痛引起膀胱和后尿道括约肌反射性痉挛，及患者不习惯床上排尿等是常见原因。若患者术后 6～8h 尚未排尿，或虽有排尿，但尿量甚少，次数频繁，均应在耻骨上区叩诊，若有浊音区，基本可确诊为尿潴留。处理：先应稳定患者的情绪；在取得患者合作，增加其自行排尿信心的前提下，若无禁忌，可协助其坐于床沿或站立排尿；听流水声、下腹部热敷、轻柔按摩；用镇静止痛药解除切口疼痛，或用氨甲酰胆碱刺激膀胱逼尿肌收缩，都能促进患者自行排尿；上述措施均无效时，在严格无菌技术下导尿，第一次导尿量超过 500ml 者，应留置导尿管 1～2 天，有利于膀胱逼尿肌收缩功能的恢复。若有器质性病变（骶前神经损伤、前列腺增生症）者也需留置导尿。

9. 健康指导

（1）手术后

① 饮食 告知患者营养素及水分的摄入直接关系到其代谢功能及术后的康复。鼓励患者多进食易消化、高蛋白、高能量、富含维生素及纤维素的食物。如禁食时间过长，应提供肠外营养支持，以促进合成代谢。

② 活动 根据病情轻重及患者的耐受程度循序渐进地指导其活动，先床上活动，如脚趾和踝关节屈伸、下肢肌肉交替松弛和收缩等活动。术后 3～4 天可试行离床活动，沿床边坐、床边站立，室内慢步行走，至室外活动，但休克、心力衰竭、出血、严重感染、极度衰弱及有制动要求者的活动应根据其耐受程度而定。

③ 口腔卫生 术后患者因活动受限、生活自理能力下降、禁食期间唾液分泌减少、易致口腔炎症，故应注意口腔卫生。坚持每天 2 次用漱口水漱口，如口腔黏膜出现糜烂或小白点，及时进行真菌培养或涂片检查。

（2）出院健康教育

① 饮食 进食含有适量热量、蛋白质、富含维生素的均衡饮食，胃切除术后患者应少量多餐。

② 休息和活动 注意劳逸结合，可进行散步等轻体力活动，以逐渐恢复体力，术后 6 周内不宜提举重物。

③ 服药和治疗 患者应遵医嘱按时、按量服用。为延迟和避免肿瘤复发，延长生存期，肿瘤患者应坚持定期接受化疗和放疗。

④ 就诊和随访 患者出院后若出现体温＞38℃，伤口引流物有异味，切口红肿或异常

腹痛、腹胀、肛门停止排气排便等，应及时就诊。一般患者于手术后 1～3 个月随访一次，通过系统检查，了解机体的康复程度及切口愈合情况。肿瘤患者应于术后 2～4 周到门诊随访，以制定继续治疗方案。

第三节　手术后并发症的预防及护理

一、术后出血

发生于手术切口、空腔脏器及体腔内。当伤口敷料被血液渗湿时应及时打开、检查，若发现血液持续性涌出或在拆除部分缝线后看到出血点，可明确诊断。体腔内出血因位置比较隐蔽、不易及时发现而后果严重。如腹部手术后腹腔内出血，若非大血管出血，尤其未放置引流时，局部症状多不明显，只有通过密切观察，必要时行腹腔穿刺方可早期发现。胸腔手术后，胸引管内每小时血性引流液超过 100ml 且持续数小时，提示有内出血。若术后早期患者出现低血容量性休克的各种表现或有大量呕血、黑粪；或引流管中不断有大量血性液体流出，中心静脉压低于 0.49kPa（5cmH$_2$O）、尿量少于 25ml/h，特别在输给足够液体和血液后，休克征象或实验室指标未得到改善、甚至加重或曾一度好转后又恶化，都提示有术后出血。

预防：①手术时严格止血，关腹前确认手术野无活动性出血点；②术中渗血较多者，必要时术后可应用止血药物；③凝血机制异常者，可于围手术期输注新鲜全血、凝血因子或凝血酶原复合物等。

处理：一旦确诊为术后出血，应迅速建立静脉通道，及时通知医师，完善术前准备，再次手术止血。

二、切口感染

切口感染指清洁切口和可能污染切口并发感染，发病率为 3%～4%。常发生于术后 3～4 天。患者主诉切口疼痛加重或减轻后又加重，伴体温升高、脉搏加速、血白细胞计数和中性粒细胞比例增高。切口有红、肿、热、痛或波动感等典型体征。

预防：①术前完善皮肤和肠道准备；②注意手术操作技术的精细，严格止血，避免切口渗血、血肿；③加强手术前、后处理，改善患者营养状况，增强抗感染能力；④保持切口敷料的清洁、干燥、无污染；⑤正确、合理应用抗生素；⑥医护人员在接触患者前、后，严格执行洗手制度，更换敷料时严格遵守无菌技术，防止医源性交叉感染。

处理：切口已出现早期感染症状时，采取有效措施加以控制，如勤换敷料、局部理疗、有效应用抗生素等；已形成脓肿者，及时切开引流，争取二期愈合。必要时可拆除部分缝线或置引流管引流脓液，并观察引流液的性状和量。

三、切口裂开

多见于腹部及邻近关节处。腹部切口裂开常发生于术后 1 周左右。在突然增加腹压，如起床、用力大小便、咳嗽、呕吐时，患者自觉切口剧痛和松开感。切口裂开分为完全性和部分性两种。前者为切口全层裂开，可有肠管和网膜脱出；后者为深层破裂而皮肤缝线完整，在线脚处可有淡血性液体溢出并渗透敷料。

对易发生此并发症，如年老体弱、营养不良、低蛋白血症者，预防措施有：①手术前加强营养支持；②手术时用减张缝线，术后延缓拆线时间；③在良好麻醉、腹壁松弛条件下缝合切口，避免强行缝合造成腹膜等组织撕裂；④切口外适当用腹带或胸带包扎；⑤避免用力咳嗽，咳嗽时提供伤口适当的支托并取平卧位，减轻因横膈突然大幅度下降所致的腹内压骤升；⑥及时处理引起腹内压增加的因素如腹胀、排便困难；⑦预防切口感染等。

处理：对切口完全裂开者，加强安慰和心理护理，使其保持镇静；禁食、胃肠减压；立即用无菌生理盐水纱布覆盖切口，并用腹带包扎；通知医师，护送患者入手术室重新缝合处理。若有内脏脱出，切勿在床旁还纳内脏，以免造成腹腔内感染。

四、肺不张

常发生在胸、腹部大手术后，多见于老年人、长期吸烟和患有急、慢性呼吸道感染者。表现为术后早期发热、呼吸和心率加快，继发感染时，体温升高明显，血白细胞和中性粒细胞计数增加。患侧的胸部叩诊呈浊音或实音，听诊有局限性湿啰音，呼吸音减弱、消失或呈管样呼吸音，常位于后肺底部。血气分析示氧分压下降和二氧化碳分压升高。胸部 X 线检查见典型肺不张征象。

预防：①术前锻炼深呼吸；②有吸烟嗜好者，术前 2 周停止吸烟，以减少气道内分泌物；③术前积极治疗原有的支气管炎或慢性肺部感染；④全麻手术拔管前吸净支气管内分泌物；术后取头侧位平卧，防止呕吐物和口腔分泌物的误吸；⑤鼓励患者深呼吸咳嗽、体位排痰或给予药物化痰，以利支气管内分泌物排出；⑥胸、腹带包扎松紧适宜，避免限制呼吸的固定或绑扎；⑦注意口腔卫生；⑧注意保暖，防止呼吸道感染。

处理：①协助患者翻身、拍背及体位排痰，以解除支气管阻塞，使不张的肺重新膨胀。②鼓励患者自行咳嗽排痰，对咳嗽无力或不敢用力咳嗽者，可在胸骨切迹上方用手指按压刺激气管，促使咳嗽；对因切口疼痛而不愿咳嗽者，可用双手按住季肋部或切口两侧，以限制腹部（或胸部）活动幅度，再于深吸气后用力咳痰，并作间断深呼吸；若痰液黏稠不易咳出，可使用蒸汽、超声雾化吸入或使用糜蛋白酶、沐舒坦等化痰药物，使痰液稀薄，利于咳出；痰量持续增多，可用橡皮管或支气管镜吸痰，必要时行气管切开。③保证摄入足够的水分。④全身或局部抗生素治疗。

五、尿路感染

常继发于尿潴留。尿路感染可分为上尿路和下尿路感染。前者主要为肾盂肾炎，后者为膀胱炎。急性肾盂肾炎以女性患者多见，主要表现为畏寒、发热、肾区疼痛，白细胞计数增高，中段尿镜检有大量白细胞和细菌，细菌培养可明确菌种，大多为革兰染色阴性的肠源性细菌。急性膀胱炎主要表现为尿频、尿急、尿痛、排尿困难，一般无全身症状；尿常规检查有较多红细胞和脓细胞。

预防：术后指导患者尽量自主排尿，预防和及时处理尿潴留是预防尿路感染的主要措施。

处理：①鼓励患者多饮水，保持尿量在 1500ml/d 以上；②根据细菌药敏试验结果，合理选用抗生素；③残余尿在 500ml 以上者，应留置导尿管，并严格遵守无菌技术，防止继发二重感染。

六、深静脉血栓形成

常发生于术后长期卧床、活动减少的老年人或肥胖者，以下肢深静脉血栓形成为多见。患者主诉小腿轻度疼痛和压痛或腹股沟区疼痛和压痛，体检示患肢凹陷性水肿，腓肠肌挤压试验或足背屈曲试验阳性。

预防：①鼓励患者术后早期离床活动；卧床期间进行肢体主动和被动运动，如每小时10次腿部自主伸、屈活动，或被动按摩腿部肌肉、屈腿和伸腿等，每天4次，每次10min，以促进静脉血回流，防止血栓形成。②高危患者，下肢用弹性绷带或穿弹性袜以促进血液回流。③避免久坐，坐时避免跷脚，卧床时膝下垫小枕，以免妨碍血液循环。④血液高凝状态者，可口服小剂量阿司匹林、复方丹参片或用小剂量肝素；也可用右旋糖酐40静脉滴注，以抑制血小板凝集。

处理：①抬高患肢、制动；②忌经患肢静脉输液；③严禁局部按摩，以防血栓脱落；④发病3天以内者，先尿激酶8万单位/次，溶于右旋糖酐40 500ml中溶栓治疗，继之抗凝治疗；发病3天以上者，先肝素静脉滴注，停用肝素后第2天起口服华法林，持续3～6月。抗凝、溶栓治疗期间均需加强出、凝血时间和凝血酶原时间的监测。

测评与训练

一、名词解释
1. 围术期　　2. 外科手术热　　3. 择期手术

二、选择题

A₁ 型题

1. 一般患者手术前禁饮的时间是（　　）

A. 1h　　B. 4h　　C. 8h　　D. 6h　　E. 10h

2. 胃肠道手术前的准备工作不包括（　　）

A. 术前12h禁食，4h禁饮

B. 手术前日晚8h灌肠

C. 直肠手术前晚和术晨行结肠灌肠

D. 直肠手术前2～3天口服肠道不吸收的抗生素

E. 急诊手术必须禁食12h以上，且需要清洁灌肠

3. 术后患者早期呕吐的常见原因是（　　）

A. 急性胃扩张　　　B. 麻醉反应　　　　　C. 水电解质紊乱

D. 急性肠梗阻　　　E. 胃肠蠕动受抑制

A₂ 型题

4. 女，48岁，未婚。左侧乳房出现无痛性肿块，边界不清，质地坚硬，直径为4cm，同侧腋窝2个淋巴结肿大，无粘连。诊断为乳癌，需要手术治疗。此患者术前备皮范围是（　　）

A. 胸部，同侧腋下及颈部   B. 胸部，同侧腋下

C. 胸部，同侧腋下及上臂   D. 胸部，上臂

E. 胸部，双侧腋下

5. 张女士，30 岁。阑尾切除术后第 4 日，体温 38.6℃，自诉伤口疼痛，偶尔咳嗽。查：切口红肿，有压痛。应首先考虑（   ）

A. 外科手术热   B. 感冒   C. 切口感染   D. 切口缝线反应   E. 肺炎

三、病例分析题

男性，24 岁，身高 170cm，体重 70kg，无既往病史、手术史、过敏史，吸烟 5 年。转移性右下腹痛 4h 入院，拟诊为急性阑尾炎穿孔并发腹膜炎。拟在蛛网膜下隙阻滞麻醉下行急诊手术。术后 1 天，查体：体温 38℃，脉搏 80 次/分，血压 110/85mmHg。主诉切口疼痛，有尿意，但不能自主排出。请问：

1. 急诊手术前护士应给患者做哪些准备？

2. 患者出现术后不适的原因是什么？

3. 针对患者术后情况，如何护理？

参考答案

一、名词解释

略。

二、选择题

A₁ 型题

1. D   2. B   3. A

A₂ 型题

4. C   5. C

三、病例分析题

1. 争取时间，在做好必要的急救和处理的同时，尽快进行必要的术前准备；应立即建立两条静脉通道；如患者有水、电解质代谢紊乱和酸碱平衡失调，遵医嘱立即输液，给予纠正。

2. 尿潴留。

3. ①稳定患者情绪，采用诱导排尿法，变换体位，下腹部热敷或听流水声等；②遵医嘱采用药物、针灸治疗；③上述措施无效时在无菌操作下导尿。

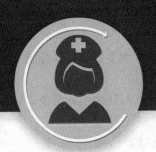

第八章
外科感染患者的护理

 学习目标 ▶▶

知识目标：

1. 掌握：外科感染的临床表现、处理原则；各种浅部软组织急性化脓性感染的临床表现、处理原则、护理措施；手部急性化脓性感染的护理措施；全身性外科感染临床表现、治疗原则及护理措施；破伤风的临床表现、治疗原则、预防措施及护理措施。

2. 熟悉：外科感染的病因；各种浅部软组织急性化脓性感染的类型及病因；手部急性化脓性感染类型及病因。

3. 了解：外科感染的分类；浅部软组织急性化脓性感染的病理；手部急性化脓性感染的病理；全身性外科感染的病因；破伤风的病理。

技能目标： 能应用所学知识和技能，为外科感染患者制定护理计划。

第一节 概述

感染（infection）是指细菌、病毒、真菌、寄生虫等病原体侵入人体所引起的局部组织和全身性炎症反应。外科感染（surgical infection）是指需要外科治疗的感染，包括创伤、烧伤、手术、器械检查或治疗后并发的感染。

外科感染的特点：①多数是由几种细菌引起的混合感染；②多数有明显的局部症状和体征；③一般集中在局部，发展后可导致化脓、坏死，愈合后可形成瘢痕组织而影响局部功能。

【分类】

1. 按致病菌种类和病变性质分类

（1）非特异性感染（nonspecific infection） 亦称化脓性感染或一般性感染，占外科感染的大多数。常见有疖、痈、丹毒、急性淋巴结炎、急性乳腺炎、急性阑尾炎、急性腹膜炎等。常见致病菌有金黄色葡萄球菌、溶血性链球菌、大肠杆菌、变形杆菌、铜绿假单胞菌等。可由单一病菌导致感染，也可由几种病菌共同致病形成混合感染。病变常先有急性炎症反应，继而可致局部化脓。

（2）特异性感染（specific infection）　是指由一些特殊的病菌、真菌等引起的感染，如结核、破伤风、气性坏疽、炭疽等。不同的病菌分别引起不同的病理变化及临床表现。

2. 按病变进程分类

（1）急性感染　病变以急性炎症为主，病程在 3 周以内的外科感染，大多数非特异性感染属于此类。

（2）慢性感染　病程超过 2 个月的外科感染，部分急性感染迁延日久可转为慢性感染。

（3）亚急性感染　病程介于急性与慢性感染之间的外科感染。

3. 按发生条件分类

（1）原发性感染　致病菌在损伤发生时立即侵入伤口引起的感染。

（2）继发性感染　损伤发生 24～48 小时后发生的感染。

（3）混合性感染　指两种或两种以上致病菌引起的感染。

（4）二重感染　大量使用抗生素后造成人体菌群失调引起的感染。

（5）机会性感染　指非致病性病原菌由于细菌数量和毒力增大及在人体抵抗力低下时发生的感染。

（6）医院内感染　在医院内因致病菌侵入人体引起的感染。

【病因及发病机制】

外科感染的发生与致病微生物的数量和毒力有关。

1. 病菌的致病因素

（1）病菌　病菌有黏附因子，能附着于人体细胞组织。许多病菌有荚膜或微荚膜，能抗拒吞噬细胞的作用而在组织内生存繁殖；或在吞噬后能抵御杀灭仍在细胞内繁殖，导致组织细胞损伤、病变。

（2）致病菌的作用　致病菌的作用与其胞外酶、外毒素、内毒素有关，常通称为病菌毒素。

① 多种病菌可释出蛋白酶、磷脂酶、胶原酶等胞外酶，侵蚀组织细胞；透明质酸酶可分解组织，使感染更容易扩散。

② 在菌体内产生后释出或在菌体崩解后生成的外毒素有很强的毒性作用。如溶血毒素可破坏血细胞、肠毒素可损害肠黏膜、破伤风毒素作用于神经而引起肌痉挛等。

③ 内毒素是革兰阴性菌细胞壁的脂多糖成分，可激活补体、凝血系统与释放细胞因子等，引起发热、代谢改变、休克、白细胞增多或减少等全身反应。

（3）病菌数量　侵入人体组织的病菌数量也是致病条件之一。在健康个体，伤口污染的细菌数如果超过 1×10^5 常引起感染，低于此数量则较少发生感染。

2. 人体的易感性因素

（1）局部原因

① 皮肤黏膜的病变或缺损，如开放性创伤、烧伤、胃肠穿孔、手术、穿刺等使屏障破坏，病菌易于入侵。

② 留置血管或体腔内的导管处理不当为病菌侵入开放了通道。

③ 管腔阻塞内容物淤积，使细菌繁殖侵袭组织，如乳腺导管阻塞、乳汁淤积后发生急性乳腺炎；阑尾腔内有粪石后可发生急性阑尾炎。

④ 局部组织缺血或血流障碍，使其降低或丧失组织防御和修复的能力，如压疮、下肢静脉曲张发生溃疡等，均可继发感染。

（2）全身性抗感染能力的降低

① 严重损伤、大面积烧伤或休克，糖尿病、尿毒症、肝硬化等慢性疾病。

② 严重的营养不良、贫血、低蛋白血症、白血病或白细胞过少等。

③ 长期使用肾上腺皮质激素、抗肿瘤的化学药物或放射治疗。

④ 先天性或获得性免疫缺陷而发生的感染。

（3）条件性感染　当人体局部或（和）全身的抗感染能力降低时，人体内常驻的条件致病菌成为致病菌而引起的感染为条件性或机会性感染。如毒性很弱的表皮葡萄球菌是人体的正常菌群之一，但在人体抵抗力降低时可引起泌尿系感染、心内手术后感染等。另一种条件性感染与病菌的耐药性相关，在使用广谱抗生素或联合使用抗菌药物治疗感染过程中，原来的致病菌被抑制，但耐药菌株，如金黄色葡萄球菌、铜绿假单胞菌或白色念珠菌等大量繁殖，致使病情加重，这种情况称为二重感染或菌群交替症。

【病理生理】

1. 感染后的炎症反应

致病菌侵入组织并繁殖，产生多种酶与毒素，可以激活凝血、补体、激酶系统以及血小板和巨噬细胞等，导致炎症介质的生成，引起血管扩张与通透性增加，白细胞和吞噬细胞进入感染部位发挥吞噬作用，单核-巨噬细胞通过释放促炎症细胞因子协助炎症及吞噬过程。炎症反应的作用是使入侵微生物局限化并最终被清除，同时局部出现红、肿、热、痛等炎症的特征性表现。部分炎症介质、细胞因子和病菌毒素等还可进入血流，引起全身性反应。

2. 感染的转归

感染的病程演变与结局取决于病原菌的毒性、机体的抵抗力、感染的部位以及治疗措施。

（1）炎症好转　经有效药物的治疗，吞噬细胞和免疫成分能较快地制止病原菌，清除组织细胞崩解产物与死菌，炎症消退，感染治愈。

（2）局部化脓　人体抵抗力占优势，感染局限化，组织细胞崩解物和渗液可形成脓性物质，积聚于创面或组织间，或形成脓肿。在有效的治疗下，炎症病变或小的脓肿可以吸收消退；比较大的脓肿破溃或经手术引流脓液后感染好转。局部肉芽组织生长，形成瘢痕而愈合。

（3）炎症扩展　病菌毒性大、数量多或（和）宿主抵抗力明显不足，感染迅速扩展，病菌可定植于血液出现菌血症；机体对于感染的过度反应还可引起全身炎症反应综合征，称为脓毒症，对宿主造成很大的损害。

（4）转为慢性炎症　病菌大部分被消灭，但尚有少量残存；组织炎症持续存在，中性粒细胞浸润减少而成纤维细胞和纤维细胞增加，变为慢性炎症。在人体抵抗力减低时，病菌可再次繁殖，感染可重新急性发作。

【临床表现】

1. 局部症状

急性感染一般有红、肿、热、痛和功能障碍的典型表现。体表与浅处的化脓性感染均有局部疼痛和触痛，皮肤肿胀、色红、温度增高，还可发现肿块或硬结；慢性感染也有局部肿胀或硬结肿块，但疼痛大多不明显；体表病变脓肿形成时，触诊可有波动感。如病变的位置深，则局部症状不明显。

2. 全身症状

随感染轻重等因素而表现不一。感染轻微可无全身症状，感染重时常有发热、呼吸心跳加快、头痛乏力、全身不适、食欲减退等表现。严重感染时可有尿少、神志不清、乳酸血症等器官灌注不足的表现，甚至出现休克和多器官功能障碍。

3. 器官与系统功能障碍

感染侵及某一器官时，该器官或系统可出现功能异常，例如泌尿系统感染时有尿频、尿急；肝脓肿时可有腹痛、黄疸；腹内脏器发生急性感染时常有恶心、呕吐等。

4. 特异性表现

特异性感染的患者可因致病菌不同而出现各自特殊的临床表现，如破伤风有肌肉强直性痉挛；气性坏疽和其他产气菌引起的蜂窝织炎可出现皮下捻发音；皮肤炭疽有发痒性黑色脓疱等。

【辅助检查】

1. 实验室检查

（1）血常规检查　白细胞计数、中性粒细胞比例增加，当白细胞计数大于 $12 \times 10^9/L$ 或小于 $4 \times 10^9/L$ 或发现未成熟的白细胞时，应警觉病情加重。

（2）生化检查　营养状态欠佳者需检查血清蛋白、肝功能等；疑有泌尿系感染者需检查尿常规、血肌酐、血尿素氮等；疑有免疫功能缺陷者需检查细胞和体液免疫系统，如淋巴细胞分类、NK 细胞和免疫球蛋白等。

（3）细菌培养　表浅感染灶可取脓液或病灶渗出液作涂片或细菌培养以鉴定致病菌。较深的感染灶，可经穿刺取得脓液。全身感染时，可取血、尿或痰作涂片、细菌培养和药物敏感试验，必要时重复培养。

2. 影像学检查

（1）B 超　用于探测肝、胆、胰、肾、阑尾、乳腺等的病变及胸腔、腹腔、关节腔内有无积液。

（2）X 线　适用于检测胸腹部或骨关节病变，如肺部感染、胸腹腔积液或积脓等。

（3）CT 和 MRI　有助于诊断实质性器官的病变，如肝脓肿等。

【处理原则】

原则是消除感染病因和毒性刺激物，增强患者的抗病能力。较轻或范围较小的浅部感染可选择外用药、热敷或手术等治疗；感染较重或范围较大者，在局部治疗的同时内服或注射各种药物。

1. 局部处理

（1）制动　患部制动、患肢抬高可减轻疼痛，有利于炎症局限和减轻肿胀。必要时，可用夹板固定。

（2）外用药物　有改善局部血液循环、散淤消肿，促使炎症局限化，以及加快肉芽组织生长的作用，多用于浅部感染者。如用消肿散、鱼石脂软膏、芙蓉膏等外敷或硫酸镁溶液湿敷。感染伤口创面需换药处理。

（3）物理疗法　局部热敷或湿热敷可改善血液循环，促进炎症吸收，增加抵抗力。较深的感染，可配合使用红外线、超短波等理疗。

（4）手术治疗　目的是切开引流后排脓减压，减轻局部和全身症状，并切除病变组织，阻止感染继续扩展。

2. 全身治疗

主要用于感染较重，特别是全身性感染的患者，包括支持疗法和应用抗菌药物等。

（1）支持疗法 目的是增强患者的抵抗力，提高治疗的有效性。

① 提供舒适、安静的环境，保证患者充分休息，必要时使用镇静药和止痛药。②给予高热量和易消化的饮食，补充各种维生素。③发热者及时降温；贫血、低蛋白血症、全身性消耗者，特别是患败血症时，应少量多次输入新鲜血；严重感染者建议输注丙种球蛋白或康复期血清肌内注射，以增加免疫力；对严重感染者，给予足量有效的抗生素，同时短时间内应用肾上腺皮质激素，以减轻中毒症状。

（2）抗生素治疗 对较轻或较局限的感染，可不用抗菌药物。对较重、范围较大或有扩散危险的感染，则需全身性用药，最佳方法是根据细菌培养和药物敏感试验结果选择药物。

（3）中西药治疗 一般可用清热解毒的蒲公英、野菊花、金银花等煎剂，或用银黄片、清热消炎片、解毒消炎丸等中成药进行治疗。

第二节 浅部软组织化脓性感染患者的护理

一、疖

疖（furuncle）是单个毛囊及其周围组织的急性化脓性感染。病菌以金黄色葡萄球菌为主，偶可由表皮葡萄球菌或其他病菌致病。常好发于颈项、头面、背部等毛囊与皮脂腺丰富的部位。

【病因和病理】

疖的发生与皮肤不洁、擦伤、局部摩擦、环境温度较高或机体抗感染能力降低有关。不同部位同时发生几处疖，或者在一段时间内反复发生疖，称为疖病，多发生于免疫力较低的小儿或糖尿病患者。

【临床表现】

1. 局部表现

早期局部出现红、肿、痛的小结节，逐渐肿大，呈锥形隆起。数日后，结节中央因组织坏死、变软，出现黄白色小脓栓，肿痛范围扩大。再过数日后，脓栓脱落、破溃排出脓液，炎症逐渐消退而愈合。有的疖无脓栓，自行破溃发生稍迟，应协助脓液排出。

2. 全身表现

疖一般无明显的全身症状。但若发生于血流丰富的部位或全身抵抗力减弱时，可引起周身不适、畏寒、发热、头痛和厌食等症状。面部尤其是"危险三角区"（鼻、上唇及其周围）的疖如被挤压，容易使感染沿内眦静脉和眼静脉进入颅内的海绵状静脉窦，引起化脓性海绵状静脉窦炎，出现眼部及其周围组织的进行性肿痛，可有头痛、寒战、高热甚至昏迷等表现。

【处理原则】

原则是早期促使炎症消退，减轻临床症状。

1. 早期促使炎症消退

红肿阶段可选用热敷、超短波、红外线等理疗措施，也可敷贴加油调成糊状的中药金黄散、玉露散或鱼石脂软膏。

2. 局部化脓时及早排脓

疖顶见脓点或有波动感时用石炭酸点涂脓点或用针头将脓栓剔出，或作切开引流，禁忌挤压。出脓后敷以呋喃西林、湿纱条或以化腐生肌的中药膏，直至病变消退。

3. 抗菌治疗

若有发热、头痛、全身不适等全身症状，面部疖或并发急性淋巴结炎、淋巴管炎时，可选用青霉素或复方磺胺甲噁唑（复方新诺明）等抗菌药物治疗，或用清热解毒中药方剂等。有糖尿病者应给予降糖药物或胰岛素相应治疗措施。

【护理措施】

主要是控制感染。

（1）保持疖周围皮肤清洁，避免挤压未成熟的疖，尤其是"危险三角区"的疖，防止扩散感染。对脓肿切开引流者，在严格无菌操作下，及时更换敷料。

（2）观察体温变化，注意患者有无寒战、高热、头痛、头晕、意识障碍等症状；注意有无白细胞计数升高、血细菌培养阳性等全身化脓性感染征象；发现异常及时报告医师并配合救治。

（3）遵医嘱及时合理应用抗菌药物，协助行细菌培养和药物敏感试验。

（4）注意休息，加强营养，鼓励进食高热量、高蛋白、丰富维生素饮食，提高机体抵抗力，高热患者给予物理和药物降温，鼓励患者多饮水。

二、痈

痈（carbuncle）指多个相邻毛囊及其周围组织的急性化脓性感染，也可由多个疖融合而成。中医称为"疽"。颈部痈俗称"对口疮"，背部痈称为"搭背"。

【病因和病理】

痈的发生与皮肤不洁、擦伤、机体抵抗力低下等有关。主要致病菌为金黄色葡萄球菌。多见于免疫力低下的老年人和糖尿病患者。常发生在皮肤较厚的颈部和背部。感染常从毛囊底部开始，沿阻力较小的皮下组织蔓延，再沿深筋膜向外周扩展，上传入毛囊群而形成多个脓头的痈。由于有多个毛囊同时发生感染，痈的急性炎症浸润范围大，病变可累及深层皮下结缔组织，使其表面皮肤血运障碍甚至坏死；自行破溃常较慢，全身反应较重。随着时间迁延，还可能有其他病菌进入病灶形成混合感染，甚至发展为脓毒症。

【临床表现】

1. 局部表现

初起为稍隆起的小片皮肤硬肿，色暗红，质地坚韧，界限不清，在中央部的表面有多个"脓头"，继而脓点增大、增多，中央部逐渐坏死、溶解、塌陷，出现"火山口"样改变。数日后周围形成浸润性水肿，伴局部淋巴结肿大、压痛。

2. 全身表现

患者多有明显的全身感染中毒症状，如畏寒、乏力、发热、食欲减退等。痈不仅局部病变比疖重，且易并发全身性化脓性感染。唇痈易引起颅内的海绵状静脉窦炎，危险性更大。

【处理原则】

1. 局部治疗

初期治疗同疖。已有破溃者，可用外敷药膏。如红肿范围大、中央部坏死组织或全身症状严重者应手术治疗，及时切开引流，清除坏死组织，伤口内填塞碘仿纱布止血，并每日更换敷料，促进肉芽生长。较大创面者需进行植皮术。

2. 全身治疗

卧床休息、加强营养，全身性应用抗生素如青霉素、红霉素、氨苄西林、头孢菌素类抗生素等，必要时用镇痛剂。有糖尿病者应积极治疗。

【护理措施】

抬高感染的肢体并制动，以免加重疼痛。疼痛严重者遵医嘱给予止痛剂。

三、急性蜂窝织炎

急性蜂窝织炎（acute cellulitis）是指皮下、筋膜下、肌间隙或深部疏松结缔组织的急性弥漫性化脓性感染。

【病因和病理】

急性蜂窝织炎常因皮肤或软组织损伤引起，也可由局部化脓性感染灶直接扩散，或经淋巴、血液传播而形成。致病菌多为溶血性链球菌、金黄色葡萄球菌以及大肠杆菌或其他型链球菌等。由于受侵组织质地较疏松，病菌释放毒性强的溶血素、链激酶、透明质酸酶等，可使病变扩展较快。病变附近淋巴结常受侵及，可有明显的毒血症。

【临床表现】

由于病菌的种类与毒性、患者的状况、感染原因和部位的不同，临床上可有以下几种不同类型。

1. 一般性皮下蜂窝织炎

致病菌以溶血性链球菌、金黄色葡萄球菌为多，患者可先有皮肤损伤，或手、足等处的化脓性感染。继之患处肿胀疼痛，表皮发红，指压后可稍褪色，红肿边缘界限不清楚。邻近病变部位的淋巴结常有肿痛。病变加重时，皮肤部分变成褐色，可起水疱，或破溃出脓。患者常有畏寒、发热和全身不适；严重时患者体温增高明显或过低，甚至有意识改变等表现。

2. 产气性皮下蜂窝织炎

致病菌以厌氧菌为主，如肠球菌、兼性大肠杆菌、变形杆菌、拟杆菌或产气荚膜梭菌。下腹与会阴部比较多见，常在皮肤受损伤且污染较重的情况下发生。产气性皮下蜂窝织炎病变主要局限于皮下结缔组织，不侵及肌层。初期表现类似一般性蜂窝织炎，但病变进展快且可触感皮下捻发音，破溃后可有臭味，全身状态较快恶化。

3. 新生儿皮下坏疽

新生儿皮肤柔嫩、抵抗力弱，护理疏忽导致皮肤擦伤、沾污，病菌可侵入皮下组织致病。病变多发生在背、臀部等经常受压处。初起时皮肤发红，触之稍硬。病变范围扩大时，中心部分变暗变软，皮肤与皮下组织分离，触诊时皮肤有浮动感，脓液多时也可出现有波动。皮肤坏死时肤色呈灰褐色或黑色，并可破溃。患儿发热、拒绝进乳、哭闹不安或昏睡，全身情况不良。

4. 颌下急性蜂窝织炎

小儿多见，感染起源于口腔或面部。口腔起病者，因炎症迅速波及咽喉，局部肿胀而阻碍通气，病情甚为危急。患儿有高热、呼吸急迫、吞咽困难、不能正常进食；颌下肿胀明显，表皮仅有轻度红热，检查口底可见肿胀。蜂窝织炎起源于面部者，局部有红肿热痛，全身反应较重；感染常向下方蔓延，累及颈阔肌内结缔组织后，也可妨碍吞咽和通气。

【处理原则】

1. 局部治疗

休息制动，患部抬高，局部热敷、中药外敷或理疗。早期一般性蜂窝织炎，可以50%硫酸镁湿敷，或敷贴金黄散、鱼石脂软膏等，若形成脓肿应切开引流；口底及颌下急性蜂窝织炎应及早切开减压，以防喉头水肿、压迫气管；其他各型皮下蜂窝织炎，为缓解皮下炎症扩展和皮肤坏死，也可在病变处作多个小的切口，以浸有药液的湿纱条引流。对产气性皮下蜂窝织炎，伤口应以3%过氧化氢液冲洗、湿敷处理，并采取隔离治疗措施。

2. 全身治疗

适当加强营养，必要时给予止痛、退热药物。及时应用有效抗生素，一般选用青霉素，合并厌氧菌感染时加用甲硝唑。

【护理措施】

（1）预防窒息　特殊部位，如口底、颌下、颈部等的蜂窝织炎可能影响患者呼吸，应注意患者有无呼吸费力、呼吸困难、窒息等症状，及时发现、及时处理，警惕突发喉痉挛，做好气管插管等急救准备。

（2）健康教育　重视皮肤日常清洁卫生，防止损伤；受伤后及早医治。

四、急性淋巴管炎和淋巴结炎

急性淋巴结炎（acute lymphadenitis）是指致病菌由破损的皮肤或其他感染病灶经淋巴管侵犯淋巴结，并引起局部淋巴结及其周围组织的急性化脓性感染。

【病因和病理】

致病菌常为乙型溶血性链球菌、金黄色葡萄球菌等，可能来源于口咽炎症、足癣、皮肤损伤以及各种皮肤、皮下化脓性感染。浅部急性淋巴管炎在皮下结缔组织层内，沿集合淋巴管蔓延。浅部的急性淋巴结炎好发部位多在颈部、腋窝和腹股沟，或是肘内侧或腘窝。

【临床表现】

1. 急性淋巴管炎

急性淋巴管炎分为网状淋巴管炎（丹毒）与管状淋巴管炎。管状淋巴管炎多见于四肢，下肢更常见。淋巴管炎使管内淋巴回流受阻，同时淋巴管周围组织有炎症变化。皮下浅层急性淋巴管炎在表皮下可见红色线条，中医称"红丝疗"。病变部位有触痛，扩展时红线向近心端延伸。皮下深层的淋巴管炎不出现红线，但有条形触痛区。两种淋巴管炎都可以引起全身性反应，如发热、畏寒、头痛、食欲减退和全身不适等症状，病情取决于病菌的毒性和感染程度，常与原发感染有密切关系。

2. 急性淋巴结炎

急性淋巴结炎发病时先有局部淋巴结肿大、有疼痛和触痛，叩诊时肿大淋巴结可与周围软组织相分辨，表面皮肤正常。轻者常能自愈，炎症加重时肿大淋巴结可扩展形成肿块，疼痛加重，表面皮肤可发红发热，并可出现发热、白细胞增加等全身反应。淋巴结炎可发展为脓肿，少数可破溃出脓。

【处理原则】

急性淋巴管炎应着重治疗原发感染。发现皮肤有红线条时，可用呋喃西林等湿热敷；如果红线条向近侧延长较快，可在皮肤消毒后用较粗的针头，在红线的几个点垂直刺入皮下，再以抗菌药液湿敷。

急性淋巴结炎未形成脓肿时，如有原发感染如疖、痈、急性蜂窝织炎、丹毒等，应治疗原发感染灶，淋巴结炎暂不作局部处理。若已形成脓肿，除应用抗菌药物外，还需切开引流。先试行穿刺吸脓，然后在局部麻醉下切开引流，注意防止损伤邻近的血管。如果忽视原发病的治疗，急性淋巴结炎常可转变为淋巴结的慢性炎症。

【护理评估】

1. 健康史

评估皮肤是否清洁，局部皮肤或黏膜完整性有无破坏；评估生活、工作环境以及患者健康状况。了解患者有无金黄色葡萄球菌和溶血性链球菌感染史；有无营养不良、酗酒、丙种球蛋白缺陷及肾性水肿等促发因素。

2. 身体状况评估

局部常表现为红、肿、热、痛和功能障碍，脓肿形成后可有波动感或深压痛。感染较重或反应强烈者，可出现全身感染中毒症状，如发热、食欲减退、乏力、消瘦、贫血及感染性休克等。

3. 辅助检查

（1）血常规　白细胞计数升高，同时常伴有中性粒细胞增多，红细胞沉降率增快。

（2）细菌培养　取脓液做细菌培养及药物敏感试验可明确致病菌种类。

（3）其他　检查患者是否合并有其他导致机体抵抗力下降的疾病，如糖尿病。影像学检查有助于了解深部组织感染情况，为穿刺引流和手术做准备。

【护理诊断】

（1）疼痛　与感染有关。

（2）体温过高　与感染有关。

（3）营养不良　低于机体需要量　与消耗增加有关。

（4）潜在并发症　颅内感染、全身化脓性感染、呼吸困难、血栓性静脉炎、坠积性肺炎、感染性休克等。

（5）自我形象紊乱　与局部感染引起皮肤黏膜改变有关。

第三节　手部急性化脓性感染患者的护理

甲沟炎（paronychia）、脓性指头炎（felon）、手掌侧化脓性腱鞘炎（suppurative tenosynovitis）、滑囊炎（bursitis）和掌深间隙感染，均为临床上常见的手部急性化脓性感染。

手动作灵活、感觉敏锐，有其独特精细的解剖结构。手部感染的病变和临床表现，与其解剖生理密切相关。手有以下特点：

（1）掌面皮肤比手背皮肤的表皮层厚且角化明显，故掌面的皮下感染化脓后可穿透真皮在表皮角化层下形成"哑铃状脓肿"，治疗时仅切开表皮难以达到充分引流。手部淋巴回流均经手背淋巴管输送，手掌部感染时手背可能更显肿胀。

（2）手的掌面真皮与深层末节指骨骨膜、中、近指节处腱鞘以及掌深筋膜之间，有垂直的纤维条索连接，将皮下组织分隔成若干相对封闭的腔隙，发生感染时不易向周围扩散，因组织内压力较高而致剧烈疼痛，出现明显全身症状。在局部化脓前，感染就可侵及深层组

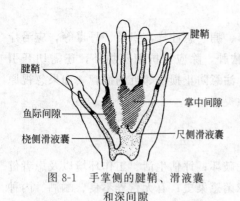

图 8-1　手掌侧的腱鞘、滑液囊
和深间隙

织,如末节指骨、屈指肌腱鞘以及掌部的滑液囊与掌深间隙,引起骨髓炎、腱鞘炎、滑囊炎及掌深间隙感染。

(3) 手掌面的腱鞘、滑液囊、掌深间隙等解剖结构 (图 8-1) 之间,以及与前臂肌间隙之间有关联,掌面感染可以按一定的规律向深部、向近侧蔓延。

【病因】

手部感染大多数由外伤引起,如针刺、擦伤、小切割伤、剪指甲过深、逆剥新皮倒刺等,也可发展为严重感染。主要致病菌为金黄色葡萄球菌。

【病理生理】

甲沟炎是甲沟或其周围组织的感染。由于指甲阻碍脓性物排出,甲沟炎感染可向深层蔓延形成指头炎;指尖或指末节皮肤受伤后也可发生指头炎。拇指和小指的腱鞘炎,可能分别蔓延到桡侧和尺侧的滑液囊,因两侧的滑液囊在腕部相通,感染可互相传播。其他三指的腱鞘不与滑液囊相通,腱鞘感染时不侵犯滑液囊。示指损伤或示指腱鞘炎的脓液穿破后,可致鱼际间隙感染;中指和无名指的腱鞘炎加重时,可致掌深间隙感染。滑囊炎或深间隙感染也可能在掌部受伤后直接发生。感染引起的肌腱与腱鞘的缩窄或是瘢痕形成,将严重影响手的功能。

【临床表现】

1. 甲沟炎

初期表现为指甲一侧皮肤组织红肿、疼痛,一般无全身症状;有的可自行或经过治疗后消退;有的迅速化脓形成脓肿,红肿区有波动感,出现白点脓点,但不易破溃流脓。炎症可由一侧甲沟蔓延至甲根部的皮下及对侧甲沟,形成半环形脓肿。若未及时切开减压引流,感染向甲下蔓延而形成指甲下脓肿或指头炎。若处理不及时,可发展为慢性甲沟炎或慢性指骨骨髓炎。

2. 脓性指头炎

发病初期,指头轻度肿胀、发红、针刺样痛。继之指头肿胀加重、剧烈跳痛,肢体下垂时更为明显;多伴寒战、发热、全身不适、白细胞计数增加等。若感染进一步加重,组织缺血坏死,神经末梢因受压和营养障碍而麻痹,指头疼痛反而减轻,皮色由红转白。若治疗不及时,常可引起骨缺血性坏死,形成慢性骨髓炎,伤口经久不愈。

3. 化脓性腱鞘炎

患指疼痛、肿胀。以中、近指节为明显,皮肤明显紧张,指关节仅能轻微弯曲,勉强伸直或触及肌腱处可加剧疼痛。若治疗不及时,感染可向掌侧深部蔓延,且可能导致肌腱坏死而失去手指功能。

4. 化脓性滑囊炎

桡侧滑囊炎常伴有拇指腱鞘炎,表现为拇指肿胀微屈、不能伸直和外展,拇指中节和大鱼际有压痛。尺侧滑囊炎多伴小指腱鞘炎,表现为小指肿胀、小指及无名指呈半屈状,小指和小鱼际处有压痛。感染加重时,肿胀向腕部扩展。

5. 掌深间隙感染

(1) 掌中间隙感染　手掌心正常凹陷消失,呈肿胀、隆起,皮肤紧张、发白;压痛明显，掌背和指蹼肿胀更明显；中指、无名指和小指呈半屈位，被动伸直可引起剧痛。

（2）鱼际间隙感染　大鱼际和"虎口"（拇指与示指间指蹼）明显肿胀、疼痛和压痛，但掌心凹陷仍存在；示指与拇指微屈、活动受限，拇指不能对掌；被动伸直时引起剧痛。

化脓性腱鞘炎、滑囊炎和掌深间隙感染均能引起病变组织内压力升高；伴有全身症状，如寒战、发热、全身不适、脉搏变快、血白细胞计数和中性粒细胞比例增高等，亦可继发肘内或腋窝淋巴结肿痛。

【处理原则】

1.甲沟炎

脓肿未形成时，局部可选用鱼石脂软膏、金黄散糊等敷贴或超短波、红外线等理疗，并口服头孢拉定等抗菌药物。已成脓时应行手术，沿甲沟旁纵行切开引流。甲根处的脓肿，需要分离拔除一部分指甲甚至全片指甲，手术时需注意避免甲床损伤，以利指甲再生。采用指神经阻滞麻醉，不可在病变邻近处行浸润麻醉，以免感染扩散。

2.脓性指头炎

初发时，应悬吊前臂平置患手，避免下垂以减轻疼痛。给予青霉素等抗菌药物，以金黄散糊剂敷贴患指。若患指剧烈疼痛、肿胀明显、伴有全身症状，应当及时切开引流，以免感染侵入指骨。通常采用指神经阻滞麻醉，选用末节指侧面作纵切口，切口远侧不超过甲沟的1/2、近侧不超过指节横纹，将皮下纤维索分离切断，剪去突出的脂肪使脓液引流通畅；脓腔较大则宜作对口引流，切口内放置橡皮片引流，有死骨片应当除去；切口不应做成鱼口形，以免术后瘢痕形成影响手指感觉。

3.化脓性腱鞘炎

早期使用抗菌药，如青霉素、复方磺胺甲噁唑等。休息、平置或抬高患侧前臂和手以减轻疼痛。发病初期可用红外线、超短波理疗。如经治疗仍无好转且局部肿痛明显时，需切开引流减压，可在肿胀腱鞘的远端与近端各作一纵形小切口，分别插入一根细塑料管作对口引流，切口应当避开手指、掌的横纹。术后将手抬高并固定在功能位置，从一根细塑料管持续滴注加有利多卡因的抗生素溶液，另一根作持续引流，伤口覆以湿敷料。脓性腱鞘炎也可切开引流，切口选在中、近两指节侧面，纵行打开整个腱鞘。分离皮下时认清腱鞘，避免伤及神经和血管。切口内置入乳胶片引流。不能在手指掌面正中作切口，以免损及肌腱，且以后所发生的粘连或皮肤瘢痕挛缩可影响患指伸直。

4.化脓性滑囊炎

桡侧滑液囊感染时在拇指中节侧面以及大鱼际掌面各作约1cm的切口，尺侧滑囊炎在小指侧面和小鱼际掌面各作两个小切口，排出脓液后，用两根细塑料管分别插入腱鞘与滑囊，术后的引流与灌洗方法同前所述。患者痛苦小，疗效比较满意。

5.掌深间隙感染

掌深间隙感染可用大剂量抗生素静脉滴注。局部早期处理同化脓性腱鞘炎，如无好转应及时切开引流。掌中间隙感染时纵行切开中指与无名指间的指蹼掌面，切口不应超过手掌远侧横纹，以免损伤掌浅动脉弓。亦可在无名指相对位置的掌远侧横纹处作一小横切口，进入掌中间隙。

鱼际间隙感染引流的切口可直接作在大鱼际最肿胀和波动最明显处，皮肤切开后，使用钝头血管钳轻柔分离，避免损伤神经、血管、肌腱。亦可在拇指、示指间指蹼处作切口，或在第二掌骨桡侧作纵切口。手掌部脓肿常表现为手背肿胀，切开引流应当在掌面进行，不可在手背部切开。

【护理评估】

（1）健康史　了解患者的年龄、营养状况，了解患者的卫生习惯、职业和工作环境。有无手部受伤史；有无糖尿病病史，用药情况及有无药物过敏史。

（2）身体状况评估　了解患者手部受伤的部位及炎症表现，了解肿胀的部位和程度，注意观察手部疼痛的位置、变化特点以及与手部活动的关系。了解患者有无头痛、头晕、乏力等全身感染症状。

（3）辅助检查　了解有无白细胞计数和中性粒细胞比例增高。血液或脓液细菌培养有无细菌生长。必要时行 X 线、CT 检查，了解病变的具体部位、范围和程度。

（4）心理-社会状况评估　应密切观察患者的情绪反应，及时发现心理问题，并予以处理。

【护理诊断】

（1）疼痛　与手部化脓性感染和肿胀有关。

（2）生活（卫生、如厕、进食）自理缺陷　与手部的感染、疼痛、肿胀及切开引流等因素有关。

（3）潜在并发症　骨髓炎、骨缺血坏死。

【护理措施】

1. 维持正常体温

（1）严密监测体温脉搏变化，高热时给予物理和药物降温。

（2）协助治疗，局部给予热敷理疗，外敷中西药等，促进炎症消退；行脓肿切开者保持脓腔引流通畅。必要时给予抗菌药物。

（3）保证休息和睡眠，多饮水，摄入高热量、高蛋白、含丰富维生素的饮食，提高患者抗感染的能力。

（4）遵医嘱及时合理使用抗菌药物。

2. 缓解疼痛

（1）制动并抬高患肢，有利于改善局部血液循环，促进静脉和淋巴回流，减轻炎症引起的充血、水肿，并能缓解疼痛。

（2）创面换药时，操作轻柔、仔细，尽量使患者放松。必要时换药前适当应用止痛剂；对敷料贴于创面者，可用无菌生理盐水浸泡患肢敷料后换药，以减轻疼痛。

（3）指导患者以自我缓解疼痛的方法分散其注意力为主，如听音乐、看书等。

（4）按医嘱及时、准确使用镇静止痛剂，保证患者的休息和睡眠。

3. 病情观察

（1）观察患者手的局部症状，观察有无局部肿胀、疼痛和肤色改变；注意有无感染扩散的征象。

（2）脓肿切开者，应观察伤口引流情况，引流物的性状、色及量等，敷料湿透时要及时更换。

4. 健康教育

（1）日常保持手部清洁，对于手部的任何微小损伤，应及时正确处理，以防止发生感染。

（2）手部的轻度感染应及早就诊，以免延误诊治。

（3）手部感染愈合后，指导患者活动患处附近关节，以利于早期恢复手部功能。

第四节 全身性外科感染患者的护理

全身性感染（systematic infection）是指致病菌侵入人体血液循环，并在体内生长繁殖或产生毒素而引起的严重的全身性感染或中毒症状，通常指脓毒症（sepsis）和菌血症（bacteremia）。脓毒症是指感染引起的全身炎症反应，如体温、循环、呼吸等有明显改变的外科感染的统称；菌血症是脓毒症的一种，指血培养检出致病菌者。

【病因与发病机制】

导致全身性外科感染的原因是致病菌数量多、毒力强和（或）机体抗感染能力低下。它常继发于严重创伤后的感染和各种化脓性感染，如大面积烧伤创面感染、开放性骨折合并感染、急性弥漫性腹膜炎、急性梗阻性化脓性胆管炎等。常见致病菌包括：①革兰染色阴性杆菌 最为常见，主要有大肠杆菌、拟杆菌、铜绿假单胞菌、变形杆菌等；②革兰染色阳性球菌 最常见的为金黄色葡萄球菌，其次为表皮葡萄球菌和肠球菌；③无芽孢厌氧菌；④真菌 多见白色念珠菌、曲霉菌等，属于条件致病菌。

【病理生理】

大量细菌繁殖并裂解、游离、释放毒素，毒素除自身具有的毒性外，还能刺激机体产生多种炎性介质，包括肿瘤坏死因子、白介素-1、白介素-6、白介素-8、氧自由基等；这些炎症介质适量时可起到防御作用，过量则可引起组织损害。若感染未得到及时控制，可因炎症介质的产生失控而致全身炎症反应综合征，以致脏器受损和功能障碍，严重者可致感染性休克和多器官功能障碍综合征。

【临床表现】

1. 共同的表现

（1）起病急，病情重，发展迅速。

（2）高热，体温可达 40～41℃。

（3）全身症状明显：头痛、头晕、恶心、呕吐、腹胀、面色苍白或潮红、出冷汗；神志淡漠或烦躁、谵妄和昏迷；心率加快、脉搏细速，呼吸急促或困难；肝、脾可大，严重者出现黄疸或皮下出血、瘀斑等。

（4）严重者出现感染性休克、多器官功能障碍或衰竭及代谢紊乱或不同程度的代谢性酸中毒等。

2. 不同病原菌引起脓毒症的特点

（1）革兰阳性细菌引起的脓毒症 可有或无寒战，发热呈稽留热或弛张热；患者面色潮红，四肢温暖，常有皮疹、腹泻、呕吐，有转移性脓肿，易发生心肌炎。休克发生时间晚，血压下降慢，患者多有谵妄和昏迷。

（2）革兰阴性细菌引起的脓毒症 突起寒战，发热呈间歇热，严重时体温不升或低于正常。有时白细胞计数增加不明显甚至减少。休克发生早、持续时间长，四肢厥冷，发绀，少尿或无尿。多无转移性脓肿。

（3）真菌性脓毒症 突然寒战高热，体温 39.5～40℃。一般情况迅速恶化，神志淡漠、嗜睡、血压下降、休克。少数患者有消化道出血。多数患者外周有"类白血病样反应"，白

细胞计数大于 $25 \times 10^9/L$，并出现晚幼粒细胞、中幼粒细胞。

【处理原则】

全身性感染应用综合性治疗，关键是处理原发感染灶。

1. 原发感染灶的处理

首要的是明确感染的原发灶，作及时、彻底的处理，包括清除坏死组织和异物、消灭死腔、脓肿引流等，还要解除相关的病因，如血流障碍、梗阻等因素。如一时找不到原发灶，应进行全面检查，特别应注意一些潜在的感染源和感染途径，并予以解决。如静脉导管感染时，拔除导管应属首要措施。危重患者疑为肠源性感染时，应及时纠正休克，尽快恢复肠黏膜的血流灌注；通过早期肠道营养促使肠黏膜尽快修复；口服肠道生态制剂以维护肠道正常菌群等。

2. 抗菌药物的应用

重症感染不能等待培养结果，可先根据原发感染灶的性质、部位与当地细菌微生态情况，选用覆盖面广的抗生素，再根据细菌培养及抗生素敏感试验结果，调整使用抗菌药物。对真菌性脓毒症，应尽量停用广谱抗生素，或改用必需的窄谱抗生素，并全身应用抗真菌药物。

3. 支持疗法

补充血容量、输注新鲜血、纠正低蛋白血症等。

4. 对症治疗

如控制高热、纠正电解质紊乱和维持酸碱平衡等。

【护理评估】

（1）健康史　感染的发生情况，患者是否有严重创伤、局部感染及化脓性感染；感染发生的时间、经过、病情进展及发病后的治疗情况等；患者有无静脉内留置导管；患者有无免疫缺陷、营养不良、糖尿病等全身性疾病；有无长期应用广谱抗生素、免疫抑制剂、皮质激素或抗癌药物等病史等。

（2）身体状况评估　局部原发感染灶的部位、炎症的范围、分泌物或脓液的性状；有无皮肤瘀点、瘀斑等。生命体征变化，有无寒战、高热等全身中毒反应以及代谢性酸中毒、感染性休克和多器官功能障碍等征象。

（3）辅助检查

① 血常规　白细胞计数显著增高，一般在（20～30）$\times 10^9/L$ 或以上，核左移，出现中毒颗粒。少数革兰阴性杆菌感染及机体免疫功能减退者，白细胞总数可正常或稍减低。

② 尿常规　可见尿蛋白、红细胞、管型或酮体。

③ 细菌培养和药物敏感试验　对可疑者做血培养，同时做药物敏感试验，必要时做厌氧菌培养和真菌培养。在寒战、发热时采血送检有助于提高阳性率。

（4）心理-社会状况评估　由于起病急、发展快，患者和家属常有焦虑、恐惧等心理反应；了解情绪变化的原因，评估患者和家属对疾病和拟采取治疗方案的认识以及对防治感染知识的了解程度等，为心理护理计划的制订提供依据。

【护理诊断】

（1）体温过高　与致病菌感染有关。

（2）潜在并发症　感染性休克、水电解质代谢紊乱。

（3）焦虑　与发病突然、病情严重有关。

【护理措施】

1. 控制感染，维持正常体温

（1）观察体温、脉搏变化及原发感染灶的处理效果。寒战、高热发作时，正确采集血标本做细菌和真菌培养。

（2）遵医嘱及时有效应用抗菌药物，观察药物疗效及不良反应。

（3）高热患者给予物理和药物降温，及时补充液体和电解质。

（4）加强静脉留置导管的护理：严格无菌操作，每日常规消毒静脉留置导管入口部位，及时更换敷料，以免并发导管性感染。

2. 营养支持

给予高热量、高维生素、高蛋白、易消化的饮食，鼓励患者多饮水。

3. 并发症的观察和防治

（1）感染性休克　密切观察病情，若发生意识障碍、体温过低、心率加快、血压下降、呼吸急促、面色苍白或发绀、尿量减少、白细胞计数明显增多等感染、休克的表现，及时报告医生，配合抢救。

（2）水、电解质代谢紊乱　注意观察患者有无皮肤弹性降低、尿量减少或血细胞比容增高等缺水的表现，定时监测水、电解质的变化，发现异常及时报告医师。

4. 健康教育

注意劳动保护，避免损伤。有感染病灶存在时及时就医，防止感染进一步发展。

第五节　破伤风患者的护理

破伤风（tetanus）是由于破伤风杆菌侵入伤口内繁殖并产生毒素而引起的急性特异性感染，主要表现为局部或全身骨骼肌的持续性收缩或阵发性痉挛。常发生于各种创伤后，亦可发生于不洁条件下分娩的产妇和新生儿。

【病因与发病机制】

破伤风杆菌为革兰阳性厌氧芽孢杆菌，广泛存在于泥土、粪便及铁锈之中，对环境有很强的抵抗力。因此，任何开放性损伤如切割、火器、烧伤等，均可成为破伤风杆菌侵入人体的机会。

破伤风杆菌侵入人体局部后并不一定发病，若伤口较深、组织坏死、局部缺血缺氧，即可形成适合破伤风杆菌生长繁殖的厌氧环境。破伤风杆菌只在伤口的局部生长繁殖，但其产生的毒素释放后可被吸收入血，引起临床症状，因此，破伤风是一种毒血症。破伤风杆菌产生的毒素有内毒素和外毒素，其中外毒素包括痉挛毒素和溶血毒素。痉挛毒素与联络神经细胞的突触相结合，抑制突触释放抑制性传递介质。运动神经元因失去中枢抑制而兴奋性增强，致使随意肌紧张与痉挛。痉挛毒素还可阻断脊髓对交感神经的抑制，致使交感神经过度兴奋，引起血压升高、心率增快、体温升高、大汗等。

知识链接 ▶▶

破伤风杆菌的生物学特性

破伤风杆菌为革兰染色阳性的厌氧菌，芽孢呈圆形，比菌体粗，位于菌体顶端。最适宜的生长温度为 37℃。菌体易灭活，但其芽孢在 100℃时需 1h、120℃高压蒸汽需 10min 才能致死，5％苯酚 10~15h 方能杀死，在 2％过氧化氢中可生存 24h，阳光照射下可生存 18 天以上，在干燥的土壤和尘埃中可存活数十年。

【临床表现】

1. 潜伏期

一般有潜伏期，通常是 7~8 天，个别患者可在伤后 1~2 天就发病。潜伏期越短者，预后越差。还有在伤后数月或数年因清除病灶或异物而发病的。新生儿破伤风一般在生后 7 天发病，故又称为"七日风"。

2. 前驱症状

全身乏力、头晕、头痛、失眠、多汗、烦躁不安、咀嚼无力、局部肌肉发紧、酸痛，感到舌和颈部发硬及反射亢进等。一般持续 12~24h。

3. 典型症状

在肌紧张性收缩（肌强直、发硬）的基础上，阵发性强烈痉挛。通常最先受影响的肌群是咀嚼肌，随后顺序为面部表情肌以及颈、背、腹、四肢肌，最后为膈肌。表现为：张口困难（牙关紧闭）、蹙眉、口角下缩、咧嘴"苦笑"、颈部强直、头后仰；当背、腹肌同时收缩，因背部肌群较为有力，躯干因而扭曲成弓，结合颈、四肢的屈膝、弯肘、半握拳等痉挛姿态，形成"角弓反张"或"侧弓反张"；膈肌受影响后，发作时面唇青紫，通气困难，可出现呼吸暂停。上述发作可因轻微的刺激，如光、声、接触、饮水等而诱发。间歇期长短不一，发作频繁者常示病情严重。发作时神志清楚，表情痛苦，每次发作时间由数秒至数分钟不等。强烈的肌痉挛可使肌断裂，甚至发生骨折。膀胱括约肌痉挛可引起尿潴留。持续的呼吸肌和膈肌痉挛可造成呼吸骤停。患者死亡原因多为窒息、心力衰竭或肺部并发症。

4. 其他症状

少数患者可仅表现为受伤部位肌持续性强直，可持续数周或数月，预后较好。新生儿患此病时，因肌肉纤弱而症状不典型，表现为不能啼哭和吸乳，活动少，呼吸弱或困难。

病程一般为 3~4 周，如积极治疗、不发生特殊并发症者，发作的程度可逐步减轻，缓解期平均为 1 周。但肌紧张与反射亢进可继续一段时间；恢复期间还可出现一些精神症状，如幻觉、言语、行动错乱等，但多能自行恢复。

【处理原则】

处理原则包括清除毒素来源，中和游离毒素，控制和解除痉挛，保持呼吸道通畅和防治并发症等。

1. 清除毒素来源

在良好麻醉、控制痉挛的基础上，进行彻底的清创术。清除坏死组织和异物后，敞开伤口、充分引流，局部可用 3％过氧化氢溶液冲洗。对已愈合的伤口，应仔细检查痂下有无窦道或死腔。

2. 中和游离毒素

破伤风抗毒素（TAT）和人体破伤风免疫球蛋白可中和血中的游离毒素，但不能中和与神经组织结合的毒素，故应尽早使用。

（1）破伤风抗毒素　为血清制品，用前先做皮肤过敏试验，试验结果为阳性者，则应小剂量分 4~5 次进行脱敏注射。在用过破伤风抗毒素超过 1 周者，如需再次使用，必须重做过敏试验。通常在上臂三角肌附着处行皮下注射。预防用量1次皮下或肌内注射1500～3000单位，治疗用量为1次肌内或静脉注射5万～20万单位。新生儿破伤风，24h内分次肌内或静脉注射2万～10万单位。儿童与成人用量相同。

（2）人体破伤风免疫球蛋白　无需做过敏试验，行深部肌内注射，一般只需注射1次。完全可以代替破伤风抗毒素，剂量为3000～6000U。

3. 控制和解除痉挛

控制和解除痉挛是治疗的关键措施。根据病情可交替使用镇静药及解痉药物，以减少患者的痉挛和痛苦。

（1）病情较轻者　用地西泮5mg口服或10mg静脉注射，3～4次/日，也可用巴比妥钠0.1～0.2g肌内注射，或10%水合氯醛20～40ml口服或保留灌肠，每日3次。

（2）病情较重者　可用冬眠Ⅰ号合剂缓慢静脉滴注，但低血容量时忌用。

（3）抽搐严重者　可用硫喷妥钠0.1～0.25g缓慢静脉注射，但应警惕发生喉头痉挛和呼吸抑制。

4. 防治并发症

（1）呼吸道并发症　对病情严重者，早期预防性气管切开是防治并发症的关键，保持呼吸道通畅，以免发生窒息、肺不张或肺部感染等，床边备有负压吸引器、人工呼吸机和氧气等，以便急救。

（2）感染　大剂量青霉素可杀灭需氧菌，从而间接抑制破伤风杆菌生长，也可口服甲硝唑0.4g/次，每6小时1次；或直肠给药1g/次，每8小时1次，连续用药7～10天。

（3）电解质及酸碱平衡紊乱　补充水和电解质以纠正因痉挛、出汗及不能进食引起的代谢失衡。

5. 预防

破伤风是可以预防的。由于破伤风杆菌是厌氧菌，其生长繁殖必须有缺氧的环境。因此，创伤后早期彻底清创、改善局部循环是预防破伤风发生的关键；此外，还可通过人工免疫产生较稳定的免疫力。人工免疫有自动和被动两种方法。自动免疫法目前尚难推广，临床常用被动免疫。

被动免疫法对伤前未接受自动免疫的伤员，尽早皮下注射破伤风抗毒素（TAT）1500～3000U。因为破伤风的发病有一潜伏期，尽早注射有预防作用，但其作用短暂，有效期为10天左右，因此，对深部创伤、潜在厌氧菌感染可能的患者，可在1周后追加注射一次量。抗毒素易发生过敏反应，注射前必须进行皮内敏感试验。如过敏，应按脱敏法注射。

【护理评估】

（1）健康史　了解患者有无开放性损伤史，如烧伤、开放性骨折、锈钉刺伤等，同时注意了解伤口的污染程度、深度、大小，是否及时进行了彻底清创等；评估患者有无产后感染、外科手术史，新生儿脐带有无消毒不严；了解患者有无接种破伤风疫苗等。

（2）身体状况评估　了解患者发病的前驱症状及持续时间；观察患者强烈肌痉挛发作的次数、持续时间和间隔时间，以及伴随的症状；评估患者呼吸型态、呼吸困难程度；观察患者有无血压升高、心率加快、体温升高、出汗等症状；了解患者排尿情况以及其他器官功能状态等。

（3）心理-社会状况评估　破伤风患者面对痉挛的反复发作和隔离治疗，常会产生焦虑、紧张、恐惧和孤独的感觉，故应了解患者紧张、焦虑和恐惧的表现和程度。了解患者家属对本病的认识程度和心理承受能力，以及患者对医院环境的适应情况。

【护理诊断】

（1）有窒息的危险　与持续性喉头痉挛及气道堵塞有关。

（2）有体液不足的危险　与痉挛性消耗和大量出汗有关。

（3）有受伤的危险　与强烈肌痉挛抽搐，造成肌撕裂或骨折有关。

（4）尿潴留　与膀胱括约肌痉挛有关。

（5）营养失调：低于机体需要量　与痉挛消耗和不能进食有关。

【护理措施】

1. 保持呼吸道通畅

（1）保持呼吸道通畅，对抽搐频繁、持续时间长、药物不易控制的患者，应尽早行气管切开，以便改善通气；及时清除呼吸道分泌物，必要时进行人工辅助呼吸。

（2）在痉挛发作间歇期，协助患者翻身、叩背，以利排痰，必要时用吸痰器，防止痰液堵塞气道；给予雾化吸入，稀释痰液，便于痰咳出或吸出。气管切开患者应给予气道湿化。

（3）患者进食时注意避免呛咳、误吸，以防引起窒息。

2. 保护患者，防止受伤

使用带护栏的病床，必要时使用约束带，防止痉挛发作时患者坠床和自我伤害；应用合理的牙垫，以防舌咬伤；剧烈抽搐时勿强行按压肢体，关节部位放置软枕，以防肌腱断裂、骨折及关节脱位；床上置治疗气垫，防止压疮。

3. 保持静脉输液通畅

在每次发作后检查静脉通路，防止因抽搐使静脉通路堵塞、脱落而影响治疗。

4. 加强营养

轻症者，应争取在痉挛发作间歇期，鼓励患者进高热量、高蛋白、高维生素饮食，进食应少量多次，以免引起呛咳和误吸。重症不能进食者，可通过胃管给予流质饮食，但时间不宜过长。也可根据机体需要由静脉补充或给予全胃肠外营养。

5. 病情观察

监测生命体征，常规吸氧，使氧饱和度维持在 95% 左右。观察患者痉挛、抽搐发作次数以及持续时间及有无伴随症状，并做好记录，发现异常及时报告医生，并协助处理。

6. 一般护理

（1）环境要求　将患者安置在单人隔离病室，室内温度 15～20℃、湿度 60% 左右，避光、安静。减少外界刺激，医护人员要做到"四轻"，避免光、声、寒冷及精神刺激；使用器具无噪声；护理治疗安排集中有序，尽量在痉挛发作控制的时间内完成，减少探视，尽量不要搬动患者。

（2）用药护理：遵医嘱及时、准确使用 TAT、破伤风人体免疫球蛋白、镇静解痉药物，以及抗菌药物、降温药等，并观察记录用药后的效果。

（3）严格隔离消毒　严格执行无菌技术；医护人员进入病房时要穿隔离衣、戴口罩、帽子、手套，身体有伤口时不能进入病室工作；患者的用品和排泄物应严格消毒处理，伤口处更换的敷料应立即焚烧。尽可能使用一次性物品。患者用过的碗筷、药杯等用 0.1%～0.2% 过氧乙酸浸泡后，再煮沸消毒 30min。

7. 健康教育

（1）加强宣传教育　增强人们对破伤风的认识，加大宣传力度，可用黑板报、宣传小册子、印制各种图片、授课等形式开展健康教育。

（2）加强劳动保护，防止外伤　不可忽视任何小伤口，如木刺伤、锈钉刺伤，要正确处理深部感染，伤后及时就诊和注射破伤风抗毒素。

（3）避免不洁生产　以防止新生儿破伤风及产妇产后破伤风等。

测评与训练

一、名词解释

1. 外科感染　　2. 机会性感染　　3. 痈　　4. 破伤风

二、选择题

A₁ 型题

1. 全身化脓性感染应选择以下哪个时段做血培养（　　）

A. 间歇期　　B. 寒战时　　C. 高热时　　D. 病情稳定后　　E. 应用抗生素后

2. 诊断深部脓肿的主要依据是（　　）

A. 穿刺抽出脓液　　　　　　　　B. 寒战高热

C. 白细胞明显升高　　　　　　　D. 局部深压痛

E. 有波动感

3. 浅表脓肿的诊断主要依据是（　　）

A. 疼痛　　　　　　　　　　　　B. 局部炎症性肿块

C. 波动感　　　　　　　　　　　D. 局部红肿明显

E. 血白细胞升高

A₂ 型题

4. 患儿，3岁，因颈部蜂窝织炎入院，颈部肿胀明显，应特别注意观察（　　）

A. 血压　　B. 脉搏　　C. 呼吸　　D. 吞咽　　E. 尿量

5. 男性，18岁，上唇疖挤压后出现寒战、高热、头痛、昏迷。应首先考虑（　　）

A. 菌血症　　　　　B. 毒血症　　　　　C. 蜂窝织炎

D. 颅内海绵状静脉窦炎　　　　　　E. 败血症

三、病例分析题

男，48岁，农民。"急性出血性坏死性胰腺炎"术后25天，已经深静脉导管行TPN治疗20天。今日突发寒战高热，经积极补液，抗感染治疗12h后，病情未见好转。查体：患者表情淡漠、面色潮红、四肢冰冷，体温40℃，P140次/分，R36次/分，血压70/50mmHg，少尿。血常规：白细胞计数增多，中性粒细胞核左移。

1. 患者在胰腺炎的基础上出现了什么并发症？

2. 对该患者首要的处理措施是什么？

参考答案

一、名词解释

略。

二、选择题

A₁ 型题

1. B   2. A   3. C

A₂ 型题

4. C   5. D

三、病例分析题

1. 胰腺导管感染，并进一步发展为感染性休克。

2. 对该患者尽快拔除导管并剪下尖端送细菌培养和药物敏感试验，同时积极进行抗休克治疗。

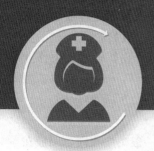

第九章
损伤患者的护理

 学习目标 ▶▶

知识目标：

1. 掌握：创伤的分类、病理生理、修复过程，临床表现及处理原则；烧伤现场的抢救措施和处理原则。

2. 熟悉：创伤、烧伤的病理生理；烧伤患者的烧伤面积、烧伤深度和严重程度。

3. 了解：创伤愈合的影响因素。

技能目标： 能运用所学知识为创伤及烧伤患者进行健康指导。

第一节 创伤患者的护理

【定义】

创伤（trauma）有广义和狭义之分，广义的是指机械、物理、化学或生物等因素造成的机体损伤；狭义的是指机械性致伤因素作用于机体所造成的组织结构完整性破坏或功能障碍。

【病因和分类】

（1）按损伤部位分类 可分为颅脑、颌面部、颈部、胸（背）部、腹（腰）部、骨盆、脊柱脊髓和肢体损伤等。

（2）按致伤因素分类 常见的有挤压伤、烧伤、冷伤、冲击伤、爆震伤、切割伤、撕裂伤、火器伤等。

（3）按受伤组织分类 可分为软组织、骨骼或内脏器官损伤等。

（4）按皮肤完整性分类

① 闭合性损伤（closed injury） 如挤压伤（crush injury）、挫伤（contusion）、扭伤（sprain）、震荡伤（concussion）等。

② 开放性损伤（opened injury） 擦伤（abrasion）、刺伤（pricking wound）、撕裂伤（laceration）、火器伤（firearm wound）、切割伤（incised wound）等。开放伤又可根据伤道类型分为：盲管伤（只有入口没有出口）、贯通伤（既有出口又有入口）、切线伤（致伤物沿体表切线方向擦过的沟槽状伤）、反跳伤（致伤因子的入口和出口在同一点）。

（5）按伤情的轻重分类　一般分为轻、中、重度。

① 轻度　主要伤及局部软组织，大多无碍生活、学习和工作，只需局部处理或小手术治疗。

② 中度　伤及广泛软组织，可伴腹腔脏器损伤、上下肢骨折等复合伤，暂时丧失作业能力，需手术治疗，但一般无生命危险。

③ 重度　指危及生命或治愈后可能留有严重残疾的损伤。

【病理生理】

（1）局部反应　主要表现为局部创伤性炎症反应，其病理过程与一般炎症相同，一般在3～5日后趋于消退；若局部渗出过多、组织严重肿胀，甚至发生血液循环障碍，则组织修复缓慢。

（2）全身反应　是致伤因素作用于机体后引起的一系列神经内分泌活动增强，并由此而引起组织的各种功能和代谢改变的过程，是一种非特异性应激反应。

① 神经内分泌系统反应　在疼痛、精神紧张、有效血容量不足等因素的综合作用下，下丘脑-垂体-肾上腺皮质轴和交感神经-肾上腺髓质轴分泌大量儿茶酚胺、肾上腺皮质激素、生长激素和胰高血糖素；同时，肾素-血管紧张素-醛固酮系统被激活；上述三个系统相互协调，以保证重要脏器的灌注和对抗致伤因素的损害作用。

② 免疫反应　严重创伤后，中性粒细胞、单核-巨噬细胞的吞噬和杀菌能力减弱，可致机体免疫防御能力下降，后果是机体对感染的易感性增加。

③ 发热反应　损伤后大量释放的炎性介质和细胞因子，如白介素（IL）、肿瘤坏死因子（TNF）及组织坏死分解产生的其他致热因子等，作用于下丘脑体温调节中枢引起机体发热。

④ 代谢反应　创伤后，由于神经内分泌系统的作用，基础代谢率增高，分解代谢增强，糖、蛋白质、脂肪分解加速；出现高血糖、高乳酸血症，血中游离脂肪酸和酮体增加，尿素氮排出增加，从而导致负氮平衡；水、电解质代谢紊乱可致水钠潴留，钾排出增多；亦可出现钙磷代谢异常等。

（3）组织修复和创伤愈合　组织修复的基本方式是由伤后增生的细胞和间质充填、连接和替代损伤后的缺损组织。理想的修复是缺损组织完全由原来性质的组织细胞修复，恢复其原有的结构和功能，称为完全修复；大多数组织伤后由其他性质的细胞（常是成纤维细胞）增生替代而形成瘢痕愈合达到结构和功能的稳定。

① 创伤的修复过程　基本分为三个阶段。

a. 炎性反应阶段　伤后立即发生，大约3～5天。创伤后早期，伤口由血细胞凝集块充填；进入炎症反应期后，渗血中的血浆纤维蛋白取代血凝块充填伤口并构成网架；此期主要达到止血和封闭创面的目的。

b. 肉芽形成阶段　局部炎症开始不久即可有新生细胞出现。成纤维细胞、内皮细胞等经增殖、分化、迁移，分别合成组织基质（主要是胶原纤维）和逐渐形成新生毛细血管，并共同构成肉芽组织，充填伤口，形成瘢痕愈合。

c. 组织塑形阶段　主要是胶原纤维交联和强度的增加，多余的胶原纤维被降解和吸收，过度丰富的毛细血管网逐步消退及伤口的黏蛋白和水分减少等；最终使受伤部位外观和功能得以改善。

② 创伤的愈合类型

a. 一期愈合 又称原发愈合。组织的修复以原来的细胞为主，仅含少量纤维组织，伤口边缘整齐、严密、呈线状，组织结构和功能修复良好。多见于创伤程度轻、范围小、无感染的伤口或创面。

b. 二期愈合 又称瘢痕愈合。伤口组织的修复以纤维组织为主，修复慢，瘢痕明显。此类愈合对局部结构和功能有不同程度的影响，多见于伤口组织缺损较大、有异物存留或发生化脓性感染的伤口。

③ 影响创伤愈合的因素

a. 局部因素 ⓐ伤口细菌感染，这是最常见的影响因素；ⓑ创口内异物残留；ⓒ血运障碍；ⓓ伤口特点，如创口引流不畅或创口位于关节处。

b. 全身性因素 ⓐ年龄，如老年人血液循环差、合成能力减弱等；ⓑ营养不良：营养素摄入不足；ⓒ慢性疾病，如糖尿病、结核、恶性肿瘤等；ⓓ某些药物，如大量使用抑制细胞增生类药物（如皮质类固醇）等；ⓔ免疫力低下。

【临床表现】

1. 症状

（1）伤口疼痛 依据创伤程度、部位、性质、范围、炎症反应强弱等疼痛程度不一。活动时疼痛加剧，制动后减轻，常在受伤 2～3 日后逐渐缓解。

（2）体温升高 中、重度创伤患者常有发热，一般不超过 38.5℃，但中枢性高热体温可达到 40℃，且常伴有脉搏和呼吸频率的增加。

（3）全身炎症反应综合征（systemic inflammatory response syndrome，SIRS） 指创伤后，机体由于交感神经-肾上腺髓质系统兴奋，大量儿茶酚胺及其他炎性介质的释放、疼痛、精神紧张和血容量减少等因素引起体温、心血管、呼吸和血细胞等方面的异常。主要表现为：①体温＞38℃或＜36℃；②心率＞90 次/分；③呼吸＞20 次/分或过度通气，$PaCO_2$＜4.3kPa（32mmHg）；④白细胞计数＞$12×10^9$/L 或＜$4×10^9$/L 或未成熟白细胞＞10%。

2. 体征

（1）生命体征不稳定 重度创伤或伤及大血管者可发生大出血或休克。伤及重要脏器时可致呼吸、循环功能衰竭。

（2）疼痛和肿胀 创伤部位有压痛，局部组织肿胀，可伴有红、青紫、瘀斑或血肿。严重肿胀可致远端组织或肢体血供障碍。

（3）伤口和出血 开放伤多有伤口或创面。擦伤的伤口多很浅；刺伤的创口小而深；撕裂伤的伤口则多不规则；切割伤的特点为创缘较整齐，周围组织损伤较少，有小动脉破裂时可喷射出血；伤口或创面的出血量随受伤部位和程度而异。

（4）功能障碍 局部疼痛常使患者活动受限，神经、肌肉、骨骼损伤时常出现功能障碍。

【辅助检查】

1. 实验室检查

（1）血常规和红细胞比容 可判断失血、血液浓缩及感染情况。

（2）尿常规 有助于判断有无泌尿系统的损伤。

（3）血生化检查 疑有胰腺损伤时应作血淀粉酶检查；血电解质检测和血气分析有助于了解有无水、电解质、酸碱平衡紊乱。

2. 影像学检查

（1）X 线透视或摄片 可证实有无骨折、脱位、金属异物存留和胸、腹腔内有无游离气体等。

（2）B 型超声检查　可明确有无肝、脾、肾等实质性器官的损伤。

（3）CT 和 MRI　CT 主要用于颅脑损伤、胸部、腹部等的检查。MRI 对脊髓、颅底、骨盆底部等处损伤的诊断尤具优越性。

3. 诊断性穿刺

常用于闭合性损伤的诊断，有助于判断内脏器官有无破裂、出血，如血气胸或血腹等；心包穿刺可证实有无心包积液或积血。

【处理原则】

1. 非手术治疗

轻度及表浅的擦伤、刺伤和切割伤可作局部处理，并实施敷料交换，也就是俗称的换药。

（1）敷料交换（dressing exchange）　又称换药，是处理伤口的基本措施。对于清洁伤口，换药目的是对伤口施以检查和消毒；对于感染伤口，换药目的是清除分泌物、异物或坏死组织，保持引流通畅、控制伤口感染，促进肉芽生长和伤口愈合。

① 换药次数　根据伤口情况而定。

② 换药顺序　根据伤口清洁或污染程度，先换清洁伤口，再换污染伤口、感染伤口，最后换特异性感染伤口。

（2）抗感染　有开放性伤口者，在伤后 12h 内注射破伤风抗毒素 1500U，感染严重者剂量加倍，可起到预防破伤风的作用。

2. 手术治疗

较大的开放性创伤或闭合性创伤伴严重内脏器官损伤、出血者均需手术处理。

（1）清创术（debridement）　指在一定时间内利用局部浸润或全身麻醉方法，通过对污染伤口的处理使之转变为清洁伤口并争取一期愈合的手术。通常在伤后 6～8h 内实施清创术可达Ⅰ期缝合，但在污染轻，或局部血液循环丰富的情况下（如头皮损伤）可延长至 12h 甚至 24h 以上仍可达到此目的的。

（2）探查术　对严重创伤、复合性损伤、伴有内脏器官损伤或因出血不能控制而出现休克的患者，须在积极抗休克的同时做探查手术。

【护理诊断】

（1）疼痛　与创伤导致局部炎症反应或伤口感染有关。

（2）体液不足　与创伤导致失血、失液过多有关。

（3）组织完整性受损　与组织器官受损伤、结构破坏有关。

（4）潜在并发症　感染、伤口出血、挤压综合征等。

【护理措施】

1. 急救护理

（1）抢救生命　评估危及生命的紧迫问题，立即就地救护，优先抢救的急症主要包括心跳和（或）呼吸骤停、窒息、大出血、张力性气胸和休克等。

（2）包扎、固定　目的是保护伤口、减少污染、压迫止血、固定骨折、减轻疼痛等。若腹腔少量肠管脱出，应先用干净器皿保护后再包扎，勿轻易还纳，以防污染。

2. 缓解疼痛

（1）制动　骨与关节损伤时加以固定和制动可减轻疼痛刺激。

（2）体位　受伤肢体应抬高，有利于伤处静脉血回流和减轻肿胀，从而减轻局部疼痛。

（3）镇静、止痛　遵医嘱合理使用镇静药、止痛药，同时注意观察病情变化和药物的不良反应。

3. 维持有效循环血量

（1）止血　根据出血部位和性质的不同，选用指压、加压包扎、填塞、止血带或手术等方法迅速控制伤口的出血。

（2）体位　血压不平稳者平卧或根据受伤部位选择合适的体位，下肢未受伤者可抬高下肢，以促进静脉血液回流。

（3）建立静脉输液通道和输液　迅速建立 2～3 条静脉输液通道；根据医嘱，给予患者输液、输血或应用血管活性药物等；合理安排输液种类和调整输液、输血等速度，以尽快恢复有效循环血量并维持循环的稳定。

（4）监测生命体征　对生命体征不稳定者，定期监测呼吸、血压、脉搏、中心静脉压和尿量等并认真作好记录。

4. 创伤的护理

（1）闭合性创伤患者的护理

① 局部冷或热敷　闭合性创伤 12h 内予以局部冷敷，以减少局部组织的出血和肿胀；12h 后改用热敷，以促进血肿和炎症的吸收。

② 观察全身和局部情况的变化

a. 观察生命体征是否平稳，血压有无波动；b. 胸部损伤的患者有呼吸急促时，应警惕是否发生气胸等；腹部损伤的患者出现腹部胀痛时，应警惕是否发生腹内脏器破裂或出血；对肢体损伤严重者，应定时测量肢体周径以及注意末梢循环、肤色和温度。

（2）开放性伤口的护理

① 清创术后创面观察与处理

a. 观察伤口，健康的肉芽组织色泽新鲜呈粉红、较坚实、表面呈细颗粒状、触之易出血，可用等渗盐水或凡士林纱条覆盖；若肉芽生长过快、突出于伤口、阻碍周围上皮生长，应予剪平后压迫止血，或用 10%～20% 硝酸银烧灼后用生理盐水湿敷；若肉芽水肿，创面淡红、表面光滑、触之不易出血，可用 3%～5% 氯化钠溶液湿敷，促使水肿消退；若肉芽色苍白或暗红、质硬、表面污秽或有纤维素覆盖，可用搔刮、部分肉芽清除等方法处理。b. 保持引流通畅，注意观察放置引流物的伤口引流是否通畅和有效。

② 体位和制动

a. 抬高患肢，以利伤口引流和减轻肿胀；b. 固定和制动，骨、关节创伤或神经、肌腱、血管修补术后患者须制动，但非创伤部位需适当活动，指导患者将损伤肢体的关节置于功能位。

③ 定时更换伤口敷料，及时应用破伤风抗毒素及抗生素。

5. 并发症的观察和护理

（1）伤口感染　多见于开放性创伤的患者。若伤口出现红、肿、热或已减轻的疼痛加重，体温升高、脉速，白细胞计数明显增高等，表明伤口已发生感染，应及时报告医师并协助处理。

（2）挤压综合征　凡肢体受到重物长时间挤压致局部肌缺血、缺氧改变，继而引起肌红蛋白血症、肌红蛋白尿、高血钾和急性肾衰竭为特点的全身性改变，称为挤压综合征。当患者局部压力解除后，出现肢体肿胀、压痛、肢体主动活动及被动牵拉活动引起疼痛、皮温下降、感觉异常、弹性减退，在24h内出现茶褐色尿或血尿等改变时，提示可能并发了挤压综合征，应及时报告医师并协助处理。

① 早期禁止抬高患肢和对患肢进行按摩和热敷。②协助医师切开减压，清除坏死组织。③遵医嘱应用碳酸氢钠及利尿剂，防止肌红蛋白阻塞肾小管；对行腹膜透析或血液透析治疗的肾衰竭患者作好相应护理。

第二节 烧伤患者的护理

烧伤（burn）泛指由火焰、热力、光源、化学腐蚀剂、放射线等因素所致的组织损伤。通常意义的烧伤多指单纯因热力，如火焰、热液、热蒸汽、热金属物体等所致的组织损伤。

【病因】

烧伤较常见于平时或战时。在平时烧伤中，以男性和小孩多见。最常见者为居室内单发烧伤，其次为社会场所意外事故的群体烧伤。临床所见烫伤常由热液或蒸汽等所致；冶炼工业、某些化工产品，如涂料、塑料、人造纤维等物品及家具等易燃烧，容易引发火灾和烧伤。

【病理生理】

根据烧伤后的病理生理特点，常将烧伤的临床过程分为三期，且三期之间可相互重叠并相互影响。

1. 急性体液渗出期（休克期）

组织烧伤后的立即反应是体液渗出和各类炎症介质的释放。小面积浅度烧伤，体液渗出量有限，主要表现为局部水肿，不致影响全身的有效循环血量，烧伤面积大而深者，由于体液的大量渗出和其他血流动力学的变化，可急剧发生休克。烧伤早期的休克基本属于低血容量性休克，与一般急性失血不同之处在于体液的渗出是逐步的，烧伤后 2～3h 最急剧，8h 达高峰，随后逐渐减缓，48h 后趋于稳定并开始回吸收。

2. 感染期

烧伤水肿回收期一开始，感染就上升为主要矛盾。烧伤后皮肤完整性和生理屏障被损坏，创面的坏死组织和富含蛋白的渗出液成为致病菌的良好培养基；加之严重烧伤后，机体防御能力降低，对致病菌的易感性增加，通常在休克的同时即可并发局部和全身性感染。此期的一个重要经验就是及时纠正休克，就有抗感染的含义。

感染的威胁将持续至创面完全愈合。若创面处理不当或在患者抗感染能力极低的情况下，大量致病菌可侵入邻近的非烧伤组织而引起侵入性感染，痂下组织的菌量可达 $10^5/g$ 甚至更多，创面表现晦暗、污秽、腐烂，出现褐色、绿色坏死斑，并有臭味，即使细菌未侵入血液，也可致死，称为烧伤创面脓毒症。当创面基本修复后，并发症明显减少。

3. 修复期

组织烧伤后，炎症反应的同时，组织修复也已开始。浅度烧伤多能自行修复，深Ⅱ度烧伤靠残存的上皮岛融合修复；Ⅲ度烧伤靠皮肤移植来修复，常形成瘢痕或挛缩，导致肢体畸形和功能障碍。

【烧伤深度分类和面积估计】

1. 按烧伤深度分类

目前普遍采用的是三度四分法，根据烧伤深度分为Ⅰ度、浅Ⅱ度、深Ⅱ度和Ⅲ度。Ⅰ

度、浅Ⅱ度为浅度烧伤，深Ⅱ度和Ⅲ度则为深度烧伤。组织损害层次如图 9-1 所示。

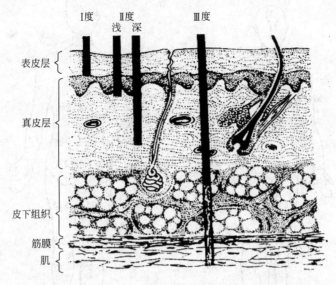

图 9-1 热烧伤深度分度示意图

(1) Ⅰ度烧伤　又称红斑烧伤，仅伤及表皮浅层，生发层健在。表现为皮肤红斑，轻度红肿，干燥，无水疱，烧灼感，局部温度微高，3～7 天内症状消退，短期内有色素沉着。

(2) 浅Ⅱ度烧伤　伤及表皮的生发层、真皮乳头层，有大小不一的水疱形成，疱壁较薄，内含黄色澄清液体，去疱皮后，创面基底潮红、湿润、水肿，疼痛明显，局部温度增高，如不感染，1～2 周内愈合，一般不留瘢痕，多数有色素沉着。

(3) 深Ⅱ度烧伤　伤及皮肤真皮层，深浅不尽一致，表皮下积薄液或水疱较小，疱壁较厚，去疱皮后，创面稍湿，基底苍白与潮红相间，痛觉迟钝，有拔毛痛，局部温度略低，如不感染，可融合修复，需时 3～4 周，但常有瘢痕增生。

(4) Ⅲ度烧伤　伤及皮肤全层，可达皮下、肌或骨骼。创面无水疱，无弹性，干燥如皮革样或呈蜡白、焦黄色甚至炭化成焦痂，痂下水肿，痂下创面可见树枝状栓塞的血管。因皮肤及其附件已全部烧毁，无上皮再生的来源，必须靠植皮而愈合。

2. 烧伤面积估计

(1) 手掌估计法　不论性别、年龄，五指并拢后的手掌面积约为体表总面积的 1%，此法简易，常用于小面积烧伤估计和辅助九分法评估烧伤面积。

(2) 中国新九分法　将全身体表面积划分为 11 个 9% 的等份，另加 1%，构成 100%（见图 9-2）。即头颈部＝1×9%；两上肢＝2×9%；躯干＝3×9%；双下肢＝5×9%＋1%，共为 11×9%＋1%；可简记为：3、3、3（头、面、颈），5、6、7（双上肢），13、13（躯干），1（会阴），5、7、13、21（双臀、双下肢）。

儿童头大、下肢短，估计烧伤面积时应予注意，可按下列简易公式计算：头颈部面积（%）＝[9＋(12－年龄)]%，双下肢面积（%）＝[46－(12－年龄)]%（表 9-1）。

【按烧伤程度分类】

目前国际上无通用的分类标准，国内对烧伤程度的分类多依据烧伤面积和烧伤深度进行综合性评估。

(1) 轻度烧伤　总面积在 9% 以下的Ⅱ度烧伤。

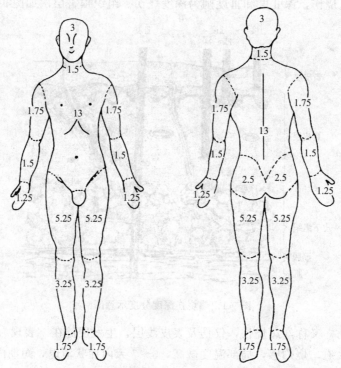

图 9-2 成年人各部位体表面积（％）的计算

表 9-1 中国新九分法

部位		占成人体表面积/％	占儿童体表面积/％
头颈	头部	3	
	面部	3	9×1
	颈部	3	9＋(12－年龄)
双上肢	双手	5	
	双前臂	6	9×2
	双上臂	7	9×2
躯干	躯干前	13	
	躯干后	13	9×3
	会阴	1	9×3
双下肢	双臀	5①	
	双大腿	21	9×5＋1
	双小腿	13	46－(12－年龄)
	双足	7①	

① 成年女性的双臀和双足各占 6％。

（2）中度烧伤 总面积在 10％～29％ 之间的Ⅱ度烧伤，或Ⅲ度烧伤面积不足 10％。

（3）重度烧伤 烧伤总面积达 30％～49％；或Ⅲ度烧伤面积达 10％～19％；或虽然Ⅱ度、Ⅲ度烧伤面积不足上述比例，但有下列情况之一者：①发生休克等严重并发症；②吸入性烧伤；③复合伤。

（4）特重烧伤 烧伤总面积达 50％以上，或Ⅲ度烧伤面积在 20％以上。

【临床表现】

烧伤的临床表现取决于烧伤的面积和程度，严重烧伤常可危及生命。另外还有一些全身的表现，主要是：

（1）疼痛　烧伤后患者出现剧烈疼痛。

（2）休克　严重烧伤后不久心输出量即有明显下降，表现为面色苍白、呼吸急促、脉搏细数、皮肤湿冷、尿量减少等低血容量性休克的症状。

（3）发热　大面积烧伤患者可出现体温升高等反应。

（4）吸入性烧伤　头、面、颈、口鼻周围常有深度烧伤的表现，鼻毛烧伤，口鼻有黑色分泌物；有呼吸道刺激症状，咳出炭末样痰，声音嘶哑，呼吸困难，肺部可闻及哮鸣音。

【处理原则】

1. 现场急救

去除致伤原因后，首要的任务是迅速抢救危及患者生命的损伤，如大出血、窒息、开放性气胸、中毒等；若心跳、呼吸停止，应即刻就地实施心肺复苏术。

（1）迅速脱离致热源　如火焰烧伤应尽快脱离火场，脱去燃烧衣物，就地翻滚或是跳入水池灭火。小面积烧伤立即用冷水连续冲洗或浸泡，既可减轻疼痛，又可防止余热继续损伤组织。

（2）保持呼吸道通畅　火焰、烟雾可致吸入性损伤，引起呼吸窘迫，可放置通气管，保持呼吸通畅，吸入氧气，必要时行气管插管或切开。合并 CO 中毒者应移至通风处，并给予高流量氧气或纯氧吸入。

（3）保护创面　防止创面的再损伤和污染。裸露的创面应立即用无菌敷料、干净布类覆盖或行简单包扎后送医院处理；协助患者调整体位，避免创面受压；避免有色药物涂擦，以免影响对烧伤深度的判断。

（4）其他　迅速建立静脉通道，给予补液扩容治疗，预防休克的发生；疼痛剧烈者可酌情使用镇静药、止痛药。

2. 烧伤的液体疗法

烧伤的液体疗法是防治休克的主要措施。

（1）补液总量　根据烧伤早期体液渗出的规律估计补液总量。国内通用按烧伤面积和体重计算补液量和补液方案。

① 伤后第一个 24h　每 1% 烧伤面积（Ⅱ度、Ⅲ度）每千克体重应补充胶体液和电解质液共 1.5ml（儿童为 1.8ml，婴儿为 2.0ml），另加每日生理需水量 2000ml（儿童 60～80ml/kg，婴儿 100ml/kg）。即：

第一个 24h 补液总量＝体重（kg）×烧伤面积×1.5ml（儿童为 1.8ml，婴儿为 2.0ml）＋2000ml（儿童 60～80ml/kg，婴儿 100ml/kg）

② 伤后第二个 24h　电解质液和胶体液为第一个 24h 计算量的一半，再加每日生理需水量 2000ml。

（2）补液种类　胶体液和电解质液的比例为 1∶2，重度烧伤及小儿烧伤可改为 1∶1。电解质溶液应首选平衡盐液、林格液等，并适当补充碳酸氢钠溶液；胶体液首选血浆，亦可给全血或血浆代用品，但用量不宜超过 1000ml，Ⅲ度烧伤患者应输全血；生理需水量多用 5%～10% 葡萄糖液。

（3）补液原则　补液应遵循先快后慢、先晶后胶、交替输入的原则。补液总量的一半应在伤后 8h 内输入，另一半于之后 16h 输完。

3. 创面的处理

主要目的是保护创面、减轻损害和疼痛、防治感染、及时封闭创面、促进愈合。

（1）浅度烧伤创面　Ⅰ度烧伤无需特殊处理，主要是保护创面，避免再损伤。面积小或肢体的浅Ⅱ度烧伤，一般采用包扎疗法，创面的水疱可保留或用无菌注射器抽出内液，破裂的疱皮应予清除，表面用无菌凡士林敷料覆盖。特殊部位，如头、面、颈、会阴部不便包扎的创面可用暴露疗法或半暴露疗法，趋于愈合或小片植皮的创面亦可用半暴露疗法。

（2）深度烧伤创面　应及早手术治疗，包括切痂（切除烧伤组织达深筋膜平面）、削痂（削除坏死组织至健康组织平面）、植皮（新鲜创面可作游离皮片移植、皮瓣移植），以修复皮肤与组织的严重缺损或功能障碍。

4. 防治感染

烧伤感染有外源性与内源性感染，导致烧伤创面感染的常见菌种为铜绿假单胞菌、金黄色葡萄球菌、大肠杆菌、白色葡萄球菌等。

（1）营养支持　大面积烧伤后，由于严重的分解代谢和大量蛋白类物质从创面丢失，故需增加热量、氮量的摄入或给予肠内、外营养支持。

（2）暴露创面　充分暴露创面并加强无菌管理，是防治全身性感染的关键措施。

（3）抗菌药物的应用　创面污染或中、重度烧伤者，均予注射破伤风抗毒素和全身使用抗菌药物。可先合理选用两种抗菌药物联合抗感染，以后再根据创面细菌培养和药敏试验结果加以调整。

【护理诊断】

（1）体液不足　与烧伤后创面丢失、血容量减少有关。

（2）有窒息的危险　与头面部、呼吸道或胸部等部位烧伤有关。

（3）皮肤完整性受损　与烧伤导致组织破坏有关。

（4）营养失调：低于机体需要量　与烧伤后机体处于高分解状态和摄入不足有关。

（5）自我形象紊乱　与烧伤后毁容、肢体残障及功能障碍有关。

（6）潜在并发症　应激性溃疡、感染。

【护理措施】

1. 补液、维持有效循环血容量

（1）迅速建立静脉输液通道　建立2～3条能快速输液的静脉通道，保证各种液体及时输入，尽早恢复有效的循环血量。

（2）合理安排输液　遵循"先晶后胶，先盐后糖，先快后慢"的输液原则，合理安排输液种类和速度。

（3）观察液体疗法效果　根据尿量、心率、末梢循环、精神状态及中心静脉压等判断液体复苏的效果。

① 尿量　成人应维持在30～50ml/h，一般小儿20ml/h，吸入性烧伤或合并颅脑伤的患者，每小时尿量应维持在20ml左右；若尿量过少，说明有效循环血量不足，应加快补液速度，反之则应减慢补液速度；如为血红蛋白尿或肌红蛋白尿时，应输入5％碳酸氢钠溶液，以碱化尿液，防止肾小管阻塞而致急性肾衰竭。

② 若患者心率快、烦躁、口渴、皮肤弹性差等，提示液体量不足，应加快补液速度。

③ 中心静脉压　有助于了解循环血量和右心功能，小于0.49kPa（5cmH_2O）表示血容量不足，大于1.47～1.96kPa（15～20cmH_2O）表示右心功能不良。

2. 维持有效的呼吸

（1）保持呼吸道通畅

① 清除呼吸道分泌物，促进分泌物排出　鼓励患者深呼吸、用力咳嗽及咳痰；对衰弱无力、咳痰困难、气道内分泌物多或呼吸道黏膜水肿、坏死组织脱落者，应及时经口、鼻或气管插管或气管切开予以吸净分泌物。对气道分泌物多者，定时帮助其翻身、叩背、改变体位，以利分泌物排出。

② 加强观察　若发现患者有刺激性咳嗽或咳黑痰、呼吸困难、呼吸频率增快、血氧饱和度下降、血氧分压下降等表现时，应积极做好气管切开或气管插管的准备。

（2）氧气吸入　中、重度呼吸道烧伤患者多有不同程度缺氧，一般用鼻导管或面罩给氧，氧浓度在40％左右，氧流量为4～5L/min，合并一氧化碳中毒者可经鼻导管给高浓度氧或纯氧吸入，有条件者应积极采用高压氧治疗。

（3）加强气管插管或气管切开术后护理

① 严格无菌操作，正确进行气管内吸引。

② 给予蒸汽吸入、雾化吸入含有抗菌药物、糜蛋白酶的液体，保持呼吸道湿润，以控制呼吸道炎症及稀释痰液。

3. 加强创面护理，促进愈合

（1）一般烧伤部位的护理

① 抬高肢体并保持关节功能位　肢体烧伤者，保持关节各部位尤其是手的功能位和髋关节外展位，适当进行局部肌锻炼。

② 保持敷料清洁、干燥　采用吸水性强的敷料，若敷料被渗液浸湿、污染或有异味时应及时更换，包扎时压力均匀，达到要求的厚度和范围。

③ 定时翻身　用翻身床定时为患者翻身，以避免创面因长时间受压而影响愈合。

④ 适当约束肢体　极度烦躁或意识障碍者，适当予以肢体的约束，以防止无意抓伤。

⑤ 用药护理　定期作创面、血液及各种排泄物的细菌培养和药物敏感试验，合理应用广谱、高效抗菌药物及抗真菌药物，注意药物配伍，观察用药效果及不良反应。

⑥ 病室温度　接受暴露疗法患者的病室温度宜控制在28～32℃，相对湿度50％～60％。

（2）特殊烧伤部位的护理

① 眼部烧伤　眼部烧伤后因眼睑水肿，眼不能睁开，渗出液不能及时排出，应及时用无菌棉签清除眼部分泌物，局部涂烧伤膏或用烧伤膏纱布覆盖加以保护，以保持局部湿润。

② 耳部烧伤　耳周部烧伤应用无菌纱布铺垫，尽量避免侧卧和使耳郭受压，防止发生中耳炎或耳软骨炎；外耳道内烧伤时创面分泌物常引流不畅，应及时将流出的分泌物清理干净，并在外耳道入口处放置无菌干棉球并经常更换。

③ 鼻烧伤　及时清理鼻腔内分泌物及痂皮，鼻黏膜表面涂烧伤湿润膏以保持局部湿润，预防因干燥出血；合并感染者用庆大霉素等抗菌药物液滴鼻。

④ 口唇烧伤　因口唇肿胀外翻导致口腔黏膜外露者，应涂烧伤湿润膏或抗菌软膏，以保持局部湿润、使痂皮软化和防止感染。经常用盐水或复方硼酸液等漱口或予以口腔护理。

⑤ 会阴部烧伤　多采用湿润暴露疗法。创面分泌物多时应及时清理，保持创面干燥、清洁；定时放尿，并每日用0.02％呋喃西林冲洗膀胱、0.1％苯扎溴铵溶液冲洗会阴，预防尿路及会阴部感染。

4. 营养支持护理

由于烧伤后的超高代谢，机体需要大量的热、氮量和各类营养素，以补偿消耗和用于组织修复。若有呼吸道烧伤，则常采用鼻饲或肠外营养支持。

5. 心理护理

（1）耐心解释病情　说明手术治疗的必要性和安全性，使其了解病情、创面愈合和治疗的过程，并消除顾虑、积极合作。

（2）耐心倾听　耐心倾听患者对意外打击、损伤、手术刺激等的不良感受，对患者态度和蔼，给予真诚的安慰和劝导，取得患者的信任。

6. 并发症的观察和护理

（1）应激性溃疡（stress ulcer）　指继发于严重烧伤、休克、多器官功能衰竭等严重应激反应的胃十二指肠黏膜急性溃疡和黏膜糜烂出血。针对严重烧伤的患者要保护胃黏膜，预防应激性溃疡出血及穿孔的发生。

（2）感染

① 严格消毒隔离制度　保持病室空气流通，定期进行病室空气消毒，每日用紫外线照射消毒 2 次；床单、被套均经高压蒸汽灭菌处理，其他室内物品每天用 84 消毒液擦拭消毒，便器用消毒液浸泡。

② 创面的观察和护理

a. 若患者创面出现脓性分泌物、坏死和异味，并伴有寒战、高热和脉搏加快，外周血白细胞计数和中性粒细胞计数明显升高，应警惕是否并发感染；b. 遵医嘱合理应用抗菌药物，根据血培养及药敏试验结果再及时调整抗菌药；c. 及时更换创面敷料，保持创面清洁和干燥。

③ 营养支持护理　加强肠内或肠外营养支持，提高机体抵抗力，增强抗感染能力。

测评与训练

一、名词解释

1. 创伤　　2. 清创术　　3. 挤压综合征　　4. 全身炎症反应综合征

二、选择题

A₁ 型题

1. 下列哪一种是闭合性损伤（　　）

A. 擦伤　　B. 刺伤　　C. 挫伤　　D. 切割伤　　E. 裂伤

2. 烧伤休克期的主要病理生理改变是（　　）

A. 大量红细胞丧失　　　　　　　　B. 大量水分蒸发

C. 大量体液从血管渗出　　　　　　D. 疼痛

E. 败血症

3. 烧伤的严重程度分类主要根据是（　　）

A. 致伤因子　　　　B. 烧伤部位　　　　C. 患者年龄

D. 烧伤面积和深度　　E. 患者体质

A₂ 型题

4. 患儿 6 岁，双侧下肢的烧伤面积为（　　）

A. 35%　　B. 40%　　C. 45%　　D. 50%　　E. 55%

5. 李某，女性，30岁，体重50kg，烧伤面积为80%，烧伤部位有剧痛，有水疱，第一个24h补液体总量为（　　）

A. 3000ml　　B. 5000ml　　C. 6000ml　　D. 8000ml　　E. 9000ml

三、病例分析题

男性，26岁，体重50kg，在实验室内因酒精燃烧不慎烧伤头面部和双上肢，患者出现声音嘶哑，呼吸急促或困难、哮鸣音、鼻毛烧伤，口鼻有黑色分泌物，双上肢出现水疱，疱壁较小且疱壁较厚，痛觉迟钝，但有拔毛痛等症状。

请分析：

1. 应考虑该患者为何种诊断？

2. 现场急救措施包括哪些？

3. 该患者现可能发生哪些护理诊断/问题？

4. 预期达到哪些护理目标？

参考答案

一、名词解释

略。

二、选择题

A₁型题

1. C　　2. C　　3. D

A₂型题

4. B　　5. D

三、病例分析题

1. 该患者的诊断为：①吸入性烧伤；②双上肢深Ⅱ度烧伤。

2. 现场急救措施：①去除致伤原因；②将患者搬离现场；③放置通气管，保持呼吸道通畅；④手、足部烧伤处用冷水或冰水浸泡0.5~1h，以助减轻疼痛和损伤程度；⑤立即用无菌敷料、干净布类覆盖裸露的创面或行简单包扎后送医院处理。

3. 该患者现可能发生的护理诊断/问题：①有窒息的危险　与头面部、呼吸道等部位烧伤有关。②体液不足　与烧伤后大量体液自创面丢失、血容量减少有关。③皮肤完整性受损　与烧伤导致组织破坏有关。④自我形象紊乱　与烧伤后毁容、肢残及功能障碍有关。⑤潜在并发症　感染。

4. 略。

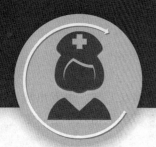

第十章
肿瘤患者的护理

 学习目标 ▶▶

知识目标：

1. 掌握：恶性肿瘤的临床表现和处理原则；恶性肿瘤患者手术治疗、化疗和放疗的护理措施。

2. 熟悉：恶性肿瘤三级预防措施；恶性肿瘤患者的护理评估以及护理诊断。

3. 了解：肿瘤的分类，恶性肿瘤的病因、病理、病理生理过程；体表常见良性肿瘤。

技能目标： 运用所学知识完成恶性肿瘤患者的护理任务。

第一节 概述

肿瘤（tumor）是机体正常细胞在不同始动与促进因素长期作用下，所产生的过度增生与异常分化的新生物。根据肿瘤的生物学行为，即肿瘤的形态及对机体的影响，可将肿瘤分为良性肿瘤、恶性肿瘤和介于良恶性肿瘤之间的交界性肿瘤。

一、良性肿瘤

良性肿瘤的细胞组织分化程度与起源组织相似，呈局限性生长。良性肿瘤习惯上称为"瘤"，无浸润和远处转移的能力。良性肿瘤通常生长缓慢，临床症状也以局部表现为主，多有包膜将其与周围组织器官分开。

二、恶性肿瘤

恶性肿瘤的细胞组织分化程度与起源组织有明显的差异，呈浸润性生长。恶性肿瘤，起源于上皮组织者称为"癌"；起源于间叶组织（如脂肪、肌肉、骨骼）者称为"肉瘤"；胚胎性肿瘤常称为母细胞瘤，如神经母细胞瘤、肾母细胞瘤等。另有少部分恶性肿瘤，仍沿用传统的"瘤"或"病"的名称，如恶性淋巴瘤、白血病等。恶性肿瘤具有浸润和远处转移的能力。恶性肿瘤生长迅速，多伴有发热、厌食、消瘦、贫血等全身症状，与周围组织分界不清，无包膜形成。

三、交界性肿瘤

有的肿瘤形态上属于良性，但常浸润性生长，切除后易复发，多次复发可出现转移，生物学行为介于良性与恶性之间，称为交界性或临界性肿瘤，如黏膜乳头状瘤、唾液混合瘤等。此外，主观上难以区别良恶性的肿瘤也可称为交界性肿瘤。

第二节 良性肿瘤

良性肿瘤可发生于全身不同器官和组织，临床常分为各脏器良性肿瘤和常见体表良性肿瘤。其中体表肿瘤是指来源于皮肤、皮肤附件、皮下组织等浅表软组织的肿瘤，常见的有以下几种。

1. 皮肤乳头状瘤

皮肤乳头状瘤（skin papilloma）是表皮乳头样结构的上皮增生所形成的肿瘤，在向体表生长的同时向表皮下乳头状延伸，有蒂，呈单发或多发，表面常角化，伴溃疡，好发于躯干、四肢及会阴，易恶变为皮肤癌。手术切除是首选的治疗方法。

2. 黑痣

黑痣（pigment nevus）为良性色素斑块，分为皮内痣、交界痣和混合痣三种。皮内痣可高出皮肤，表面光滑，有汗毛（称毛痣），较稳定，很少恶变；交界痣位于表皮和真皮交界处，呈扁平状，色素较深，多位于手、足，易受激惹发生恶变，称为黑色素瘤；混合痣为皮内痣与交界痣两者共存，位于表皮基底层和真皮层，当色素加深、变大或瘙痒、疼痛时，可能为恶变，应及时完整切除。切忌作不完整切除或化学烧灼。

3. 脂肪瘤

脂肪瘤（lipoma）为脂肪样组织的瘤样增生物。好发于四肢、躯干。多数单发，也可为多发。单发者边界清，呈分叶状，质软可有假囊性感，无痛、生长缓慢；多发者体积较小，常呈对称性，有家族史，可伴疼痛。一般不需要处理，加强观察；如增长较快、疼痛时，可手术切除；深部者可恶变，应及时切除。

4. 纤维瘤

纤维瘤（fibroma）位于皮肤及皮下的纤维组织肿瘤。呈单个结节状，体积不大，质硬，边界清，活动度大，生长缓慢，极少恶变。可手术切除。

5. 神经纤维瘤

神经纤维瘤（neurofibroma）来源于神经鞘膜的纤维组织及鞘细胞。常位于四肢屈侧较大的神经干上，多发、呈对称性，大多无症状，也可伴明显疼痛或感觉过敏。手术切除时应注意避免伤及神经干。

6. 血管瘤

血管瘤（hemangioma）多为先天性，生长缓慢，按结构可分为三类：毛细血管瘤（hemangioma capillanisum）、海绵状血管瘤（hemangioma cavernosum）、蔓状血管瘤（hemangioma racemosum）。

（1）毛细血管瘤 为皮肤浅表毛细血管扩张、迂曲形成，好发于颜面部、肩、头皮和颈部。出生时或出生后早期即有局部皮肤红点或小红斑，逐渐增大、红色加深并可隆起，若增大速度快于婴儿发育，则为真性肿瘤。瘤体边界清，压之可稍褪色，放手后恢复。早期瘤体较小时手术切除或液氮冷冻治疗。

（2）海绵状血管瘤　由小静脉和脂肪组织构成。多位于皮下组织、肌肉内，少数在骨或内脏。皮肤色泽正常或呈青紫色。肿块质软、边界不大清，可有钙化结节和触痛。应及时手术切除。

（3）蔓状血管瘤　由较粗的迂曲血管构成。大多来自静脉，也可来自动脉或动静脉瘘。除发生于皮下、肌肉组织外，还常侵入骨组织，范围较大。外观常见蜿蜒的血管，有明显的压缩性、膨胀性，可闻及血管杂音或触及硬结。应争取手术切除，术前做 X 线血管造影，了解病变范围，充分做好手术准备，手术时注意切除周围一定范围内的伪足血管，以免复发。

7. 囊性肿瘤及囊肿

（1）皮样囊肿（dermoid cyst）　囊性畸胎瘤。好发于眉梢或颅骨骨缝处，呈圆珠状，质地硬，可与颅内交通呈哑铃状。一旦发现手术切除。

（2）皮脂囊肿（sebaceous cyst）　非真性肿瘤，为皮脂腺排泄受阻所形成的潴留性囊肿。多见于皮脂腺分布密集的头面部及背部。囊内为皮脂与表皮角化物聚集的油脂样"豆腐渣"状物，易继发感染而伴奇臭，应控制感染后手术切除。

（3）表皮样囊肿（epidermoid cyst）　由外伤所致表皮进入皮下生长而成的囊肿，常见于易受外伤或磨损部位，如臀、肘部等。囊肿壁由表皮所组成，囊内为角化鳞屑。手术切除治疗。

（4）腱鞘或滑液囊肿（synovial cyst）　非真性肿瘤，由浅表滑囊经慢性劳损而致黏液样变。多见于手腕、足背肌腱或关节附近，屈曲关节时有坚硬感。可加压挤破或抽出囊液注入醋酸氢化可的松，手术切除，治疗后易于复发。

第三节　恶性肿瘤及其患者的护理

　　恶性肿瘤（malignant tumor）是机体在各种致瘤因素长期作用下，某一正常的组织细胞发生异常分化和过度无限增生的结果。这种现象一旦形成，便向周围组织乃至全身侵蚀和转移，其生长变化快慢与机体免疫功能有关。恶性肿瘤对人类的威胁日益突出，恶性肿瘤已经成为全世界人类的最大致死原因，而我国的恶性肿瘤发病率已经处于世界首位。我国每年新发恶性肿瘤病例约达 300 万，死亡病例超过 200 万。我国最常见的恶性肿瘤为肺癌、胃癌、直肠癌、肝癌、食管癌。其中死亡病例最多的癌种是肺癌，肺癌死亡率在过去 30 年间上升了近 5 倍，已取代肝癌成为我国致死率最高的恶性肿瘤。

🖐 **知识链接** ▶▶

我国恶性肿瘤发病率与死亡率

　　2013 年全国肿瘤登记中心收集了 2010 年 219 个登记处恶性肿瘤的登记资料，共覆盖人群 1 亿 5840 余万人，其中城市人口占 58.35％、农村人口占 41.45％。2010 年，全国估计新发恶性肿瘤病例约 309 万，死亡病例 196 万。肺癌、女性乳腺癌、胃癌、肝癌、食管癌、结直肠癌、宫颈癌是我国常见的恶性肿瘤。肺癌、乳腺癌、结直肠癌、女性甲状腺癌呈上升趋势。肺癌、肝癌、胃癌、食管癌、结直肠癌、女性乳腺癌、胰腺癌是主要的肿瘤死因。按照平均寿命74岁计算，人一生中患恶性肿瘤的概率是22%，肿瘤已经成为一种常见疾病。从年龄发病率看，45岁以后发病率上升明显；我国城市的肿瘤发病率高于农村；整体和男性发病率以东部地区最低，男性发病率西部地区最高，女性发病率东部地区最高（中标率中部最高），西部地区最低，西部的死亡率高于中部和东部（中东部水平相近）。

【病因】

肿瘤的确切发病机制目前尚未明确。多年来通过流行病学调查、实验室研究和临床观察发现，环境与行为对人类恶性肿瘤的发生有重要影响。据统计，约80%以上的恶性肿瘤与环境因素有关，但单一环境因素的作用并不足以产生肿瘤，必须通过与机体的内在因素相互作用，使机体细胞中基因改变并积累，最终才能导致肿瘤。

1. 环境因素

（1）物理因素 如电离辐射可致皮肤癌、白血病；紫外线可引起皮肤癌；矿物纤维如石棉可导致肺癌的发病率增加。

（2）化学因素 化学致癌物品种众多，但大多数化学致癌物都有一个共同的特征，即通过代谢活化形成亲电子的衍生物，通过与DNA结合从而导致DNA的损伤。根据化学致癌物与人类肿瘤关系的强度可分为以下三种类型。

① 肯定致癌物 主要有氮芥、多环芳香烃类化合物（如煤焦油、沥青）、联苯胺、氯乙烯、石棉、金属类（如铬、镍和砷）等。

② 可能致癌物 如亚硝胺类与食管癌、胃癌和肝癌的发生有关，黄曲霉毒素易污染粮食而致肝癌、胃癌等。

③ 潜在致癌物 烷化剂（如有机农药、硫芥等）可导致肺癌与造血系统肿瘤等，氨基偶氮类染料容易诱发肝癌、膀胱癌等。

（3）生物因素 主要为病毒，如EB病毒与鼻咽癌、伯基特淋巴瘤相关；人乳头状病毒、单纯疱疹病毒可引发子宫颈癌；乙型肝炎病毒与肝癌有关。此外，少数寄生虫和细菌也与肿瘤有关，如埃及血吸虫可致膀胱癌、日本血吸虫与大肠癌的发生有关；与肿瘤有关的细菌主要是幽门螺杆菌，与胃癌的发病有关。

2. 机体因素

（1）遗传因素 与肿瘤的关系虽无直接证据，但具有遗传易感性，如癌的家族聚集现象（如食管癌、肝癌、胃癌、乳腺癌或鼻咽癌）、某些遗传缺陷疾病患者易发生肿瘤（如携带缺陷基因BRCA-1者易患乳腺癌）、肿瘤的种族分布差异等。某些遗传性综合征与肿瘤的发生关系密切，可将其称为遗传性癌前病变，如家族性结肠腺瘤病、范可凡（Fanconi）贫血、毛细血管扩张共济失调等。

（2）内分泌因素 某些激素与肿瘤发生有关，如雌激素与乳腺癌和子宫内膜癌的发生有关，催乳素与乳腺癌有关，生长激素可以刺激癌的发展。

（3）免疫因素 具有先天性或获得性免疫缺陷者易患恶性肿瘤，如艾滋病患者易发生恶性肿瘤。器官移植后长期使用免疫抑制剂者，肿瘤的发生率比正常人群高50～100倍。

（4）心理、社会因素 人的性格、情绪、家庭、工作压力及生活环境变化等，均会影响人体的内分泌、免疫功能而诱发肿瘤。流行病学调查发现，近期经历重大精神刺激、情绪压抑者较之其他人群易患恶性肿瘤。

【病理生理】

1. 恶性肿瘤的发生和发展过程

可分为癌前期、原位癌及浸润癌三个阶段。一般情况下致癌因素作用 30～40 年，经 10 年左右的癌前期阶段恶变为原位癌；原位癌可历时 3～5 年，在促癌因素作用下发展成浸润癌；浸润癌的病程一般在 1 年左右，长者可达 10 年左右。从病理形态上看，癌前期表现为上皮增生明显，伴有不典型增生；原位癌指癌变细胞限于上皮层（未突破基底膜）的早期癌。浸润癌指原位癌突破基底膜向周围组织浸润、发展，破坏周围组织的正常结构。

2. 细胞的分化

依据恶性肿瘤细胞的分化程度不同，其恶性程度和预后也不一样。恶性肿瘤细胞可分为高分化、中分化和低分化（或未分化）三类，或称Ⅰ级、Ⅱ级、Ⅲ级。高分化（Ⅰ级）细胞形态接近正常，恶性程度低，预后较好；未分化（Ⅲ级）细胞核分裂较多，处于原有组织细胞幼稚阶段，恶性程度高，预后差；中分化（Ⅱ级）的恶性程度介于两者之间。

3. 转移方式

恶性肿瘤不仅可以在原发部位浸润生长，因细胞间黏附力小，易脱落向远处扩散，形成转移。转移方式有以下四种。

（1）直接蔓延　肿瘤细胞由原发部位直接向周围扩散生长侵入相连续的组织，如直肠癌侵及骨盆壁等。

（2）淋巴转移　肿瘤细胞脱落后随淋巴液到达淋巴结，多数先转移至邻近区域淋巴结，也可出现"跳跃式"越级转移；此外，还可发生皮肤真皮淋巴管转移，形成卫星结节。

（3）血行转移　肿瘤细胞从原发部位脱落进入血液循环，随血流转移至远隔部位，如腹内肿瘤可经门脉系统转移到肝脏。

（4）种植性转移　肿瘤细胞脱落后在体腔或空腔内脏器官内发生的转移，如肝癌、胃癌种植转移至盆腔。

4. 肿瘤分期

恶性肿瘤的临床分期有助于制定合理的治疗方案，正确评价治疗效果，判断预后。国际抗癌联盟（UICC）提出了 TNM 分期法，T 指原发肿瘤（tumor）、N 为淋巴结（node）、M 为远处转移（metastasis）。根据肿块大小、浸润深度在字母后标以 0～4 的数字，表示肿瘤发展程度。其中 1 代表小，4 代表大，0 代表无；有远处转移为 M_1，无为 M_0；临床无法判断肿瘤体积时则以 T_x 表示。临床根据 TNM 组合的不同，诊断为Ⅰ期、Ⅱ期、Ⅲ期、Ⅳ期。各种肿瘤的 TNM 分类具体标准由各专业会议协定。

【临床表现】

肿瘤的临床表现取决于肿瘤性质、发生组织、部位及其发展程度。一般早期多无明显症状，中晚期表现不一，但有其共同特点。

1. 局部表现

（1）肿块　常是位于体表或浅在肿瘤的首要症状。因肿瘤的性质不同而具有不同的硬度、移动度及边界。位于深部或内脏的肿块不易触及，但可出现脏器受压或空腔脏器梗阻等症状。

（2）疼痛　肿块的膨胀性生长、破溃或感染等使末梢神经或神经干受刺激或压迫，可出现局部刺痛、跳痛、烧灼痛、隐痛或放射痛，常难以忍受，尤其是夜间疼痛更为明显。空腔脏器肿瘤可致痉挛，产生绞痛。

（3）溃疡 体表或空腔脏器的恶性肿瘤因生长迅速，血供不足而出现继发性坏死，或因继发感染而发生溃烂，可有恶臭及血性分泌物。

（4）出血 体表及与体外相交通的恶性肿瘤，生长过程中发生破溃和血管破裂可致出血。发生于上消化道者可有呕血或黑粪；在下消化道者可有血便或黏液血便；在胆道与泌尿道者，除见血便和血尿外，常伴有局部绞痛；肝癌破裂可致腹腔内出血；肺癌可并发咯血或血痰。

（5）梗阻 空腔内脏器官或邻近器官的肿瘤，随之生长可致空腔脏器梗阻而出现不同的临床表现，如胃癌伴幽门梗阻可致呕吐，肠肿瘤可致肠梗阻，胰头癌和胆管癌可压迫胆总管而出现黄疸。根据梗阻的程度可分为不完全或完全两种。

（6）浸润与转移症状 主要呈浸润性生长，表现为区域淋巴结肿大，相应部位静脉回流受阻，导致局部静脉曲张、肢体水肿。骨转移时可有疼痛、硬结或病理性骨折等表现。

2. 全身表现

恶性肿瘤早期全身表现多不明显，发展到中晚期才出现非特异性表现，如贫血、低热、消瘦、乏力、体重下降等；恶性肿瘤晚期，患者出现全身衰竭，呈现恶病质；不同部位肿瘤，恶病质出现迟早不一，消化道肿瘤出现较早。某些部位的肿瘤可呈现相应器官的功能改变，继发全身性改变，如肾上腺嗜铬细胞瘤引起高血压、颅内肿瘤引起颅内压增高和定位症状等。

【辅助检查】

1. 实验室检查

（1）常规检查 包括血、尿及粪常规检查。其阳性检查结果并非恶性肿瘤的特异标志，仅可提供诊断的线索。

（2）血清学检查 如某些酶、激素、糖蛋白、胚胎性抗原或肿瘤代谢物的测定，由于特异性不强，多用于辅助诊断。

（3）免疫学检查 具有特异性与灵敏性的免疫学检测指标对于恶性肿瘤的筛查、诊断及预后监测具有重要意义。常用的肿瘤免疫学标志物有甲胎蛋白（AFP）、癌胚抗原（CEA）、前列腺特异抗原（PSA）等。

（4）基因或基因产物检查 核酸中碱基排列具有极严格的特异序列，基因诊断即利用该特性，根据有无特异序列来确定是否有肿瘤或癌变的特定基因存在，从而作出诊断。

2. 影像学检查

X线、超声波、各种造影、放射性核素、电子计算机断层扫描（CT）、磁共振成像（MRI）和正电子发射断层成像（PET）等各种检查方法可明确有无肿块，以及肿块的部位、形态、大小等性状，有助于肿瘤的诊断及判断其性质。

3. 内镜检查

应用金属或光导纤维内镜可直接观察空腔脏器、胸腔、腹腔及纵隔等部位的病变，同时可取细胞或组织进行病理学检查，对于肿瘤的诊断具有重要价值，并能对小的病变如息肉做摘除治疗，还可插入导管做X线造影检查。常用的有食管镜、胃镜、纤维肠镜、直肠镜、乙状结肠镜、腹腔镜、膀胱镜、阴道镜等。

4. 病理学检查

包括细胞学与组织学两部分，是目前确定肿瘤的直接且可靠的依据。

（1）临床细胞学检查 此法取材方便，易被接受，被临床广泛应用，包括体液自然脱落细胞、黏膜细胞、细针穿刺涂片或 B 超引导穿刺涂片等方法。

（2）组织学检查　凡经小手术能完整切除者则行切除送检，对位于深部或体表的较大肿瘤，可在超声或 CT 引导下穿刺活检，或于手术中切取组织行快速冷冻切片诊断。此类检查有可能促使恶性肿瘤扩散，应在治疗前短期内或术中进行。

【处理原则】

恶性肿瘤治疗多采取局部与整体相结合的综合治疗方法，包括手术治疗、化学治疗、放射治疗、生物治疗、中医中药治疗及内分泌治疗等，在去除或控制原发病灶后进行转移灶的治疗。通常Ⅰ期以手术治疗为主；Ⅱ期以局部治疗为主，行原发肿瘤切除或放疗，辅以有效的全身化疗，并须包括可能存在的转移灶的治疗；Ⅲ期采取综合治疗，于手术前、后及术中放疗或化疗；Ⅳ期以全身治疗为主，辅以局部对症治疗。

1. 手术治疗

目前手术切除对实体肿瘤仍然是最有效的治疗方法。根据手术应用目的不同，手术方式分为以下几种。

（1）预防性手术　通过手术早期切除癌前病变以防止其发展成恶性肿瘤，如家族性结肠息肉病、黏膜白斑等。

（2）诊断性手术　包括活检术和胸腔、腹腔探查术，获取肿瘤组织并进行病理学检查明确诊断、分期，为合理的治疗提供可靠依据。

（3）根治性手术　适用于早、中期患者，包括彻底切除全部肿瘤组织及可能累及的周围组织和区域淋巴结，以期达到彻底治愈的目的。包括改良根治术、扩大根治术等。

（4）姑息性手术　适用于晚期有远处转移或肿块无法彻底切除的患者，属解除或减轻症状而非根治性的手术，如晚期大肠癌伴肠梗阻时行肠造口术以减轻患者痛苦、延长生命。

（5）减瘤手术　仅适用于原发病灶大部切除后，残余肿瘤能用其他治疗方法有效控制者，包括对肿瘤组织行大部切除术，术后继续以化疗、放疗、生物治疗等方法控制残余的肿瘤细胞。如卵巢癌、Burkitt 淋巴瘤等。

（6）复发或转移灶的手术　其治疗比原发肿瘤更为困难，复发肿瘤凡能手术者应考虑再行手术。原发灶已能得到较好控制的转移肿瘤，其转移病灶可做手术切除，仍可延长 5 年生存率。

（7）重建和康复手术　外科手术重建与康复手术对提高恶性肿瘤患者的生活质量起着独特和重要的作用。如乳腺癌根治术后的乳房重建、头颈部肿瘤术后局部缺损组织的修复等。

2. 化学治疗

化学治疗（chemotherapy）简称化疗，是一种应用特殊化学药物杀灭恶性肿瘤细胞或组织的治疗方法。化疗配合手术及放疗，可防止肿瘤复发和转移。用于晚期肿瘤患者，可控制肿瘤发展，某些肿瘤可因长期化疗缓解，如颗粒细胞白血病、乳腺癌等。目前已能单独通过化疗治愈的有绒毛膜上皮癌、睾丸精原细胞瘤、Burkitt 淋巴瘤和急性淋巴细胞白血病等。根据肿瘤特性、病理类型选用敏感的化疗药物并制定联合化疗方案。

（1）药物分类　根据药物作用原理分为七类：①细胞毒素类药物　如烷化剂类（氮芥、环磷酰胺、白消安等），可破坏 DNA，干扰细胞增殖，导致细胞死亡；②抗代谢类药物　可对核酸代谢物与酶结合反应有相互竞争作用，影响与阻断了核酸的合成，如 5-氟尿嘧啶、甲氨蝶呤、阿糖胞苷等；③抗生素类　通过干扰细胞代谢来抑制或破坏肿瘤细胞，如丝裂霉素、多柔比星、放线菌素 D 等；④生物碱类　主要干扰细胞内纺锤体的形成，抑制细胞的有丝分裂，常用的有长春新碱、喜树碱、紫杉醇等；⑤激素类　能干扰内环境进而影响肿瘤生长，有的能增强机体对肿瘤侵害的抵抗力，常用的有他莫昔芬（三苯氧胺）、己烯雌酚、黄体酮等；⑥分子靶向药物　单克隆抗体（西妥昔单抗、曲妥珠单抗、利妥昔单抗等）和小分子化合物（伊马替尼、吉非替尼等）作用于细胞受体、信号转导和抗血管生成等靶点；⑦其他　如羟基脲、顺铂（PDD）等。

（2）给药方式

①全身性用药　一般通过静脉、口服、肌内注射给药。大多数化疗药物不仅对肿瘤细胞有抑制、杀伤作用，也能损伤和摧毁部分正常细胞，出现不同程度的毒性反应。②局部用药　可通过肿瘤内注射、腔内注射、动脉内注入或局部灌注等途径提供，以提高肿瘤局部的药物浓度。③介入治疗　是治疗恶性肿瘤的有效方法之一，可通过动脉插管行局部动脉化疗灌注栓塞，也可经皮动脉插管配合皮下切口植入导管药盒系统进行长期灌注、栓塞化疗，以提高肿瘤局部的药物浓度，阻断肿瘤的营养和血供，减少全身毒性反应。可通过同时给药或序贯给药的方式，提高疗效，减少毒副反应。

3. 放射治疗

放射治疗（radiotherapy）简称放疗，是肿瘤治疗主要手段之一。放射线治疗是利用放射线，如γ射线和X射线、电子束、中子束及其他粒子束等的电离辐射作用，抑制或杀灭肿瘤细胞，达到治疗的目的，是治疗恶性肿瘤的主要手段之一，目前约70%的恶性肿瘤患者需要使用放疗。放疗方法有远距离治疗（外放射）、近距离治疗（腔内放射）以及立体定向放射治疗（X或γ刀）和适形放射治疗等新的放疗技术。各种肿瘤对放射线敏感性不一，分化程度越低、代谢越旺盛的癌细胞对放射线越敏感，治疗效果也越好，如淋巴造血系统肿瘤、性腺肿瘤等对放射线高度敏感。反之，则治疗效果差，不宜选用，如胃肠道腺瘤、软组织及骨肉瘤放疗效果不佳。

放疗禁忌证：①晚期肿瘤，伴严重贫血、恶病质；②外周血白细胞计数低于$3 \times 10^9/L$，血小板低于$50 \times 10^9/L$；③合并活动性肝炎或肺结核等传染病；④伴有严重心、肺、肾功能不全；⑤接受过放疗的组织器官已有放射性损伤者；⑥已有广泛远处转移或复发的对放射线中毒敏感者。

4. 生物治疗

生物治疗是应用生物学方法改善个体对肿瘤的应答反应及直接效应的治疗，包括免疫治疗与基因治疗两大类。

（1）免疫治疗　目的在于通过调动人体防御系统、提高免疫功能，达到抗肿瘤的效果。如接种卡介苗、麻疹疫苗以及注射干扰素，接种自身或异体瘤苗或肿瘤免疫核糖核酸等。

（2）基因治疗　是应用基因工程技术，通过干预存在于靶细胞的相关基因的表达水平来治疗的方法，大部分基因治疗方法尚处于研究阶段。

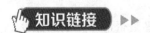 知识链接 ▶▶

DC-CIK 细胞免疫治疗技术

DC-CIK 细胞免疫治疗技术是肿瘤生物治疗的一种。利用细胞因子对肿瘤患者外周血分离的单核细胞分别诱成树突状细胞（DC 细胞）和细胞因子诱导的杀伤细胞（CIK 细胞），再按一定比例混合后进行共培养得到一种新的抗肿瘤免疫活性细胞群，即称 DC-CIK 细胞。DC-CIK 细胞具备更强大的抗肿瘤特性，可以显著抑制肿瘤细胞的生长、增殖，清除体内不同部位的微小残留病灶，最大限度地调动人体免疫功能，防止肿瘤复发与转移，明显改善患者的生活质量，有效延长患者的生命。DC-CIK 细胞免疫治疗技术是继手术治疗、放疗、化疗之后的第四大肿瘤治疗技术。由于其安全性高、无毒副作用的优点，更是被称为肿瘤学科的"绿色生物疗法"。

5. 中医中药治疗

应用中医扶正祛邪、通经活络、化瘀散结、清热解毒等原理，以中药补益气血、调理脏腑，配合手术及放疗、化疗，减轻毒副作用，改善全身情况，提高免疫力，促进肿瘤患者的康复。

6. 内分泌治疗

内分泌治疗也称激素治疗，用于某些发生发展与体内激素水平密切相关的肿瘤，如卵巢癌、乳腺癌等。

【预防】

肿瘤被认为是多基因、多步骤、多因素相互作用引起的复杂疾病。恶性肿瘤中约 1/3 可以得到预防，1/3 若能早期诊断是可以治愈的，1/3 虽不能根治但可以减轻痛苦、延长生命。据此提出恶性肿瘤的三级预防概念。

1. 一级预防

一级预防即病因预防，指消除或减少可能致癌的因素，降低发病率。约 80% 以上的恶性肿瘤由环境因素所导致，因而实现一级预防的措施在于保护环境，控制污染；改变不良的饮食习惯、生活方式，如戒烟、酒，多食新鲜蔬果，忌食高盐、霉变食物；减少职业性暴露于污染物中，如石棉、苯、甲醛等；接种疫苗等。

2. 二级预防

二级预防 指早期发现、早期诊断、早期治疗，其目的是提高生存率，降低死亡率。主要是在无症状的自然人群进行以早期发现恶性肿瘤为目的的普查工作，一般在某种肿瘤的高发区及高危人群中选择性筛查，以发现癌前病变或早期病变并进行治疗。

3. 三级预防

三级预防是指诊断及治疗后的康复预防，目的在于提高生存质量、减轻痛苦、延长生命。重在对症治疗。如癌症三级止痛阶梯治疗方案，将有效改善晚期肿瘤患者的生存质量。近年来开展的化学预防和免疫预防为癌症预防开拓了新领域。

【护理评估】

1. 治疗前评估

（1）健康史 了解患者的年龄、性别、职业、发病情况、病程长短等。询问既往史、婚育史、家族史、个人史、日常生活习惯、特殊嗜好、近期是否遭受重大生活事件和其他与疾病发生相关的因素等。

（2）身体状况评估

① 局部 评估肿块的部位、大小、形状、软硬度、活动度、边界是否清晰；表面温度；有无疼痛、坏死、溃疡、出血等；②全身 评估有无全身转移表现；有无恶病质表现，如消瘦、乏力、体重下降、贫血、低热等；③辅助检查 评估各项检查结果，包括实验室检查、影像学检查、病理学检查等，评估患者重要脏器功能以及对手术及各种治疗的耐受情况。

（3）心理-社会状况评估

①心理和认知状况 评估患者对疾病病因、症状、拟采取的手术治疗方式以及预后的认

知与心理反应；②经济和社会支持状况　患者家属对疾病及治疗方式、预后的认知程度、心理承受能力和对手术治疗的经济承受能力；患者的社会支持系统等。

2. 治疗后评估

（1）术后评估　了解麻醉、手术情况、肿瘤的分期、康复情况及预后、心理变化情况等。

（2）化疗后评估　评估患者是否出现化疗药物的毒副反应，如静脉炎、消化道症状、骨髓抑制、脱发等。

（3）放疗后评估　评估有无放疗的毒副反应出现，如骨髓移植、皮肤黏膜损害和胃肠道反应等。

【护理诊断】

（1）焦虑/恐惧　与担忧疾病预后和手术治疗、放疗、化疗、家庭和社会的地位以及经济状况改变有关。

（2）营养失调：低于机体需要量　与肿瘤所致高代谢状态、摄入减少、吸收障碍、化疗、放疗所致味觉改变、厌食、进食困难、恶心、呕吐等有关。

（3）疼痛　与肿瘤生长侵及神经、肿瘤压迫、手术创伤及化疗、放疗引起的组织损伤有关。

（4）潜在并发症　出血、感染、骨髓抑制、皮肤和黏膜受损、静脉炎、静脉栓塞及脏器功能障碍。

（5）知识缺乏　缺乏术后康复、放疗、化疗及肿瘤防治的知识。

【护理措施】

1. 术前护理

（1）减轻焦虑和恐惧　肿瘤患者因各自的文化背景、心理特征、疾病的性质及对疾病的认知程度不同，会产生不同的心理变化。应根据不同的心理反应有针对性地进行心理疏导。肿瘤患者的心理变化可分为以下 5 期。

① 震惊否认期　患者获悉患恶性肿瘤后，可出现知觉淡漠、眼神呆滞、不言不语甚至晕厥，继而极力否认，怀疑诊断的可靠性，辗转到多家医院就诊、咨询。这是患者对疾病应激所产生的自我保护性心理反应，可缓解其恐惧与焦虑的程度，但易延误治疗。此期，应尽量肯定回答患者的疑问，减少患者怀疑及逃避现实的机会。应鼓励患者的家属及朋友多给予患者情感上的支持和生活照顾，增加患者的安全感，使患者逐渐了解病情。

② 愤怒期　当患者接受所患恶性肿瘤后，很快会出现愤怒、抱怨、无理取闹，常迁怒于医护人员及家属。此期，护士应主动与患者进行交流，鼓励患者倾诉，纠正其错误认知。可邀请其他病友介绍成功治疗经验，教育、引导患者接受现实。向家属解释患者愤怒的原因，获得家属的理解和配合。

③ 磋商期　患者发泄愤怒后，发现对病情并无帮助，开始步入"讨价还价"阶段。此期患者还心存幻想，遍访名医，寻求秘方、偏方，祈求延长生命。此期患者求生欲强，易接受他人的劝慰，能很好地配合治疗。因此，护士应尊重患者，提供心理支持，增强患者对治疗的信心，避免病急乱投医。

④ 抑郁期　若治疗效果不佳、病情恶化、肿瘤复发或疼痛难忍时，患者往往感到绝望无助，对治疗失去信心，表现为悲伤、畏缩、沉默、哭泣、不遵医嘱，甚至出现自杀倾向。此时，护士应给予患者更多的关心与抚慰，诱导其宣泄情绪，鼓励家属陪伴，满足其各种需求。

⑤ 接受期　患者经过剧烈的内心挣扎，最终能以平静的心情接受事实，并能理性地配合治疗和护理。晚期患者常处于消极被动状态，表现为情绪低落，对外界事物不感兴趣。此期护士应替患者限制访客，加强与患者交流，给予更多关心、体贴，满足其需求，尽可能减轻患者的心理压力，提高生活质量。

以上心理变化可同时或反复发生，且不同心理特征的患者在心理变化分期方面存在很大的个体差异性，各期的持续时间、出现顺序也不尽相同。因此，护士对患者的心理反应，应随时注意观察，并有针对性地给予护理。

（2）纠正营养支持不良　肿瘤患者因疾病消耗、营养不良或慢性失血可引起术后感染、贫血或消化道梗阻、水电解质紊乱，纠正营养支持不良，提高机体对手术的耐受力，保证手术的安全。

2. 术后护理

（1）饮食和营养支持　鼓励术后尽早进食。给予易消化且富有营养的饮食；消化功能差者以少食多餐为宜；术后患者在消化道功能尚未恢复前，可经管饲法提供肠内营养，支持和促进胃肠功能恢复，也可经肠外途径供给机体所需能量和营养素，以利创伤修复。康复期患者少量多餐、循序渐进恢复饮食。

（2）减轻或有效缓解疼痛　手术后麻醉作用消失，切口疼痛会影响患者的身心康复，应遵医嘱及时予以镇痛治疗。晚期肿瘤疼痛难以控制者，可按世界卫生组织（WHO）提出的三级阶梯镇痛方案处理。

一级镇痛法：疼痛较轻者，可用阿司匹林等非阿片类解热镇痛药；二级镇痛法：适用于中度持续性疼痛者，用可待因等弱阿片类药物；三级镇痛法：疼痛进一步加剧，改用强阿片类药物，如吗啡、哌替啶等。用药原则：口服、按时（非按需）、按阶梯、个体化给药。镇痛药物应从小剂量开始，视止痛效果逐渐增量，直至患者疼痛消失为止，不应对药物限制过严，导致用药不足。

（3）并发症预防和护理　严密的病情观察，充分的术前准备，完善的基础护理，可有效地预防和减少并发症的发生。肿瘤患者年龄较大，全身营养状况较差，机体免疫力低下，术后易并发压疮及呼吸道、泌尿系统、切口、腹腔内感染。为促进患者的康复及减少并发症的发生，应采取以下护理措施：①对患者进行有效的术前指导，如术前练习床上排便；胸、腹部手术者，术前应指导其进行深呼吸、有效咳嗽练习及肢体活动；②术后严密监测生命体征的变化；③加强引流管和切口护理；④观察伤口的渗血、渗液情况，保持伤口敷料的干燥；观察切口的颜色、温度，尤其是皮瓣移植术后，如发现颜色苍白或青紫、局部变冷应及时处理；⑤保持病室环境清洁；⑥鼓励患者多翻身、深呼吸及有效咳嗽、咳痰；⑦加强皮肤和口腔护理；⑧早期下床活动，注意保暖和安全。

（4）化疗患者的护理　目前所用各种化疗药物在抑制、杀伤肿瘤细胞的同时可出现毒性反应。此外，静脉化疗可造成血管损伤，导致静脉炎。化疗药物渗入皮下，会引起局部组织变性、坏死。故正确掌握化疗药物的作用机制、治疗方案及药物的毒副反应，熟练掌握给药方法，密切观察、预防并早期发现毒副反应，是恶性肿瘤化疗护理的重要内容。

① 皮肤黏膜反应的护理　指导患者保持皮肤清洁、干燥，不用肥皂等刺激性物质；治疗时要重视患者对疼痛的主诉，鉴别疼痛的原因。若怀疑药物外渗即停止输液，局部皮下注射解毒药物，冷敷24h，及时报告医生并记录。

② 静脉炎、静脉栓塞的护理　选择合适的给药途径和方法，以保护血管；注射前稀释

药物，现配现用；有计划地由远端开始选择静脉；妥善固定针头以防滑脱、药液外漏。对刺激性强、作用时间长的药物，若患者的外周血管条件差，可行深静脉置管化疗。

③ 脏器功能障碍的预防和护理 了解化疗方案，熟悉化疗药物剂量、作用途径、给药方法及毒副作用，做到按时、准确用药。化疗药物要现配现用，不可久置。推注过程中注意控制速度，并严密观察患者的反应、病情变化，监测肝肾功能、准确记录出入水量，鼓励多饮水、碱化尿液，以减少或减轻化疗所致的毒副作用。

④ 感染的预防 每周查血常规 1 次，白细胞低于 $3.5\times10^9/L$ 者应遵医嘱停药或减量。血小板低于 $80\times10^9/L$、白细胞低于 $1.0\times10^9/L$ 时，应做好保护性隔离，防止交叉感染；给予必要的支持治疗，如中药调理、成分输血，必要时遵医嘱应用骨髓细胞增生类药物。加强病室空气消毒，减少探视，预防医源性感染；对大剂量强化化疗者实施严密的保护性隔离或置于层流室。

⑤ 出血的观察和护理 观察患者血常规变化，骨髓严重抑制者，注意有无皮肤瘀斑、牙龈出血、血尿、血便等全身出血倾向；监测血小板计数，低于 $50\times10^9/L$ 时避免外出，低于 $20\times10^9/L$ 时要绝对卧床休息，限制活动。协助做好生活护理，避免受伤，同时监测患者的生命体征和神志的变化。避免肌内注射及用硬毛牙刷刷牙。

⑥ 其他 注意休息，协助患者逐渐增加日常活动；保持病室整洁，创造舒适的休养环境，减少不良刺激。化疗时可用冰帽局部降温预防脱发，协助脱发严重的患者选购合适的发套，避免因外观改变所致的负面情绪。

（5）放疗患者的护理

① 防止皮肤、黏膜损伤

a. 照射野皮肤保持清洁干燥，忌摩擦、理化刺激，忌搔抓；洗澡禁用肥皂，洗后用软毛巾吸干或轻轻拍干，不可用力擦拭；b. 穿着柔软、宽松的棉质内衣，及时更换；c. 局部皮肤出现红斑瘙痒时禁搔抓，禁用酒精、碘酒等涂擦；d. 照射野皮肤有脱皮现象时，禁用手撕脱，一旦撕破则难以愈合，应让其自然脱落；e. 照射部位避免冷热刺激、避免阳光直射，禁用胶布固定。

② 感染的预防

a. 监测患者有无感染症状和体征，每周检查血常规 1 次；b. 严格执行无菌操作，防止交叉感染；c. 指导并督促患者注意个人卫生，如口腔清洁、外阴清洗等；d. 注意保暖，防止感冒诱发肺部感染；e. 鼓励患者多进食，增加营养，提高机体免疫力。

③ 照射器官功能障碍的预防和护理 观察放疗后肿瘤所在器官或照射野内的正常组织的反应，如胃肠道有无受损出现出血、溃疡和放射性肠炎，膀胱照射后是否有血尿，胸部照射后是否出现放射性肺纤维变等。放疗期间加强观察，对症护理，毒副反应严重者应暂停放疗，对症处理。

（6）健康指导

① 向患者及其家属解释手术、化疗、放疗等治疗方法，应鼓励患者的家属及朋友多给予患者情感上的支持和生活照顾，增强患者的信心，使患者能够积极配合治疗。

② 指导患者合理安排日常生活，注意休息，保持心情舒畅，避免过度疲劳。改变不良的饮食习惯和行为方式，均衡营养，摄入高热量、高蛋白、富含膳食纤维的清淡易消化食物。

③ 教育患者注意个人卫生，尽量少去人多拥挤的公共场所，外出时注意防寒保暖，可

戴上口罩，预防感染。

④ 鼓励患者进行适量、适时的运动，以增强抗病能力、减少并发症。指导术后患者早期活动，积极进行功能锻炼，促进功能重建及提高自理能力。

⑤ 放疗或化疗期间坚持血常规及重要器官功能检查，每周1次，以尽早发现异常，及时处理。

⑥ 坚持定期随访，恶性肿瘤手术治疗后最初3年内至少每3个月随访1次，以后每半年复查1次，5年后每年复查1次，直至终生。

测评与训练

一、名词解释

1. 肿瘤　　2. 姑息手术

二、选择题

A₁ 型题

1. 恶性肿瘤最主要的病因是（　　）

A. 遗传因素　　　　B. 环境因素　　　　C. 内分泌失调

D. 免疫异常　　　　E. 饮食

2. 属于生物碱类的抗癌药是（　　）

A. 丝裂霉素　　　　B. 噻替派　　　　C. 甲氨蝶呤

D. 长春新碱　　　　E. 氮芥

3. 大多数抗肿瘤药物其不良反应主要有（　　）

A. 低热　　　　B. 黄疸　　　　C. 少尿　　　　D. 失眠、头痛

E. 骨髓抑制、胃肠道反应

A₂ 型题

4. 恶性肿瘤化疗的护理中，哪项不正确（　　）

A. 使用前应了解患者的血象、肝肾功能等情况

B. 药液应缓慢滴注，不可快速注入

C. 部分患者有明显脱发，一般不必处理

D. 若不慎将药液漏入血管外，应作局部冷敷

E. 某些抗癌药刺激性很强，注射时不可漏出血管外

5. 肿瘤放疗易损伤皮肤，护理时应（　　）

A. 热敷理疗

B. 保持皮肤清洁干燥

C. 按摩

D. 肥皂水清洗

E. 外敷消肿药膏

三、病例分析题

王某，男，50岁，矿工，咳嗽、痰中带血1年余，加重1个月。患者一年前无明显诱因出现咳嗽，咳少量痰，痰中带血丝，无畏寒、发热，无胸痛，无午后潮热，无盗汗。近1

个月来，咳嗽、咳痰症状加重，咯血。发病以来，一般情况可，稍纳差，睡眠较差，大小便正常。平素体健，无高血压、糖尿病史，否认肝炎、结核等传染病史。吸烟 20 支/日×30年。体检：神志清，精神可，全身体表淋巴结未及肿大，气管居中，胸廓无畸形。两肺呼吸音清，未闻及干湿啰音。心界正常，心律齐，各瓣膜区未闻及杂音。辅助检查：胸部 CT 示肺癌。局部活检组织病理示：鳞癌。头颅 MRI 未见异常。放射性核素骨扫描：未见骨转移征象。肺功能检查：能够耐受肺切除手术。请分析：

1. 恶性肿瘤的治疗原则是什么？该患者最有效的治疗方法？
2. 该患者发生恶性肿瘤的危险因素？如何进行恶性肿瘤的三级预防？

参考答案

一、名词解释
略。

二、选择题
A₁ 型题

1. B　2. D　3. E

A₂ 型题

4. B　5. B

三、病例分析题

1. 恶性肿瘤患者多采取局部与整体相结合的综合治疗方法，包括手术治疗、化学治疗、放射治疗、生物治疗、中医中药治疗及内分泌治疗等。该患者最有效的治疗方法为手术治疗。

2. 该患者发生肺癌的危险因素为年龄、性别、职业、吸烟史。

恶性肿瘤的三级预防包括：一级预防为病因预防，指消除或减少可能致癌的因素，降低发病率；二级预防指早期发现、早期诊断、早期治疗，提高生存率，降低死亡率；三级预防指诊断及治疗后的康复预防，目的在于提高生存质量、减轻痛苦、延长生命。

第十一章
颅内压增高及脑疝患者的护理

 学习目标 ▶▶

知识目标：

1. 掌握：颅内压增高的概念、临床特征、治疗原则、护理评估和护理措施。
2. 熟悉：急性脑疝的分类、临床表现以及急救护理和处理方法。
3. 了解：颅内压增高的病理生理、病因和分类。

技能目标：

1. 学会脑室引流的护理以及冬眠低温疗法的护理方法。
2. 能运用护理程序，为颅内压增高、脑疝患者制定护理计划。

第一节　颅内压增高患者的护理

【颅内压调节机制】

成人颅腔是由颅骨构成的半封闭的体腔，其容积固定不变。颅内压是指颅内容物对颅腔内壁所产生的侧压力。颅腔内容物包括脑组织、血液和脑脊液，三者的体积与颅腔容积相适应并使颅内保持一定的压力，通常以人体侧卧位腰椎穿刺时测得的脑脊液的压力来表示。成人正常颅内压为 $70\sim200\text{mmH}_2\text{O}$（$0.7\sim2.0\text{kPa}$），儿童正常颅内压为 $50\sim100\text{mmH}_2\text{O}$（$0.49\sim0.98\text{kPa}$）。

颅腔中任何一项内容物体积和量的增加，均会导致另两项内容物的缩减以维持正常的颅内压。这种调节作用主要依靠脑脊液的增减来进行，其调节能力为 10% 左右。当颅内容物增加或颅腔容积缩减超出了代偿范围时，即产生颅内压上升，当持续超过 $200\text{mmH}_2\text{O}$（1.96kPa）时，即为颅内压增高。这是一种威胁生命的状况，由颅内压增高导致的脑疝可致患者死亡。

【病因】

（1）颅内占位性病变　如颅内肿瘤、血肿、脓肿等。

（2）脑积水　交通性和非交通性脑积水，造成脑脊液增多。

（3）脑水肿　脑组织损伤、炎症、缺血缺氧及中毒引起脑水肿，导致颅内压持续增高。

（4）大片的凹陷性骨折，使颅腔变小。

（5）脑循环血容量异常　在脑血管扩张的情况下，血容量增多使颅内压升高。

（6）先天性畸形　如狭颅征，使颅腔容积变小。

【发病机制】

颅内压增高时，脑血流量减少，脑组织处于严重缺血缺氧的状态。严重的脑缺氧会造成脑水肿，进一步加重颅内压增高，形成恶性循环。当颅内压增高到一定程度时，尤其是占位性病变使颅内各分腔之间压力不均衡，会使一部分脑组织通过生理性间隙从高压区向低压区移位，引起一系列临床综合征，甚至形成脑疝。疝出的脑组织压迫脑内重要结构和生命中枢，常常危及生命（图11-1）。

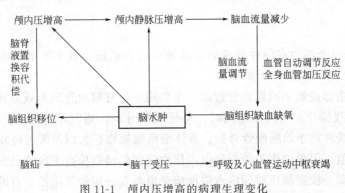

图 11-1　颅内压增高的病理生理变化

【护理评估】

1. 健康史

（1）有无颅脑外伤、颅内感染、脑肿瘤、高血压、脑动脉硬化、颅脑畸形等病史，初步判断颅内压增高的原因。

（2）有无合并其他系统的疾病。

（3）有无呼吸道梗阻、咳嗽、便秘、癫痫等导致颅内压增高的诱因。

（4）询问症状出现的时间和病情进展情况，以及发病以来做过哪些检查和用药等情况。

2. 颅内压增高的主要临床表现

（1）头痛　头痛、呕吐、视盘水肿，即"三主征"。头痛是最常见的症状，以早晨和晚间较重，多位于前额和颞部，程度可随颅内压增高而加重，当低头、弯腰、用力、咳嗽时加重。头痛性质以胀痛和撕裂痛为多见。

（2）呕吐　呈喷射状，易发生在饭后，可伴有恶心，与进食无关，呕吐后头痛可有缓解。

（3）视盘水肿　因视神经受压，眼底静脉回流受阻所致，是颅内压增高的重要客观体征。眼底检查可见视盘水肿、充血、模糊不清、中央凹陷消失，视盘隆起，静脉怒张。若视盘水肿长期存在，则视盘颜色苍白，视力减退，视野向心缩小，称为视神经继发性萎缩。若出现视网膜静脉怒张，严重者可见出血。

（4）进行性意识障碍和生命体征紊乱　颅内压增高的初期可有嗜睡、反应迟钝等，进而出现昏睡、昏迷。

（5）生命体征的变化　血压增高，以收缩压为主，故脉压加大，脉搏慢而有力，呼吸深慢（二慢一高），这种典型的生命体征改变称库欣（Cushing）反应。

（6）脑疝的表现

① 小脑幕切迹疝　是小脑幕上方的颞叶海马回、沟回通过小脑幕切迹向幕下移位，常

由一侧颞叶或大脑外侧的占位性病变引起。在颅内高压的基础上出现进行性意识障碍、患侧瞳孔暂时缩小后逐渐扩大、病变对侧肢体瘫痪、生命体征紊乱，最后呼吸、心跳停止。

② 枕骨大孔疝　是小脑扁桃体经枕骨大孔向椎管的移位。病情变化快、头痛剧烈、呕吐频繁、颈项强直、生命体征改变显著，而意识障碍和瞳孔改变出现较晚。由于延髓的呼吸中枢受压，患者可突发呼吸、心跳骤停而死亡。

【心理-社会状况】

颅内压增高的患者可因头痛、呕吐等引起烦躁不安、焦虑、紧张等心理反应。要了解患者对疾病的认知程度和恢复信心，了解家属对疾病的认知和心理反应、对患者的关心程度及家庭经济情况。

【辅助检查】

(1) CT　是诊断颅内占位性病变的首选辅助检查措施，在 CT 不能确诊的情况下，可进一步行 MRI 检查，以利于确诊。

(2) 脑血管造影或数字减影血管造影　主要用于疑有脑血管畸形或动脉瘤疾病者。

(3) 头颅 X 线摄片　颅内压增高时，可见颅缝分离，指状压迹增多，鞍背骨质稀疏及蝶鞍扩大等。X 线片对于诊断颅骨骨折、垂体瘤所致蝶鞍扩大以及听神经瘤引起内听道孔扩大等具有重要价值。但单独作为诊断颅内占位性病变的辅助检查手段现已少用。

(4) 腰椎穿刺　腰穿测压对颅内占位性病变患者有一定的危险性，有时引发脑疝，故应当慎重进行。

【处理原则】

(1) 病因治疗　对于颅内占位性病变，争取手术切除。有脑积水者，行脑脊液分流术，将脑室内的液体通过特殊导管引入蛛网膜下隙、腹腔或心房。颅内压增高已引起急性脑疝时，应分秒必争进行紧急抢救或手术处理。

(2) 降低颅内压治疗　适用于颅内压增高但暂时尚未查明原因或虽已查明原因但仍需要非手术治疗的病例。选用高渗性和利尿性脱水剂，根据病情选择口服、肌内注射和静脉用药等给药方式。

(3) 激素应用　肾上腺皮质激素可通过稳定血-脑屏障、预防和缓解脑水肿达到改善患者症状的目的。常用药物有地塞米松、氢化可的松和泼尼松。

(4) 抗生素治疗　控制颅内感染或预防感染。预防用药应选广谱抗生素，术中和术后应用为宜。

(5) 辅助过度换气　可增加血液中的氧分压、排出 CO_2，使脑血管收缩，减少脑血流量，从而使颅内压相应降低。

(6) 冬眠低温疗法或亚低温疗法　有利于降低脑的新陈代谢，减少脑组织的耗氧量，防止脑水肿的发生与发展，对降低颅内压亦起一定作用。

(7) 脑脊液体外引流　有颅内压监护装置的病例，可经脑室缓慢放出脑脊液少许，以缓解颅内压增高。

(8) 巴比妥治疗　大剂量异戊巴比妥钠或硫喷妥钠注射可降低脑的代谢，减少氧耗及增加脑对缺氧的耐受力，使颅内压降低。

(9) 症状治疗　对患者的主要症状进行治疗，疼痛者可给予镇痛剂，但应忌用吗啡和哌替啶等药物，以防止对呼吸中枢的抑制作用，而导致患者死亡。有抽搐发作的病例，应给予抗癫痫药物治疗。烦躁患者给予镇静剂。

【护理诊断】

（1）急性疼痛　与颅内压增高有关。

（2）组织灌流量改变　与颅内压增高、导致脑血流下降有关。

（3）体液不足　与颅内压增高引起剧烈呕吐及应用脱水剂等有关。

（4）潜在并发症　意识障碍，呼吸，心脏骤停，脑疝。

【护理措施】

1. 一般护理

（1）体位　平卧位，床头抬高 15°～30°，有利于脑静脉回流，减轻脑水肿。

（2）给氧　持续或间断吸氧，改善脑缺氧，使脑血管收缩，降低脑血流量。

（3）饮食与补液　不能进食者，一般每天输液不超过 2000ml，保持尿量在 600ml 以上；控制输液速度，防止输液过快而加重脑水肿；注意水、电解质、酸碱、营养平衡，防止紊乱。

（4）维持正常体温和防治　对高热患者，给予有效的降温措施，必要时采用冬眠降温疗法。

（5）加强生活护理　适当保护患者，避免意外损伤。

2. 药物治疗的护理

（1）脱水治疗　应用高渗性和利尿性脱水剂增加水分的排出，减少脑组织中的水分，达到降低颅内压的目的。常用高渗性脱水剂，例如：20％甘露醇 250ml，于 15～30min 内静脉滴注，每天 2～3 次，用药后 10～20min 颅内压开始下降，维持 4～6h；同时使用利尿剂如呋塞米（速尿）20～40mg，静脉注射，可重复使用。

注意：利尿剂可带来电解质紊乱；用药期间要注意用药反应和效果，及时记录。

（2）激素治疗　常用地塞米松 5～10mg，每日 1～2 次，静脉注射。要注意防止高血糖、应激性溃疡和感染。

3. 辅助过度换气的护理

过度换气的目的是排出体内 CO_2，减少脑血流量。$PaCO_2$，每下降 1mmHg，可使脑血流量递减 2％，从而使颅内压相应降低。过度换气持续时间不宜超过 24h，以免引起脑缺血。

4. 冬眠低温治疗的护理

（1）目的　应用药物和物理方法降低患者体温，以降低脑耗氧量和新陈代谢率，减少脑血流量、改善细胞膜通透性、增加脑对缺血缺氧的耐受力、防止脑水肿的发生和发展，同时有一定的降低颅内压的作用。

（2）环境和物品准备　将患者安置在单人病房，室内光线宜暗，室温 18～20℃。室内备氧气、吸引器、血压计、听诊器、水温计、冰袋或冰毯等，有专人护理。

（3）降温方法　遵医嘱给予冬眠药物，如冬眠Ⅰ号合剂（氯丙嗪、异丙嗪及哌替啶）或冬眠Ⅱ号合剂（哌替啶、异丙嗪、氢化麦角碱），待自主神经被充分阻滞，患者御寒反应消失，进入昏睡状态后，方可加用物理降温措施。若未进入冬眠状态即开始降温，御寒反应会使患者出现寒战，机体代谢率增高、耗氧量增加，反而增加颅内压。降温速度以每小时下降 1℃为宜，体温降至肛温 32～34℃、腋温 31～33℃较为理想。

（4）严密观察病情　在治疗前应观察并记录生命体征、意识状态、瞳孔和神经系统病症，作为治疗后观察对比的基础。冬眠低温治疗期间，若脉搏超过 100 次/分，收缩压低于 100mmHg（13.3kPa），呼吸次数减少或不规则时，应及时通知医师，停止冬眠疗法或更换冬眠药物。

（5）饮食　冬眠期间机体代谢率降低，对能量及水分的需求减少。每日液体入量不宜超过1500ml。鼻饲者，流质或肠内营养液温度应与当时体温相同，低温时患者肠蠕动减弱，观察有无胃潴留、腹胀、便秘、消化道出血等，防止反流和误吸。

（6）预防并发症　冬眠患者肌肉松弛，易出现舌后坠，吞咽、咳嗽反射减弱，应保持呼吸道通畅，加强肺部护理，以防肺部并发症，搬动患者或为其翻身时，动作要缓慢、轻稳，以防发生体位性低血压；加强皮肤护理，防止压疮和冻伤发生。

（7）缓慢复温　冬眠低温治疗期间一般为2～3日，停用冬眠低温治疗时先停物理降温，再逐步减少药物剂量直至停用。为患者加盖被毯，待其自然复温。

5. 脑室引流的护理

（1）引流管的安置　患者手术返回病房后，应在严格无菌操作下连接引流瓶（袋）并妥善固定。引流管开口要高于侧脑室平面10～15cm，以维持正常的颅内压。搬动患者时应将引流管暂时夹闭，防止脑脊液反流引起逆行感染。

（2）控制引流速度和量　早期应适当抬高引流管的位置，以减慢流速，每日引流量不超过500ml为宜。

（3）保持引流通畅　引流管不可受压、扭曲、成角及折叠；若引流管内不断有脑脊液流出，管内的液面随患者的呼吸脉搏上下波动，表明引流管通畅；反之即为阻塞，要查明原因以纠正之。

（4）观察并记录脑脊液的颜色、量及形状　正常脑脊液无色透明，手术后1～2天可略呈血性，以后变淡并转为橙黄色。若脑脊液中有较多血液或血色逐渐加深，提示脑室内出血，要告知医生采取措施处理。引流时间一般不超过5～7日，否则有发生颅内感染可能。感染后的脑脊液混浊，可有絮状物，同时患者有全身感染表现。

（5）严格遵守无菌操作原则，每日更换引流瓶（袋），应先夹闭引流管以免脑脊液逆流入脑室内。注意保持整个装置无菌。

（6）拔管　开颅手术后脑室引流管一般放置3～4天，待脑水肿逐渐消失，颅内压开始降低时，可考虑拔管。此前应试行抬高或夹闭引流管24h，以了解脑脊液循环是否通畅，是否有颅内压再次升高的表现。若患者出现头痛、呕吐等症状，要及时通知医生并降低引流瓶（袋）或开放夹闭的引流管。拔管后若伤口处有脑脊液流出，应告知医生处理。

6. 防止颅内压骤然升高诱发脑疝

（1）卧床休息　患者要保持安静卧床休息，减少搬动，不要坐起，避免情绪激动。

（2）稳定患者情绪　避免情绪激动，以免血压骤升，增加颅内压。

（3）保持呼吸道通畅　避免剧烈咳嗽和用力排便使胸、腹压上升导致颅内压增高。保持呼吸道通畅；及时清除分泌物和呕吐物；舌根后坠者要托起下颌和放置口咽通气管；对意识不清或排痰困难者，应配合医生尽早施行气管切开术。控制癫痫发作：注意观察患者有无症状出现，遵医嘱及时或定期给予抗癫痫药物，防止脑缺氧和脑水肿。

（4）避免剧烈咳嗽和便秘。

（5）控制癫痫发作。

（6）处理躁动行为。

7. 密切观察病情变化

观察患者意识、生命体征、瞳孔和肢体活动的变化。预防晶体颅高压危象的发生，有条件者可监测颅内压。

（1）意识状态 意识反映大脑皮质和脑干的功能状态，意识障碍的程度、持续时间和演变过程是分析病情进展的重要指标。目前临床对意识障碍的分级有多种方法。现介绍其中两种。

① 传统方法 分为清醒、模糊、浅昏迷、昏迷和深昏迷 5 级（表 11-1）。

表 11-1 意识状态的分级

意识形态	语言刺激反应	痛刺激反应	生理反应	大小便能否自理	配合检查
清醒	灵敏	灵敏	正常	能	能
模糊	迟钝	不灵敏	正常	有时不能	尚能
浅昏迷	无	迟钝	正常	不能	不能
昏迷	无	无防御	减弱	不能	不能
深昏迷	无	无	无	不能	不能

② Glasgow 昏迷评分法 评定睁眼、语言及运动反应，三者得分相加表示意识障碍程度，最高 15 分，表示意识清醒，8 分以下为昏迷，最低 3 分，分数越低，表明意识障碍越严重（表 11-2）。

表 11-2 Glasgow 昏迷评分法

睁眼反应		语言反应		运动反应	
自动睁眼	4	回答正确	5	遵命动作	6
呼唤睁眼	3	回答错误	4	定痛动作[①]	5
痛时睁眼	2	吐词不清	3	肢体回缩[①]	4
不能睁眼	1	有音无语	2	异常屈曲[①]	3
不能发音	1	不能发音	1	异常伸直	2
				无动作[①]	1

① 指痛刺激时的肢体运动反应。

（2）生命体征 注意呼吸节律和深度、脉搏快慢和强弱以及血压和脉压的变化。若血压上升、脉搏缓慢有力、呼吸深慢，提示颅内压升高。

（3）瞳孔变化 正常瞳孔等大、圆形，在自然光线下直径 3～4mm，直接、间接对光反射灵敏。严重颅内压增高继发脑疝时可出现异常变化。

（4）颅内压监护 将导管或微型压力感受器探头安置于颅腔内，另一端与 ICP 监护仪连接，将 ICP 压力变化动态转变为电信号，显示于示波屏或数字仪上，并用记录器连续描记压力曲线，以便随时了解 ICP 情况。监护前调整记录仪与传感器的零点，一般位于外耳道水平。患者保持平卧或头抬高 10°～15°，保持呼吸道通畅，躁动患者适当使用镇静药，避免外来因素干扰监护。防止管道阻塞、扭曲、打折及传感器脱出。监护过程严格无菌操作，预防感染。监护时间不宜过长，通常不超过 1 周。

8. 健康教育

（1）介绍与疾病有关的知识和治疗方法，指导患者学习和掌握康复的知识和技能。

（2）颅内压增高的患者要防止剧烈咳嗽、便秘、提重物等使颅压骤然增高的因素，以免发生脑疝。

（3）颅脑手术后可能遗留神经系统功能的障碍，要帮助制订康复计划，鼓励进行多方面的训练，以最大程度地恢复其生活能力。

第二节 脑疝患者的护理

当颅腔内某一分腔有占位性病变时，该分腔的压力高于邻近分腔，脑组织由高压区向低压区移动，部分脑组织被挤入颅内生理空间或裂隙，产生相应的临床症状和体征，称为脑疝。

【解剖概要】

颅腔被大脑镰、小脑幕分隔为三个彼此相通的分腔。小脑幕以上为幕上腔，幕上腔又分左、右两个分腔，容纳大脑左、右半球；小脑幕以下为幕下腔，容纳小脑、脑桥和延髓。中脑在小脑幕切迹裂孔中通过，紧邻海马回和沟回。动眼神经自中脑腹侧的大脑脚内侧发出，也通过小脑幕切迹，在海绵窦的外侧壁上前行至眶上裂。颅腔的出口为枕骨大孔，延髓经此孔与脊髓相连，小脑扁桃体在枕骨大孔之上，位于延髓下端的背侧。

【病因及分类】

颅内疾病发展至一定程度导致颅内各分腔压力不一致时即可引起脑疝。常见原因有：颅内血肿、颅内脓肿、颅内肿瘤、颅内寄生虫病及各种肉芽肿性病变等。根据移位的脑组织及其通过的硬脑膜间隙和孔道，可以将脑疝分为以下常见的三类：①小脑幕切迹疝，又称颞叶沟回疝，是位于小脑幕切迹缘的颞叶的海马回、沟回通过小脑幕切迹被推至幕下；②枕骨大孔疝，又称小脑扁桃体疝，是小脑扁桃体及延髓经枕骨大孔被挤向椎管内；③大脑镰下疝，又称扣带回疝，是一侧半球的扣带回经镰下孔被挤入对侧分腔。

【临床表现】

1. 小脑幕切迹疝

(1) 颅内压增高症状　剧烈头痛，进行性加重，伴躁动不安，频繁呕吐。

(2) 瞳孔改变　脑疝初期由于患侧动眼神经受刺激导致患侧瞳孔缩小，随病情进展，患侧动眼神经麻痹，患侧瞳孔逐渐散大，直接和间接对光反射消失，并伴上睑下垂及眼球外斜。晚期，对侧动眼神经因脑干移位也受到推挤时，则相继出现类似变化。

(3) 进行性意识障碍　由于阻断了脑干内网状结构上行激活系统的通路，随脑疝的进展，患者出现嗜睡、浅昏迷、深昏迷。

(4) 运动障碍　沟回直接压迫大脑脚，锥体束受累后，病变对侧肢体肌力减弱或麻痹，病理征阳性。

(5) 生命体征变化　若脑疝不能及时解除，病情进一步发展，则患者出现深昏迷，双侧瞳孔散大固定，去皮质强直，血压骤降，脉搏快弱，呼吸浅而不规则，呼吸、心跳相继停止而死亡。

2. 枕骨大孔疝

由于脑脊液循环通路被堵塞，颅内压增高，患者剧烈头痛，频繁呕吐，颈项强直或强迫头位；生命体征紊乱出现较早，意识障碍出现较晚。由于位于延髓的呼吸中枢受损严重，患者早期即可突发呼吸骤停而死亡。

【处理原则】

(1) 关键在于及时发现和处理。患者一旦出现典型的脑疝症状，应立即给予脱水治疗以缓解病情，争取时间，确诊后尽快手术，去除病因。

（2）若难以确诊或虽确诊但病变无法切除者，可通过脑脊液分流术、侧脑室外引流术或病变侧颞肌下、枕肌下减压术等降低颅内压，治疗脑疝。

【脑疝的急救与护理】

（1）保持呼吸道通畅并吸氧。

（2）快速静脉输入甘露醇、呋塞米（速尿）等强脱水剂和利尿剂。

（3）密切观察患者呼吸、心跳及瞳孔的变化。

（4）紧急做好手术前准备，发生呼吸骤停者立即进行气管插管及辅助呼吸。

测评与训练

一、名词解释

1. 库欣（Cushing）反应　　2. 颅内压增高三主征

二、选择题

A₁型题

1. 枕骨大孔疝不同于小脑幕切迹疝的临床表现是（　　）

A. 头痛剧烈　　　　B. 呕吐频繁　　　　C. 意识障碍

D. 呼吸骤停出现早　　E. 血压升高，脉缓有力

2. 急性颅内压增高患者典型的生命体征表现是（　　）

A. 脉快，呼吸急促　　　　　　　　　B. 脉快，血压降低

C. 脉快，血压高　　　　　　　　　　D. 脉慢，呼吸慢，血压高

E. 脉慢，血压低

3. 通过改善毛细血管通透性降低颅内压的治疗方法是（　　）

A. 脱水治疗　　　　　　　　　　　　B. 过度换气

C. 激素治疗　　　　　　　　　　　　D. 冬眠低温治疗

E. 脑室穿刺外引流术

A₂型题

4. 女性，43岁，头部被撞击致伤，唤之睁眼，回答问题错误，检查时躲避刺痛，其Glasgow（格拉斯哥）评分为（　　）

A. 15分　　B. 12分　　C. 11分　　D. 8分　　E. 5分

5. 女性，43岁，因脑肿瘤、颅内压增高，行脑室引流术后3h，引流管无脑脊液流出，不正确的处理方法是（　　）

A. 将引流瓶降低　　　　　　　　B. 报告医师

C. 将引流管轻轻旋转　　　　　　D. 生理盐水冲洗

E. 必要时换管

三、病例分析题

男性，56岁，头痛8个月，用力时加重，多见于清晨及晚间，常伴有恶心，有时呕吐。经CT检查诊断为颅内占位性病变、颅内压增高，为行手术治疗入院。入院后第3天，因便秘、用力排便，突然出现剧烈头痛、呕吐，右侧肢体瘫痪，随即意识丧失。体检：血压150/88mmHg，呼吸16次/分，脉搏56次/分。左侧瞳孔散大，对光反射消失。

请分析：

1. 患者目前出现何种问题？为什么？
2. 应如何解决此类患者便秘问题？
3. 目前的急救护理措施有哪些？

参考答案

一、名词解释

略。

二、选择题

A₁ 型题

1. D 2. D 3. C

A₂ 型题

4. C 5. D

三、病例分析题

1. 患者可能出现了小脑幕切迹疝。因为颅内压的变化与颅腔容积之间呈指数关系。该患者颅内压增高达 8 个月，因机体本身的代偿作用，能够对颅内压的变化有一定的适应，但这种调节功能存在一临界点，当颅内容积的增加超过该临界点后，即使是因用力排便、腹内压增高，导致颅内压力轻微地骤升这样的变化，也可引起颅内压的急骤上升，而导致致命的脑疝。

2. 可以鼓励患者多吃蔬菜和水果，并可口服缓泻剂以防止便秘。若已有便秘发生，可使用开塞露或低压小剂量灌肠，必要时，戴手套掏出粪块，但不可高压灌肠。

3. 快速静脉输入强力脱水剂，并观察脱水效果。保持呼吸道通畅，对呼吸功能障碍者，行人工辅助呼吸。密切观察呼吸、心率、瞳孔变化，紧急做好术前准备。

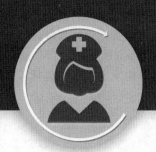

第十二章
颅脑损伤患者的护理

 学习目标 ▶▶

知识目标：

1. 掌握：颅骨损伤患者的护理措施；颅内血肿的种类和临床表现；脑损伤患者的护理措施。

2. 熟悉：颅骨骨折的临床表现及诊断；脑震荡的定义、临床表现及处理原则；脑挫裂伤的临床表现及处理原则。

3. 了解：头皮的解剖概要及头皮损伤的类型；颅骨的解剖概要及骨折机制；脑损伤的分类、损伤机制。

技能目标： 运用所学知识完成颅脑损伤患者的护理。

颅脑损伤（head injury）多见于自然灾害、交通意外和工矿事故、爆炸、坠落、跌倒等以及各种锐器或钝器对头颅的伤害。其发病率仅次于四肢损伤居全身损伤第二位，占全身损伤的15%~20%，因常合并身体其他部位损伤，死亡率和伤残率均居首位。颅脑损伤包括头皮损伤（scalp injury）、颅骨骨折（skull injury）和脑损伤（brain injury），三者可单独存在亦可合并存在。其中脑损伤的程度及处理效果对预后起决定作用。

第一节 头皮损伤患者的护理

头皮是覆盖在头颅穹窿部的软组织，按位置可分为额顶枕部和颞部。额顶枕部的范围是前至眶上缘，后至枕外粗隆和上项线，侧方至颞上线。该范围内头皮有5层结构，自外向里依次是：

（1）皮肤　厚且致密，再生能力强。内含丰富汗腺、皮脂腺、淋巴、毛囊和头发。

（2）皮下组织　为众多致密结缔组织分隔的小叶，其间充以脂肪、血管和神经，位于皮下和帽状腱膜之间。

（3）帽状腱膜　为白色坚韧的膜状结构。前连额肌，后连枕肌，侧方与颞浅筋膜融合，该层与皮肤紧密连接，与骨膜连接疏松。

（4）帽状腱膜下层　为薄层疏松结缔组织，内有许多血管和颅内静脉窦相通，是静脉窦栓塞和颅内感染的途径之一。

（5）骨膜　贴附于颅骨表面，在颅缝处贴附紧密，其余部位贴附比较疏松，故骨膜下血肿常局限于某一颅骨，不超过颅缝。

头皮颞部上界为颞上线，下界为颧弓上缘。它分为 6 层，自外向里依次是：皮肤、皮下组织、颞浅筋膜、颞深筋膜、颞肌和骨膜。在颞浅、深筋膜之间，都充有脂肪。骨膜与颞骨结合紧密，不易分开。

头皮损伤是最常见的颅脑损伤，系因外力作用使头皮完整性或皮内结构发生改变。包括头皮血肿、头皮裂伤和头皮撕脱伤。

【病因和病理】

1. 头皮血肿

多因钝器伤所致，按血肿发生的部位分为皮下血肿、帽状腱膜下血肿和骨膜下血肿。

（1）皮下血肿　位于皮肤表层和帽状腱膜之间，常见于产伤或碰伤。因受皮下纤维隔限制，血肿体积较小，范围局限，不易扩散。

（2）帽状腱膜下血肿　位于帽状腱膜和骨膜之间，常因切线暴力所致。帽状腱膜下组织松弛，出血易扩散，可蔓延至全头部，失血量多。

（3）骨膜下血肿　位于骨膜和颅骨外板之间，常因颅骨骨折引起。骨膜在骨缝处紧密连接，血肿多以骨缝为界，局限于某一颅骨范围内。

2. 头皮裂伤

锐器或钝器打击均可导致头皮裂伤。因血管丰富，出血较多，不易自止，可致失血性休克。

3. 头皮撕脱伤

头皮撕脱伤是最严重的头皮损伤，可因发辫卷入转动的机器而致大块头皮自帽状腱膜下层连同颅骨骨膜被撕脱。剧烈疼痛和大量失血常导致创伤性休克。

【临床表现】

1. 头皮血肿

下血肿范围局限，张力高，压痛明显，边缘隆起，中央凹陷；帽状腱膜下血肿范围可延及整个头部，头颅增大，肿胀，波动感明显；骨膜下血肿多以骨缝为界，局限于某一颅骨范围内，张力较高。

2. 头皮裂伤

边缘规则或不规则，伤口大小、深度不一，可有组织缺损，出血量大，可伴有休克。

3. 头皮撕脱伤

头皮大块缺失，颅骨外露，出血量大，常伴休克。

【处理原则】

（1）较小的头皮血肿　无需特殊处理，1～2 周可自行吸收；伤后给予加压冷敷以减少出血和疼痛，24h 后改用热敷以促进血肿吸收；切忌用力揉搓，血肿较大需在无菌操作下穿刺并加压包扎。

（2）头皮裂伤　根据病变情况在 24h 进行清创缝合术。

（3）头皮撕脱伤　紧急加压包扎，严格清创后尽早行头皮再植。

（4）防治休克　及时止血和补充血容量。

（5）预防感染　严格无菌操作规程，常规使用抗生素预防感染。

【护理诊断】

（1）焦虑/恐惧　与头皮损伤及出血有关。

（2）组织完整性受损　与头皮损伤有关。

（3）潜在并发症　感染、休克。

【护理措施】

（1）病情观察　密切观察患者生命体征，瞳孔和神志变化以及尿量，注意有无休克和脑损伤的发生。

（2）伤口护理　保持敷料整洁和干燥，保持引流通畅。注意创面有无渗血以及皮瓣坏死和感染情况。

（2）预防感染　严格无菌操作规程，观察有无全身和局部感染表现，遵医嘱应用抗生素和破伤风抗毒素。

（4）心理护理　给予精神和心理上的支持，鼓励患者。消除患者紧张、恐惧的心理，必要时给予镇静剂和镇痛剂，对合并脑损伤者禁用吗啡类药物。

第二节　颅骨损伤患者的护理

颅骨是类似球形的骨壳，可容纳和保护颅腔内容物。颅骨可分为颅盖和颅底两部分。颅骨骨折是指颅骨受暴力作用致颅骨结构破坏，常合并脑损伤。按骨折部位分为颅盖骨折和颅底骨折；按骨折与外界是否相通分为开放性和闭合性骨折；按骨折形态分为线性骨折和凹陷性骨折。

【病因和病理】

颅骨损伤的病因是直接暴力或间接暴力作用于颅骨所致。暴力作用的方向、速度和着力面积等致伤因素对颅骨骨折影响较大。一般说来，打击面积小，颅骨多以局部形变为主；如果受力面积大，则会引起颅骨整体变形，常伴发广泛脑损伤。若暴力作用点面积较小而速度较缓时，多引起通过着力点的线状骨折；若作用面积小而速度快时，常形成洞形骨折，骨片陷入颅腔；若作用点面积大而速度较缓时，可致粉碎骨折或多发线性骨折；若打击面积大而速度快时，多引起局部粉碎凹陷骨折。

【临床表现】

1. 颅盖骨折

（1）线性骨折　局部压痛、肿胀，可伴有头皮损伤等。确诊主要依靠 X 线和 CT 检查，应警惕合并脑损伤和颅内血肿。

（2）凹陷性骨折　局部可扪及颅骨凹陷，若骨折位于脑重要功能区，可出现偏瘫、失语、癫痫等神经系统定位病症。

2. 颅底骨折

常为线性骨折，多因间接暴力作用于颅底所致。依骨折部位分为颅前窝、颅中窝和颅后窝骨折。出现脑脊液外漏者为开放性骨折。骨折部位不同，临床表现各异，见表 12-1。

表 12-1　颅底骨折的临床表现

骨折部位	脑脊液漏	瘀斑位置	可能累及的脑神经及相应症状
颅前窝	鼻漏	眶周（熊猫眼征）、球结膜下（兔眼征）	嗅神经-听觉障碍 视神经-视觉减退或失明
颅中窝	鼻漏和耳漏	乳突区	面神经-周围性面瘫 听神经-耳鸣,听力障碍
颅后窝	无	乳突部、咽喉壁	偶有Ⅸ、Ⅹ、Ⅺ、Ⅻ脑神经损伤

【辅助检查】

（1）X线平片　颅盖骨折时，平片可帮助了解有无骨折片陷入及陷入的深度和有无合并脑损伤。对颅底骨折的诊断意义不大。

（2）CT　可确定有无骨折，并有助于脑损伤的诊断。

【诊断】

根据外伤史、相应症状和体征以及X线摄片和CT检查，颅骨骨折的诊断多可明确，但需注意有无脑损伤和其他合并伤的存在。

【处理原则】

1. 颅盖骨折

（1）单纯线性骨折　一般不需特殊处理，卧床休息，止痛、镇静等对症治疗，注意观察有无继发性病变的发生。

（2）凹陷性骨折　凹陷不深，范围不大者可观察。若凹陷骨折位于脑重要功能区，有脑受压症状或颅内压增高表现，凹陷深度大于1cm、直径大于5cm，应手术复位或摘除碎骨片。

2. 颅底骨折

重点是注意有无脑损伤和处理脑脊液漏及脑神经等合并伤。出现脑脊液漏应使用TAT和抗生素预防感染。脑脊液漏多在1~2周内自行愈合，超过一个月应手术修补硬脑膜，若骨折片或血肿压迫脑神经应尽早手术减压。

【护理诊断】

（1）疼痛　与损伤和颅内压增高有关。

（2）知识缺乏　缺乏脑脊液漏的护理知识。

（3）焦虑/恐惧　与颅脑损伤的诊断和担心预后有关。

（4）潜在并发症　颅内压增高，颅内出血，感染等。

【护理措施】

1. 预防颅内感染

（1）体位　患者取半坐卧位，头偏向患侧，借重力作用使脑组织移至颅底，促使脑膜形成粘连而封闭漏口，待脑脊液漏停止3~5日后可改半卧位。如果脑脊液外漏多，应取平卧位，头稍抬高，以防颅内压过低。

（2）保持局部清洁　每日两次清洁、消毒外耳道、鼻腔或口腔，耳道和经鼻腔、耳道滴药，禁忌做腰椎穿刺。

（3）预防颅内逆行性感染　脑脊液鼻漏者，严禁从鼻腔吸痰或放置鼻胃管。注意有无颅内感染迹象，如头痛、发热等。遵医嘱应用抗生素和破伤风抗毒素。

（4）避免颅内压骤升　嘱患者勿用力摒弃排便、咳嗽、擤鼻涕或打喷嚏等，以免颅内压骤然升降导致气颅或脑脊液逆流。

2. 并发症的观察与处理

（1）脑脊液漏　明确有无脑脊液漏。可将血性液滴在滤纸上，若血迹周围有淡红色月晕样浸渍圈，则为脑脊液漏。脑脊液中含糖，而鼻腔分泌物中不含糖。观察和记录脑脊液量。

（2）颅内继发性损伤　颅骨骨折患者可合并脑挫伤、颅内出血，因继发性脑水肿导致颅内压增高。

（3）颅内低压综合征　若脑脊液外漏多，可使颅内压过低而导致颅内血管扩张，出现剧烈头痛、眩晕、呕吐、厌食、反应迟钝、脉搏细弱、血压偏低。

3. 健康教育

颅骨缺损者应避免局部碰撞，以免损伤脑组织，嘱咐患者在伤后半年左右做颅骨成形术。

第三节　脑损伤患者的护理

脑损伤是指暴力作用导致脑膜、脑组织、脑血管及脑神经的损伤。

【病因及发病机制】

脑损伤主要是由于暴力直接或间接传导到头部所引起。根据伤后脑组织是否与外界相通分为开放性和闭合性脑损伤。前者多由锐器和火器直接造成，伴有头皮损伤、颅骨骨折和硬脑膜破裂，有脑脊液漏；后者多由间接暴力所致，脑膜完整，无脑脊液漏。根据损伤病理改变发生先后分原发性和继发性脑损伤，前者指暴力作用头部后立即发生的脑损伤，包括脑震荡（cerebral concussion）和脑挫裂伤（cerebral contusion and laceration），后者是指受伤一段时间后出现的脑受损病变，主要有脑水肿和颅内血肿等。

【临床表现】

1. 脑震荡

脑震荡为一过性脑功能障碍，无肉眼可见的神经病理改变。表现为：

（1）伤后立即出现的短暂意识障碍，持续几秒或几分钟，一般不超过 30min。

（2）逆行性遗忘，清醒后不能回忆伤前及受伤当时情况。

（3）常伴有头痛、头晕、恶心、呕吐、失眠等症状。

（4）神经系统检查无阳性体征；脑脊液无明显改变，CT 无阳性发现。

2. 脑挫裂伤

脑挫裂伤为脑实质的损伤，包括脑挫伤和脑裂伤，两者常并存。前者脑组织损伤稍轻，软脑膜完整。后者软脑膜、血管、脑组织同时破裂，伤后易出现蛛网膜下腔出血、脑水肿、颅内压增高甚至脑疝。

（1）意识障碍　是脑挫裂伤最突出的临床表现。伤后立即出现，意识障碍的程度和持续时间与脑损伤的严重程度和范围有关。多超过 30min，严重者可长期昏迷。

（2）局灶症状和体征　若伤及脑功能区，可立即出现与受损功能区相关的功能障碍或体征，如偏瘫、失语等。

（3）颅内压增高与脑疝　脑裂伤可致蛛网膜下腔出血，若继发颅内血肿或脑水肿可致颅内压增高甚至脑疝。出现头痛、呕吐，生命体征紊乱，意识障碍和瞳孔改变等。

（4）脑膜刺激征　合并蛛网膜下腔出血时，患者有剧烈头痛、颈项强直。可引出病理反射，脑脊液检查有红细胞。

3. 颅内血肿

颅内血肿是颅脑损伤中最常见、最危险的继发性病变。如不及时处理，血肿压迫脑组织，其引起的颅内压增高、脑疝可危及患者生命。颅内血肿按照发病时间可分为急性（<3天）、亚急性（3天至3周）和慢性（>3周）三型。按照血肿的来源和部位分为硬膜外血肿、硬膜下血肿和脑内血肿三型。

（1）硬膜外血肿　出血积聚于颅骨与硬脑膜之间，与颅骨骨折有密切关系。其典型表现是在原发性意识障碍后有一中间清醒期，然后再度出现意识障碍，并渐加重。两次意识障碍的发生机制不同，前者是由原发性脑损伤引起，后者为继发性血肿及颅内压增高所致。如果原发性脑损伤较重或血肿形成迅速，则可能不出现中间清醒期。病变发展可出现颅内压增高，甚至脑疝。

（2）硬膜下血肿　出血积聚于硬膜下腔，为最常见的颅内血肿，可分为急性、亚急性和慢性。

① 急性和亚急性硬膜下血肿　多因脑挫裂伤导致脑实质内血管破裂所致。症状类似于硬膜外血肿，因脑实质损伤重，原发性意识障碍时间长，中间清醒期不明显。颅内压增高征象在 1～3 天内进行性加重。

② 慢性硬膜下血肿　较少见，多见于老年人。多数致伤外力小，出血缓慢，患者可有慢性颅内压增高、间歇性神经定位体征，有时可有智力障碍、精神失常、记忆力减退等表现。

（3）脑内血肿　发生在脑内，常与硬膜下血肿共存。以进行性加重的意识障碍为主，当血肿累及重要功能区，可出现偏瘫、失语、局灶性癫痫等定位体征。

【辅助检查】

（1）脑脊液检查　脑挫裂伤时，脑脊液常有红细胞。

（2）影像学检查　X 线平片可了解颅骨骨折情况。CT 可显示脑挫裂伤的部位、范围，以及脑水肿程度。还可了解脑室受压及中线移位情况，对颅内血肿可明确定位。

【治疗原则】

（1）脑震荡一般无需特殊处理，卧床休息 1～2 周，可完全恢复。适当给予镇静、镇痛等对症治疗。

（2）脑挫裂伤一般以非手术治疗为主。卧床休息，保持呼吸道通畅。给予营养支持，维持水、电解质、酸碱平衡。其中防治脑水肿是治疗脑挫裂伤的关键。对症处理镇痛、抗癫痫，注意禁用吗啡和哌替啶。重度脑挫裂伤出现脑疝迹象时，应作减压术。

（3）急性颅内血肿一经确诊应立即手术清除血肿；慢性硬膜下血肿多采用颅骨钻孔引流术。

【护理诊断】

（1）意识障碍　与脑损伤、颅内压增高有关。

（2）清理呼吸道无效　与意识障碍或气道内分泌物增多不能有效排痰有关。

（3）营养失调：低于机体需要量　与伤后进食障碍及呕吐等有关。

（4）焦虑/恐惧　与脑损伤的诊断和担心预后有关。

（5）潜在并发症　颅内压增高、脑疝、感染、压疮、癫痫、消化道出血等。

【护理措施】

1. 保持呼吸道通畅

（1）体位　昏迷患者采取侧卧位，以利口腔分泌物排出和防止误吸。清醒患者，头部抬高 15°～30°，以利于静脉回流，减轻脑水肿。

（2）及时清除呼吸道分泌物　去除口、鼻腔分泌物和血痂，用消毒棉球清洁。定期清除眼分泌物，并滴抗生素眼药水，眼睑闭合不全者，给予眼药膏保护，预防暴露性角膜炎和角膜溃疡。

（3）开放气道　深昏迷者，抬起下颌或放置口咽通气道，以免舌根后坠阻碍呼吸，短期不能清醒者，必要时行气管插管或气管切开。

（4）加强气管插管、气管切开患者的护理　保持室内适宜的温度和湿度，湿化气道，避免呼吸道分泌物黏稠，有利于排痰。

（5）预防感染　使用抗生素防治呼吸道感染。

2. 加强营养

对于无法进食的患者及时给予肠外营养。尽早恢复肠内营养有利于患者的康复，待肠蠕动恢复后，可采用鼻胃管补充营养。

3. 病情观察

（1）意识　意识障碍是脑损伤患者最常见的变化之一。意识障碍的程度可反映脑损伤的轻重。意识障碍出现的早晚和有无加重，是区别原发性和继发性脑损伤的重要依据。

（2）生命体征　患者伤后可出现持续的生命体征紊乱。

① 体温　伤后早期，常因组织创伤反应，出现中等程度发热；若伤后昏迷，体温持续超过 40℃，为中枢性高热，提示下丘脑或脑干损伤；若伤后数日体温升高，常提示有感染性并发症。

② 呼吸、脉搏、血压　三者呈综合性改变，为避免患者躁动影响检查准确性，应先测呼吸，再测脉搏，后测血压。注意呼吸节律和深度、脉搏快慢和强弱以及血压和脉压差变化。若伤后出现血压升高、脉搏减慢、呼吸深慢，则提示颅内压增高。

（3）瞳孔变化　可因动眼神经、视神经、脑干损伤引起。观察两侧眼裂大小是否相等，有无上睑下垂；注意对比双侧瞳孔的形状、大小及对光反应。

（4）神经系统体征　原发性脑损伤引起的偏瘫等局灶症状，在受伤当时已出现，且不再继续加重；伤后一段时间才出现一侧肢体运动障碍且进行性加重，同时伴有意识障碍和瞳孔变化，多为小脑幕切迹疝压迫中脑大脑脚，损害其中的椎体束纤维所致。

4. 并发症的观察与护理

（1）昏迷患者容易发生的并发症　昏迷患者按昏迷常规护理，注意患者保持呼吸道通畅，预防压疮、肺部感染等并发症。

（2）蛛网膜下腔出血　因脑裂伤所致，患者可有头痛、发热、颈项强直表现，可遵医嘱给予解热镇痛药物对症处理。

（3）消化道出血　应激性溃疡及激素应用可诱发急性胃肠黏膜病变，引起消化道出血。遵医嘱补充血容量，停用激素和使用胃酸分泌抑制剂如西咪替丁等。

（4）外伤性癫痫　对癫痫患者应掌握其先兆，做好预防措施。发作时应有专人护理，用牙垫防止舌咬伤，及时吸出呼吸道分泌物，保持呼吸通畅。外伤性癫痫可用苯妥英钠预防，发作时可用地西泮制止抽搐。癫痫完全控制后，继续用药 1~2 年，逐渐减量后停药，以防突然停药所致复发。

5. 健康教育

（1）心理指导　对于病情较轻的鼓励其尽早自理活动，对在恢复过程出现的症状给予适当解释和安慰。使其树立战胜疾病的信心。

（2）控制外伤性癫痫　加强安全意识教育。对于外伤性癫痫患者，应按时服药，注意防止意外伤害。

（3）康复训练　脑外伤遗留的智力、语言和运动障碍，在伤后 1~2 年内有部分恢复的可能，应提高患者信心。协助患者制订康复计划，进行废损功能训练，尽可能改善生活自理能力，提高社会适应能力。

测评与训练

一、名词解释

1. 颅内压增高   2. 脑震荡

二、选择题

A₁ 型题

1. 急性硬脑膜外血肿患者典型意识障碍的表现是（   ）

A. 短暂昏迷   B. 持续昏迷   C. 中间清醒期

D. 昏迷进行性加重   E. 昏迷程度时重时轻

2. 枕骨大孔疝不同于小脑幕切迹疝的临床表现是（   ）

A. 头痛剧烈   B. 呕吐频繁

C. 意识障碍   D. 呼吸骤停出现早

E. 血压升高，脉缓有力

3. 急性枕骨大孔疝早期主要表现为（   ）

A. 意识障碍   B. 呼吸和循环障碍

C. 瞳孔散大   D. 肢体瘫痪

E. 以上均不对

A₂ 型题

4. 患者女性，20 岁，头部撞伤，昏迷 5min，醒后不能回忆当时情况，有轻度恶心、头痛，考虑为（   ）

A. 头部挫伤   B. 脑挫裂伤   C. 脑震荡

D. 颅内血肿   E. 颅底骨折

5. 男性，30 岁。车祸中头部受撞伤，昏迷 2h，躁动不安，曾呕吐 2 次，呈喷射性。错误的处理方法是（   ）

A. 抬高床头 15～30cm   B. 给予吸氧

C. 保持呼吸道通畅   D. 甘露醇快速滴注

E. 静脉注射吗啡

三、病例分析题

患者，男性，50 岁，因头部外伤 6h 入院。查体：血压 136/90mmHg，呼吸 14 次/分，患者对呼唤有反应，能躲避刺激，但回答问题错误。眼眶青紫，球结膜下有瘀斑，鼻腔有脑脊液流出。

1. 患者可能的病变是什么？

2. 该患者目前的护理诊断和护理措施是什么？

参考答案

一、名词解释

略。

二、选择题

A₁ 型题

1．C　2．D　3．B

A₂ 型题

4．C　5．E

三、病例分析题

1．颅前窝骨折。

2．参见本章第二节相关内容。

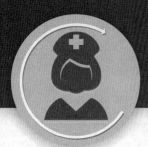

第十三章
甲状腺疾病患者的护理

 学习目标 ▶▶

知识目标：

1. 掌握：甲状腺功能亢进症的手术前准备及术后主要并发症的预防及护理。

2. 熟悉：甲状腺功能亢进症的护理评估、护理诊断、临床表现及辅助检查内容；甲状腺腺瘤的临床表现、健康教育；甲状腺癌的临床表现、护理要点及健康教育。

3. 了解：甲状腺功能亢进症的分类；甲状腺腺瘤临床表现、诊断及处理原则；甲状腺癌的病理、辅助检查及诊断要点、手术原则。

技能目标： 以常见疾病为背景，运用所学知识完成特定的护理任务。

第一节 甲状腺功能亢进症患者的护理

甲状腺功能亢进症（hyperthyroidism）简称甲亢，是由于各种原因引起的甲状腺素分泌过多，以全身代谢亢进为主要特征的疾病总称。女性患者多于男性，男女比例约为1：4。

【病因及分类】

甲亢按照病因可分为原发性甲亢、继发性甲亢和高功能腺瘤三大类。

（1）原发性甲亢 最常见，又称Graves病，好发于20～40岁。指在甲状腺肿大的同时出现功能亢进症状。病因尚未完全明确，目前多认为该病属一种与遗传有关的自身免疫性疾病，精神刺激、过度劳累、病毒感染及严重应激因素与该病发生有关。腺体呈弥漫性肿大，两侧对称，常伴有突眼征，故又称"突眼性甲状腺肿"。

（2）继发性甲亢 较少见，好发年龄在40岁以上。常继发于地方性或散发性甲状腺肿。在结节性甲状腺肿基础上发生甲亢，患者多先有结节性甲状腺肿数年后逐渐出现功能亢进症状。腺体呈结节状肿大，两侧多不对称，不伴眼球突出，容易发生心肌损害。

（3）高功能腺瘤 临床少见。指腺体内有单个的自主性高功能结节，结节周围的甲状腺组织呈萎缩改变，患者无眼球突出，其发病与腺瘤本身自主性分泌紊乱有关。

【临床表现】

1. 全身表现

（1）基础代谢率增高 甲状腺激素分泌过多导致交感神经兴奋性增高和新陈代谢加快，

患者食欲亢进但消瘦，体重减轻，疲乏无力，记忆力减退、工作效率低下。

（2）交感神经功能过度兴奋　性情急躁、易激惹，失眠，怕热多汗。双手常有细速颤动，皮肤常较温暖。

（3）心血管功能改变　患者多主诉心悸、胸部不适。脉快有力，脉率常在 100 次/分以上，静息和睡眠时心率仍快；收缩压升高、舒张压降低，脉压增大。脉率增快和脉压增大，常作为判断病情和治疗效果的重要指标。当左心逐渐扩张、肥大，听诊可闻及收缩期杂音，严重者可出现心律失常、心力衰竭。继发性甲亢容易发生心肌损害。

（4）其他　有些患者出现月经减少或停经、阳痿等内分泌功能紊乱或肠蠕动亢进、腹泻等消化道症状，5％的原发性甲亢患者会出现胫前黏液性水肿。

2. 局部表现

（1）甲状腺肿大　一般不引起压迫症状。因腺体内血管扩张、血流加速，扪诊有震颤感，听诊可闻及杂音，尤其在甲状腺上动脉进入上极处。原发性甲亢腺体呈弥漫性肿大，两侧对称，继发性甲亢腺体呈结节状肿大，两侧多不对称。

（2）突眼征　典型者双侧眼球突出、眼裂增宽。严重者，上下眼睑难以闭合，甚至不能盖住角膜；凝视时瞬目减少，两眼内聚能力差，眼向下看时上眼睑不随眼球下闭等。

【辅助检查】

（1）基础代谢率（BMR）测定　可用基础代谢率测定器测定较可靠。也可选择患者清晨空腹、静卧时测定脉压和脉率，根据计算公式：基础代谢率(％)＝(脉率＋脉压)－111，简便计算。基础代谢率正常值为±10％，轻度甲亢为＋20％～30％，中度甲亢为＋30％～60％，重度甲亢为＋60％以上。

（2）甲状腺摄碘（^{131}I）率测定　正常甲状腺 24h 内摄取的碘量为人体总量的 30％～40％。若摄碘率增高，2h 内超过人体总量的 25％或 24h 内超过 50％，且吸碘高峰提前出现，可提示甲亢。但须注意，摄取的速度与集聚程度并不能反映甲亢的严重程度。

（3）血清中 T_3 和 T_4 含量测定　甲亢患者血清中 T_3、T_4 的升高并不同步。T_3 上升较早且快，可高于正常 4 倍左右，而 T_4 则上升较慢，仅为正常的 2.5 倍，故 T_3 测定对甲亢的诊断具有较高的敏感性。

【处理原则】

甲亢治疗主要有三种手段，根据不同情况选用。

1. 抗甲状腺药物治疗

通过抑制甲状腺激素的合成发挥作用。

2. 放射性^{131}I 治疗

利用^{131}I 释放的射线对甲状腺组织的损毁，减少甲状腺激素的分泌。

3. 手术治疗

甲状腺大部切除术是目前治疗中度以上甲亢最常用和有效的手段。

（1）手术适应证

①继发性甲亢或高功能腺瘤；②中度以上的原发性甲亢经内科治疗无效者；③腺体较大，伴有压迫症状或胸骨后甲状腺肿；④抗甲状腺药物或^{131}I 治疗后复发者或坚持长期用药有困难者。另外，妊娠早、中期的甲亢患者凡具有上述指征者，应考虑手术治疗。

（2）手术禁忌证

①症状较轻者；②青少年患者；③年老或有严重器质性疾病无法耐受手术者。

【护理评估】

1. 健康史

询问患者有无家族史；了解既往史，有无其他自身免疫性疾病；有无精神刺激、感染、创伤或其他应激情况，了解有无相关用药和手术史等。

2. 身体状况评估

(1) 症状体征　了解甲状腺肿块的大小、形状、质地、活动度；有无甲状腺震颤及杂音，有否出现突眼征。了解患者基础代谢率是否增高，有否交感神经功能亢进的表现及其程度，以及脉率、脉压变化。

(2) 相关的辅助检查结果是否正常　如：基础代谢率（BMR），甲状腺摄碘（^{131}I）率，血清中 T_3 和 T_4 含量，以评估有无甲亢及严重程度。

3. 心理-社会状况评估

观察患者情绪是否稳定；了解患者及家属对甲状腺疾病治疗及术后康复知识的知晓程度和掌握程度；了解家庭经济承受能力等。

【护理诊断】

(1) 营养失调：低于机体需要量　与基础代谢率增高有关。

(2) 睡眠形态紊乱　与交感神经过度兴奋有关。

(3) 焦虑　与环境改变、担心手术及预后有关。

(4) 形象紊乱　与突眼和甲状腺肿大有关。

(5) 疼痛　与肿块压迫、手术创伤有关。

(6) 清理呼吸道无效　与咽喉部刺激、分泌物增加及伤口疼痛有关。

(7) 潜在并发症　呼吸困难和窒息、甲状腺危象、喉返神经损伤、喉上神经损伤或手足抽搐等。

【护理措施】

1. 术前护理

(1) 一般护理

① 休息　保持环境安静、舒适，使患者充分休息。患者应减少活动，保证睡眠充分。

② 营养　为改善营养状况，鼓励患者进高热量、高蛋白质、高维生素的食物；补充足够液体，但禁止饮用浓茶、咖啡等刺激性饮料。忌食海带、紫菜等含碘丰富的食物。

③ 对于情绪过于紧张或失眠者可适当应用镇静和安眠药物，以缓解紧张焦虑情绪。心率过快者，遵医嘱给予普萘洛尔 10mg，每日 3 次口服。

(2) 完善术前检查　完善手术前常规检查和必要的化验检查。术前检查还应包括：①基础代谢率的测定，了解甲亢程度，选择手术时机；②心脏的检查，了解有无扩大、杂音或心律失常；③颈部透视或摄片，了解气管有无受压、软化或移位；④喉镜检查，了解声带运动功能及有无小结和息肉发生；⑤血钙、血磷含量测定，了解甲状旁腺功能状态。

(3) 用药护理　目的是降低基础代谢率，减轻甲状腺充血及肿大，是术前准备的重要环节，主要有以下几种方法。

① 先用硫脲类药物，待甲亢症状得到基本控制后，改服 2 周碘剂，再进行手术。硫脲类药物能使甲状腺肿大和充血，手术中易出血，增加了手术风险，因此，不能单独用于术前准备，服用硫脲类药物后必须加用碘剂，待甲状腺血流减少，缩小变硬，有利手术。

② 开始即服用碘剂，2～3 周后甲亢症状得到基本控制（患者情绪稳定，睡眠良好，体

重增加，脉率<90次/分，基础代谢率+20%以下），即可进行手术。碘剂的作用有：①抑制蛋白水解酶，减少甲状腺球蛋白分解，从而抑制甲状腺激素释放；②碘剂还能减少甲状腺的血流量，使腺体充血减少，缩小变硬。常用的碘剂是复方碘化钾溶液，使用方法：口服，每日3次，第1日每次3滴，第2日每次4滴，以后每日每次增加1滴直至每次16滴止，然后维持此剂量。碘剂的使用方法：可将碘剂滴在饼干、面包等固体食物上同服，既保证剂量准确，又能减少对口腔黏膜的刺激。

③ 不能耐受碘剂或合用抗甲状腺药物者，可单用普萘洛尔替代作术前准备，每次20～60mg，每6小时口服一次，连用4～7天至脉搏正常时可手术。术前1～2h可再口服一次。注意术前不用阿托品，以免心动过速。

（4）作好术前准备

① 术前教会患者正确深呼吸、有效咳嗽及咳痰的方法。

② 术前每日用软枕垫高肩部数次，练习颈过伸的体位，以适应术中体位。

③ 术前12h禁食、6h禁饮。术晨准备麻醉床，床旁备无菌手套、拆线包、气管切开包以及引流装置等急救物品，避免麻醉意外。

（5）眼睛护理　对于原发性甲亢突眼患者注意保护眼睛，卧位时头部垫高，以减少眼部肿胀。若患者不易或无法闭眼，睡前用抗生素眼膏敷眼或用油纱布遮盖，也可戴黑眼罩以避免角膜过度暴露干燥而发生溃疡。

2. 术后护理

（1）一般护理

① 体位和活动　患者回病室后，取平卧位。麻醉清醒，血压平稳可取半卧位，以利呼吸和引流。变换体位，起身活动、咳嗽时可用手固定颈部，以减少震动而引起疼痛。

② 饮食与营养　患者麻醉清醒后，即可饮用少量温水或凉水，观察有无呛咳、误咽等现象。若无不适，可进微温流质饮食，避免过热饮食刺激血管扩张，加重切口渗血，以后逐步过渡到普食。

（2）病情观察　密切观察生命体征；注意切口有无渗血，引流是否通畅；观察患者发音，有无音调降低或声音嘶哑；有无呛咳或误咽；面部、唇部或手足部有无针刺样麻木感或强直感，若发现并发症，及时处理。

（3）保持呼吸道通畅　床旁常备气管切开包、吸痰设备及急救药品。指导患者深呼吸，协助患者有效咳嗽，必要时行雾化吸入。预防肺部并发症。

（4）疼痛护理　患者手术切口疼痛剧烈时，遵医嘱使用止痛药，保证患者充足休息和睡眠。局部冷敷，可减轻肿胀和疼痛。

（5）用药护理　甲亢患者术后遵医嘱继续服用复方碘化钾溶液，由每日3次，每次16滴开始，逐日每次减少1滴，至每次3滴停止；或每次10滴，每天三次，用一周左右。术前用普萘洛尔做准备者，术后应继续口服4～7天。

（6）并发症的观察与护理

① 呼吸困难和窒息　常发生于术后48h内，是术后最危急的并发症。主要表现为进行性呼吸困难、烦躁、发绀，甚至窒息；颈部肿胀，切口有鲜血渗出等。

发生原因：a. 术中止血不完善，或因血管结扎线滑脱导致切口内出血压迫气管；b. 手术创伤或气管插管导致的喉头水肿；c. 气管塌陷，肿大的甲状腺长期压迫气管，致气管壁软化，若切除大部分甲状腺体后，软化的气管壁失去支撑而发生塌陷；d. 痰液阻塞；e. 双侧喉返神经损伤。

护理措施：一旦发生呼吸困难，立即查明原因，果断处理。血肿引起者，应立即行床旁抢救，及时剪开手术缝线，敞开切口，去除血肿，再急送手术室彻底止血，必要时行床旁气管切开；喉头水肿者，静脉注射肾上腺皮质激素；痰液阻塞者，及时吸痰；双侧喉返神经损伤者，及时行气管切开。

② 喉返神经损伤　可分单侧、双侧损伤，永久性或暂时性损伤。单侧损伤可致声音嘶哑，双侧损伤可致失音甚至出现呼吸困难。

发生原因：多数由于术中处理甲状腺下极时不慎切断、缝扎喉返神经造成永久性损伤或因过度牵拉、挫夹造成暂时性损伤，少数由于血肿或瘢痕组织压迫或牵拉导致暂时性损伤。

护理措施：术后鼓励患者发音，观察有无声音嘶哑、失音等。单侧损伤或因牵拉、血肿或瘢痕组织压迫所致暂时性损伤可由健侧代偿，或经理疗等处理后，3～6个月，声音会好转。双侧损伤严重者可致呼吸困难，甚至窒息，需做气管切开。

③ 喉上神经损伤　喉上神经分内（感觉）、外（运动）两支。内支损伤可致喉部黏膜感觉丧失，患者进食特别是饮水时，容易出现误咽、呛咳。外支损伤可致环甲肌瘫痪，引起声带松弛、声调降低。

发生原因：多发生于术中处理甲状腺上极时，分离不仔细，将喉上神经连同周围组织一并结扎。

护理措施：患者麻醉清醒后，即可给予少量饮水，观察有无呛咳、误咽等现象，术后鼓励患者发音，观察有无音调降低等。一般经理疗后多可自行恢复。

④ 甲状腺旁腺损伤　多出现短暂面部、唇部或手足部的针刺样麻木感或强直感抽搐。经过2～3周后，未受损伤的甲状旁腺增生、代偿，症状即可消失。严重者可出现面肌和手足疼痛性痉挛，甚至喉肌、膈肌痉挛而窒息死亡。

发生原因：手术时误伤甲状旁腺或其血液供应受累，导致甲状旁腺功能低下，甲状旁腺激素不能正常分泌，血钙水平降低，神经肌肉应激性增高。

护理措施：a. 限制含磷较高食品如肉类、乳品和蛋类的摄入，减少钙的排出。b. 指导患者口服葡萄糖酸钙、乳酸钙、双氢速变固醇等制剂，提高血钙水平。症状重者加服维生素D$_3$，以促进钙在肠道内的吸收。c. 手足抽搐时，立即遵医嘱缓慢静脉推注10％葡萄糖酸钙或氯化钙10～20ml。

⑤ 甲状腺危象　多发生于术后12～36h，是甲亢术后危及生命的严重并发症之一。主要表现为：患者高热（>39℃）、寒战、脉快而弱（>120次/分）、大汗、烦躁不安、谵妄，甚至昏迷，常伴有呕吐或水样腹泻等甲状腺素过量释放引起的暴发性肾上腺素能兴奋现象，处理不当可致休克甚至死亡。

发生原因：术前准备不充分、甲亢症状未能得到有效控制及手术应激有关。

护理措施：a. 绝对卧床休息，烦躁不安者，遵医嘱给予镇静剂。b. 静脉给予大量葡萄糖溶液，以补充能量，维持代谢平衡。c. 低流量给氧，以改善组织缺氧情况。d. 降温：发热者以物理降温为主，必要时加用冬眠药物。e. 抑制甲状腺激素释放。口服复方碘化钾溶液3～5ml，紧急时将10％碘化钠5～10ml加入10％葡萄糖500ml中静脉滴注。f. 遵医嘱应用肾上腺素能阻滞剂，降低组织对儿茶酚胺的反应。可选用利血平、胍乙啶以及普萘洛尔等。g. 肾上腺皮质激素静脉滴注，拮抗过量的甲状腺素反应。氢化可的松：每日200～400mg，分次静脉滴注。h. 心力衰竭者，可应用洋地黄等强心制剂。

3. 健康教育

（1）指导患者合理安排工作休息，保持精神愉快、情绪稳定。合理安排营养，促进康复。

（2）讲解甲亢术后继续服药的重要性并督促执行。教会患者正确服用碘剂。

（3）指导定期复查，以了解甲状腺的功能，若出现心悸、手足震颤、抽搐等症状要及时就诊。

第二节　甲状腺肿瘤患者的护理

甲状腺肿瘤分良性、恶性两大类，最常见良性肿瘤是甲状腺腺瘤，恶性肿瘤中甲状腺癌最多见。

一、甲状腺腺瘤

甲状腺腺瘤（thyroid adenoma）是最常见的甲状腺良性肿瘤。按形态学可分为滤泡状和乳头状囊性腺瘤两种，临床上以滤泡状腺瘤常见。滤泡状腺瘤具有完整的包膜，乳头状囊性腺瘤少见，且不易与乳头状腺癌区分。本病多见于 40 岁以下妇女。

【临床表现】

腺瘤生长缓慢，多表现为颈部单发圆形或椭圆形结节，质地稍硬，表面光滑，边界清楚，无压痛，随吞咽上下移动。多数患者无任何症状，乳头状囊性腺瘤若因囊壁血管破裂而致囊内出血时，肿瘤可在短期内迅速增大，出现局部胀痛。

【辅助检查】

（1）^{131}I 或 ^{99m}Tc 扫描　比较甲状腺结节和正常组织放射性密度的差异。密度高于正常者为热结节，与正常组织相同为温结节，较正常组织减弱者为凉结节，完全缺如者为冷结节。甲状腺腺瘤可表现为温结节，如有囊内出血时则为冷结节或凉结节，其边缘较清晰，也可模糊。热结节多提示高功能腺瘤，一般不癌变。

（2）B 超　可检查甲状腺肿块的大小、位置、数目及与周围组织的关系，区别结节是囊性或实性。

【处理原则】

20％患者有引起甲亢可能，10％有恶变可能，应积极治疗。包括腺瘤的患侧甲状腺大部或部分（腺瘤小）切除术是甲状腺腺瘤治疗的主要手段。切除标本必须立即行冷冻切片检查，以判定有无恶变。

二、甲状腺癌

甲状腺癌（thyroid carcinoma）是最常见的甲状腺恶性肿瘤，约占全身恶性肿瘤的1％。女性多于男性。按组织学可分为乳头状癌、滤泡状癌、未分化癌、髓样癌。除髓样癌外，绝大多数甲状腺癌源于滤泡上皮细胞。

【病理】

按肿瘤的病理类型可分为：

（1）乳头状癌　约占成人甲状腺癌的 60％和儿童甲状腺癌的全部。以 30～45 岁妇女多见，恶性程度较低，预后较好。

（2）滤泡状腺癌　大约占甲状腺癌的 20%，常见于中年人。中度恶性，且有侵犯血管倾向，可血行转移。预后不如乳头状癌。

（3）未分化癌　大约占甲状腺癌的 15%，多见于老年人。肿瘤发展迅速，高度恶性，约半数早期即有颈部淋巴结转移。还常经血运转移至肺、骨等处，预后很差。

（4）髓样癌　少见，大约占甲状腺癌的 7%，常有家族史。来源于滤泡旁降钙素分泌细胞，可分泌降钙素。中度恶性，可有颈淋巴结和血行转移，预后不如乳头状癌。

【临床表现】

多为腺体内单发肿块，质硬而固定，表面不平，边界不清，吞咽时上下移动度降低。发病初期多无明显症状，晚期常因肿块增大压迫气管、食管、喉返神经等引起呼吸困难、吞咽困难或声音嘶哑等。肿瘤压迫颈交感神经节，可引起霍纳（Horner）综合征，患侧眼睑下垂、瞳孔缩小，眼球内陷，同侧面部无汗等。并可有颈淋巴结肿大等转移症状。髓样癌由于肿瘤本身可产生 5-羟色胺和降钙素，患者可出现心悸、面色潮红、腹泻、血钙降低等症状。

【辅助检查】

（1）^{131}I 或 ^{99m}Tc 扫描　甲状腺癌呈冷结节，一般边缘较模糊。

（2）穿刺细胞学检查　结节用细针穿刺、抽吸、涂片，进行病理学检查，可明确肿块性质。

（3）影像学检查

① B 超　若结节呈实质性，并有不规则反射，则恶性可能较大。

② 颈部正侧位片　可了解有无气管移位、狭窄、肿块钙化及上纵隔增宽等。若甲状腺部位出现细小的絮状钙化影，恶性的可能较大，胸部及骨骼摄片用以了解有无肺及骨转移。

（4）血清降钙素测定　用放射免疫法测定血清降钙素有助于髓样癌的诊断。

【处理原则】

手术治疗是除未分化癌以外各型甲状腺癌的基本治疗方法。争取早期手术切除患侧腺体全部、峡部及健侧大部分，甚至全腺体切除，并辅以核素、甲状腺激素和外放射等治疗。手术治疗包括甲状腺本身的手术以及颈部淋巴结清扫。未分化癌转移早，恶性程度高，手术治疗不能提高生存率，宜采用放射治疗。

【护理诊断】

（1）焦虑/恐惧　与担心肿瘤的性质、手术及预后有关。

（2）疼痛　与肿块压迫和手术创伤有关。

（3）清理呼吸道无效　与手术刺激、分泌物增多及切口疼痛有关。

（4）潜在并发症　窒息、呼吸困难、喉上神经损伤、喉返神经损伤及手足抽搐等。

【护理措施】

1. 术前护理

（1）心理护理　有针对性地讲解有关知识，说明手术的必要性、手术方法、术后恢复过程及预后情况，减轻患者的焦虑情绪。

（2）术前准备　完善术前检查；术前指导并督促患者练习颈过伸体位；术前晚给予镇静安眠类药物，保证患者术前晚充分休息和睡眠；做好皮肤准备；床边备无菌手套和气管切开包，术后一旦发现有窒息的危险，立即配合医生行气管切开术及床旁抢救。

2. 术后护理

(1) 一般护理

① 体位　患者血压平稳后，给予半卧位，鼓励床上活动。保证患者充足的休息和睡眠。

② 饮食与营养　病情平稳后，可少量饮水。若患者无不适感，鼓励其进食或经吸管吸入流质饮食，逐步过渡为半流质饮食及软食。

(2) 病情观察　密切观察生命体征；观察患者发音，有无音调降低或声音嘶哑；有无呛咳或误咽；面部、唇部或手足部有无针刺样麻木感或强直感，若发现并发症，及时处理。

(3) 切口及引流管护理　观察引流是否通畅；保持切口清洁，及时更换敷料。观察切口有无渗血，正确连接引流装置，注意引流的量、颜色、性质，发现异常及时通知医生。

(4) 并发症的观察与护理　参照甲状腺功能亢进患者的护理。

(5) 药物指导　对于甲状腺全切除者，按医嘱早期给予足够量的甲状腺制剂，每日120～180mg，以抑制促甲状腺激素的分泌，预防肿瘤复发。

3. 健康教育

(1) 指导功能锻炼　颈淋巴结清扫术后患者切口愈合后，指导肩关节和颈部功能锻炼。

(2) 帮助患者面对现实　如为恶性肿瘤，指导患者调整心态，配合后续治疗。

(3) 术后定期复诊　定期复查，发现心悸、手足震颤、抽搐等情况及时就诊。教会患者自行颈部检查，若发现结节、肿块，及时就诊。

测评与训练

一、名词解释

甲亢

二、选择题

A_1 型题

1. 判断甲亢病情程度和治疗效果的重要标志是（　　）

A. 食欲、体重　　　　B. 内分泌　　　　　　C. 性情、情绪

D. 脉搏、脉压　　　　E. 怕热、多汗

2. 甲亢患者术前服碘的方法是（　　）

A. 由 3 滴开始，逐日增加 1 滴，每日 3 次至 16 滴止

B. 由 3 滴开始，逐日每次增加 1 滴，每日 3 次至 16 滴止

C. 由 3 滴开始，逐日每次增加 1 滴，每日 2 次至 16 滴止

D. 由 3 滴开始，逐日每次增加 1 滴，每日 1 次至 16 滴止

E. 由 3 滴开始，逐日增加 2 滴，每日 2 次至 16 滴止

3. 甲状旁腺损伤，护理不正确的护理是（　　）

A. 大量进食瘦肉、蛋黄、乳品　　　　　　B. 口服葡萄糖酸钙

C. 每周定期测血钙或尿钙　　　　　　　　D. 发作时静脉注射钙

E. 做好心理护理

A₂ 型题

4. 甲状腺切除术后患者刚一清醒，护士就要求患者说出他的名字，其目的是为了评估患者有无（　　）

    A. 出血　　　　　　B. 意识障碍　　　　　C. 上呼吸道阻塞

    D. 神经损伤　　　　E. 记忆力受损

5. 蒋某，男，因甲状腺功能亢进症行甲状腺全切除术。术后 36h，患者烦躁不安，体温为 39.9℃，脉搏 140 次/分。最可能的并发症是（　　）

    A. 伤口出血　　　　B. 伤口感染　　　　　C. 喉头水肿

    D. 甲状腺危象　　　E. 甲状旁腺损伤

三、病例分析题

女性，25 岁，因甲状腺功能亢进入院，经术前准备，在硬膜外麻醉下行甲状腺次全切，术后返回病房。术后 15h 出现寒战、高热、脉快而弱，大汗，烦躁不安，谵妄等症状，并伴有呕吐和水样泻，测得生命体征：T：39.5℃，P：125 次/分，BP：142/90mmHg，R：18 次/分。

1. 该患者出现了术后哪种并发症？

2. 发生该并发症最可能的原因是什么？

3. 应对患者采取哪些急救措施？

参考答案

一、名词解释

略。

二、选择题

A₁ 型题

1. D　2. B　3. A

A₂ 型题

4. D　5. D

三、病例分析题

1. 甲状腺危象。

2. 没有经过充分的术前准备。

3. ①碘剂；②肾上腺素能阻滞剂；③氢化可的松；④镇静剂；⑤降温；⑥吸氧；⑦静脉输入大量葡萄糖溶液；⑧心力衰竭者，加用洋地黄制剂。

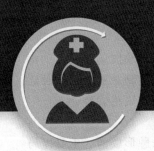

第十四章
乳腺疾病患者的护理

 学习目标 ▶▶

知识目标：

1. 掌握：急性乳腺炎和乳腺癌的临床表现、处理原则、护理诊断及护理措施以及健康教育。

2. 熟悉：急性乳腺炎和乳腺癌的病因。

3. 了解：急性乳腺炎和乳腺癌的病理生理。

技能目标： 能运用相关知识，对急性乳腺炎和乳腺癌患者实施护理。

第一节 急性乳腺炎患者的护理

急性乳腺炎（acute mastitis）系指乳腺的急性化脓性感染。多发生在产后哺乳期妇女，以初产妇最为常见，好发于产后 3～4 周。致病菌主要为金黄色葡萄球菌，少数为链球菌。

【病因】

除患者产后抵抗力下降外，还与下列因素有关：

（1）乳汁淤积　乳汁是理想的培养基，乳汁淤积有利于入侵细菌的生长繁殖。

（2）乳头破损、细菌入侵　乳头破损或皲裂是使细菌沿淋巴管入侵感染的主要原因。6 个月以后的婴儿已长牙，易致乳头破损；婴儿患口腔炎或含乳头睡眠，易致细菌直接侵入乳管，上行至腺小叶而致感染。

【病理生理】

急性乳腺炎局部可出现炎性肿块，起初呈蜂窝织炎表现，一般在数天后可形成脓肿。脓肿可以是单房或多房性。脓肿可向外溃破，亦可向深部穿至乳腺与胸肌间的疏松组织中，形成乳腺后脓肿（retromammary abscess）（图 14-1）。感染严重者，可并发脓毒症。

【临床表现】

（1）局部表现　患侧乳腺胀痛，局部红、肿、热、痛，并有压痛性肿块；脓肿形成时肿块可有波动感，深部脓肿的波动感不明显，但乳腺肿胀明显，有局部深压痛。脓肿破溃时，可见脓液自皮肤或乳头排出；常伴患侧腋窝淋巴结肿大和触痛。

（2）全身表现　随炎症发展，患者可有寒战、高热和脉搏加快，以及食欲缺乏等症状。

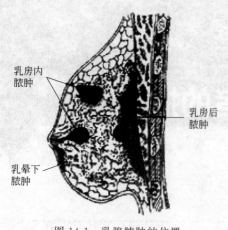

乳房内脓肿
乳房后脓肿
乳晕下脓肿

图 14-1 乳腺脓肿的位置

【辅助检查】

（1）实验室检查 血常规检查示血白细胞计数及中性粒细胞比例升高。

（2）诊断性穿刺 在乳腺肿块波动最明显的部位或压痛最明显的区域穿刺，抽到脓液表示脓肿已形成，脓液应作细菌培养及药物敏感试验。

【处理原则】

控制感染、排空乳汁。脓肿形成前，主要以局部热敷、药物外敷或理疗、应用抗菌药等治疗为主，脓肿形成后，则需及时行脓肿切开引流术。

1. 非手术处理

（1）局部处理

①患乳停止哺乳，排空乳汁；②热敷、药物外敷或理疗，以促进炎症的消散；外敷药可用金黄散或鱼石脂软膏；局部皮肤水肿明显者，可用 25％硫酸镁溶液湿热敷。

（2）药物抗感染 原则为早期、足量应用抗菌药。首选青霉素类抗菌药或根据脓液的细菌培养和药物敏感试验结果选用。由于抗菌药可被分泌至乳汁，故应避免使用对婴儿有不良影响的抗菌药，如四环素、氨基糖苷类、磺胺药和甲硝唑等。

（3）中药治疗 服用清热解毒类中药。

（4）终止乳汁分泌 感染严重、脓肿引流后或并发乳瘘者应终止乳汁分泌。常用方法：①口服溴隐亭 1.25mg，每日 2 次，服用 7～14 日；或已烯雌酚 1～2mg，每日 3 次，共 2～3 日；②肌内注射苯甲酸雌二醇，每次 2mg，每日 1 次，至乳汁分泌停止；③中药炒麦芽，每日 60mg 水煎，分 2 次服用，共 2～3 日。

2. 手术治疗

脓肿切开引流。脓肿形成后，应及时作脓肿切开引流。脓肿切开引流时应注意：①以乳头为中心做放射状切口，以避免损伤乳管而发生乳瘘；乳晕部脓肿可沿乳晕边缘作弧形切口；乳腺深部或乳腺后脓肿可在乳腺下缘作弓形切口。②分离多房脓肿的房间隔膜以利引流。③为保证引流通畅，引流条应放在脓腔最低部位，必要时另加切口作对口引流。

【护理诊断】

（1）疼痛 与乳腺炎症、肿胀、乳汁淤积、脓肿切开引流有关。

（2）体温过高 与乳腺炎症有关。

（3）知识缺乏 缺乏围生期乳腺保健知识。

【护理措施】

1. 非手术治疗护理/术前护理

（1）缓解疼痛

①防止乳汁淤积 患乳暂停哺乳，定时用吸乳器吸净或挤净乳汁。②局部托起 用宽松的胸罩托起乳腺，以减轻疼痛和减轻肿胀。③局部热敷、药物外敷或理疗 以促进局部血循环和炎症的消散；局部皮肤水肿明显者，可用 25％硫酸镁溶液湿热敷。

（2）控制体温和感染

①控制感染 遵医嘱早期应用抗菌药。②病情观察 定时测量体温、脉搏、呼吸，监测血白细胞计数及分类变化，必要时做血培养及药物敏感试验。③采取降温措施 高热者，予

以物理降温，必要时遵医嘱应用解热镇痛药物。

2. 术后护理

脓肿切开引流后，保持引流通畅，注意观察引流脓液量、颜色及气味的变化，定时更换切口敷料。

3. 健康教育

（1）指导产妇正确哺乳 每次哺乳时尽量排空乳汁，如有乳汁淤积，应及时用吸乳器或手法按摩排空乳汁。养成婴儿不含乳头睡眠的好习惯。

（2）保持乳头和乳晕清洁 孕期经常用肥皂水及清水清洗两侧乳头，妊娠后期每日清洗一次，产后每次哺乳前、后均需清洁乳头，以保持局部清洁与干燥。

（3）纠正乳头内陷 乳头内陷者于分娩前 3～4 个月每天开始挤捏、提拉乳头，也可以用吸乳器吸引，使乳头外突。

（4）处理乳头破损 有乳头、乳晕破损或皲裂者，暂停哺乳，用吸乳器吸出乳汁哺乳婴儿；局部用温水清洗后涂以抗生素软膏，待愈合后再哺乳。症状严重时应及时诊治。

（5）预防或及时治疗婴儿口腔炎症。

第二节 乳腺癌患者的护理

乳腺癌（breast cancer）是女性最常见的恶性肿瘤之一。在我国占全身各种恶性肿瘤的 7%～10%，仅次于子宫颈癌，但近年来乳腺癌的发病率呈上升趋势，有超过子宫颈癌的倾向。部分大城市报告乳腺癌占女性恶性肿瘤之首位。大多发生在 40～60 岁的女性。男性也可患乳腺癌，但男性乳腺癌的患病比例仅在 1% 以下。

【病因】

乳腺癌的病因尚不清楚。目前认为与下列因素有关：①雌酮和雌二醇与乳腺癌的发生直接相关。20 岁以前本病少见，20 岁以后发病率迅速上升，45～50 岁较高，绝经后发病率继续上升，可能与年老者雌酮含量升高相关。②乳腺癌家族史，一级亲属中有乳腺癌病史者，发病危险性是普通人群的 2～3 倍。③月经初潮早、绝经年龄晚、不孕和未哺乳。④乳腺良性疾病与乳腺癌的关系尚有争论，多数认为乳腺小叶上皮高度增生或不典型增生可能与乳腺癌发病有关。⑤营养过剩、肥胖、高脂肪饮食可增加乳腺癌的发病机会。⑥环境因素和生活方式，如北美、北欧地区乳腺癌的发病率为亚洲地区的 4 倍。

【病理生理】

1. 病理分型

根据乳腺癌的病理特点分型。

（1）非浸润性癌 包括导管内癌（癌细胞未突破导管壁基膜）、小叶原位癌（癌细胞未突破末梢乳管或腺泡基膜）及乳头湿疹样乳腺癌。此型属早期，预后较好。

（2）早期浸润性癌 包括早期浸润性导管癌（癌细胞突破管壁基膜，向间质浸润）、早期浸润性小叶癌（癌细胞突破末梢乳管或腺泡基膜，向间质浸润，但未超过小叶范围）。此期仍属早期，预后较好。

（3）浸润性特殊癌 包括乳头状癌、髓样癌（伴大量淋巴细胞浸润）、小管癌（高分化腺癌）、腺样囊性癌、黏液腺癌、大汗腺样癌、鳞状细胞癌等。此型一般分化较高，预后尚好。

（4）浸润性非特殊癌　包括浸润性小叶癌、浸润性导管癌、硬癌、髓样癌（无大量淋巴细胞浸润）、单纯癌、腺癌等。此型一般分化较低，预后较上述类型差，且是乳腺癌中最常见的类型，占 70%～80%。

（5）其他罕见癌或特殊类型乳腺癌　如炎性乳腺癌（inflammatory breast cancer）和乳头湿疹样乳腺癌（Paget's carcinoma of the breast）。

2. 转移途径

（1）直接浸润　癌细胞沿导管或筋膜间隙蔓延，继而浸润皮肤和 Cooper 韧带。

（2）淋巴转移

① 癌细胞经胸大肌外侧淋巴管—同侧腋窝淋巴结—锁骨下淋巴结—锁骨上淋巴结—胸导管（左）或右淋巴导管—静脉—远处转移。

② 癌细胞沿内侧淋巴管—胸骨旁淋巴结—锁骨上淋巴结，再经同样途径侵入静脉血流而发生远处转移。

上述两条途径中，以前一途径更为多见，根据我国各地乳腺癌扩大根治术后的病理检查结果，腋窝淋巴结转移率为 60%，胸骨旁淋巴结转移率为 20%～30%，后者原发病灶大多数在乳腺内侧和中央区。

（3）血运转移　癌细胞可经淋巴途径进入静脉，也可直接侵入血循环而致远处转移。早期乳腺癌亦可发生血运转移。最常见的远处转移部位依次为肺、骨和肝。

【临床表现】

1. 常见乳腺癌的临床表现

（1）乳腺肿块

① 早期　乳腺癌最重要的早期表现。好发部位为乳腺外上象限（45%～50%）、乳头、乳晕处（15%～20%）或内上象限（12%～15%）。表现为患侧乳腺无痛、单发小肿块，质硬、表面不甚光滑，与周围组织分界不清，不易推动。患者多在无意中（洗澡、更衣）或自我检查时发现。

② 晚期　乳腺癌发展至晚期可出现：

a. 肿块固定　癌肿侵入胸膜和胸肌时，固定于胸壁而不易推动。b. 卫星结节、铠甲胸　癌细胞侵犯大片乳腺皮肤时皮肤表面出现多个坚硬小结或条索，呈卫星样围绕原发病灶。结节彼此融合、弥漫成片，可延伸至背部及对侧胸壁，致胸壁紧缩呈铠甲状时，呼吸受限。c. 皮肤溃破　癌肿侵犯皮肤并破溃形成溃疡，常有恶臭，易出血。

（2）乳腺外形改变　乳腺肿瘤增大可致乳腺局部隆起。若累及乳腺 Cooper 韧带，可使其缩短而致肿瘤表面皮肤凹陷，即所谓酒窝征。邻近乳头或乳晕的癌肿因侵及乳管使之缩短，将乳头牵向癌肿一侧，可使乳头扁平、回缩、内陷。若皮下淋巴管被癌细胞堵塞，可引起淋巴回流障碍，出现真皮水肿，皮肤呈橘皮样改变。

（3）转移征象

① 淋巴转移　最初多见于患侧腋窝。肿大淋巴结质硬、无痛、可被推动，继之数目增多并融合成团，甚至与皮肤或深部组织粘连。

② 血运转移　乳腺癌转移至肺、骨、肝时，可出现相应受累器官的症状。肺转移者可出现胸痛、气急，骨转移者可出现局部骨疼痛，肝转移者可出现肝大或黄疸。

2. 特殊类型乳腺癌的临床表现

（1）炎性乳腺癌　多见于年轻女性。表现为患侧乳腺皮肤红、肿、热且硬，犹似急性炎症，但无明显肿块。癌肿迅速浸润整个乳腺；常可累及对侧乳腺。该型乳腺癌恶性程度高，发展迅速，预后极差，患者常在发病数月内死亡。

（2）乳头湿疹样乳腺癌（Paget 病）　乳头有瘙痒、烧灼感，之后出现乳头和乳晕区皮肤发红、糜烂、潮湿，如同湿疹样，进而形成溃疡；有时覆盖黄褐色鳞屑样痂皮，病变皮肤较硬。部分患者于乳晕区可扪及肿块。该型乳腺癌恶性程度低，发展慢，腋窝淋巴转移晚。

知识链接 ▶▶

乳腺癌临床分期

国际抗癌协会（UICC）制定的 TNM 分期方法，将乳腺癌分为 0～Ⅳ 期。

0 期：$TisN_0M_0$。

Ⅰ 期：$T_1N_0M_0$。

Ⅱ 期：$T_{0\sim1}N_1M_0$，$T_2N_{0\sim1}M_0$，$T_3N_0M_0$。

Ⅲ 期：$T_{0\sim2}N_2M_0$，$T_3N_{1\sim2}M_0$，T_4 任何 NM_0，任何 TN_3M_0。

Ⅳ 期：包括 M_1 的任何 NM。

【辅助检查】

1. 影像学检查

（1）X 线检查　乳腺钼靶 X 线摄片可作为乳腺癌的普查方法，是早期发现乳腺癌的最有效方法。可发现乳腺内密度增高的肿块影，边界不规则，或呈毛刺状，或见细小钙化灶。

（2）B 型超声检查　能清晰显示乳腺各层次软组织结构及肿块的形态和质地，能显示直径在 0.5cm 以上的乳腺肿块。

（3）近红外线扫描　利用红外线透照乳腺，根据不同密度组织显示的灰度影不同而显示乳腺肿块。

（4）热图像　系根据恶性肿瘤代谢旺盛、产热较周围组织高的原理，远红外图和液晶膜可显示异常热区而进行诊断。

2. 细胞学和活组织病理学检查

对疑为乳腺癌者，可用：

（1）细针穿刺肿块，将抽吸出的细胞作细胞学诊断。

（2）用空芯针穿刺肿块，将取出的肿瘤组织条作病理学检查。

（3）完整切下肿块连同周围乳腺组织作快速病理学检查。

（4）有乳头溢液但未扪及肿块者可行溢液涂片细胞学检查。

3. 乳腺导管内镜检查

【处理原则】

手术治疗为主，辅以化学药物、放射、内分泌、生物等综合治疗措施。

手术治疗是最根本的治疗方法。手术适应证为 TNM 分期的 0 期、Ⅰ 期、Ⅱ 期及部分Ⅲ期患者。已有远处转移、全身情况差、主要脏器有严重疾病及不能耐受手术者属手术禁忌。目前主张缩小手术范围，同时加强术后综合辅助治疗。

（1）乳腺癌改良根治术（modified radical mastectomy）　有两种术式：一是保留胸大肌，切除胸小肌；二是保留胸大、小肌。该术式适用于Ⅰ期、Ⅱ期乳腺癌患者。

（2）保留乳腺的乳腺癌切除术　完整切除肿块及肿块周围 1cm 的组织，并行腋窝淋巴结清扫。术后必须辅以放疗、化疗。适用于Ⅰ期、Ⅱ期乳腺癌患者。

（3）乳腺癌根治术 切除整个乳腺、胸大肌、胸小肌、腋窝及锁骨下淋巴结。适用于局部晚期乳腺癌、中/高位腋窝淋巴结转移或肿瘤浸润胸大小肌的患者。

（4）全乳腺切除术（total mastectomy） 切除整个乳腺，包括腋尾部及胸大肌筋膜。适宜于原位癌、微小癌及年迈体弱不宜作根治术或晚期乳腺癌尚能局部切除者。

（5）乳腺癌扩大根治术（extensive radical mastectomy） 在传统根治术的基础上再行胸廓内动、静脉及其周围淋巴结（即胸骨旁淋巴结）清除术。该术式目前较少应用。

【护理诊断】

（1）自我形象紊乱 与手术前担心乳腺缺失、术后乳腺切除影响自我形象与婚姻质量有关。

（2）躯体活动障碍 与手术后疼痛、胸肌缺损及瘢痕牵拉有关。

（3）有组织完整性受损的危险 与留置引流管、患侧上肢淋巴引流不畅、头静脉被结扎、腋静脉栓塞或感染有关。

（4）知识缺乏 缺乏有关术后患肢功能锻炼的知识。

【护理措施】

1. 术前护理

（1）心理护理 护理人员向患者和家属耐心解释手术的必要性和重要性及手术创伤对今后角色的影响，通过成功者的现身说法帮助患者度过心理调适期，使之相信一侧乳腺切除将不影响正常的家庭生活、工作和社交；鼓励患者树立信心，以良好的心态面对疾病和治疗。

对已婚患者，应同时对其丈夫进行心理辅导，让丈夫认识其手术的必要性和重要性以及手术对患者的影响，取得丈夫的理解、关心和支持，并能接受妻子手术后身体形象的改变。

（2）终止妊娠或哺乳 妊娠期及哺乳期发生乳腺癌的患者应立即停止妊娠或哺乳，以减轻激素的作用。

（3）术前准备 对手术范围大、需要植皮的患者，除常规备皮外，同时做好供皮区（如腹部或同侧大腿区）的皮肤准备。乳腺皮肤溃疡者，术前每天换药至创面好转，乳头凹陷者应清洁局部。

2. 术后护理

（1）体位 术后麻醉清醒、血压平稳后取半卧位，以利呼吸和引流。

（2）病情观察 术后严密观察生命体征的变化，观察切口敷料渗血、渗液情况，并予以记录。乳腺癌扩大根治术有损伤胸膜可能，患者若感胸闷、呼吸困难，应及时报告医师，以便早期发现和协助处理肺部并发症，如气胸等。

（3）伤口护理

① 有效包扎 手术部位用弹性绷带加压包扎，使皮瓣紧贴胸壁，防止积液积气。包扎松紧度以能容纳一手指、能维持正常血运、不影响患者呼吸为宜。绷带加压包扎一般维持7～10日，包扎期间告知患者不能自行松解绷带，瘙痒时不能将手指伸入敷料下抓搔。若绷带松脱，应及时重新加压包扎。

② 观察皮瓣血液循环 观察皮瓣颜色及创面愈合情况，正常皮瓣的温度较健侧略低，颜色红润，并与胸壁紧贴；若皮瓣颜色暗红，则提示血循环欠佳，有可能坏死，应报告医生及时处理。

③ 观察患侧上肢远端血循环 若手指发麻、皮肤发绀、皮温下降、动脉搏动不能扪及，

提示腋窝部血管受压，应及时调整绷带的松紧度。

（4）引流管护理　乳腺癌根治术后，皮瓣下常规放置引流管并接负压吸引，以便及时、有效地吸出残腔内的积液、积血，并使皮瓣紧贴胸壁，从而有利于皮瓣愈合。护理时应注意：

① 保持有效的负压吸引　负压吸引的压力大小要适宜。若负压过高可致引流管腔瘪陷，致引流不畅；过低则不能达到有效引流的目的，易致皮下积液、积血。若引流管外形无改变，但未闻及负压抽吸声，应观察连接是否紧密、压力调节是否适当。

② 妥善固定引流管　引流管的长度要适宜，患者卧床时将其固定于床旁，起床时固定于上身衣服。

③ 保持引流通畅　防止引流管受压和扭曲。引流过程中若有局部积液、皮瓣不能紧贴胸壁且有波动感，应报告医师，及时处理。

④ 观察引流液的颜色和量　术后1～2日，每日引流血性液约50～200ml，以后颜色及量逐渐变淡、减少。

⑤ 拔管　术后4～5日，每日引流液转为淡黄色、量少于10～15ml、创面与皮肤紧贴，手指按压伤口周围皮肤无空虚感，即可考虑拔管。若拔管后仍有皮下积液，可在严格消毒后抽液并局部加压包扎。

（5）患侧上肢肿胀的护理　患侧上肢肿胀系患侧腋窝淋巴结切除、头静脉被结扎、腋静脉栓塞、局部积液或感染等因素导致患肢淋巴回流不畅、静脉回流障碍所致。护理：

① 避免损伤　勿在患侧上肢测血压、抽血、做静脉或皮下注射等。

② 保护患肢　平卧时患肢下方垫枕抬高10°～15°，肘关节轻度屈曲；半卧位时屈肘90°放于胸腹部；下床活动时用吊带托或用健侧手将患肢抬高于胸前，需他人扶持时只能扶健侧，以防腋窝皮瓣滑动而影响愈合；避免患肢下垂过久。

③ 促进肿胀消退　按摩患侧上肢或进行握拳和屈、伸肘运动，以促进淋巴回流。肢体肿胀严重者，可戴弹力袖促进淋巴回流；局部感染者，及时应用抗菌药治疗。

（6）患侧肢体功能锻炼　由于手术切除了胸部肌肉、筋膜和皮肤，使患侧肩关节活动明显受限制。随时间推移，肩关节挛缩可导致冰冻肩。术后加强肩关节活动可增强肌肉力量、松解和预防粘连，最大程度地恢复肩关节的活动范围。为减少和避免术后残疾，鼓励和协助患者早期开始功能锻炼。

① 术后24小时内　活动手指及腕部，可作伸指、握拳、屈腕等锻炼。

② 术后1～3日　进行上肢肌肉的等长收缩，利用肌肉泵作用促进血液、淋巴回流；可用健侧上肢或他人协助患侧上肢进行屈肘、伸臂等锻炼，逐渐过渡到肩关节的小范围前屈、后伸运动（前屈小于30°，后伸小于15°）。

③ 术后4～7日　患者可坐起，鼓励患者用患侧手洗脸、刷牙、进食等，并做以患侧手触摸对侧肩部及同侧耳朵的锻炼。

④ 术后1～2周　皮瓣基本愈合后，开始作肩关节活动，以肩部为中心，前后摆臂。术后10日左右皮瓣与胸壁黏附已较牢固，循序渐进地作抬高患侧上肢（将患侧的肘关节伸屈、手掌置于对侧肩部，直至患侧肘关节与肩平）、手指爬墙（每天标记高度，逐渐递增幅度，直至患侧手指能高举过头）、梳头（以患侧手越过头顶梳对侧头发、扪及对侧耳朵）等的锻炼。指导患者作患肢功能锻炼时应注意锻炼的内容和活动量应根据患者的实际情况而定，一般以每日3～4次、每次20～30min为宜；应循序渐进，功能锻炼的内容应逐渐增加；术后

7～10 日内不外展肩关节，不要以患侧肢体支撑身体，以防皮瓣移动而影响创面愈合。

3. 健康教育

（1）活动　术后近期避免用患侧上肢搬动、提取重物，继续行功能锻炼。

（2）避孕　术后 5 年内应避免妊娠，以免促使乳腺癌复发。

（3）放疗或化疗　放疗期间应注意保护皮肤，出现放射性皮炎时及时就诊。化疗期间应定期检查肝、肾功能，每次化疗前 1 天或当天查血白细胞计数，化疗后 5～7 日复查血白细胞计数，若白细胞数＜3×10^9/L，需及时就诊。放疗、化疗期间应少到公共场所，以减少感染机会；加强营养，以增强机体的抵抗力。

（4）乳腺定期检查（breast self-examination）　20 岁以上的女性应每月自查乳腺一次，宜在月经干净后 5～7 日进行；绝经后妇女宜在每月固定时间定期到医院体检。40 岁以上的妇女、乳腺癌术后患者每年行钼钯 X 线摄片检查，以便早期发现乳腺癌或乳腺癌复发征象。乳腺癌患者的姐妹和女儿属发生乳腺癌的高危人群，更要高度警惕。乳腺自查方法包括：

① 视诊　站在镜前以各种姿势（两臂放松垂于身体两侧、向前弯腰或双手上举置于头后），观察双侧乳腺的大小和外形是否对称；有无局限性隆起、凹陷或皮肤橘皮样改变；有无乳头回缩或抬高。

② 触诊　仰卧位，肩下垫软薄枕，被查侧的手臂枕于头下，使乳腺完全平铺于胸壁。对侧手指并拢平放于乳腺，从乳腺外上象限开始检查，依次为外上、外下、内下、内上象限，然后检查乳头、乳晕，最后检查腋窝注意有无肿块、乳头有无溢液。若发现肿块和乳头溢液，应及时到医院作进一步检查。

测评与训练

一、名词解释

1. 急性乳腺炎　　2. 乳腺"酒窝征"　　3. 乳腺橘皮样改变

二、选择题

A_1 型题

1. 急性乳腺炎患者最常见的病因是（　　）

A. 乳汁淤积　　　　　　　　　　　B. 雌激素分泌增加

C. 卵巢内分泌功能失调　　　　　　D. 性激素分泌的改变与紊乱

E. 细菌入侵

2. 急性乳腺炎多发于（　　）

A. 青年产妇　　　　　　　　　　　B. 任何哺乳期妇女

C. 产后哺乳期经产妇　　　　　　　D. 产后哺乳期初产妇

E. 高龄产妇

3. 乳癌淋巴转移主要途径是（　　）

A. 同侧腋窝淋巴结　　　　　　　　B. 同侧胸骨旁淋巴结

C. 对侧腋窝淋巴结　　　　　　　　D. 锁骨上淋巴结

E. 对侧胸骨旁淋巴结

A₂ 型题

4. 女性 28 岁，产后 4 周，右侧乳腺出现红肿、热、痛，经处理后乳腺出现波动感，请问应采取哪项处理措施（　　）

　A. B 超检查　　　　　　　　　　　B. 经静脉输注抗生素

　C. 穿刺引流　　　　　　　　　　　D. 切开引流

　E. 口服清热解毒中药

5. 万女士，38 岁，本次月经开始日期为 11 月 1 日，她进行乳房自我检查的时间最好在 11 月（　　）

　A. 1～3 日　　　　　　　　　　　　B. 4～6 日

　C. 7～10 日　　　　　　　　　　　D. 11～15 日

　E. 15～20 日

三、病例分析题

李女士，45 岁，公司职员，一周前，洗澡时无意发现左乳外上方有一蚕豆大小的肿块，无任何自觉症状，来院就诊。初步诊断为乳腺癌，拟行乳腺癌根治术。

请分析：

1. 提出患者术前主要的护理诊断。

2. 简述手术前后的主要护理措施。

参考答案

一、名词解释

略。

二、选择题

A₁ 型题

1. A　　2. D　　3. A

A₂ 型题

4. D　5. C

三、病例分析题

1. 自我形象紊乱，与手术前担心乳腺缺失、术后乳腺切除影响自我形象与婚姻质量有关。

2. 手术前后主要护理措施：

（1）正确对待手术引起的自我形象改变：做好患者的心理护理；取得其丈夫的理解和支持。

（2）促进伤口愈合、预防术后并发症：术前严格备皮；体位：术后麻醉清醒、血压平稳后取半卧位，以利呼吸和引流；加强病情观察；加强伤口护理；预防患侧上肢肿胀。

（3）指导患者作患侧肢体功能锻炼。

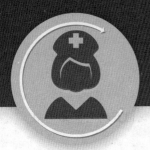

第十五章
胸部疾病患者的护理

 学习目标 ▶▶

知识目标：

学会对肋骨骨折、气胸、血胸以及肺癌和食管癌患者进行护理评估；能提出正确的护理诊断；提供适当的护理措施；采取正确的健康教育。

技能目标： 能初步进行胸膜腔闭式引流的护理，解释其引流装置原理和护理中的注意事项。

【解剖生理概要】

胸部是指胸壁、胸膜及胸内各种脏器。胸壁是由胸椎、胸骨和肋骨组成的骨性胸廓，其外面由肌群、软组织和皮肤组成。胸膜分为壁层和脏层，紧贴胸廓内面，脏层覆盖于肺表面。两层之间为胸膜腔。胸膜腔内有少量浆液，起到润滑胸膜、减少呼吸运动时两层之间的摩擦的作用。正常胸膜腔内呈负压，约 $-10\sim-8cmH_2O$，如负压消失，肺即萎缩，故在胸部损伤或开胸术后，保持胸膜腔内负压极为重要。

第一节　胸部损伤患者的护理

无论平时或战时，胸部均易受到损伤。胸部损伤根据胸膜腔与外界是否相通，分为闭合性和开放性两大类。闭合性损伤多由于暴力挤压、冲撞或钝器碰击胸部引起，轻者只有胸壁软组织挫伤或单纯肋骨骨折；重者伴有胸腔脏器或血管损伤。开放性损伤平时以各种锐器伤为主，战时以火器伤居多，刺破胸壁多伴有胸腔内组织、器官裂伤，可导致开放性气胸或血胸，影响呼吸和循环功能，伤情复杂而严重。闭合性或开放性损伤发生膈肌破裂，并造成胸腔和腹腔器官同时损伤，称为胸腹联合伤。

一、肋骨骨折

肋骨骨折在胸部损伤中最常见。可分为单根或多根肋骨骨折，同一肋骨也可有一处或多处骨折。肋骨骨折多见于第4～7肋，因其较长且固定，最易折断；第1～3肋则因较粗短，且有锁骨、肩胛骨及胸肌保护而较少发生骨折；第8～10肋骨虽然长，但前端与胸骨连成肋弓，弹性较大，不易骨折；第 11~12 肋前端不固定而且游离，较少发生骨折。儿童肋骨富有弹性，不易折断；中老年人的肋骨骨质疏松，脆性较大，容易发生骨折。

【病因和发病机制】

肋骨骨折的病因有外来暴力和病理因素。外来暴力又可分为直接暴力和间接暴力两种。直接暴力直接施压于肋骨，使肋骨向内弯曲折断；间接暴力则是施压于胸部前后，肋骨向外弯曲折断。老年人偶尔可因咳嗽或喷嚏引起肋骨骨折，恶性肿瘤侵犯肋骨或严重骨质疏松者也易引起病理性骨折。

【病理生理】

单根或多根肋骨单处骨折时，若上、下仍有完整肋骨支撑胸廓，对呼吸功能的影响不大；但若尖锐的肋骨断端内移刺破壁胸膜和肺组织时，可导致气胸、血胸或血气胸、皮下气肿、咯血和血痰等；如刺破肋间血管，尤其损伤动脉，可引起大量出血，致病情迅速恶化。

多根多处肋骨骨折时，局部胸壁因失去完整肋骨的支撑而软化，出现反常呼吸运动（图 15-1），即与正常胸壁活动相反的呼吸运动。吸气时，胸腔负压增高，软化的胸壁内陷；呼气时，胸腔负压减低，软化区向外突出，这类胸廓又称为连枷胸。如软化区范围较广泛，呼吸时由于两侧胸膜腔压力不平衡，出现纵隔左右扑动，引起体内缺氧和二氧化碳潴留，并影响静脉血液回流，严重时发生呼吸和循环功能衰竭。

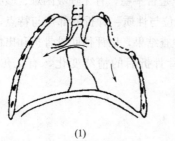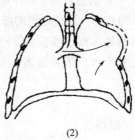

(1)　　　　　　　　　　　　(2)

图 15-1　胸壁软化区的反常呼吸运动

【临床表现】

（1）症状　肋骨骨折部位疼痛，且在咳嗽、深呼吸或转动体位时疼痛加剧；因疼痛和反常呼吸限制胸壁活动，患者自觉胸闷和不同程度的呼吸困难；肺脏有挫伤时出现咳嗽、咳血性泡沫痰或咯血。严重呼吸困难或伴有大量血胸时导致休克发生。

（2）体征　受伤胸壁肿胀、青紫，可有畸形或局部压痛；有时听到骨擦音或可触及骨擦感；多根多处肋骨骨折者，伤处可见反常呼吸运动；部分患者可有皮下气肿。

【辅助检查】

（1）实验室检查　肋骨骨折伴血管损伤导致大出血者的血常规检查可显示血红蛋白和血细胞比容下降。

（2）影像学检查　胸部 X 线检查可显示骨折部位或断端错位、血气胸、纵隔移位等，但不能显示前胸肋软骨折断的征象。

【处理原则】

1. 闭合性单根或多根单处肋骨骨折

治疗的重点是镇痛、固定胸廓及防治并发症。

（1）止痛　必要时给予吲哚美辛、布洛芬、地西泮、可待因、吗啡等镇痛镇静药口服或用中药三七片、云南白药等；也可用1%普鲁卡因作肋间神经阻滞或封闭骨折部位。

（2）固定胸廓　目的是限制肋骨断端活动，减轻疼痛。可用弹性胸带、多头胸带或宽胶布条固定。

2. 闭合性多根多处肋骨骨折

治疗的重点是保持呼吸道通畅，控制反常呼吸运动。

（1）建立人工气道　对咳嗽无力、不能有效排痰或呼吸衰竭者，应实施气管插管或气管切开，用呼吸机辅助呼吸。

（2）处理反常呼吸运动　主要是牵引固定，即在伤侧胸壁放置牵引支架，或用厚棉垫加压包扎以消除或减轻胸壁的反常呼吸运动，促使患侧肺复张。也可经胸腔镜导入钢丝固定连枷胸。

3. 开放性肋骨骨折

争取在伤后6～8小时内彻底清创胸壁伤口，固定骨折断端，若胸膜腔已破，行胸腔闭式引流。手术后应用抗生素，防治感染。

【护理评估】

（1）健康史　向患者或目击者询问受伤部位和时间，了解受伤机制，胸部有无暴力挤压或钝器打击；有无昏迷史、恶心呕吐史等。了解患者年龄和有无既往疾病。

（2）身体状况评价　评估患者的生命体征是否平稳，有无呼吸困难、咳嗽、咯血或休克，有无意识障碍和肢体活动障碍等；评估疼痛的部位与性质、骨折的部位与特点，有无开放性伤口和反常呼吸运动等。了解胸部X线、实验室等检查结果，以评估肋骨骨折和出血情况等。

（3）心理-社会状况评估　了解患者肋骨骨折后的情绪变化，有无焦虑或恐惧。了解家庭经济情况等。

【护理诊断】

（1）疼痛　与胸部损伤有关。

（2）低效性呼吸型态　与外伤所致胸廓呼吸运动减弱、呼吸幅度变小有关。

（3）清理呼吸道无效　与疼痛不能用力咳痰有关。

（4）潜在并发症：肺不张、肺部感染、呼吸功能衰竭和休克等。

【护理措施】

1. 非手术治疗护理/术前护理

（1）维持有效气体交换

① 现场急救　对于严重肋骨骨折，应协助医师采取紧急措施给予急救。

② 保持呼吸道通畅　及时清理呼吸道分泌物，鼓励患者咳出分泌物和血性痰；对于气管插管、呼吸机辅助呼吸者，加强呼吸道管理。

（2）减轻疼痛　妥善固定胸部，遵医嘱镇痛，患者咳嗽咳痰时协助或指导其用双手按压患侧胸壁，以减轻疼痛。

（3）病情观察　密切观察生命体征、神志、胸腹部活动，及呼吸活动等情况，若有异常，及时报告医师并协助处理；观察患者有无皮下气肿，记录气肿范围，若气肿迅速蔓延，应及时报告医师。

（4）术前护理　做好血型和交叉配型、术区备皮等术前准备。

2. 术后护理

（1）病情观察　密切观察患者是否有气促、发绀、呼吸困难等症状，注意呼吸频率、节律、幅度及缺氧症状。

（2）生活护理　保持周围环境的安静、整洁，利于患者的休息；无特殊情况时保持半卧位。

（3）对症护理

① 止痛　疼痛限制患者深呼吸及有效咳痰，影响气体交换，需采取有效的止痛措施。可给予药物止痛；当患者咳嗽或咳痰时，协助或指导患者及家属用双手按压患侧胸壁，以减轻疼痛。

② 闭合性单根或多根单处肋骨骨折　使用多头胸带或宽胶布固定胸部，鼓励和协助患者咳嗽排痰，减少呼吸系统并发症发生。

③ 闭合性多根多处肋骨骨折　控制反常呼吸运动。用胸带包扎胸廓者，应注意调整胸带的松紧度。范围大的软化胸壁采用体外牵引固定时，需定时观察并保持有效牵引。对做气管插管或气管切开的患者，要做好相应护理。

（4）心理护理　在护理患者过程中，应耐心、细致，充分理解患者的痛苦，鼓励患者树立战胜疾病的信心，使患者能积极配合各项治疗及护理的施行。

（5）健康教育

① 指导患者进行有效的咳嗽、咳痰，使患者了解到咳痰的重要性。

② 向患者说明深呼吸的临床意义，鼓励患者在胸痛的情况下积极配合治疗。

③ 告知患者肋骨骨折愈合后，恢复期间胸部仍有轻微疼痛不适，活动时疼痛可能会加重，但不影响患侧肩关节的锻炼及活动。肋骨骨折患者 3 个月后复查 X 线片，以了解骨折愈合情况。

二、气胸

气胸即胸膜腔内积气。在胸部损伤中，气胸的发生率仅次于肋骨骨折。气胸是因利器或肋骨断端刺破胸膜、肺及支气管后，空气进入胸膜腔所致。根据胸膜腔内压力的变化，气胸分为闭合性、开放性、张力性气胸三类。

【病因和发病机制】

1. 闭合性气胸

空气经胸部伤口或肺、支气管裂口一次进入胸膜腔后，伤口闭合，称为闭合性气胸。由于进入的气体量常较少，对胸膜腔内的负压影响不大，胸膜腔内的压力仍小于大气压，可有部分肺受压萎缩。

2. 开放性气胸

胸壁有开放性伤口，呼吸时空气经伤口自由出入胸膜腔，称为开放性气胸。多见于战时火器伤或平时刀刃锐器伤。当体表伤口大于气管口径时，空气入量多，胸内压几乎等于大气压，伤侧肺完全萎缩，纵隔向健侧移位，随呼吸出现纵隔扑动（图 15-2）：即吸气时健侧胸膜腔负压升高，与伤侧压力差增大，纵隔向健侧移位；呼气时，两侧胸膜腔压力差减小，纵隔又移回患侧，导致纵隔随呼吸运动而左右摆动，称为纵隔扑动。纵隔扑动影响静脉回流，导致循环功能严重障碍。此外，吸气时健侧肺扩张，吸入气体不仅来自从气管进入的空气，也来自伤侧肺排出的含氧量低的气体；呼气时健侧的气体不仅排出体外，亦排至伤侧的支气管及肺内，含氧低的气体在两侧肺内重复交换而造成了严重缺氧。

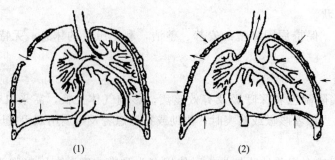

(1)   (2)

图 15-2   开放性气胸的纵隔扑动

3. 张力性气胸

胸部损伤后，胸壁伤口或肺、支气管裂口呈单向活瓣，气体只能进入胸膜腔而不能排出体外，使胸膜腔内压力不断升高，形成张力性气胸，又称高压性气胸。常见于较深较大的肺裂伤或支气管破裂、较大的肺泡破裂，如不及时诊治可很快死亡。患侧肺严重萎缩，纵隔显著向健侧移位，健侧肺受压，产生呼吸、循环功能严重障碍。高压气体经支气管、气管周围疏松结缔组织或壁胸膜裂伤处，进入纵隔及面、颈、胸部皮下形成皮下气肿(图 15-3)。

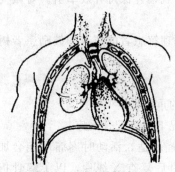

图 15-3   张力性气胸和纵隔、皮下气肿

【临床表现】

1. 闭合性气胸

（1）症状   患者会出现胸痛、胸闷、气促和呼吸困难。胸膜腔少量积气，肺萎缩 30％以下者为小量气胸，患者多无明显症状；肺萎缩在 30％～50％者为中量气胸；肺萎缩在 50％以上者为大量气胸。后两者均可出现明显的低氧血症症状。大量积气常有明显的呼吸困难。

（2）体征   气管向健侧移位，伤侧胸部叩诊呈鼓音，呼吸音减弱或消失。

2. 开放性气胸

（1）症状   患者常有明显的呼吸困难、发绀，甚至休克。

（2）体征   伤侧胸部饱满，叩诊呈鼓音，听诊呼吸音减弱或消失；患者呼吸时在胸壁伤口处能听到空气出入胸膜腔的吸吮样音。

3. 张力性气胸

（1）症状   患者表现为极度呼吸困难、大汗淋漓、发绀、昏迷、休克甚至窒息。

（2）体征   可见气管向健侧偏移；患侧胸部饱满，肋间隙增宽、语颤减弱，叩诊呈高度鼓音；听诊呼吸音消失；可伴有面部、颈部或上胸部明显的皮下气肿。

【辅助检查】

胸部 X 线：闭合性气胸可显示不同程度的肺萎缩和胸膜腔积气征象；开放性气胸可见大量积气征象，肺明显萎缩，纵隔移向健侧；张力性气胸可见胸膜腔内大量积气、肺萎缩、气管和心影偏移至健侧，胸膜腔穿刺有高压气体冲出。

【处理原则】

1. 胸腔闭式引流

胸腔闭式引流又称水封闭式引流。其原理是根据胸膜腔的生理性负压机制，设计一种密闭式水封瓶引流系统（图 15-4），即依靠水封瓶中所盛液体使胸膜腔与外界空气相隔离。当胸膜腔内因积液或积气形成高压时，胸膜腔内的液体或气体可排至引流瓶内；当胸膜腔恢复负压时，水封瓶内的液体被吸入长玻璃管下端而形成负压水柱，同时阻止空气进入胸膜腔。由于引流管有足够的垂直长度和地心引力作用，水封瓶内的液体只能在引流管的下端形成一定高度的水柱，不能被吸至胸膜腔，从而达到胸膜腔引流的目的。

【闭式引流的目的】

胸腔闭式引流主要用于胸腔手术之后和气胸、血胸及脓胸的治疗等，目的是排出胸腔内积气、积血和积脓；重建负压，使肺复张；平衡胸膜腔压力，预防纵隔移位及肺受压；防止感染；发现胸膜腔内活动性出血、支气管残端瘘、食管胸膜瘘等；并通过对引流液颜色、性状和量的观察，判断胸腔内脏器的病理改变和治疗效果。

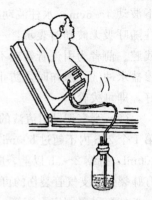

【适应证】

外伤性或自发性气胸、血胸、脓胸或心脏外科手术后引流。

图 15-4　胸腔闭式引流

【安置部位】

根据体征和胸部 X 线检查，明确胸膜腔内气体、液体的部位。气体大部分积聚在胸腔上部，液体大部分位于胸腔下部。引流气体一般选在锁骨中线第2肋间插管；引流液体选在腋中线和腋后线之间的第 6～8 肋间。

【装置】

传统的闭式胸腔引流有 3 种：单瓶装置、双瓶装置、三瓶装置（图 15-5）。目前已有各种一次性使用的塑料胸膜腔引流装置供临床上使用，较为方便。

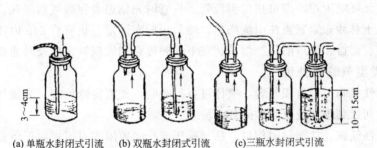

(a) 单瓶水封闭式引流　(b) 双瓶水封闭式引流　(c) 三瓶水封闭式引流

图 15-5　胸膜腔闭式引流装置

【注意事项与护理】

（1）保持管道密闭　使用前仔细检查引流装置的密闭性能，注意引流管及连接管有无裂缝，引流瓶有无破损，各衔接处是否密封，引流管皮肤入口处周围是否用油纱布包盖严密。水封瓶长玻璃管应没入水中 3～4cm，始终保持直立位。搬运患者、更换引流瓶、水封瓶破裂或连接部位脱节时，务必双重双向夹闭软质的引流管，以防止空气进入胸膜腔。若引流管从胸腔滑脱，立即用手捏闭伤口处皮肤，消毒处理后用凡士林纱布封闭伤口，绝不可擅自将脱出的引流管再插入胸膜腔内，以免造成污染或损伤。

（2）严格无菌操作，防止逆行感染　引流装置应保持无菌，按规定时间更换引流瓶和引流接管。引流瓶液面应低于胸壁引流口平面 60～100cm，任何情况下引流瓶不高于患者胸腔，以免引流瓶内液体逆流入胸膜腔引起感染。保持胸壁引流口处敷料清洁干燥，一旦渗湿，及时更换。

（3）保持引流管道系统通畅　闭式引流主要靠重力引流，水封瓶要始终保持低于胸腔。定时挤压引流管，手术后初期每 30～60min 向水封瓶方向挤压引流管一次，以免管腔被凝血块或脓块堵塞。防止引流管打折、受压、扭曲。

（4）观察玻璃管水柱随呼吸波动的幅度　注意观察长玻璃管中的水柱波动，正常水柱上下波动 4～6cm。水柱波动有两种情况：①正常情况下波动良好表示引流通畅。②玻璃管水柱随呼吸无波动时表示：一是引流管被血块等堵塞，失去引流作用；二是肺膨胀良好，已无残腔。前者为引流管管理不当所致，应加以处理，使之通畅；一般可挤压引流管或用无菌等渗盐水冲洗，操作时须防止气体进入胸膜腔。后者为肺部恢复正常，经 X 线证实肺膨胀良好，即可拔管。

（5）观察记录引流液的量、颜色和性状　一般情况下，开胸术后胸膜腔引流出的血性液，第 1 个 24h 内不超过 500ml，且引流量逐渐减少、颜色逐渐变淡。若每小时引出血性液体超过 200ml，持续 2～3h 以上，应考虑有胸膜腔内活动性出血；若伴有愈来愈多的气泡逸出，表示有肺裂伤或支气管裂伤的可能，应及时处理；若引流液为乳糜色，提示胸导管损伤。

（6）妥善固定引流管　引流接管长度为 100cm，应妥善固定于床旁，以免因翻身、牵拉等而发生引流管脱出或引流口疼痛。运送患者时，水封瓶置于床上患者双下肢之间，防止滑脱。

（7）体位与活动　若患者血压平稳，应采取半卧位，有利于呼吸和引流。鼓励患者进行咳嗽、深呼吸运动，利于积液排出，恢复胸腔负压。

（8）拔管指征和方法　胸膜腔引流后，如 48～72h 内水柱停止波动，临床观察无气体逸出，或引流量明显减少且颜色变浅，即 24h 引流液<50ml、脓液<10ml，经 X 线检查证实肺正常，患者无呼吸困难，即可拔除引流管。拔管时先嘱患者深吸气后屏气，迅速拔除引流管，立即用凡士林纱布紧紧盖住引流伤口，然后用胶布固定。拔管后 24h 内注意患者有无胸闷、呼吸困难、出血、切口漏气、渗液、皮下气肿等，如发现异常应及时通知医生处理。

2. 不同类型气胸的处理

（1）闭合性气胸　少量积气者，气体可自行吸收，无需特殊处理。大量气胸应在伤侧锁骨中线第 2 肋间穿刺排气或行胸腔闭式引流术。

（2）开放性气胸　立即封闭伤口，抽气减压或行胸腔闭式引流；纠正休克；施行彻底清创，防治感染等治疗措施。若有胸腔内器官损伤或进行性出血，需剖胸探查。

（3）张力性气胸　立即排气减压，行胸腔闭式引流，必要时可行负压吸引，以利于气体排出和促使肺复张。

【护理评估】

（1）健康史　询问患者受伤经过、伤后病情，接受过何种处理。注意患者既往有无心肺疾病，特别是慢性支气管炎、哮喘、肺气肿、冠心病、风湿性心脏病等。

（2）身体状况评估　评估患者生命体征是否平稳，有无呼吸困难、发绀、休克和皮下气肿，有无大汗淋漓和意识障碍等。了解胸部 X 线检查结果，评估气胸来源、性质和有无胸内器官损伤等。

（3）心理-社会状况评估　了解患者受伤后的情绪变化；患者和家属对损伤及其预后的认知程度如何，治疗费用的来源等。

【护理诊断】

（1）气体交换受损　与肺萎缩有效气体交换面积减小有关。

（2）疼痛　与损伤、放置引流管有关。

（3）焦虑/恐惧　与突然强大的外伤打击、害怕手术有关。

（4）潜在并发症　肺不张、肺部感染、呼吸循环功能衰竭。

【护理措施】

（1）非手术治疗护理/术前护理

① 现场急救　胸部损伤者若有生命危险时，护士应协同医师采取急救措施。

a. 开放性气胸　立即用无菌敷料如凡士林纱布加棉垫封闭伤口，然后用胶布或绷带包扎固定，使开放性气胸变为闭合性气胸，阻止气体继续进出胸膜腔。

b. 张力性气胸　立即行胸膜腔穿刺排气减压。可用粗针头在伤侧锁骨中线第 2 肋间穿刺入胸腔，穿刺针尾系一末端有 1cm 小口的乳胶指套（图 15-6），剪开的指套能起到活瓣的作用，呼气时活瓣开放气体排出，吸气时活瓣闭合则阻止气体进入胸膜腔。

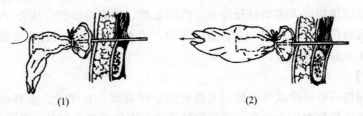

(1)　　　　　　　　　　　　　(2)

图 15-6　针头橡胶指套排气法

② 保持呼吸道通畅　呼吸困难者，及时给氧；协助患者呼吸，及时清理呼吸道，必要时给予雾化，鼻导管吸痰。严重者气管切开，机械通气。

③ 缓解疼痛。

④ 动态观察病情变化。

⑤ 预防感染。

⑥ 术前护理　输液管理；术前准备。

（2）术后护理

① 常规护理

a. 严密观察病情　密切观察胸腔内积气变化，有无纵隔或气管移位、皮下气肿和休克征象等。

b. 体位与活动　病情稳定者取半坐卧位，利于呼吸及胸腔引流。根据病情，鼓励并协助患者早期活动，以利肺膨胀及有效引流；无法下床活动者，应助其翻身或施行床上运动，以防血栓性静脉炎的发生。

② 心理护理　气胸者严重时常表现出极度呼吸窘迫感，可能会出现焦虑和烦躁等，此时要尽量消除患者的焦虑、紧张情绪，使患者充满信心，积极配合治疗。

③ 并发症防治

a. 预防感染　密切观察体温变化，每 4 小时测 1 次体温，若有异常，报告医师后协助处理；配合医师及时清创、包扎伤口，注意无菌操作；遵医嘱使用抗生素预防或控制感染；有开放性伤口者，应注射破伤风抗毒素。

b. 维持呼吸功能　协助患者翻身、拍背、做深呼吸运动，以减少肺不张等肺部并发症的发生。

c. 胸腔闭式引流护理　行胸腔闭式引流者，注意保持引流通畅，观察引流液的量、颜色及性状。

④ 健康教育

a. 气胸患者需要作胸膜腔穿刺、胸腔闭式引流，操作前向患者或家属说明治疗的目的和意义，以取得配合。

b. 胸部损伤后出现肺容积显著减少或严重肺纤维化者，活动后可能出现气短，嘱患者戒烟并避免刺激物的吸入。

三、血胸

血胸指胸部损伤导致的胸膜腔积血。血胸与气胸同时存在，称为血气胸。

【病因和发病机制】

胸膜腔内血液多来自肺、胸壁血管、心脏及胸内大血管损伤。肺裂伤出血时，因循环压力低，出血量少而缓慢，大多能自行停止；肋间血管、胸廓内血管、压力较高的动脉损伤出血时，常不易自行停止；心脏和大血管受损破裂，出血量多且急，易造成循环障碍或衰竭，甚至短期内死于失血性休克。

【病理生理】

血胸一方面造成血容量减少；另一方面使肺受压萎缩，对呼吸、循环功能均造成危害。随着胸膜腔内血液积聚和压力增高，使伤侧肺萎陷，纵隔被推向健侧，致健侧肺也受压，从而阻碍静脉回流，严重影响呼吸和循环。由于心包、肺和膈肌的运动具有去纤维蛋白作用，故积血不易凝固；但少数出血量大、速度快的病例来不及去纤维蛋白，或包裹性血胸时去纤维蛋白不完全，积血可凝结成块，形成凝固性血胸。凝血块机化后形成纤维组织束缚肺和胸廓，影响呼吸运动和功能。若胸内积血受到细菌感染，还可形成脓胸。

【临床表现】

（1）症状　血胸的临床表现取决于出血量、出血速度和患者体质的不同。少量血胸（成人在500ml以下），可无明显症状；中量血胸（500~1000ml）和大量血胸（1000ml以上）者，尤其急性失血时，可出现气促、脉搏增快、血压下降等低血容量性休克症状。血胸多并发感染，表现为寒战、高热、出汗和疲乏等。

（2）体征　有胸膜腔积液征象，如肋间隙饱满、气管向健侧移位、伤侧胸部叩诊浊音、心界移向健侧、呼吸音减弱或消失。

【辅助检查】

（1）实验室检查　血常规检查示红细胞计数、血红蛋白和血细胞比容降低。

（2）X线检查　小量血胸时胸部X线检查仅示肋膈窦消失；大量血胸可见胸膜腔有大片积液阴影，纵隔可向健侧移位。如合并气胸，可显示气液平面。

（3）超声波检查　不仅可以探测到积血，还可判断积血量。

（4）胸膜腔穿刺　抽出不凝固血液是判断血胸的重要依据。

【处理原则】

（1）非进行性血胸　小量积血可自行吸收，量较多时行胸膜腔穿刺抽出积血，必要时行胸腔闭式引流。

（2）进行性血胸　及时补充血容量，防治低血容量性休克，必要时立即开胸探查止血。

（3）凝固性血胸　在出血停止后数日内剖胸清除积血和血块，以防感染或机化。

【护理评估】

（1）健康史　询问受伤时间、受伤经过和病情变化，采取了什么抢救措施，有无胸部手术史和药物过敏史等。

（2）身体状况评估　评估患者受伤部位，有无开放性伤口；生命体征是否平稳，有无呼吸困难、面色苍白、咯血、昏迷等。根据血常规检查、X线检查、超声波检查、胸膜腔穿刺等结果，评估患者有无活动性出血，判定出血部位和出血速度；有无合并气胸和休克征象；有无引起纵隔移位等。

（3）心理-社会状况评估　了解患者受伤时的心情，有无焦虑、恐惧，其程度如何；评估家庭对医疗费用的承担情况。

【护理诊断】

（1）心排血量减少　与大量失血、心律失常、心脏压塞、心力衰竭有关。

（2）气体交换受损　与肺萎缩有效气体交换面积减小有关。

（3）体液不足　与外伤后失血、摄入量减少有关。

（4）恐惧　与突然强大的外伤打击及害怕手术有关。

（5）潜在并发症　肺不张、肺部感染等。

【护理措施】

1. 术前护理

（1）病情观察　监测生命体征。

（2）心理护理　鼓励患者，树立信心，鼓励家属参与。

（3）术前准备

2. 术后护理

（1）常规护理

① 严密观察病情　密切观察生命体征，注意神志、瞳孔、面色等情况，疑有复合伤时立即报告医师；密切观察胸腔内积血变化，有无气管移位和皮下气肿等；注意有无心脏压塞征象，必要时测定中心静脉压和尿量等。

② 生活护理　饮食上给患者高热量、高维生素、高蛋白、易消化食物，以供给足够的能量，提高患者的耐受力。保持病室的安静，使患者充分休息。

③ 体位与活动　患者病情平稳后取半卧位，有利于呼吸及胸腔引流；同时鼓励患者早期活动，预防肺不张。

（2）用药护理　密切观察体温变化，遵医嘱使用抗生素预防或控制感染；有开放性伤口者，应注射破伤风抗毒素。

（3）心理护理　护士应加强与患者的沟通，做好心理护理和病情介绍，说明各项操作的必要性和重要性，关心、体贴患者，帮助患者树立信心，配合治疗。

（4）并发症防治

① 维持呼吸功能　保持呼吸道通畅，及时清除呼吸道血液、异物、呕吐物，预防窒息。

② 维持循环功能

a. 动态观察病情变化，休克时迅速建立静脉通路，补充血容量，维持水、电解质及酸碱平衡。b. 进行性血胸者在补液和输血的同时，做好剖胸手术准备。胸膜腔内活动性出血征象为：脉搏逐渐增快，血压持续下降，或虽经补充血容量后血压仍不稳定；血红蛋白、红细胞计数和血细胞比容持续降低；胸腔闭式引流血液每小时超过 200ml，且持续 2～3h 以上；胸膜腔穿刺抽血很快凝固或因血液凝固抽不出，且胸部 X 线示胸膜腔阴影继续增大者。c. 疑有心脏压塞者，迅速配合医师在急诊室或手术室剖胸探查。d. 胸部严重创伤者，应严格控制输液速度，准确记录出入量；老年人、婴幼儿或心肺功能不全者，更应严格控制，避免过量或过快，防止心力衰竭及肺水肿。

③ 维持肾脏功能　严重失血者，除积极止血外，还给予输血、输液，以提供足够的肾脏灌流，预防肾衰竭的发生。

④ 做好胸腔闭式引流的护理。

（5）健康教育

① 胸膜腔穿刺前向患者或家属说明治疗的目的和意义，以取得配合。

② 心肺损伤严重者定期来院复诊。

③ 注意合理休息和营养素摄入；注意安全，防止安全意外事故的发生。

第二节　肺癌患者的护理

肺癌（lung cancer）大多数起源于支气管黏膜上皮，因此也称为支气管肺癌（bronchopulmonary carcinoma）。发病年龄大多在 40 岁以上，男女之比为（3～5）∶1，右肺多于左肺，上肺多于下肺。在男性患者中尤其是在大中城市，肺癌已居于恶性肿瘤发病率的首位，但近年来女性肺癌发病率也明显增高，肺癌成为日益严重威胁人类健康和生活的常见疾病。

【病因和发病机制】

肺癌的病因尚不完全明确，现认为可能与下列因素密切相关。

（1）吸烟　是肺癌的一个重要致病因素。吸烟时间越长，开始吸烟的年龄越小，患肺癌的机会就越大；被动吸烟妇女较配偶不吸烟者肺癌发病率高 2 倍以上。资料表明，多年每日吸烟达 40 支以上者，患肺癌的危险性大，尤其患肺鳞癌和小细胞癌的发病率比不吸烟者高4～10 倍。

（2）职业因素　某些工业部门和矿区职工，肺癌发病率高，可能与长期接触石棉、铬、镍、铜、锡、砷及放射性物质等有关。

（3）空气污染　大城市和工业区肺癌的发生率和死亡率都较高，主要与交通工具或工业排放的废气或粉尘污染空气密切相关，污染的空气中 3,4-苯并芘，二乙基亚硝酸胺及砷等致癌物的含量均较高。

（4）人体内在因素　如免疫状态、代谢活动、遗传因素、肺部慢性感染等，也可能对肺癌的发生产生影响。

（5）其他　近年来分子生物学方面的研究表明，*p53* 基因等表达的变化及基因突变与肺癌的发生有密切的联系。

【病理生理】

肺癌起源于支气管黏膜上皮，癌肿可向支气管腔内外和邻近的肺组织生长，并可通过淋巴、血行或经支气管转移扩散。起源于主支气管、肺叶支气管的癌肿，位置靠近肺门者称为中心型肺癌；起源于肺段支气管以下的癌肿，位置在肺的周围部分者称为周围型肺癌。

1. 分类

临床一般按细胞类型将肺癌分为下列四种。

（1）鳞状细胞癌（鳞癌） 在肺癌中最常见，约占 50%，老年男性多见。大多起源于较大的支气管，位于肺门处，常为中心型。癌肿生长速度较缓慢，病程较长。通常先经淋巴转移，血行转移发生较晚，早期手术者预后较好。

（2）小细胞癌（小细胞未分化癌） 约占 20%，发病年龄较轻，多见于男性。癌细胞分化程度低，生长快，恶性程度高，细胞形态与小淋巴细胞相似，形如燕麦穗粒，故又称燕麦细胞癌。一般起源于较大支气管，属于中心型肺癌。虽然小细胞癌对放疗和化疗均较敏感，但由于早期即出现淋巴和血行转移，因此在各型肺癌中预后最差。

（3）腺癌 约占 25%，多数起源于较小的支气管上皮，好发于女性，周围型多见；癌肿一般生长缓慢，但少数在早期即发生血行转移，淋巴转移发生较晚。

（4）大细胞癌（大细胞未分化癌） 约占 1%，约半数起源于大支气管，多为中心型；癌细胞分化程度低，常发生脑转移后才被发现，预后很差。

此外，少数病例是不同类型的癌组织并存的混合型肺癌。

2. 转移途径

（1）直接扩散 癌肿沿着支气管壁并向管腔内生长，可造成管腔狭窄或阻塞。随着癌肿扩大，癌肿亦可直接扩散侵入邻近肺组织，并穿越肺叶间裂侵入相邻的其他肺叶。还可侵犯胸内其他组织和器官。

（2）淋巴转移 是肺癌常见的转移途径。癌细胞首先侵入肺段或肺叶淋巴结，经肺门或气管隆凸下淋巴结侵入纵隔和气管旁淋巴结，最后到达锁骨上或颈部淋巴结。一般纵隔、气管旁以及颈淋巴转移发生于肺癌同侧，少数发生于对侧。如果肺癌侵犯胸壁或膈肌，还可向腋下或上腹部的主动脉旁淋巴结转移。

（3）血行转移 多发生于肺癌晚期，主要经肺静脉、体循环转移到血循环丰富的组织和器官，如肝脏、骨骼、脑、肾上腺等。

【临床表现】

癌肿患者的临床症状与癌肿部位、大小、是否压迫和侵犯邻近器官及有无转移等情况有关。

早期肺癌，尤其是周围型肺癌多无临床症状，多在 X 线检查时发现；如癌肿位于较大的支气管内可有刺激性咳嗽；癌肿增大到一定程度时，可阻塞支气管引起肺不张；继发肺部感染后引起阻塞性肺炎，患者咳出大量脓痰，伴有高热、胸闷、气促、哮鸣和胸痛等症状；癌肿若侵犯血管或因血液供应不足发生溃破时，患者有痰中带血丝或少量、间断地咯血，大量咯血者少见。

晚期肺癌除了体重减轻、倦怠及乏力等全身症状外，还可出现癌肿压迫侵犯邻近器官、组织或发生远处转移的相应症状，如压迫喉返神经，引起声带麻痹，表现为声音嘶哑；压迫上腔静脉，引起面部、颈部、上肢或上胸部静脉怒张、组织水肿；侵犯胸膜时引起大量血性胸水，胸膜受累后出现持续性剧烈胸痛；癌肿侵犯纵隔后压迫食管，导致吞咽困难；压迫颈交感神经节，引起颈交感神经综合征［霍纳（Horner）征］，表现为同侧上睑下垂、瞳孔缩小、眼球内陷、面部无汗等。

少数患者由于癌肿产生内分泌物质，临床表现为肺部以外的非转移症状，如库欣（Cushing）综合征、重症肌无力、骨关节病综合征（杵状指或趾、骨关节痛、骨膜增生等）及男性乳腺增大等。癌细胞经血液循环远处转移后，可有肿大、病理性骨折、颅内高压症状等。

【辅助检查】

（1）X线检查　是主要的检查方法。中心型肺癌早期X线可以无异常改变，肺癌增大到一定程度时，典型X线改变是在肺部有边界不清或周围有毛刺的块状阴影；支气管完全被癌肿堵塞后，可见相应肺叶或一侧肺不张。周围型肺癌最常见的X线表现是肺野周围孤立的圆形或椭圆形块状阴影，边界不规则，少数病例在块影内可见钙化点。癌肿中心部分常由于缺血而变性、坏死，坏死物质脱落后形成厚壁偏心性空洞，内壁凹凸不平。晚期患者X线还可显示胸膜腔积液或肋骨骨折。

（2）CT和MRI　可发现早期的中心型或周围型肺癌，还可显示局部淋巴结转移情况及周围邻近器官受侵情况。

（3）痰细胞学检查　是肺癌普查和诊断的一种简便有效的方法。癌灶表面脱落的细胞或小块组织可以随痰液咳出，故痰中找到癌细胞即可确诊。

（4）纤维支气管镜检查　诊断中心型肺癌的阳性率较高。可在支气管腔内直接看到肿瘤大小、部位、范围及管腔外受压和狭窄等，并可取或穿刺组织作病理学检查，亦可经支气管取肿瘤表面组织或支气管内分泌物进行细胞学检查。

（5）其他检查　胸腔镜、纵隔镜、放射性核素肺扫描、经胸壁穿刺活组织检查、胸水检查、剖胸探查等。

【处理原则】

肺癌的治疗常采用个体化的综合治疗。一般非小细胞癌以手术治疗为主，辅以化学药物治疗和放射治疗；小细胞癌则以化学治疗和放射治疗为主。

（1）手术治疗　目的是彻底切除肺部原发癌肿病灶和局部及纵隔淋巴结，适用于肺癌病灶较小，局部在支气管肺内，尚未发现远处转移者。周围型肺癌一般首选肺叶切除术，中心型肺癌多需要切除患侧全肺。

（2）放射治疗　是从局部消除肺癌病灶的一种手段。在各类型肺癌中，小细胞癌对此最敏感，鳞癌次之，腺癌最低；主要用于手术后残留病灶的处理或配合化疗。晚期病例放疗可减轻局部症状，但可引起倦乏、纳差、低热、骨髓造血功能抑制、放射性肺炎、肺纤维化和癌肿坏死液化空洞形成等放射反应和并发症，应给予相应处理。

（3）化学疗法　对于分化程度低的肺癌，特别是小细胞癌，疗效较好。亦可单独用于晚期肺癌，以缓解症状，或与手术、放射疗法综合应用，以防止癌肿转移复发，提高治愈率。

（4）中医中药治疗及免疫治疗　作为辅助治疗可缓解部分患者的症状，提高机体免疫力并延长生存期。

【护理评估】

（1）健康史　术前询问患者的一般情况，如年龄、性别、职业、婚姻、有无吸烟史、吸烟的时间和数量等；家族中有无肺部疾病、肺癌患者；既往有无其他部位肿瘤病史或手术史，有无其他伴随疾病如糖尿病、冠心病、高血压、慢性支气管炎等。术后评估要注意观察生命体征变化，了解术式，术中失血、补液等情况；注意有无大出血、感染、肺不张、支气管胸膜瘘等并发症。

（2）身体状况评估　评估患者有无刺激性咳嗽；有无咳痰，痰量及性状，痰中有无带血；有无咯血，咯血的量及次数；有无疼痛，疼痛的性质和部位，如放射痛或牵扯痛；有无呼吸困难和发绀；营养状况如何，有无贫血；有无杵状指（趾）。根据X线胸片、CT、各种内镜及其他有关手术耐受性检查等有无异常发现。

（3）心理-社会状况评估　患者对疾病的认知程度，对手术有何顾虑及思想负担；了解家属对患者的关心、支持程度；家庭的经济承受能力等。

【护理诊断】

（1）气体交换受损　与肺不张、手术、麻醉、呼吸道分泌物潴留等因素有关。

（2）低效性呼吸型态　与肿瘤阻塞支气管、肺膨胀不全、呼吸道分泌物潴留、肺换气功能降低等有关。

（3）心排血量减少　与出血或心功能不全有关。

（4）焦虑/恐惧　与担心手术、疼痛、疾病的预后等因素有关。

（5）疼痛　与手术、癌症晚期有关。

（6）潜在并发症　肺炎和肺不张、出血、急性肺水肿、心律失常、支气管胸膜瘘等。

（7）知识缺乏　缺乏肺癌治疗、护理及康复的相关知识。

【护理措施】

1. 术前护理

（1）改善肺泡的通气换气功能

① 戒烟。

② 维持呼吸道通畅。

③ 机械通气治疗。

④ 控制感染。

⑤ 指导训练。

（2）纠正营养和水分的不足

（3）减轻焦虑

2. 术后护理

（1）常规护理

① 病情观察　手术后每15min测生命体征1次；麻醉苏醒，且脉搏和血压平稳后改为每0.5～1h测量1次。术后24～36h内，血压常有波动现象，需严密观察。

② 生活护理

a. 戒烟　指导或劝告患者戒烟。因为吸烟会刺激肺、气管和支气管，使分泌物增加，妨碍纤毛的活动和清洁功能，以致肺部感染。针对痰量多的患者记录痰量，同时做好腹式呼吸与有效咳嗽训练，术前做好呼吸道的准备工作。

b. 加强口腔卫生　若有龋齿或上呼吸道感染应先治疗，以免手术后并发肺部感染等。指导和帮助患者每日早晚及餐后漱口刷牙。

c. 营养支持　由于患者机体消耗大、全身情况差，而严重贫血和低蛋白血症影响患者对手术的耐受力和术后切口的愈合，因此应遵医嘱合理输血、补液，纠正水、电解质和酸碱平衡紊乱，指导患者进食高蛋白、高糖、高维生素及易消化食物，提高患者对手术的耐受力。

d. 安排合适体位　麻醉清醒、血压平稳后改为半卧位，肺叶切除患者可取侧卧位，一侧全肺切除患者，避免完全侧卧，以防止纵隔移位压迫健侧肺，可采取1/4侧卧位。有血痰或支气管瘘者，应取患侧卧位。

（2）对症护理

① 呼吸道的管理

a. 术后带气管插管返回的患者，严密观察导管的位置，观察呼吸深度、频率、动脉血氧饱和度是否正常，术后早期动脉血氧饱和度过低者短时间使用呼吸机辅助呼吸时要做好相应护理。

b. 鼓励并协助患者深呼吸及咳嗽，每 1～2h 叩背排痰 1 次，叩背时由下向上、由外向内轻叩震荡，使存在肺叶、肺段处的分泌物松动流至支气管中并咳出。术后早期由护士协助完成，方法为（图 15-7）：a. 护士站在患者术侧，一手放在术侧肩膀上并向下压，另一手置于伤口下支托胸部协助。b. 护士站在患者健侧，双手紧托伤口部位以固定胸部伤口。固定胸部时，手掌张开，手指并拢。指导患者在缓慢轻咳几次、痰液松动后，再深吸一口气，将呼吸道分泌物用力排出。患者咳嗽或咳痰时取坐位或半坐卧位。

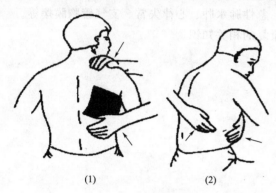

（1）　　　　（2）

图 15-7　协助排痰固定患者的正确姿势

c. 常规采用雾化吸入疗法，稀释痰液，以利于痰液排出。

② 胸腔闭式引流的护理　肺上中叶、肺段切除术或胸膜剥除术后一般放置 2 根管，一根放置于患侧锁骨中线第 2 肋间进行排气，另一根置于患侧腋中线和腋后线之间的第 6～8 肋间以引流液体，两管之间及 Y 形管相连后与水封瓶相接。全肺切除术后胸腔内放置一根引流管，接水封瓶以调节胸腔内的压力，平时关闭，以保证术后患侧胸腔内有一定的渗液，减轻或纠正明显的纵隔移位；一般酌情放出适量的气体或引流液，维持气管、纵隔于中间位置。每次放液量不能超过 100ml，速度宜慢，避免快速多量放液引起纵隔突然移位，导致心脏骤停。定时观察胸腔引流是否通畅。

（3）用药护理　对伴有肺内感染、肺气肿、慢性支气管炎者，结合分泌物进行细菌培养和药敏试验，应用抗生素、支气管扩张剂、祛痰剂等药物。

（4）并发症防治

① 肺不张与肺部感染　大多发生在手术后 48h 内，预防的主要措施是术后早期协助患者深呼吸、咳痰及床上活动，避免限制呼吸的固定和包扎。若患者痰液黏稠不易咳出，应用雾化吸入并协助排痰，或用支气管镜吸痰，同时给予抗生素。

② 术后出血　原因主要有肺脏手术创面较大，胸膜腔呈负压状态等。护理过程中密切观察患者生命体征变化、手术切口及引流管周围有无渗血、胸膜腔引流液的颜色和性状以及引流量。如果连续 3h 引流血液量超过 200ml/h，同时有血压下降、脉搏细速、尿量减少等表现时，提示为活动性出血，需要及时通报医师并做好紧急处理的准备。

③ 急性肺水肿　严格掌握输液的量和速度，防止前负荷过重而导致肺水肿。全肺切除术后应控制钠盐摄入量，24h 补液量宜控制在 2000ml 内，速度以 20～30 滴/分为宜。一旦出现急性肺水肿，应立即减慢输液速度，迅速采取利尿、强心等治疗措施。

④ 心律失常　高龄、冠心病患者胸部手术后心律失常发病率较高，对这样的患者术后要密切观察心率、心律、血压、血氧的变化，及时去除并发心律失常的诱因。频发的室性早搏需尽早处理，以减少或避免出现室速、室颤而危及生命。

⑤ 支气管胸膜瘘　是肺切除术后的严重并发症之一，引起的主要原因有支气管缝合不

严密或缝合处感染、破裂和支气管残端血供不良影响愈合，多发生于手术后 3~14 天。患者主要有呼吸急促、咳粉红色泡沫痰、发热，气体进入胸膜腔后可引起张力性气胸，支气管分泌物流入胸腔继发感染可引起脓胸，而胸膜腔内的积液经瘘口吸入支气管后则有引起窒息的危险。处理原则是控制感染、胸腔闭式引流，协助医生做好胸膜腔穿刺等。

（5）心理护理　大多数患者存在恐惧、悲观情绪，家属的言谈举止也对患者产生很大的影响。护理人员应多与患者交流，随时观察患者的心理变化，给予患者提问的机会和心理上的支持，以减轻焦虑，稳定患者情绪，树立信心，积极配合治疗。

（6）健康教育

① 腹式呼吸与有效咳嗽训练

a. 腹式呼吸是以膈肌运动为主的呼吸运动。胸部手术后，要以有效的腹式呼吸代偿胸式呼吸。嘱患者用鼻吸气，吸气时将腹部向外膨起，屏气 1~2s，以使肺泡张开，呼气时让气体从口中慢慢呼出。开始训练时，护理人员可同患者一起练习。护士将双手放在腹部肋弓之下，患者吸气时将双手顶起，呼气时双手轻轻施加压力，使膈肌尽可能上升。以后让患者自己练习，并逐渐除去手的辅助作用。术前每天均应坚持训练数次。b. 咳嗽训练时，患者坐直，进行深而慢的腹式呼吸，咳嗽时口型呈半开状态，吸气后屏气 3~5s 后用力从肺部深处咳嗽，不要从口腔后面或咽喉部咳嗽，用两次短而有力的咳嗽将痰咳出。对术后胸痛、呼吸肌疲惫的患者，可先轻轻地进行肺深处咳嗽，将痰引至大气管时，再用力咳出。

② 术后上肢功能康复训练　适时早期活动可以促进呼吸运动、防止肺不张和患侧肩关节僵硬及手臂挛缩（图 15-8）。术后早期对肩关节进行上举、后伸、外展、内收、外旋活动，肩胛骨进行上升、内缩、外移、内收、内旋、外旋活动。几个部位的活动一般同时进行，活动的范围逐步增加。

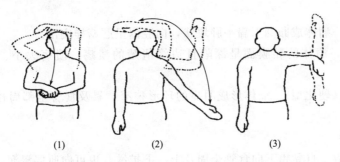

(1)　　　　　　(2)　　　　　　(3)

图 15-8　开胸术后手臂与肩关节的运动训练

③ 术后需要化疗或放疗时，应使患者理解治疗意义，并按时接受治疗。

④ 出院返家后数周内，活动量逐渐增加，以不出现心悸、气短等症状为标准。

⑤ 让患者了解吸烟的危害，劝患者彻底戒烟。患者必须知道预防呼吸道感染的重要性。术后 1 个月内避免出入公共场所或与上呼吸道感染者接触，避免与烟雾化学刺激物的接触，万一发生呼吸道感染，应尽早返院就医。

⑥ 若出现伤口疼痛加重、剧烈咳嗽及咯血等症状，应返院治疗。

第三节　食管癌患者的护理

食管癌（esophageal carcinoma）是一种常见的消化道肿瘤。我国是世界上食管癌高发地区之一，男多于女，发病年龄多在 40 岁以上。全世界每年约有 20 余万人死于食管癌，我国发病率以河南省为最高，此外，江苏、山西、河北、福建、陕西、安徽、湖北、山东、广东等地均为高发区。

【病因和发病机制】

病因目前尚未明确，据流行病学调查，可能与下列因素有关。

（1）饮食习惯对食管黏膜的慢性刺激　患者有长期饮烈酒和吸烟嗜好、进食过快、食物过热的习惯。

（2）营养因素　食物中缺乏某些微量元素，如钼、铁、锌、硒等；缺乏维生素 A、维生素 B2、维生素 C。

（3）化学物质　如长期进食亚硝胺类含量高的致癌物质。

（4）生物性因素　如真菌有致癌的作用，同时也有促使亚硝胺及其前体形成的作用。

（5）慢性食管病史　如慢性食管炎、食管白斑病、食管瘢痕狭窄、食管憩室、贲门失弛缓症等病变，可发生癌变。

（6）其他　口腔卫生不良和家族遗传病史等。

【病理】

1. 病理分类

食管分为颈、胸、腹 3 部，胸部食管又分为上、中、下 3 段。临床上以胸中段食管癌较多见，下段次之，上段较少；90％以上食管癌为鳞癌，其次是腺癌。

按病理形态，食管癌可分为四型。

（1）髓质型　最常见。管壁明显增厚并向腔内外扩展，使癌肿的上下端边缘呈坡状隆起。多累及食管周径的全部或大部分，恶性程度高。切面呈灰白色，为均匀致密的实体肿块。

（2）蕈伞型　瘤体成卵圆形扁平肿块状，向腔内呈蘑菇样突出。

（3）溃疡型　瘤体的黏膜面呈深陷且边缘清楚的溃疡，溃疡大小、形状不一，深入肌层。

（4）缩窄型（硬化型）　瘤体形成明显的环形狭窄，累及食管全部周径，较早出现梗阻症状。

2. 转移途径

（1）直接扩散　自黏膜下向食管全周及上、下扩散，也可向肌层浸润，由于食管外缺乏浆膜层，因此极易侵入邻近组织。

（2）淋巴转移　是食管癌的主要转移途径。一般上段转移到锁骨上淋巴结或颈部淋巴结，中段和下段经食管旁淋巴结转移至腹主动脉旁淋巴结。

（3）血行转移　较少见，主要见于晚期病例，最常见的转移部位是肺脏、肝脏、肾和骨骼等。

【临床表现】

食管癌早期无典型症状和体征，部分患者可有进食时胸骨后针刺样疼痛、哽噎感，烧灼感，食管内异物感。症状时轻时重，进展缓慢。

中期典型症状是进行性吞咽困难，先是难咽干硬的食物，继而半流食，最后流质饮食也难以下咽。患者逐渐消瘦及脱水。

晚期患者明显体重减轻、贫血、乏力、出现低蛋白血症等，最后呈现恶病质状态。癌肿侵犯喉返神经可出现声音嘶哑；侵犯肋间神经，引起持续性胸背部痛；侵入主动脉破裂时，可引起大量呕血；侵入气管可形成食管气管瘘；食管梗阻时可致食物流入呼吸道，引起呛咳及肺部感染。此外，还可出现锁骨上淋巴结肿大，肝大，有胸、腹水等。

【辅助检查】

（1）食管吞钡造影　早期食管癌表现为局限性黏膜皱襞增粗、断裂，管壁僵硬，小的龛影或溃疡；中、晚期可见充盈缺损、管腔狭窄和梗阻等。

（2）纤维食管镜检查　对临床已有症状或怀疑而又未能明确诊断者，应早做纤维食管镜检查。可直观癌肿的部位、大小、形态及钳取活组织进行病理检查。

（3）食管拉网脱落细胞学检查　我国首创的带网气囊食管拉网脱落细胞检查（食管拉网），早期病变阳性率可达 90％～95％。其方法是应用罩有丝网的气囊导管，经口腔插入胃内，然后注气膨胀，缓慢拉出。将黏附于丝网上的黏液或血性液体涂片，查找癌细胞（图 15-9）。常用于食管癌普查或早期诊断。

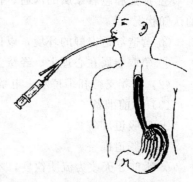

图 15-9　食管拉网脱落细胞学检查

（4）CT 和 EUS（超声内镜检查）　可用于判断食管癌的浸润层次、向腔外扩展深度以及有无纵隔、淋巴结或腹腔内脏器转移等。

【处理原则】

早、中期食管癌首选手术治疗。常用的方法有：根治性切除术适于早期病例，可彻底切除肿瘤，以胃、结肠或空肠作食管重建术，适用于全身情况和心肺功能储备良好、无明显远处转移征象的患者；对较大的鳞癌估计切除可能性不大而患者全身情况良好者，可先术前放疗，待瘤体缩小后再手术；对晚期食管癌不能根治、进食困难者，可作姑息性减状手术，如食管腔内置管术、食管胃转流吻合术、食管结肠转流吻合术或胃造口术等，以达到改善营养、延长生命的目的。放疗适用于食管上段癌或晚期癌，以及术后辅助治疗。化疗主要用于术后辅助治疗及缓解晚期病情进展。

【护理评估】

（1）健康史　了解患者的年龄、性别、婚姻、职业、生活地区及饮水，是否有食管炎、食管息肉、瘢痕性食管狭窄等癌前病变；有无喜食过热、过硬食物的习惯；有无长期吸烟和酗酒史；家族中有无肿瘤患者等。

（2）身体状况评估　评估患者有无吞咽困难、呕吐；能否正常进食，进食的性质等；患者有无疼痛，疼痛的部位和性质，是否因疼痛而影响睡眠；有无体重减轻；有无消瘦、贫血、脱水或衰弱；有无触及锁骨上淋巴结和肝肿块等。了解食管吞钡 X 线双重对比造影、脱落细胞学检查、纤维食管镜检查、CT、EUS 等结果，以判断肿瘤的位置、有无扩散或转移。

（3）心理-社会状况评估　评估患者对食管癌的认知程度，因开胸手术风险比较大，手术能否彻底切除干净，患者是否存在焦虑、精神紧张或少言寡语、失眠，甚至有绝望感等；家属对患者的支持程度、关心程度以及家庭经济承受能力等。

【护理诊断】

（1）营养失调:低于机体需要量　与进食减少或不能进食和癌肿消耗有关。

（2）体液不足　与水分摄入不足、吞咽困难有关。

（3）口腔黏膜受损　与食物反流、术后一段时间内不能进食有关。

（4）焦虑/恐惧　与对癌肿的预后、手术结果及术后是否能正常进食有关。

（5）潜在并发症：肺炎、肺不张、吻合口瘘、吻合口狭窄、出血、乳糜胸等。

【护理措施】

1. 术前护理

（1）心理护理

① 加强和患者家属的沟通，仔细了解患者和家属对疾病和手术的认知过程，了解患者的认知状况。

② 营造舒适安静的环境，以促进睡眠。

③ 争取亲属在心理上、经济上的积极配合，解除患者的后顾之忧。

（2）营养支持和维持水、电解质平衡。

（3）术前准备

① 呼吸道准备。

② 胃肠道准备

a. 术前 3 天改为流质饮食，术前 1 天禁食，对梗阻明显有食物滞留者可给予冲洗食管或胃，用抗生素加生理盐水 100ml 经鼻胃管冲洗，以减轻局部充血水肿，减少术中污染，防止吻合口瘘。b. 结肠代食管手术患者，术前 3～5 天口服新霉素、庆大霉素或甲硝唑，术前 2 天进无渣流食，术前晚进行清洁灌肠。c. 术前放置胃管，如果通过梗阻部位困难时，不能强行置入，以免戳穿食管。可将胃管留在梗阻上方食管内，待手术中再放入胃内。

2. 术后护理

（1）生活护理

① 口腔护理　口腔内细菌可随食物或唾液进入食管，而食管梗阻可造成食物积存，易引起细菌繁殖，造成局部感染，影响术后吻合口愈合。手术后饮食习惯的改变，暂时或永久无法由口进食等因素均可使口腔黏膜的完整性受到威胁，其护理措施如下：a. 不能进食的患者每日用淡盐水或含漱液漱口数次。b. 餐后或呕吐后，马上给予漱口或口腔清洁。c. 术后不能进食期间，每天检查口腔卫生，注意黏膜有无破损，定时进行口腔清理；积极治疗口腔疾病。

② 营养支持　保证患者的营养摄入，维持水、电解质平衡。指导患者合理进食高热量、高蛋白、高维生素的流质或半流质饮食。对营养状况差的不能进食的患者，可补充液体、电解质或提供肠内、肠外营养。

③ 饮食护理　严格控制饮食。食管缺乏浆膜层，故吻合口愈合较慢，术后 3～4 天吻合口处于充血水肿期，应严格禁食、禁饮。禁食期间，每日由静脉补液。术后 3～4 天肠功能恢复、肛门排气可拔除胃管，停止胃肠减压 24h 后，若患者无吻合口瘘的症状可开始进食。先试饮少量水，术后 5～6 天可给全清流质，每 2 小时给 100ml，每日 6 次，一般术后第 8～10 天起进半流食。术后 3 周患者无不适可进普通饮食，但短期内仍要遵循少食多餐的原则，防止进食过多、速度过快，避免坚硬食物、大块食物咽下，以免导致晚期吻合口瘘。食管胃吻合术后的患者，可能会出现进食后胸闷、气短，主要是因为胃拉入胸腔压迫肺引起，建议患者少食多餐，1～2 月后此症状多可减轻。食管癌术后出现胃液反流者较多，应避免餐后马上卧床休息，最好室外散步片刻，睡眠时将枕头垫高。

（2）呼吸道护理　术后胃上提至胸腔使肺受压，易发生肺炎、肺不张。对吸烟者，应术前 2 周戒烟；对于有慢性肺疾病史的患者，应做好对症处理。指导并训练患者进行有效咳痰和腹式深呼吸，以减少术后呼吸道分泌物，有利于排痰，增加肺部通气量，改善缺氧，预防肺部并发症。胸腔闭式引流者，注意维持引流通畅，观察引流液的颜色、性状和量并记录。

（3）胃肠道护理

① 胃肠减压的护理　严密观察引流量、性状、气味并准确记录，术后 6~12h 内可从胃管内抽吸出少量血性液或咖啡色液，以后引流液颜色将逐渐变浅。若引流出大量鲜血或血性液体，患者出现休克症状，如烦躁、脉搏增快、血压下降、尿量减少等，应考虑吻合口出血，需立即通知医师并配合处理。经常挤压胃管，勿使管腔堵塞。胃管不通畅者，可用少量生理盐水低压冲洗并及时回抽，避免胃扩张使吻合口张力增加而并发吻合口瘘。严密观察病情，脱出的胃管不应盲目再插入，以免戳穿吻合口，造成吻合口瘘。

② 结肠代食管（食管重建）术后护理　保持置于结肠袢内的减压管通畅；注意观察腹部体征，发现异常及时通知医师处理；若从减压管内吸出大量血性液体或呕吐大量的咖啡样液伴全身中毒症状，应考虑代食管的结肠袢坏死，应立即通知医师并配合抢救；结肠代食管后，因结肠逆蠕动，患者常会嗅到粪臭味，需向患者解释原因，并指导其注意口腔卫生，一般此情况于半年后能逐步缓解。

③ 胃造口患者的护理　对于食管癌晚期出现食管完全阻塞，而又不能手术切除癌肿的患者，实施胃造口术是解决进食的简单、有效方法。胃造口术是从腹部切口，进入腹腔后切开胃前壁，置入一根橡胶管。手术 72h 后，胃与腹壁的腹膜开始粘连，即可由导管小心灌食（图 15-10）。灌食的方法和注意事项如下：

a. 饮食准备　患者及家属应学会选择合适的食物及配制方法。通常一天需要 2000~2500ml 流质饮食，每 3~4 小时灌一次，每次 300~500ml，可灌入牛奶、果汁、蛋花、肉沫汤、米汤等。备用的饮食存放在冰箱内，灌食前取出，加热到与体温相同的温度。b. 用物准备及灌食的环境　治疗盘上放置灌食物品，包括灌食器、温水、导管、纱布、橡皮筋。患者取半坐卧位。如果患者不能适应这种摄食方式，可用屏风遮挡。灌食前依据患者的肠蠕动状况，以便决定灌入量。c. 灌食操作　将导管一端接在瘘口内的管子上，另一端连接灌食器；将食物放入灌食器，借重力作用使食物缓慢流入胃内，进食过程中要防止气体进入胃内；借助灌食器的高度或卡压管子来调节进食速度，勿过快过多；灌完后用 20~30ml 温水冲洗导管以免残留的食物凝固阻塞，并能保持管道内清洁，减少细菌滋生；取下灌食器，将瘘口内的管子折曲，以纱布包裹，用橡皮筋绑紧，再适当地固定在腹壁上。d. 胃造口周围皮肤护理　每次灌食后用温水擦净皮肤，必要时在瘘口周围涂氧化锌软膏，以防皮肤糜烂。e. 胃造口管处理　灌食初期胃造口管可数天更换一次，管子只要求清洁，不需无菌。几周后也可拔去管子，在灌食前插入导管即可。

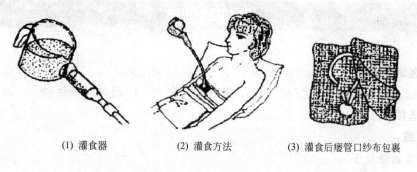

(1) 灌食器　　　　　(2) 灌食方法　　　　(3) 灌食后瘘管口纱布包裹

图 15-10　胃造口术灌食法

（4）并发症护理

① 吻合口瘘　多发生在术后 5～10 天，是食管癌患者术后最严重的并发症。表现为患者进食后胸痛、呼吸困难、胸腔积液或积气、寒战、高热，严重时可发生休克，一旦出现上述症状，立即通知医生。其护理措施有：患者应立即禁食，直至吻合口瘘愈合；禁食期间，指导患者尽量不要咽唾液，以免造成感染；能进食后应少量多餐，温度适宜，避免生、硬食物。保证胃管通畅，避免胃排空不畅增加吻合口张力；发生吻合口瘘后，行胸腔闭式引流、抗感染治疗及营养支持疗法。

② 乳糜胸　常发生在术后 2～10 天，是食管癌术后比较严重的并发症，多因伤及胸导管所致。术后早期由于禁食，乳糜液含脂肪很少，胸腔闭式引流液可为淡血性或淡黄色液，量较多；恢复进食后，乳糜液漏出增多，大量积聚在胸腔内，可压迫肺及纵隔。由于乳糜液中 95% 以上是水，并含有大量脂肪、蛋白质、胆固醇、酶、抗体和电解质等，若未及时治疗，可在短时间内造成全身消耗、衰竭而死亡，须积极预防和及时处理。故需密切观察病情，如有胸闷、气短、心悸和血压下降，要迅速处理，必要时置胸腔闭式引流，使肺膨胀；给予充分的肠外营养支持治疗。

（5）胸腔引流的护理　见气胸中相关护理。

（6）心理护理

① 加强与患者及家属的联系和沟通，必要时进行心理疏导，鼓励并安慰患者，使其树立治疗信心，配合医疗护理工作。

② 讲解手术和各种操作的意义、方法、大致过程与注意事项，尽可能减轻其不良心理反应。

③ 了解患者家属对患者的关心程度、支持程度，以及家庭经济承受能力等。

④ 晚期患者在接受治疗的基础上，参与共同商讨与选择解决进食的方法。

3. 健康教育

（1）注意饮食调节　做到进食适当：少食多餐，由稀到干，逐渐增加食量，并注意进食后的反应；避免过硬、过热及刺激性的食物，以免导致吻合口瘘。

（2）合理安排体位与活动　患者餐后取半卧位，以防止进食后反流、呕吐，同时有利于肺膨胀和引流。注意劳逸结合，逐渐增加活动量。

（3）加强自我观察　若术后 3～4 周再次出现吞咽困难时，可能为吻合口狭窄，应及时就诊。

（4）定期复查，坚持后续治疗。

测评与训练

一、名词解释

1. 连枷胸　　2. 开放性气胸　　3. 张力性气胸　　4. 反常呼吸运动　　5. 纵隔扑动

二、选择题

A₁ 型题

1. 反常运动见于（　　）

A. 单根肋骨骨折　　　　　　　　　　B. 多根肋骨骨折

C. 开放性气胸　　　　　　　　　　　D. 闭合性气胸

E. 张力性气胸

2. 发现开放性气胸，应如何急救（　　　）

A. 立即封闭伤口，使其成闭合性气胸　　B. 彻底清创

C. 剖胸探查　　　　　　　　　　　　D. 纠正休克

E. 做闭式胸腔引流

3. 判断血胸的重要依据是（　　　）

A. 休克　　　　　　　　　　　　　　B. 气管移位

C. 有外伤史　　　　　　　　　　　　D. 胸膜腔穿刺抽出血液

E. 呼吸运动受限

A$_2$ 型题

4. 患者男性，55 岁。食管癌切除、食管胃吻合术第 5 天，出现高热、寒战、呼吸困难、胸痛，白细胞 20×10^9/L，高度怀疑发生了（　　　）

A. 肺炎、肺不张　　B. 吻合口瘘　　C. 吻合口狭窄　　D. 乳糜胸　　E. 出血

5. 患者男，60 岁，咽食物时有哽噎感，初步判断为食道癌，为确诊不需要做哪项检查（　　　）

A. 钡餐 X 线检查　　　B. 食管细胞学检查　　　C. B 超　　　D. 纤维食管镜检查

E. CT 检查

三、病例分析题

男性，26 岁，10min 前左上胸部被汽车撞伤。既往体健。体检：BP 80/50mmHg，脉搏 148 次/分，R40 次/分。神清合作，痛苦状，呼吸急促，吸拉下呼吸紧迫反而加重，伴口唇青紫，颈静脉怒张不明显。气管移向右侧。左胸廓饱满，呼吸运动较右胸弱。左胸壁（第 4、5、6 肋处）有骨擦音、局部压痛明显，有皮下气肿，范围为上自颈部、胸部下至上腹部。左胸叩诊呈鼓音，呼吸音消失，心律齐，心率 148 次/分，未闻及杂音。

1. 该病例的诊断是什么？

2. 该病例的处理原则是什么？

3. 患者可能出现哪些主要护理诊断/护理问题？

4. 该病例手术前后的护理目标是什么？

5. 如何对该患者进行出院指导？

参考答案

一、名词解释

略。

二、选择题

A$_1$ 型题

1. B　2. A　3. D

A$_2$ 型题

4. B　5. C

三、病例分析题

1. 该患者的诊断：张力性气胸，休克，多根肋骨骨折。

2. 处理原则：补充容量，纠正休克，保持呼吸道通畅和维持有效气体交换，防治感染。

3. 主要的护理诊断/护理问题包括：①气体交换受损　与疼痛、胸部损伤、胸廓活动受限或肺萎陷有关。②疼痛　与胸部组织损伤有关。③潜在并发症　肺或胸腔感染。

4. 手术前后的护理目标是：①患者能维持正常的呼吸功能，呼吸平稳；②患者自述疼痛减轻；③患者病情变化能被及时发现和处理，未发生肺或胸腔感染。

5. 出院指导：①注意安全，防止发生意外事故；②肋骨骨折患者在 3 个月后应重复胸部 X 线检查，以了解骨折愈合情况；③合理休息，加强营养素的摄入。

第十六章
腹部疾病患者的护理

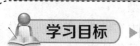 **学习目标** ▶▶

知识目标：

1. 掌握：腹外疝、急性腹膜炎、腹部损伤患者的临床表现和护理。

2. 熟悉：腹外疝患者的病因病理；急性腹膜炎、腹部损伤患者的辅助检查和治疗。

3. 了解：腹外疝患者的治疗；急性腹膜炎、腹部损伤患者的病因病理。

技能目标： 提出急性腹膜炎患者的护理诊断；能熟练进行胃肠减压护理操作。

第一节 腹外疝患者的护理

腹外疝是腹腔内的脏器或组织离开了原来的部位，经腹壁或盆壁的薄弱或缺损处向体表突出所形成的包块，是腹部外科最常见的疾病之一。

【病因】

腹外疝的发病原因主要为腹壁强度减弱和腹内压增高两大因素。

腹壁强度减弱分先天性和后天性两种。先天性因素如腹膜鞘状突未闭、精索或子宫圆韧带穿过腹股沟管，股动、静脉穿过股管，脐血管穿过脐环等。后天性因素有手术切口愈合不良和外伤、感染所致的腹壁缺损，年老体弱或者过度肥胖造成腹壁肌肉萎缩等。

腹内压增高、慢性咳嗽、便秘、排尿困难、腹腔积液、妊娠、举重、婴儿经常啼哭是引起腹内压增高的常见原因。

【病理解剖】

典型的腹外疝由疝环、疝囊、疝内容物、疝外被盖组成（图16-1）。疝环是疝突向体表的门户，故又称疝门，它是腹壁薄弱或缺损的所在部位，各种疝一般都以疝环部位命名，如腹股沟疝、股疝、脐疝、切口疝等。疝囊是壁层腹膜经疝环向外突出的囊袋状结构，其中相当于疝环部位的疝囊称囊颈，疝囊的底部称囊底，其余大部分称囊体。疝内容物是进入疝囊的腹腔内脏器或组织，其中以小肠最常见，大网膜次之，其他如盲肠、阑尾、乙状结肠、膀胱等都可能成为疝内容物。疝外被盖是指疝囊以外的腹壁各层组织。

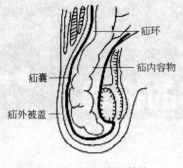

图 16-1 疝的病理结构

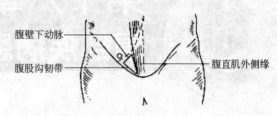

图 16-2 直疝三角

【临床分类】

根据疝回纳的难易程度和血供情况，腹外疝可分为以下几种类型。

（1）易复性疝 在患者站立、行走、劳动或腹内压增高时，疝内容物进入疝囊并向体表突出；而当平卧或用手推送疝内容物时，即可回纳入腹腔的疝，称易复性疝。

（2）难复性疝 疝内容物反复突出，导致疝囊颈受摩擦而损伤，继而产生粘连，使疝内容物不能完全回纳到腹腔，称难复性疝。此类疝的内容物多数为大网膜。除此之外，有些病程长、腹壁缺损大的巨大疝，因其内容物较多，腹壁已完全丧失抵挡疝内容物突出的作用，因此，也常难以回纳而成为难复性疝。

（3）嵌顿性疝 疝环较小而腹内压骤然增高时，疝内容物强行扩张疝环后进入疝囊，随即被弹性回缩的疝环卡住，使疝内容物不能回纳到腹腔，称为嵌顿性疝。嵌顿后的疝内容物静脉回流受阻，导致组织淤血、水肿，肠管色泽可由正常的淡红色逐渐转为暗红色，疝囊内逐渐有淡黄色渗液聚积，此时，尚能扪到肠系膜动脉的搏动，如能及时解除嵌顿，病变的肠管尚可恢复正常。

（4）绞窄性疝 嵌顿性疝如未能及时解除，肠管及其系膜受压程度不断加重，可导致动脉血流减少，最终可造成疝内容物血液循环严重障碍，血流完全阻断，则称为绞窄性疝。绞窄性疝因缺血可发生坏死，局部可继发感染，其感染性渗液一旦流入腹腔，即可出现腹膜炎，严重者可引起感染性休克。

【临床表现】

1. 腹股沟疝

发生在腹股沟区的腹外疝统称为腹股沟疝。腹股沟疝以男性居多，男女发病率之比约为15∶1。其中右侧比左侧多见。腹股沟疝又分为腹股沟斜疝和腹股沟直疝两种。

（1）腹股沟斜疝 疝内容物经过腹壁下动脉外侧的腹股沟管内环，穿过由外上向内下、由后向前斜行的腹股沟管，再穿出腹股沟管外环（又称皮下环）突出，并可进入阴囊的疝，称为腹股沟斜疝。腹股沟斜疝是最常见的腹外疝，约占全部腹外疝的 90%，多见于儿童和青壮年男性。易复性斜疝在腹股沟区有肿块突出，一般在站立、行走、劳动或咳嗽时更为明显，疝块为带蒂的梨形，可降至阴囊或大阴唇。平卧或用手向腹腔推送时，肿块可自行回纳而消失。用手指经阴囊皮肤伸入腹股沟管皮下环，可感觉皮下环扩大，嘱患者咳嗽，指尖可感觉到冲击感。用手指紧压腹股沟管内环，让患者起立并咳嗽，疝块不再出现，移去手指，则见疝块由外上方向内下方突出。难复性斜疝其疝块不能完全回纳，患者感胀痛；滑动性斜疝除具有一般难复性疝疝块难以回纳的特点外，还有类似消化不良以及便秘等症状出现。难复性疝的疝块多在右侧腹股沟区。嵌顿性疝则多在重体力劳动或用力排便等腹内压骤然增加时发生，表现为疝块突然增大，有明显胀痛，用平卧或者以手推送等一般方法都不能使疝块回纳。疝内容物如为肠管，可表现为机械性肠梗阻症状；疝一旦嵌顿，自行回纳的机会较少；如处理不及时，疝内容物嵌顿过久，可因缺血坏死而发展成绞窄性疝；绞窄性疝因疝内容物缺血坏死，多有较严重的临床表现；如绞窄时间过长，则出现严重的全身感染中毒症状，甚至可并发腹膜炎、肠瘘、感染性休克等。

（2）腹股沟直疝　腹腔内脏器或组织从腹壁下动脉内侧经直疝三角向前突出的疝称腹股沟直疝。直疝三角是由腹壁下动脉构成外侧边，腹直肌外缘为内侧边，腹股沟韧带为底边的三角形区域（图16-2）。此区域腹壁缺乏完整的腹肌覆盖，且腹横筋膜又比周围部位薄，故易产生疝。直疝常见于年老体弱者。当患者站立时，在腹股沟内侧，耻骨结节外上方出现一个半球形肿块，不降入阴囊。平卧后因疝环宽大，疝块多能自行回纳至腹腔而消失，极少发生嵌顿。在临床上应注意直疝与斜疝的鉴别诊断。斜疝与直疝的区别见表16-1。

表 16-1　腹股沟斜疝与直疝的区别

鉴别点	斜疝	直疝
好发年龄	儿童、青壮年	老年人
突出途径	经腹股沟管，可进阴囊	经直疝三角突出
疝块外形	椭圆或梨形	半球形
回纳疝块后压住深环	不再突出	仍可突出
嵌顿机会	较多	较少
精索与疝囊的关系	精索在疝囊后方	精索在疝囊前外方
疝囊颈与腹壁下动脉的关系	疝囊颈在腹壁下动脉外侧	疝囊颈在腹壁下动脉内侧

2. 股疝

疝内容物通过股环、经股管向卵圆窝突出的疝称股疝。多见于中年以上经产妇女。因女性骨盆较宽，联合肌腱及陷窝韧带较薄弱，导致股管上口宽大松弛，当腹压增高时易发生股疝。股疝患者在腹股沟韧带内侧下方卵圆窝处有一半球形的肿块，一般症状较轻，仅久站或咳嗽时患者会感觉胀痛，大多数患者平卧后回纳疝内容物，疝块可消失。易复性股疝症状较轻，常不为患者所注意，肥胖者更易疏忽。因股管近乎成垂直角度，疝块在卵圆窝处向前转折成一锐角，加之股环较小，周围为坚韧的韧带，因此容易嵌顿。股疝是腹外疝中最容易嵌顿的疝，嵌顿后也容易发展成绞窄性疝。因此，在外科临床工作中应予以高度重视。

3. 脐疝

腹腔内的器官或组织由脐环突出所形成的疝称脐疝。脐疝有婴儿脐疝和成人脐疝之分。其中，婴儿脐疝较多见，大多数是因先天性脐环闭锁不全所致。成人脐疝少见，多发生在中年肥胖的经产妇女。脐疝婴儿在啼哭等腹内压增高时，可见半球形肿物从脐部突出，停止啼哭或平卧后可按之将其回纳。成人脐疝因疝环狭小，故容易发生嵌顿。

4. 切口疝

发生于腹壁手术切口的疝称切口疝。切口疝的病因多由于患者营养不良、腹壁切口感染、放置引流物时间过长等，造成切口瘢痕薄弱。也可因术后腹胀、便秘、剧烈咳嗽等引起腹内压增高，导致切口内层的腹膜、筋膜、腱膜等组织裂开，使腹壁强度降低。体检时患者腹壁切口处逐渐膨隆，出现肿块。站立或用力时更为明显，平卧休息时缩小或消失，常伴有腹部不适及消化不良等症状。

【处理原则】

除少数特殊情况外，腹外疝应以手术治疗为主。

(1) 腹股沟疝 1岁以内的婴幼儿可暂不手术。因为随着生长发育，婴幼儿的腹壁肌肉可逐渐强壮，完全有自愈的可能。可暂时采用压迫疝环以阻止疝内容物突出的方法（图16-3），对于腹股沟斜疝的患儿，可采用棉线束带或绷带包扎压迫腹股沟管内环的方法，以防止疝内容物突出。年老体弱或伴有严重疾病，不能耐受手术的成人患者，可佩戴疝带，或用其他压迫方法，阻止疝内容物脱出。一般腹外疝均为择期手术，嵌顿疝在3～4h内，局部压痛不明显，无腹膜炎体征，可先行手法回纳，以后再择期手术。如手法回纳后出现腹膜炎或肠梗阻症状以及手法回纳失败，或嵌顿时间过长，已发生绞窄者均应立即手术。

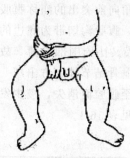

图16-3 棉线束带包扎小儿斜疝

手术方式有：①疝囊高位结扎术，手术方法是：先将疝内容物回纳至腹腔内，然后在疝囊颈上部结扎疝囊，随后将多余的疝囊切除，以封闭疝内容物突出的空间。婴幼儿患者仅作疝囊高位结扎术即可。②疝修补术，手术方法是：先做疝囊高位结扎术，然后用邻近的健康组织修补腹壁的薄弱和缺损处。常用的术式有加强腹股沟管前壁的Ferguson法及加强腹股沟管后壁的Bassini法和McVay法。近年来主张作腹横筋膜修补法，强调腹横筋膜层的缝合，以缩小或闭合内环口，真正起到加强腹股沟管后壁的作用。③疝成形术，用于疝周围组织缺损严重、无法修补的巨大疝患者，常用自体腹直肌前鞘或游离的阔筋膜来修补加强腹股沟管后壁，也可用尼龙织物或其他材料代替自体组织作修补手术。

(2) 股疝 股疝常采用McVay法修补。

(3) 脐疝 2岁以内的婴幼儿脐疝，如无嵌顿，可采用非手术治疗，即回纳疝块后用一大于脐环的硬币或纽扣，外包纱布后压住脐环，再用弹性绷带固定，随着生长发育，多在半年左右自愈。2岁以上的幼儿，脐环直径大于1.5cm者，应以手术治疗为主。

(4) 切口疝 切口疝主要以手术修补为主。对年老体弱或严重咳嗽、腹腔积液等患者，则可使用弹力绷带包扎的方法加固腹壁。

【护理评估】

(1) 健康史 了解患者有无慢性咳嗽、便秘、排尿困难、腹水等病史，有无手术、外伤、切口感染等病史，了解其营养发育及平时身体素质情况。

(2) 身体状况评估 详细评估突出疝块的部位、大小、质地、有无压痛、能否回纳，对于能回纳的疝块，了解疝块突出与体位、用力动作等的关系。了解有无腹部绞痛、恶心、呕吐等肠梗阻症状，有无压痛、反跳痛、腹肌紧张等腹膜刺激征及腹腔内感染的征象。

(3) 心理-社会状况评估 有无因疝块长期反复突出影响患者工作和生活而感到焦虑不安。了解家庭经济承受能力，患者及家属对预防腹内压升高、治疗慢性疾病的相关知识的掌握程度。

【护理诊断】

(1) 知识缺乏 缺乏预防腹内压增高的有关知识。

(2) 潜在并发症 术后阴囊血肿、切口感染。

(3) 有疝内容物嵌顿或绞窄的危险 与腹内压突然增高有关。

(4) 有术后疝复发的危险 与腹内压增高、切口感染或缺乏知识等因素有关。

【护理措施】

1. 一般护理

（1）消除腹内压增高的因素，对有慢性咳嗽、便秘、排尿困难者应注意采取相应措施，以免使病情加重或发生嵌顿，甚至绞窄。

（2）巨大疝患者应减少活动，多卧床休息，下床活动时应用疝带压住疝环，以免腹腔脏器脱出后难以回纳而导致嵌顿。

（3）注意观察腹部情况，如发生腹痛或者腹部绞痛时，注意是否有嵌顿疝的可能，此时应立即与医生联系，及时处理，以免贻误病情。

2. 术前护理

（1）向患者解释腹外疝的病因、诱发因素以及手术治疗的必要性，消除患者的各种顾虑。对老年患者应注意其心、肺、肝、肾等重要脏器的功能及有无糖尿病。

（2）除紧急手术外，凡术前有咳嗽、便秘、排尿困难等腹内压升高因素，均应给予处理，待症状控制后再择期手术。否则易导致疝修补手术失败，术后疝复发。例如，吸烟者应于术前2周开始戒烟；注意保暖，防止受凉感冒；多饮水，多吃蔬菜等粗纤维食物，以保持大便通畅。

（3）术前按疝手术备皮范围严格备皮。严格的备皮是预防切口感染，避免疝复发的重要措施。特别注意做好会阴部、阴囊的皮肤准备，同时应避免损伤皮肤，以免引起感染。手术日清晨再次检查，若有皮肤破损应暂停手术。

（4）术前晚用肥皂水灌肠，清除肠内积粪，以防止术后腹胀和便秘。患者进手术室前需排空小便，避免术中误伤膀胱。

（5）嵌顿性疝及绞窄性疝因易发生肠管缺血坏死，应予紧急手术。术前除一般护理外，应予禁食、输液、胃肠减压，以纠正水、电解质及酸碱平衡失调，并认真做好备血、抗感染等术前准备工作以减少术后并发症的发生。

3. 术后护理

（1）体位或活动 术后应取平卧位，膝下垫一软枕，使髋关节及膝关节微屈，以松弛腹股沟伤口的张力，减轻腹腔内的压力，利于切口愈合和减轻切口疼痛。次日可改为半卧位。早期可做适当床上活动。一般3～6日后可考虑下床活动，但年老体弱者以及复发性疝、绞窄性疝、巨大疝患者应适当延迟下床活动。

（2）饮食 一般患者术后6～12h若无恶心、呕吐可进流质饮食，次日可进软食或普食。对绞窄性疝做肠切除、肠吻合术后的患者应禁食，待肠道功能恢复、肛门排气后，方可进流质饮食，再逐渐过渡为半流质及普食。

（3）预防阴囊血肿 因阴囊比较松弛、位置较低，渗血、渗液易积聚于阴囊；为避免阴囊内积血、积液和促进淋巴回流，术后可用丁字带托起阴囊，或以小枕抬高阴囊，并严密观察阴囊肿胀情况。

（4）预防切口感染 疝复发的主要原因之一是切口感染。术后应使用抗生素，并保持敷料清洁、干燥，避免大、小便污染。术后应密切观察体温、脉搏的变化及有无红、肿、疼痛等感染征象，一旦发现切口感染，应及时处理。

（5）预防腹内压增高 术后剧烈咳嗽及用力大小便均可引起腹内压升高，不利于切口愈合。因此，术后须注意保暖，防止感冒咳嗽。如有咳嗽应及时治疗，并嘱患者在咳嗽时用手掌按压保护切口，以免影响伤口愈合。保持排便通畅，便秘者应及时给通便药物，嘱患者避免用力排便。术后避免过早重体力劳动，以免疝复发。

（6）尿潴留处理　手术后因麻醉或手术刺激引起尿潴留者，可采用诱导排尿的方法或针刺治疗；必要时在无菌条件下导尿。

4. 健康教育

（1）患者出院后仍需注意休息，可适当活动，并逐渐增加活动量，但三个月内应避免重体力劳动或提举重物。

（2）饮食上应多吃含纤维素的食物，避免受凉，以防止因排便困难、咳嗽等导致腹内压增高而引起疝复发。

（3）如果疝复发，应及早诊治。

第二节　急性化脓性腹膜炎患者的护理

【解剖生理概要】

腹膜是一层很薄的浆膜，分为互相连续的壁层和脏层两部分。壁层腹膜紧贴于腹壁、横膈脏面和盆壁的内面；脏层腹膜覆盖于腹腔内脏的表面，成为内脏的浆膜层，并将内脏固定在膈肌、后腹壁和盆腔壁并形成系膜、韧带和网膜。大网膜于横结肠下垂遮盖其下面的脏器，大网膜具有丰富的血液供应和大量的脂肪组织，活动度大，能移动到腹腔所及病灶处，并将其包裹和填塞，使炎症局限，有修复病变和损伤的作用。腹膜腔是壁层腹膜和脏层腹膜间的潜在性腔隙，男性腹膜腔完全密闭，女性腹膜腔则经过输卵管、子宫和阴道与体外相通。腹腔分为大、小腹腔，即腹腔和网膜囊，经由网膜孔相通。

腹膜的动脉来自肋间动脉和腹主动脉分支，静脉汇入门静脉和下腔静脉，当门静脉或下腔静脉循环受阻时，腹腔内可积聚大量液体。壁层腹膜受体神经支配，对各种刺激敏感，定位准确。腹前壁腹膜在炎症时，可引起反射性的腹肌紧张；膈肌中心部位的腹膜受到刺激时，通过膈神经的反射可引起肩部放射痛或打嗝。脏层腹膜主要受自主神经支配，来自交感神经和迷走神经末梢，痛觉不敏感，而对牵拉、膨胀、痉挛等刺激较为敏感，常为腹部钝痛，痛觉定位差；严重刺激时，可引起心率变慢、血压下降和肠麻痹。

腹膜是双向的半透明膜，具有高度渗透性，其主要生理功能有：①分泌作用　正常情况下，腹膜分泌少量浆液润滑腹腔，减少腹内脏器移动时的摩擦，有利于胃肠蠕动。急性炎症时，腹膜分泌出含有巨噬细胞及纤维蛋白的大量渗出液，以稀释毒素和减少刺激。渗出液中的巨噬细胞能吞噬细菌、异物、破碎组织。但大量渗出可导致水、电解质失衡。②吸收作用　腹膜有很强的吸收能力，尤其是膈下腹膜较其他部位吸收能力更强，能吸收腹腔内积液、血液、空气和毒素等。急性炎症时因腹膜吸收大量毒性物质而引起感染性休克。③防止炎症扩散和修复作用　渗出液中的纤维蛋白沉积在病变周围，发生粘连，以防止感染的扩散并修复受损的组织，但因此造成的腹腔内广泛的纤维性粘连，可使肠管成角、扭曲或成团块而引起粘连性肠梗阻。

腹膜炎是腹腔脏层腹膜和壁层腹膜的炎症，可由细菌感染、化学性（如胃液、胆汁、血液）或物理性损伤等引起。按临床经过可将其分为急性、亚急性和慢性三类；按发病机制可分为原发性和继发性两类；按累及的范围可分为弥漫性和局限性两类；各类型间可以互相转化。

临床所称急性腹膜炎（acute peritonitis）多指继发性、化脓性腹膜炎，是一种常见的外科急腹症，是由化脓性细菌引起的腹膜的急性炎症。

【病因与发病机制】

（1）继发性腹膜炎　是急性化脓性腹膜炎中最常见的一种，占98%。最常见的病因为腹腔内空腔脏器穿孔和外伤导致的内脏破裂。此外，腹腔内脏器炎症扩散、腹部手术时污染腹膜腔、胃肠道吻合口瘘等也可引起腹膜炎。主要致病菌是胃肠道内的常驻菌群，其中以大肠杆菌最多见，大多为混合感染。

（2）原发性腹膜炎　指腹膜腔内无原发灶，细菌经血液、女性生殖道或泌尿道等途径播散至腹膜腔引起的腹膜炎。病原菌多为溶血性链球菌、肺炎双球菌。多见于儿童、肝硬化并发腹水患者或肾病患者等，患者常伴有营养不良和抵抗力下降。

【病理生理】

腹膜炎时，腹膜受细菌或胃肠道内容物刺激立即发生充血、水肿，随之产生大量浆液性渗出液，以稀释腹腔内毒素及消化液，减轻对腹膜的刺激；渗出液中的大量吞噬细胞、细菌、中性粒细胞及坏死组织和凝固的纤维蛋白，使渗出液混浊，成为脓液。

腹膜炎的转归与患者全身情况和腹膜局部的防御能力以及细菌的性质、数量等有关。大量的渗出可导致严重脱水、电解质紊乱和酸碱失衡；腹腔内脏器浸泡在脓液中可形成麻痹性肠梗阻，肠管扩张使膈肌上移影响心肺功能；细菌入侵和毒素吸收易致感染性休克，严重者可导致死亡。病变轻者，病灶经大网膜包裹或填塞而被局限，形成局限性腹膜炎；若脓液在腹腔内积聚并由肠袢网膜或肠系膜等粘连包围，与游离腹膜腔隔开而形成腹腔脓肿，如膈下脓肿、盆腔脓肿、肠间隙脓肿。腹膜炎治愈后，腹腔内多有不同程度的纤维性粘连，从而形成粘连性肠梗阻。

【临床表现】

1. 症状

（1）腹痛　为最主要的表现。腹痛呈持续性，以原发病灶处最为明显。可随深呼吸、咳嗽、变换体位等加重。

（2）恶心、呕吐　早期恶心、呕吐较轻，呕吐物为胃内容物，系腹膜受到刺激引起的反射性呕吐。晚期由于肠麻痹而出现频繁呕吐，内容物常含胆汁，甚至粪汁样肠内容物。

（3）全身中毒症状　突然发病的腹膜炎，开始时体温可正常，以后逐渐升高，出现寒战、高热、脉速等；后期出现面色苍白、四肢发冷、呼吸急促、脉搏细弱、血压下降、神志恍惚或不清等感染、中毒的表现，严重者可出现代谢性酸中毒及感染性休克。若患者脉搏加快而体温下降，则提示病情恶化。

2. 体征

腹胀、腹式呼吸减弱或消失。腹部压痛、反跳痛、腹肌紧张是其典型体征，称为腹膜刺激征；腹膜刺激征以原发病灶处最为显著；腹肌紧张的程度与患者体型、年龄、病因有关；胃肠、胆囊穿孔时腹肌可呈"木板样"强直。因胃肠道胀气叩诊为鼓音；胃肠道穿孔时腹内有大量气体移至膈下使肝浊音界缩小或消失；腹腔内有大量出血及炎症渗出或脓液时可出现移动性浊音。肠麻痹时听诊肠鸣音减弱或消失。

3. 腹腔脓肿

（1）膈下脓肿　指脓液积聚在膈肌以下、横结肠及其系膜以上的间隙内，全身中毒症状最重。表现为高热持续不退、乏力、脉速、厌食及全身衰竭。体征为肋缘下或剑突下持续性钝痛，可向颈肩部放射，脓肿刺激膈肌可出现呃逆，局部有深压痛或叩击痛。X线检查可见患侧膈肌抬高，活动减弱，肋膈角模糊；B超定位下诊断性穿刺可提高诊断率。

（2）盆腔脓肿　盆腔处于腹腔最低位，腹膜炎时，腹腔内炎性渗出物及脓液易积聚于此，全身中毒症状较轻。由于脓肿刺激直肠和膀胱，常有典型的直肠刺激或膀胱刺激症状。表现为里急后重，大便次数增多，黏液便；尿频甚至排尿困难。直肠指检可发现直肠前窝饱满且有触痛，有时有波动感。

（3）肠间脓肿　主要表现为发热与腹痛，主要体征为腹部压痛，有时可扪及包块。易形成肠粘连，导致肠梗阻。

【辅助检查】

（1）实验室检查　血白细胞计数及中性粒细胞比例升高，可出现中毒颗粒；病情危重或机体反应能力低下者，白细胞计数可不增高，仅中性粒细胞比例升高。血液生化检查可发现电解质紊乱和代谢性酸中毒。

（2）X线检查　可见肠腔普遍胀气并有多个小液平面的肠麻痹征象；胃肠穿孔时立位平片多数可见膈下游离气体。

（3）B超检查　能够了解肝、胆、脾、胰腺等损伤或感染情况，以及腹腔内积液、积脓情况。

（4）诊断性腹腔穿刺或腹腔灌洗　可根据穿刺液判断原发灶，明确病因，是准确率较高的检查措施。腹腔穿刺无阳性发现者，可进行腹腔灌洗，提高阳性率。

【处理原则】

分为非手术治疗和手术治疗两种方法，大多数情况下需要以手术为主的综合治疗。

（1）非手术治疗　对原发性腹膜炎、病情较轻或全身情况较好的继发性腹膜炎、腹膜炎已经局限或有局限趋势的患者，可采用此法。具体措施包括：禁食、禁饮，持续胃肠减压，纠正水、电解质紊乱以及酸中毒，联合应用有效抗生素，对症处理等。

（2）手术治疗　适用于经非手术治疗6～8h后（一般不超过12h），症状及体征不缓解反而加重者；腹膜炎病因不明，无局限趋势者；腹腔内原发病严重，如胃肠道或胆囊穿孔、绞窄性肠梗阻、腹腔内脏器破裂等；出现严重的肠麻痹或感染性休克者。具体措施包括：①正确处理原发灶；②清理腹腔；③腹腔充分引流。

【护理评估】

（1）健康史　了解有无胃和十二指肠溃疡病史、阑尾炎发作史、其他腹腔器官疼痛和手术史；近期有无腹部外伤史。儿童近期有无呼吸道、泌尿道感染史或其他导致抵抗力下降的情况。

（2）身体状况评估　了解腹痛发生的时间、部位、性质、程度、范围及其他症状。重视有无腹膜刺激征及其部位、范围和程度。了解患者精神状态、营养情况，注意观察患者生命体征的改变，有无感染性休克的发生。

（3）辅助检查　了解实验室检查、X线和B超检查结果，评估诊断性腹腔穿刺，明确病因。

（4）心理-社会状况评估　本病常常由于起病急骤，病情重、病情变化快，患者和家属会感到焦虑、恐惧，故应了解患者及家属对本病的认知程度和心理承受力以及经济承受力等。

【护理诊断】

（1）疼痛　与腹膜受到炎症刺激有关。

（2）体温过高　与毒素吸收有关。

（3）有体液不足的危险 与腹膜腔内大量渗出、呕吐和高热等有关。

（4）潜在并发症 腹腔脓肿或切口感染。

【护理措施】

1. 非手术治疗的护理/术前护理

（1）病情观察 定时观察患者体温、脉搏、呼吸、血压的变化；准确记录24h出入量，若病情严重，应监测每小时尿量，特别注意患者有无休克的表现。注意观察腹部症状和体征的变化。

（2）体位 无休克情况下，患者宜取半卧位。半卧位有利于改善呼吸；有利于腹腔炎病局限，减弱患者全身中毒症状；有利于腹腔脓肿的切开引流。

（3）禁食、禁饮和胃肠减压 留置胃管持续胃肠减压，吸出胃肠道内容物和气体，改善胃肠道血供，减少胃肠道内容物继续溢入腹腔，以减轻腹胀和腹痛。护理中应注意保持引流通畅，观察并记录引流的性质和量。

（4）维持体液平衡 迅速建立静脉通道，遵医嘱补液，纠正水、电解质和酸碱平衡紊乱；必要时输血或血浆，以维持有效的循环血量。补液还可改善由于禁食、禁饮引起的营养障碍，提高机体抵抗力。

（5）控制感染 继发性腹膜炎多为混合感染，应根据细菌培养及药敏试验选用抗生素。值得注意的是，抗生素的使用不能完全替代手术治疗。

（6）心理护理 注意观察患者的心理及情绪变化，对患者及其家属做好有针对性的解释工作，消除患者紧张、焦虑反应，增强战胜疼痛的信心，积极配合护理工作。

2. 手术后护理

（1）严密观察病情 术后需密切观察生命体征变化，记录尿量，特别要注意腹部体征的变化。注意观察伤口的情况，有无腹腔内出血、腹腔脓肿、粘连性肠梗阻等并发症的发生。

（2）体位与活动 血压平稳后宜取半卧位。病情许可应尽早下床活动，以促进胃肠功能恢复，防止肠粘连及下肢静脉血栓形成。

（3）继续禁食、禁饮和胃肠减压 术后待患者肛门排气、肠蠕动功能恢复、拔出胃管后方可进食，一般按流质、半流质、普食规律进行。禁食期间注意加强营养支持治疗，以维持机体高代谢与修复的需要。

（4）其他 继续使用有效的抗生素控制感染；保证引流通畅、有效，准确记录引流量和性质的变化；适当应用镇痛剂减轻疼痛等。

3. 健康教育

指导患者进食营养、易消化的食物，少量多餐；康复后如有腹痛、腹胀、恶心、呕吐等不适，应及时复诊。

第三节 腹部损伤患者的护理

腹部损伤为外科常见急症，其发生率在平时占各种损伤的0.4%～2.0%；战争年代则高达50%左右。腹部损伤可分为闭合性损伤和开放性损伤两大类。其中，开放性损伤又根据腹膜是否破损分为穿透伤和非穿透伤两类。无论是闭合性损伤还是开放性损伤，既可以为单纯腹壁损伤，也可同时伴有内脏损伤。当腹部大血管或实质性脏器严重损伤导致大出血以及腹腔内多个脏器严重损伤时，往往会直接威胁患者生命；如不能及时有效地处理，将产生严重后果。腹部损伤的死亡率可高达 50% 左右，早期、正确的诊断和及时、合理的处理是降低腹部损伤患者死亡的关键。

【病因与分类】

腹部损伤可分为开放性损伤和闭合性损伤两大类。腹部损伤时，可同时合并腹部以外的损伤，如颅脑损伤、胸部损伤、肋骨骨折、脊柱和四肢骨折等。

腹部闭合性损伤多发生于坠落、碰撞、冲击、挤压等钝性暴力时，轻者仅为腹壁软组织挫伤，重者可合并腹腔内脏损伤。损伤的严重程度及内脏损伤的情况与暴力的强度、速度、受力部位、作用方向、内脏的解剖特点和受伤时的生理状态等因素有关。在临床中，闭合性腹部损伤因无伤口，要诊断有无内脏损伤有时是很困难的，如果不能早期诊断是否有内脏损伤而贻误手术时机，则可能会导致严重后果。因此，对闭合性腹部损伤而言，能否及时、正确地诊断和处理则显得更为重要。

腹部开放性损伤多由利器或火器所伤，如刀刺、枪弹等。其伤口与外界相通。按照伤口是否穿透腹膜，分为非穿透性伤和穿透性伤。

【临床表现及诊断】

腹部损伤的临床表现与致伤原因、受伤脏器的类型、损伤严重程度、是否有复合伤，以及患者年龄、受伤时机体状况、受伤时间等因素有关。轻微的腹部损伤可无明显的症状和体征；而严重的腹部损伤可出现休克、生命垂危甚至死亡。

1. 单纯腹壁损伤

无腹腔内脏器损伤的单纯腹壁损伤，无论是闭合性损伤，还是开放性损伤，其症状和体征均较轻。单纯的腹壁闭合性损伤仅表现为腹壁局限性肿胀、疼痛、压痛及皮下瘀斑等软组织挫伤的特点。单纯的腹壁开放性损伤（即非穿透性伤）则仅表现为腹壁伤口及出血。

2. 合并腹内脏器损伤

无论是闭合性损伤还是开放性损伤，一旦合并腹内脏器损伤时，症状及体征均较重。开放性损伤（即穿透性损伤）可根据伤口的部位、伤口渗出液的性质（如血液、胆汁、肠液、粪便、尿液等）和脱出的组织（如肠袢、大网膜等）以及患者伤后的症状与体征，较易被发现。闭合性腹部损伤时，如果合并腹腔内脏器的损伤仅为挫伤者，病情一般较轻。如发生破裂，则常有明显的临床表现，其症状与体征因受损的脏器不同而各异。

（1）实质性脏器（肝、脾、胰、肾、肠系膜等）破裂，主要为内出血的表现。患者出现面色苍白、四肢冰冷、脉搏加快、血压下降，出血较多者有明显腹胀和移动性浊音，严重者血压不稳定甚至休克；腹痛多为持续性，但不很剧烈，腹膜刺激征不甚典型；肝及胰腺损伤者可因胆汁、胰液外漏而出现明显腹痛和腹膜刺激征。泌尿系损伤时可出现血尿。腹腔穿刺抽出不凝固的血液有确诊意义。血红蛋白、红细胞计数及血细胞比容下降，白细胞计数略有升高。

（2）空腔脏器（胃、肠、胆囊、膀胱等）破裂，主要症状为腹膜炎的表现。消化液、胆汁、尿液漏入腹腔后刺激腹膜，出现明显腹痛和全身中毒症状，腹膜刺激征显著，严重时呈板状腹，肠鸣音减弱或消失。随着腹膜炎的发展，可出现肠麻痹、腹胀或感染性休克。胃肠道破裂时可有气腹征表现，例如肝浊音界缩小或消失，X线立位透视可见膈下游离气体。腹腔穿刺可抽出混浊液体或食物残渣等。白细胞计数及中性粒细胞比例明显增高。

3. 诊断性腹腔穿刺和腹腔灌洗术

采用诊断性腹腔穿刺术或诊断性腹腔灌洗术，可早期确诊有无腹腔内脏器损伤，诊断阳性率可达 90％左右。此外，B 超、CT、腹腔镜检查等均有助于诊断腹内脏器的损伤。

(1) 诊断性腹腔穿刺术　操作时患者向穿刺一侧作侧卧位，在局部麻醉下，选择脐与髂前上棘连线的中、外 1/3 交界处或经脐水平线与腋前线相交处为穿刺点（图 16-4），经皮肤消毒、铺巾后缓慢进针，刺穿腹膜后有落空感，此时即可进行抽吸。穿刺抽出液体后，应观察其性状，以判断是何种脏器受损。如果为不凝固血液，应考虑为实质性脏器或大血管破裂所致的内出血，其原因是腹膜的去纤维蛋白作用使血液不凝固。如果抽出的血液迅速凝固，则多为误入血管所致。如果抽出液为胃肠内容物、混浊腹腔积液、胆汁或尿液等，则可依此判断出相关的脏器受损。如果穿刺液中淀粉酶含量增高，应考虑胰腺或胃十二指肠损伤。如果肉眼观察还不能确定穿刺液的性质时，应对标本作实验室化验检查。近年来，由于 B 超的广泛应用，使得在 B 超引导下进行腹腔穿刺的阳性率得到明显提高。穿刺阴性时，应考虑可能是穿刺针被大网膜堵塞或者腹内液体并未流至穿刺区，因此，不能排除内脏损伤的可能，应继续严密观察，必要时可重复穿刺或者改行腹腔灌洗术。

(2) 诊断性腹腔灌洗术　操作时，在腹中线适当处取穿刺点，方法同诊断性腹腔穿刺术。经穿刺针置入细塑料管，如果能抽到血液或者其他液体，如胆汁、尿液、混浊的胃肠内容物等即可确诊；如果未能抽出任何液体，则应接瓶缓慢注入无菌生理盐水 500～1000ml，当液体滴完或者稍感腹胀时，把原滴液瓶转放至床面以下，此时借助虹吸原理可以使腹腔的灌洗液重新流回空瓶内（图 16-5）。如果出现下列情况之一，即应做好术前准备：灌洗后的引流液呈血性或含黄绿色胆汁、食物残渣、肠内容物或证明是尿液；灌洗后的引流液镜检红细胞计数超过 10×10^{10}/L 或白细胞计数超过 0.5×10^9/L；灌洗后的引流液中淀粉酶高于 100 索氏单位；灌洗后的引流液中含有细菌。

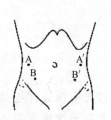

图 16-4　腹腔穿刺点

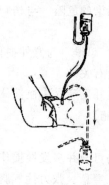

图 16-5　腹腔灌洗术

4. 腹腔镜

经过上述各项辅助检查仍不能确诊，但又无法排除内脏损伤时，可考虑行腹腔镜检查。通过腹腔镜可以直接观察损伤脏器的种类、损伤的性质、部位、严重程度，阳性率可达 90％以上，可避免一些不必要的剖腹探查。

【处理原则】

对单纯腹壁损伤的治疗，与其他软组织的处理原则相同。开放性腹部损伤在现场急救时，对已脱出的内脏正确处理方法是：不能贸然将脱出的脏器回纳至腹腔内，以免污染腹腔。应用消毒器皿覆盖保护脱出的内脏，简单包扎伤口后，迅速转送医院。对已确诊或高度怀疑腹内脏器损伤者，应立即做好急诊手术术前准备，力争早期手术。对实质性脏器破裂所致的腹腔大出血，应当机立断，在抗休克的同时，迅速剖腹探查、手术止血。对空腔脏器破裂者，因多为失液性休克，且休克发生稍晚，故应纠正休克后再手术；若伴有感染性休克且不易纠正者，则应尽早在抗休克的同时进行手术治疗。对一时难以明确内脏有无损伤的患者，应严密观察，以免延误治疗。观察期间严禁使用镇痛剂，以免掩盖病情。手术处理的基本原则是先处理出血性损伤的脏器（实质性脏器），后处理穿破性损伤的脏器（空腔脏器）。手术时应根据脏器损伤情况做相应处理。如肝、脾破裂，裂口小，创缘整齐，可采用缝合修补术；若破裂严重，则需作肝叶切除术及脾切除术。胃和（或）小肠破裂，可行修补术，但破裂毁损严重时，应行胃大部切除术和（或）肠切除术。

【护理评估】

（1）健康史　询问伤者或现场目击者及护送人员，了解受伤具体经过，包括受伤时间、地点、致伤因素，以及伤情、伤后病情变化、就诊前的急救措施等。

（2）身体状况评估　了解腹膜刺激征的程度和范围；有无伴随的恶心、呕吐；腹部有无移动性浊音，肝浊音界有否缩小或消失；肠蠕动有否减弱或消失，直肠指检有无阳性发现。了解生命体征及其他全身变化，通过全面细致的体格检查判断有无合并胸部、颅脑、四肢及其他部位损伤。了解辅助检查结果，评估手术耐受性。

（3）心理-社会状况评估　了解患者的心理变化，以及了解患者和家属对损伤后的治疗和可能发生的并发症的认知程度及家庭经济承受能力。

【护理诊断】

（1）体液不足　与损伤致腹腔内出血、各种损伤脏器内容物渗出及呕吐等有关。

（2）疼痛　与腹部损伤有关。

（3）体温过高　与损伤导致腹腔内继发感染有关。

（4）有感染的危险　与伤口污染及腹腔内脏器破裂有可能导致伤口感染和腹腔感染等有关。

（5）焦虑/恐惧　与意外损伤的刺激、出血、内脏脱出的视觉刺激、急症手术及对预后的顾虑等因素有关。

（6）潜在并发症　失血性休克、腹腔炎、腹腔脓肿等。

【护理措施】

1. 急救

腹部损伤可合并多发性损伤，急救时要分清轻重缓急。首先应该处理危及生命的情况，如心跳骤停、窒息、张力性气胸、大出血等。对已发生休克者应迅速建立通畅的静脉通路，及时输液，必要时输血。开放性腹部损伤应妥善处理伤口，及时止血、包扎固定。如有肠管等脱出，可用消毒或清洁的器皿覆盖保护后包扎固定，以免肠管受压、缺血坏死，切忌现场还纳，以免污染腹腔。但是遇大量肠管脱出时，应先将其还纳至腹腔后暂行包扎，以免伤口收缩导致肠管受压缺血或因肠系膜受牵拉发生或加重休克。

2. 术前护理

（1）病情观察　观察内容包括：每 15～30 分钟测脉搏、呼吸、血压一次。腹部体征每隔 30min 检查一次。对疑有腹腔内出血者，每 30～60 分钟测一次红细胞、血红蛋白和血细胞比容。动态观察判断腹腔内有无活动性出血。同时通过动态观测白细胞计数和分类，了解判断腹腔内感染情况。必要时可重复作 B 超、诊断性腹腔穿刺术或腹腔灌洗术以及血管造影等检查。观察期间应注意：切忌随意搬动患者，以免加重病情；禁用镇痛剂（诊断明确者除外），以免掩盖病情，延误诊断和治疗；禁食和禁灌肠，因腹部损伤患者可能有胃肠道或其他空腔脏器破裂、穿孔，禁食和禁灌肠可以避免肠内容物进一步溢出，导致腹腔感染或加重感染。以下情况提示有腹内脏器损伤的可能：①持续性剧烈腹痛，呈进行性加重，同时伴恶心、呕吐等消化道症状；②早期即出现明显的失血性休克表现；有明显的腹膜刺激征；③肝浊音界缩小或消失，有移动性浊音；④腹部明显胀气，肠鸣音减弱或消失；⑤便血、呕血或尿血，直肠指诊显示直肠前壁有压痛或波动感，指套染血。遇以上情况应立即通知医生，并做好紧急手术的术前准备。

（2）休息与体位　为避免加重病情，患者应绝对卧床休息，不可随意搬动患者，即使是大小便，也不能离床；待病情稳定以后，可改为半卧位。

（3）饮食和补液　腹部损伤的患者可能有胃肠破裂或者出现肠麻痹，因此须禁食，同时还应该通过胃肠减压行负压吸引，以减轻腹胀。禁食期间应补充足量的液体，防治水、电解质及酸碱平衡失调。胃肠功能恢复后，可开始进流质饮食。

（4）防治感染　腹部损伤后应使用广谱抗生素预防和治疗腹腔感染。

（5）心理护理　腹部损伤患者一般都存在不同程度的焦虑与恐惧心理，因此，应加强心理护理。要关心患者，做好相关知识的解释和宣传教育工作，使患者解除焦虑与恐惧心理，增强战胜伤病的信心，积极地配合治疗和护理工作。

（6）术前护理　一旦决定手术，应尽快完成术前准备。除常规准备外，应做好交叉配血，并保证充足的配血量。对休克患者应及时补充足够的血容量，在严密监测中心静脉压的条件下，可快速输入液体。术前应留置胃肠减压和导尿管。

3. 术后护理

原则上按腹部手术后常规护理施行。

4. 健康教育

（1）加强劳动保护及交通安全知识的宣传教育工作，避免意外损伤的发生，同时普及急救知识，以便发生意外损伤时，能进行简单的现场急救或自救。

（2）一旦发生腹部损伤，无论轻重，都应经专业医务人员检查，以免贻误诊治。

（3）嘱患者出院后要注意休息，加强营养，保持大便通畅，预防便秘。并且要适当活动，以预防术后肠粘连。如出现腹痛、腹胀、肛门停止排气等不适症状时，应及时到医院就诊。

测评与训练

一、名词解释

1. 腹外疝　　2. 腹膜刺激征　　3. 嵌顿性疝　　4. 绞窄性疝

二、选择题

A_1 型题

1. 常见的疝的内容物是（　　　）

A. 小肠和大网膜　　　B. 阑尾　　　　　　C. 乙状结肠

D. 脏层腹膜　　　　　E. 膀胱

2. 疝囊高位结扎术适用于（　　　）

A. 青壮年　　　　　　B. 婴幼儿　　　　　C. 肥胖患者

    D. 中年以上妇女   E. 老年男性

  3. 最易发生嵌顿和绞窄的腹外疝是（　　）

  A. 切口疝   B. 脐疝   C. 股疝

  D. 腹股沟直疝   E. 以上均是

A₂ 型题

  4. 疝内容物嵌顿时间过久，发生血运循环障碍而坏死称为（　　）

  A. 难复性疝   B. 嵌顿性疝   C. 绞窄性疝

  D. 滑动性疝   E. 易复性疝

  5. 王先生，40 岁。2h 前抬重物突然用力时出现左下腹剧烈疼痛，伴停止排气，恶心，查体：左下腹腹股沟处 5cm×6cm 质韧肿块，活动差，压痛明显，判断目前最可能的情况是（　　）

  A. 难复性腹股沟直疝 B. 难复性腹股沟斜疝

  C. 嵌顿性腹股沟直疝 D. 嵌顿性腹股沟斜疝

  E. 绞窄性腹股沟直疝

三、病例分析题

  男性，30 岁，司机。不慎发生交通事故，伤后有一过性神志不清，受伤经过不详，清醒后感右上腹部剧烈疼痛，呈持续性、刀割样，短时间内腹痛逐渐扩大至全腹，并出现头晕、心悸、面色苍白、肢端发凉；恶心、呕吐 2 次，呕吐物为咖啡样液体，量不多，被急送到医院。体检：体温 36.5℃，脉搏 110 次/分，血压 105/75mmHg，呼吸 22 次/分。腹略胀，腹式呼吸弱；全腹压痛，反跳痛，肌紧张；肝区叩痛阳性，移动性浊音阳性，肠鸣音消失。腹部穿刺抽出不凝固血并混有胆汁。诊断为肝破裂。

  1. 肝破裂引起上腹剧痛的原因是什么？

  2. 针对患者的剧烈腹痛应紧急采取何种应对措施？

  3. 此患者急诊手术止血前应做哪些准备？

参考答案

一、名词解释

略。

二、选择题

A₁ 型题

1. A　2. B　3. C

A₂ 型题

4. C　5. D

三、病例分析题

  1. 肝破裂后引起上腹剧痛的原因：肝破裂常合并较大肝管破裂，大量胆汁流入腹腔刺激腹膜发生化学性腹膜炎而引起剧烈腹痛。

  2. 针对患者的剧烈腹痛，应该：①体位：仰卧代屈膝位，以减轻腹肌紧张。②禁食，胃肠减压。③遵医嘱使用抗生素，控制腹腔感染。④采用非药物或药物止痛。⑤避免随意搬运患者。

　　3. 急诊手术止血前应做的准备：①立即建立静脉通道，快速输液、输血、抗休克；②采血进行交叉配血试验和备血；③禁食，留置胃管、尿管等；④腹部备皮；⑤术前用药；⑥做好急症手术患者的病情解释和安慰工作，以减轻患者的焦虑和恐惧。

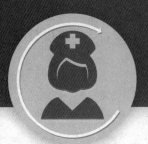

第十七章
胃肠疾病患者的护理

 学习目标 ▶▶

知识目标：

1. 掌握：胃十二指肠溃疡、胃癌、急性肠梗阻、急性阑尾炎、直肠肛管良性疾病、大肠癌患者的临床表现和护理。

2. 熟悉：胃十二指肠溃疡、胃癌、急性肠梗阻、急性阑尾炎、直肠肛管良性疾病、大肠癌患者的诊断和处理原则；急性阑尾炎、直肠肛管良性疾病患者的病因；胃癌和大肠癌的好发部位。

3. 了解：胃十二指肠溃疡、胃癌、急性肠梗阻、大肠癌患者的病因病理。

技能目标： 能完成胃肠减压和人工肛门的护理操作。

第一节 胃十二指肠疾病患者的护理

一、胃十二指肠溃疡

胃十二指肠溃疡（gastroduodenal ulcer）是指胃十二指肠的局限性圆形或椭圆形的全层黏膜缺损，也称消化性溃疡（peptic ulcer）。多见于男性青壮年。大部分患者经内科治疗可以痊愈，少部分患者需要外科治疗。

【病因与发病机制】

溃疡病的发生是多个致病因素综合作用的结果。其中最重要的因素有胃酸分泌过多、幽门螺杆菌（HP）感染、黏膜防御机制破坏如酒精和胆汁反流入胃等，某些药物的作用如非甾体类抗炎药（NSAID）、肾上腺皮质激素等，此外，遗传、吸烟、心理压力等也参与溃疡病的发生。

【病理生理】

本病属于慢性溃疡，多单发。胃溃疡多发生于胃小弯，以胃角多见，胃窦部与胃体也可见，胃大弯、胃底少见。十二指肠溃疡多发生在壶腹部，球部以下的溃疡称为球后溃疡。典型的胃十二指肠溃疡可深达黏膜肌层。若溃疡向深层侵蚀，可引起穿孔或出血，幽门处较大溃疡愈合后形成瘢痕可致胃出口狭窄。

【临床表现】

(1) 十二指肠溃疡 多见于中青年男性，呈周期性发作，秋冬和冬春季节好发，很少癌变。主要表现为餐后延迟痛（餐后3～4h）、饥饿痛或夜间痛，进食后疼痛可暂时缓解，服用抗酸药能止痛。疼痛多为烧灼痛或钝痛。压痛点位于脐部偏右上方。溃疡每次发作时，症状持续数周后缓解，间歇1～2个月再发。反复发作，使症状和病程逐次加重和延长，而间隔期相应缩短。

(2) 胃溃疡 腹痛多于进餐后0.5～1h开始，持续1～2h后消失，进食不能缓解，有时反而加重，服用抗酸药疗效不明显。压痛点位于上腹剑突与脐连线中点或偏左。腹痛的节律性不如十二指肠溃疡明显。胃溃疡抗酸治疗后常易复发。约5%胃溃疡可发生恶变。

【辅助检查】

(1) 纤维胃镜检查 是确诊胃十二指肠溃疡的首选检查方法，可明确溃疡的部位，并可取活组织作幽门螺杆菌检测及病理学检查；若有溃疡出血可在胃镜下止血治疗。

(2) X线钡餐检查 可在胃十二指肠溃疡部位显示一周围光滑、整齐的龛影或可见十二指肠壶腹部变形。上消化道大出血时不宜行钡餐检查。

(3) 胃酸测定 溃疡病患者作迷走神经切断术前后测定胃酸，对评估迷走神经切断是否完整有帮助。胃酸测定前必须停服抗酸药物。

【处理原则】

1. 非手术治疗

(1) 一般治疗 包括生活规律、定时进餐、劳逸结合，避免精神紧张。

(2) 药物治疗 包括根除HP、应用抑制胃酸分泌和保护胃黏膜的药物。

2. 手术治疗

(1) 适应证 内科治疗无效的顽固性溃疡；胃十二指肠溃疡急性穿孔；胃十二指肠溃疡大出血；胃十二指肠溃疡瘢痕性幽门梗阻；胃溃疡疑有恶变。

(2) 手术方式

① 胃大部切除术 是治疗胃十二指肠溃疡的首选术式。其原理在于：切除胃窦部，减少G细胞分泌的胃泌素所引起的胃酸分泌；切除大部分胃体，减少了分泌胃酸、胃蛋白酶的壁细胞和主细胞数量；切除了溃疡本身及溃疡的好发部位。胃大部切除术的范围是胃远侧2/3～3/4（图17-1），包括胃体、胃窦部、幽门和十二指肠壶腹球部的近胃部分。胃大部切除术后胃肠道重建的基本方式包括胃十二指肠吻合或胃空肠吻合。

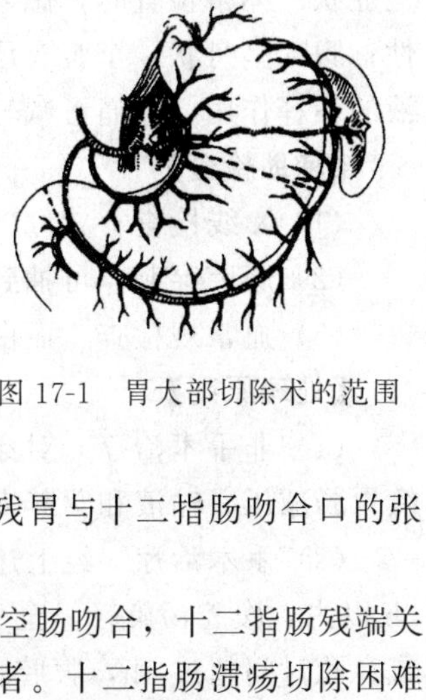

图17-1 胃大部切除术的范围

a. 毕（Billroth）Ⅰ式胃大部切除术 即在胃大部切除后将残胃与十二指肠吻合（图17-2），多适用于胃溃疡。其优点是重建后的胃肠道接近正常解剖生理状态，胆汁、胰液反流入残胃较少，术后因胃肠功能紊乱而引起的并发症较少；缺点是为避免残胃与十二指肠吻合口的张力过大，致使胃切除的范围不够，增加了术后溃疡复发的机会。

b. 毕（Billroth）Ⅱ式胃大部切除术 即胃大部分切除后残胃与空肠吻合，十二指肠残端关闭（图17-3）。适用于各种胃十二指肠溃疡，特别是十二指肠溃疡者。十二指肠溃疡切除困难时可行溃疡旷置。其优点是即使胃切除较多，胃空肠吻合口也不致张力过大，术后溃疡复发率低；缺点是吻合方式改变了正常的解剖生理关系，术后发生胃肠功能紊乱的可能性较毕Ⅰ式多。

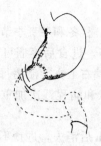

图17-2 毕Ⅰ式胃大部切除术

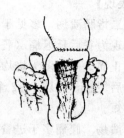

图17-3 毕Ⅱ式胃大部切除术

② 胃迷走神经切断术　较少使用。其原理是：阻断迷走神经对壁细胞的刺激，消除神经性胃酸分泌；阻断迷走神经引起的胃泌素分泌，减少体液性胃酸分泌。分为三种类型：迷走神经干切断术、选择性迷走神经切断术、高选择性迷走神经切断术。

二、胃十二指肠溃疡的并发症

1. 胃十二指肠溃疡急性穿孔

【病因与发病机制】

胃十二指肠溃疡急性穿孔（acute perforation of gastroduodenal ulcer）是胃十二指肠溃疡的严重并发症，是活动期胃十二指肠溃疡向深部侵蚀，穿破浆膜的结果。穿孔部位常在胃小弯或十二指肠球部前壁。急性穿孔后，具有强烈刺激性的胃、十二指肠液及食物进入腹腔，刺激腹膜，引起化学性腹膜炎，数小时后细菌繁殖逐渐发展为化脓性腹膜炎。由于剧烈的腹痛、强烈的化学刺激、细胞外液的丢失以及细菌毒素的吸收等因素，患者可能出现休克。

【临床表现】

多数患者过去有胃十二指肠溃疡发作史，通常有近期疼痛加重。可因刺激性食物、服用皮质类固醇类药物、过度劳累或情绪波动等而诱发。穿孔后突然出现上腹部持续性刀割样剧痛，很快波及全腹。患者常表现为面色苍白、出冷汗、肢体发冷、脉搏细弱、血压下降等休克症状。体格检查时，患者表情痛苦，多取蜷曲位；肝浊音界缩小或消失，移动性浊音阳性；腹部呈舟状，全腹有压痛和反跳痛，甚至呈"木板样"强直。数小时后，由于腹膜渗出液的稀释作用，腹痛可减轻，待发生细菌性腹膜炎时，腹痛可再次加重。

【辅助检查】

（1）X线检查　立位X线检查时，80%患者可见膈下新月状游离气体。

（2）腹腔穿刺　可抽到黄色混浊液体。

（3）血常规检查　血白细胞计数及中性粒细胞比例增高。

【处理原则】

（1）非手术治疗　对穿孔小、腹膜炎较局限的患者，可采用非手术治疗，包括禁食、持续胃肠减压、输液和营养支持及抗生素的应用。

（2）手术治疗　经上述处理后无好转或反而加重，则需及时改为手术治疗。穿孔在6～8h以内，腹腔污染轻，全身情况较好者可行胃大部切除术；对生命垂危不能耐受大手术者，或穿孔时间超过8h，腹腔感染严重者可行穿孔修补术。

2. 胃十二指肠溃疡大出血

胃十二指肠溃疡出血是上消化道大出血中最常见的原因，约占50%以上，其中5%～

10%需要外科手术治疗。

【病因与发病机制】

胃十二指肠溃疡基底部小血管被侵蚀破裂，可发生上消化道大出血。出血的部位多位于十二指肠球部后壁和胃小弯侧后壁。大出血后血容量减少、血压降低、血流缓慢，可在血管破裂处形成血凝块而暂时停止出血。由于胃酸、胃肠蠕动和胃十二指肠内容物与溃疡病灶的接触，部分患者可能再次活动出血。

【临床表现】

多数患者有典型的溃疡病史，出血前有心悸、目眩、无力甚至昏厥等症状。主要表现为大量呕血或黑粪（柏油样大便），呕血前患者常有恶心，便血前多突然有便意。多数患者仅有柏油样黑粪。出血量超过 400ml 时多有休克前期症状，表现为面色苍白、口渴、脉搏快速有力，血压正常或略高；当出血量超过 800ml 则有明显的休克表现，出冷汗、脉搏细速、呼吸浅促、血压降低等。

【辅助检查】

（1）纤维胃镜检查 可迅速明确出血部位和病因，出血 24h 内胃镜检查的阳性率可达 70%～80%，超过 48h 则阳性率下降。

（2）血常规检查 红细胞计数、血红蛋白、血细胞比容降低。

【处理原则】

治疗原则是止血、补充血容量和防止复发。

（1）非手术治疗 补充血容量；禁食和留置胃管，可经胃管注入 200ml 含 8mg 去甲肾上腺素的生理盐水溶液，每 4～6 小时进行 1 次；应用止血、制酸等药物；胃镜下止血。

（2）手术治疗 对出血量大、短时间内出现休克，年龄在 60 岁以上且伴有动脉硬化，反复出血及输血后血压仍不稳定者，胃镜检查发现动脉搏动性出血或溃疡底部血管显露、再出血危险大者，必须及早施行手术。

3. 胃十二指肠溃疡瘢痕性幽门梗阻

【病因和发病机制】

溃疡引起幽门梗阻（pyloric obstruction）的原因有三种：幽门括约肌反射性痉挛；幽门附近溃疡炎性水肿；幽门附近的溃疡在愈合过程中发生的瘢痕性挛缩。瘢痕性幽门梗阻多见于十二指肠壶腹部溃疡和位于幽门的胃溃疡。梗阻早期，胃可加强蠕动促使内容物排出，而使胃壁肌肉代偿性增厚；后期，胃代偿功能减退，失去张力，胃高度扩张，蠕动减弱甚至消失。由于胃内容物滞留引起呕吐，致水、电解质丢失，引起脱水和低钾低氯性碱中毒；长期慢性不完全幽门梗阻者因摄入减少、消化吸收不良而致贫血和营养障碍。

【临床表现】

表现为上腹部饱胀不适，大量呕吐为最突出的症状，一次量可达 1000～2000ml，多为宿食，带腐败酸臭味，不含胆汁。患者多有不同程度的营养不良、消瘦、皮肤干燥和弹性消失。体格检查可见上腹膨隆、胃型和蠕动波，上腹部可闻及振水音。

【辅助检查】

（1）X 线钡餐检查 可显示胃腔高度扩大，24h 后仍有钡剂存留（正常 4h 内排空）。

（2）纤维胃镜检查 可见胃内大量潴留的胃液和食物残渣。

【处理原则】

瘢痕性幽门梗阻是手术治疗的绝对适应证。

4. 胃溃疡恶变

【病因】

胃溃疡是胃癌的癌前病变。胃癌多见于胃窦部和胃小弯。

【临床表现】

多见于年龄较大的慢性胃溃疡患者，主要表现为胃溃疡疼痛的规律发生改变，呈持续性疼痛，服用制酸剂不能缓解。伴有厌食、进行性消瘦，大便潜血试验持续阳性。此外，幽门附近的胃癌有幽门梗阻的表现；肿瘤破坏血管后可有呕血、黑粪等上消化道出血症状。晚期胃癌患者常有贫血、消瘦、营养不良甚至恶病质。

【辅助检查】

纤维胃镜或电子胃镜可以确诊。

【处理原则】

胃溃疡恶变应考虑以手术为主的综合治疗，包括根治手术和姑息手术。其他治疗包括化疗、腹腔灌注治疗、动脉介入治疗等。

5. 护理

【护理评估】

(1) 健康史　了解患者的年龄、性别、职业及饮食习惯；了解患者发病的过程、治疗及用药情况，特别是非甾体类抗炎药。了解患者既往是否有溃疡病史及胃手术病史。

(2) 身体状况评估　了解患者是否有上消化道不适症状；了解患者腹痛的性质、程度、是否周期性发作；是否有呕血、黑粪等症状。是否有腹膜刺激征、程度及范围。患者是否有恶心、呕吐及发生的时间，了解呕吐物的性质。患者是否有水、电解质失衡及营养不良。

(3) 辅助检查　了解胃镜、X线钡餐和实验室检查及诊断性腹腔穿刺结果，明确并发症。

(4) 心理-社会状况评估　了解患者对疾病的态度；情绪是否稳定；对疾病的检查、治疗和护理是否配合；对手术是否接受及程度；是否了解康复知识及掌握程度；了解家属的心理状态及家庭经济情况等。

【护理诊断】

(1) 疼痛　与胃十二指肠黏膜受侵蚀，突发急性穿孔及手术创伤等有关。

(2) 体液不足　与急性穿孔、大出血、幽门梗阻等引起的失血、失液有关。

(3) 营养失调：低于机体需要量　与溃疡病疼痛所致的摄入量减少、消化吸收障碍有关。

(4) 焦虑　与病情迁延不愈、反复发作、有恶变可能，及手术范围大、担心手术预后等有关。

(5) 潜在并发症　出血、感染、吻合口瘘、消化道梗阻、倾倒综合征等。

【护理措施】

1. 手术前护理

(1) 心理护理　医护人员要态度和蔼，耐心解释手术方式及有关注意事项，宽慰患者，增强患者对手术的了解和信心。

(2) 择期手术患者的护理

① 药物治疗　手术前继续遵医嘱给予药物治疗，以缓解疼痛，稳定病情。

② 改善营养状况　充分休息，给予高蛋白、高维生素、高热量、易消化饮食，定时进

餐，少量多餐，避免粗糙、酸辣等刺激性食物。必要时通过静脉补充营养。

③ 消化道准备　手术前 3 天给予低渣饮食，手术前晚清洁灌肠，手术日晨置胃管吸净胃内容物。

（3）严重并发症患者的护理

① 胃、十二指肠溃疡急性穿孔　立即禁食、水和胃肠减压，减少胃肠内容物继续流入腹腔；监测生命体征、腹痛、腹膜刺激征及肠鸣音等变化；根据医嘱及时补充液体和应用抗生素，维持水、电解质平衡；积极做好急症手术前的准备。

② 胃、十二指肠溃疡大出血　患者取平卧位，吸氧，暂禁食，补液、输血，保持输液通畅，使用止血药物，或冷生理盐水洗胃，配合医生进行治疗等。密切观察血压、脉搏、呕血、便血及意识情况，并记录每小时尿量，必要时迅速手术。

③ 幽门梗阻　积极纠正水、电解质和酸碱平衡紊乱；改善营养，纠正低蛋白血症，必要时采用胃肠外营养，提高机体对手术的耐受力。完全性梗阻患者应禁食，持续胃肠减压以排空胃内潴留物。瘢痕性幽门梗阻手术前 3 天每日用温盐水洗胃，减轻胃组织水肿，避免影响手术后愈合。

（4）对拟行迷走神经切除术患者的护理　术前测定患者的胃酸，包括夜间 12h 分泌量、最大分泌量及胰岛素试验分泌量，以供选择手术方法参考。

2. 手术后护理

（1）一般护理

① 病情观察　定时观察生命体征、意识、肤色、切口敷料及胃肠引流液情况，详细记录 24h 出入量。

② 胃管护理　手术后放置胃管 3～4 天，待肠蠕动恢复、肛门排气后拔除。

③ 鼓励早期活动　麻醉清醒、血压平稳后取半卧位，定时床上翻身，手术后第 2 日协助患者下床活动，以促进肠蠕动恢复。

④ 饮食和输液　胃肠减压期间禁食，静脉输液以维持水、电解质平衡。拔除胃管后当日可少量饮水，每次约 60ml，间隔 2h；若无呕吐、腹胀等不适，次日可进流质饮食，每次约 100ml，间隔 2h，并逐渐增加流质量，减少进食次数，应避免进食易产气食物，如牛奶、甜食等；第 4～5 日，可进半流质；第 10～14 日可进软食 3～7 天，无不良反应，可进普食。注意选用软烂、易消化食物，忌生冷、油炸、浓茶、酒等刺激性食品。饮食能恢复到正常的每日 3 餐，一般需要半年以上。

⑤ 对症护理　疼痛明显者给予止痛剂；烦躁不安者可应用镇静剂等。

（2）胃大部切除术后并发症的护理

① 吻合口出血　一般在手术后 24h 以内，可从胃管引流出不超过 300ml 的暗红色或咖啡色血性内容物，多为手术中残留胃内的血液或胃肠吻合创面之少量渗出，属于手术后正常现象。如果短期内自胃管引流出较大量的血液，尤其是鲜血，甚至呕血、黑粪，严重者出现休克，则表明发生了吻合口出血。多数通过禁食、应用止血药物、输新鲜血液等措施，可自愈；如发生休克，应果断再次手术探查止血。

② 十二指肠残端破裂　为毕Ⅱ式手术后最严重的并发症，死亡率高达 10%～15%。多发生在手术后 3～6 天。表现为右上腹突然发生剧烈疼痛，局部或全腹明显压痛、反跳痛、腹肌紧张等腹膜炎症状。右上腹穿刺可抽出胆汁样液体。一旦发生，手术修补很难成功，应即行引流术，在十二指肠残端处放置双腔套管持续负压吸引，同时引流残端周围腹腔。手术

后应做好各种引流管的护理；保护伤口周围皮肤以防消化液的腐蚀；通过静脉补充营养或空肠造口行高营养流质饮食，维持水、电解质平衡和充足的营养；应用抗生素防治腹腔感染。

③ 胃肠吻合口破裂或瘘　多发生在手术后 5～7 天，少见。吻合口破裂常引起严重的腹膜炎，须立即手术进行修补。如发生较晚，局部已形成脓肿并逐渐向外穿破而发生胃肠吻合口外瘘，应充分引流。手术后一定保持可靠的胃肠减压，加强输血、补液等支持疗法。一般在数周后吻合口瘘常能自行愈合。若经久不愈者，则应考虑再次行胃切除手术。

④ 手术后梗阻　毕Ⅰ式吻合，仅偶尔发生吻合口梗阻；毕Ⅱ式吻合，梗阻机会较多。

a. 吻合口梗阻　发生率为 1%～5%，主要表现为进食后上腹胀痛、呕吐，呕吐物为食物，多无胆汁。吻合口黏膜炎症水肿造成的梗阻，经过适当的非手术治疗可自行解除，具体措施包括暂时禁食，胃肠减压，保持水、电解质平衡和营养供给。经 2 周非手术治疗未愈者，应手术治疗。

b. 空肠输入袢和输出袢梗阻：毕Ⅱ式手术后的并发症。空肠输入袢梗阻为吻合处形成锐角或输入空肠袢过长发生扭曲所致。分为急性完全性梗阻和慢性不完全性梗阻。急性表现为上腹部疼痛、呕吐，呕吐物不含胆汁，呕吐后症状不减轻，有时偏右上腹可触及包块。慢性表现为食后 30min 左右上腹胀痛或绞痛，饱胀不适，伴大量呕吐，呕吐物主要是胆汁，一般不含食物，呕吐后患者感觉症状减轻而舒适。空肠输出袢梗阻多为大网膜炎性包块压迫，或肠袢粘连成锐角所致。主要表现为呕吐，呕吐物为食物和胆汁。借助钡餐检查，可显示梗阻的部位。上述病情多数经禁食、胃肠减压、洗胃、静脉补充营养和维持水、电解质平衡等措施，数周症状逐渐减轻而自愈，少数症状严重而持续者，需手术治疗。

⑤ 倾倒综合征　为较常见的并发症，尤其是毕Ⅱ式吻合术后发生机会更多。临床上分为早期倾倒综合征和晚期倾倒综合征两类。

a. 早期倾倒综合征　多发生于进食后 10～20min，症状的发生与食物的性质和量有关，进食甜食等大量高渗性食物易引起症状发作。患者以循环系统症状和胃肠道症状为主要表现，循环系统症状包括心悸、心动过速、头晕、出汗、全身无力、面色苍白等；胃肠道症状有腹部绞痛、恶心呕吐、腹泻等。发生原因一般认为有两种：一是机械因素，即残胃缺乏固定，进食过量后，胃肠韧带或系膜受到牵拉，因而刺激腹腔神经丛引起症状；二是渗透压改变因素，即大量高渗食物进入空肠后，在短期内可以吸收大量的液体，致使血容量减少。一旦出现症状多数经调节饮食如低糖饮食，少食多餐，吃脂肪、蛋白质含量较高的膳食，避免摄入过热的流质等，并于进食后立即平卧 20～30min，症状半年到 1 年内多逐渐消失。

b. 晚期倾倒综合征　多在餐后 2～4h 发作。表现为眩晕、心慌、出冷汗、脉搏细弱甚至虚脱等。发生的原因是由于食物过快地进入空肠内，葡萄糖迅速被吸收，血糖过度增高，刺激胰腺产生过多胰岛素而继发的低血糖现象，故又称低血糖综合征。一旦发生，应立即进食糖类食物或口服葡萄糖溶液，可得到缓解。

⑥ 碱性反流性胃炎　常发生于毕Ⅱ式术后数月至数年内。由于胆汁、胰液反流，胆盐破坏了胃黏膜对氢离子的屏障作用，使胃液中的氢离子逆流弥散于胃黏膜细胞内，引起胃黏膜炎症、糜烂甚至形成溃疡。表现主要为上腹部持续性烧灼痛，进食后症状加重，服抗酸药物无效；呕吐胆汁样液且吐后症状不减轻；食欲差，体重减轻，常因长期少量出血而导致贫血。症状轻者用 H_2 受体拮抗剂、考来烯胺（消胆胺）等，可减轻症状。严重者手术治疗。

⑦ 营养障碍　胃大部切除术后，少数患者可出现消瘦、贫血等营养障碍。主要护理要点是调节饮食，食用高蛋白、低脂食物，补充铁剂与足量维生素。

⑧ 残胃癌　胃十二指肠溃疡患者行胃大部切除术后 5 年以上，残留胃发生的原位癌，好发于术后 20～25 年。患者表现为上腹部疼痛不适、进食后饱胀、消瘦和贫血等，纤维胃镜可明确诊断。

（3）迷走神经切断术后并发症

① 胃潴留　多发生在手术后 3～4 天，即拔除胃管后。表现为上腹饱胀不适，呕吐带有食物和胆汁的胃液。检查可见上腹部明显饱满及隆起。X 线钡餐造影检查，可见胃扩张，伴有大量液体潴留，胃壁张力减退，蠕动消失。一般经过采取禁食，持续胃肠减压，温高渗盐水一日多次洗胃，保持水、电解质平衡和营养补充等措施，10～14 天症状消失。

② 腹泻　较常见，症状严重者不多见。表现为进食后肠蠕动亢进、肠鸣、腹痛、腹泻，排出水样便而自行缓解。迷走神经干切断术及选择性迷走神经切断术未加胃引流术者，腹泻发生率较高。应保持水、电解质平衡，注意饮食调节，服用助消化药物，指导患者服用考来烯胺，可有效地改善症状。

③ 胃小弯坏死穿孔　是一种少见但非常严重的并发症，多见于高选择性迷走神经切断术后。临床表现为突然上腹部疼痛及急性腹膜炎症状。一旦发生，病情较严重，应立即手术修补，需尽快做好手术前的各项准备。

3. 健康教育

（1）遵医嘱指导患者用药，避免服用对胃黏膜有害的药物，如阿司匹林、吲哚美辛、皮质类固醇等药物。

（2）胃大部切除术后一年内胃容量受限，饮食应定时、定量、少量多餐、营养丰富，逐步过渡为正常饮食。避免进食过冷、过烫、过辣、过硬、过浓及油炸食物。

（3）保持心情舒畅，注意劳逸结合，缓解生活和工作的压力。发现症状复发或异常症状者，应及时到医院就诊。

第二节　胃癌患者的护理

胃癌（carcinoma of stomach）是消化道最常见的恶性肿瘤，50 岁以上为高发年龄，男性发病高于女性。胃癌好发于胃窦部，其次为贲门部，发生在胃体者较少。

【病因和发病机制】

胃癌病因目前尚未明确，但与下列因素有关：①环境、饮食、吸烟和遗传因素；②癌前病变，如慢性萎缩性胃炎、胃息肉、胃溃疡及残胃炎等常伴有不同程度的长期慢性炎症过程、胃黏膜肠上皮化生或非典型增生；③胃幽门螺杆菌（HP）感染能促使硝酸盐转化成亚硝酸盐及亚硝胺而致癌；HP 感染引起胃黏膜慢性炎症，并通过加速黏膜上皮细胞的过度增殖导致畸变而致癌，HP 的毒性产物 CagA、VacA 可能具有促癌作用。

【病理生理】

1. 大体类型

（1）早期胃癌　指所有局限于黏膜或黏膜下层的胃癌，不论病灶大小或有无淋巴结转移。癌灶直径在 5mm 以下称微小胃癌；10mm 以下称小胃癌；癌灶更小仅在胃镜黏膜活检时诊断为胃癌，但切除后的胃标本未见癌组织者，称"一点癌"。早期胃癌分为三型：①Ⅰ型（隆起型）癌灶突出黏膜约 5mm 以上；②Ⅱ型（浅表型）癌块微隆或低陷 5mm 以内；③Ⅲ型（凹陷型）深度超过 5mm。

（2）进展期胃癌　指病变超过黏膜下层，包括中、晚期胃癌。国际上多按传统的Bor rmann分类法将其分为四型：

Ⅰ型（结节型），为边界清楚突入胃腔的块状癌灶；

Ⅱ型（溃疡局限型），为边界清楚略隆起的溃疡状癌灶；

Ⅲ型（溃疡浸润型），为边缘模糊不清的溃疡状癌灶；

Ⅳ型（弥漫浸润型），癌肿沿胃壁各层向四周弥漫浸润生长，边界不清。若全胃受累致胃腔狭窄、胃壁僵硬如革囊状者称皮革胃。此型预后最差。

2. 组织学分型

按世界卫生组织提出的国际分类法，将胃癌根据病理学分为：①乳头状腺癌；②管状腺癌；③低分化腺癌；④黏液腺癌；⑤印戒细胞癌。特殊类型胃癌主要有腺鳞癌、鳞状细胞癌、类癌和未分化癌等。

3. 转移途径

①直接蔓延；②淋巴转移：是胃癌最主要转移途径，发生较早，恶性程度较高或较晚期的胃癌可经胸导管转移到左锁骨上淋巴结；③血行转移：最常见是肝转移，其次为肺、胰、肾、骨骼等处；④腹腔种植转移。

【临床表现】

（1）症状　早期胃癌多无明显症状。可出现上腹不适、隐痛、嗳气、反酸、食欲缺乏等消化道症状，无特异性。随着病情发展，常有上腹疼痛，出现消瘦、体重明显减轻等症状。胃窦部癌出现幽门部分或完全梗阻，可呕吐宿食；贲门胃底癌可有进食哽噎感。癌肿破溃或侵袭到血管，可导致上消化道出血、休克；也可发生急性穿孔，导致急性腹膜炎。晚期会出现相应转移症状，如肝大、腹水等。

（2）体征　早期可无任何体征。晚期上腹可触及肿块，质硬，呈结节状，多有压痛。左锁骨上端可触及肿大淋巴结。如发生腹腔转移，直肠指检直肠前凹可扪及肿块。

【辅助检查】

（1）纤维胃镜检查　是诊断早期胃癌的有效方法，可直接观察病变部位，并做活检确定诊断。

（2）X线钡餐检查　结节型胃癌表现为突向腔内的充盈缺损；溃疡型胃癌显示胃壁内龛影，胃黏膜集中、中断、紊乱和局部蠕动波不能通过；浸润型胃癌可见胃壁僵硬，蠕动波消失。

（3）CT检查　有助于术前对胃癌作出临床分期。

（4）实验室检查　大便潜血试验常呈持续阳性。胃液游离酸测定多显示酸缺乏或减少。

【处理原则】

早期发现、早期诊断和早期治疗是提高胃癌疗效的关键。手术治疗是首选治疗方法，包括根治性手术、微创手术、姑息性手术、短路手术等。中晚期胃癌，辅以化疗、放疗及免疫治疗等以提高疗效。

【护理评估】

（1）健康史　了解有无萎缩性胃炎、胃溃疡、胃息肉等癌前疾病史，询问有无不良饮食习惯史、生活环境史和遗传史。

（2）身体状况评估　了解患者腹痛情况，近期体重有无明显变化情况，有无远处转移迹象。根据患者的临床表现及有关检查结果，判断胃癌的分期，可能采取的治疗措施。

（3）辅助检查　了解各项检查的结果，以判断患者各脏器功能状态和胃癌的分期等。

（4）心理-社会状况评估　胃癌早期症状、体征不明显，易被忽视而延误诊断。一旦症状明显时，常常已至病变后期。许多患者难以接受这一病症现实，出现恐惧、焦虑等心理问题，对治疗失去信心，甚至不配合治疗。

【护理诊断】

（1）恐惧/焦虑　与担心癌症预后和手术以及经济承受能力有关。

（2）疼痛　与癌症及手术创伤有关。

（3）营养失调：低于机体需要量　与摄入不足及消耗增加有关。

（4）潜在并发症　出血、感染、吻合口破裂或瘘、术后梗阻、倾倒综合征及化疗药物副作用。

【护理措施】

除与胃、十二指肠溃疡患者类似护理措施外，还应注意以下问题：

（1）心理护理　胃癌患者对预后有很大顾虑，常有悲观、消极情绪，应根据患者具体情况，帮助其分析有利因素，增强战胜疾病的信心，使患者能积极配合治疗和护理。

（2）健康教育

① 定期复查，坚持综合治疗。

② 改正不良饮食习惯，进食营养丰富、易消化饮食。

③ 讲解术后并发症的表现和防治方法。

④ 胃癌早期症状不明显，应提高大众的自我保健意识，定期体检，早期发现、早期诊断、早期手术是提高胃癌治愈率的关键。

第三节　肠梗阻患者的护理

【解剖概要】

小肠包括十二指肠、空肠和回肠。空肠的起始标志为十二指肠悬韧带，空肠、回肠从十二指肠空肠曲延伸至回盲部与盲肠相接。全长 3～5m。

十二指肠空肠曲的后上壁被十二指肠悬韧带固定在腹后壁。十二指肠悬韧带由肌纤维与结缔组织构成，表面有腹膜覆盖，临床上称 Treitz 韧带，是手术中确认空肠起始部的重要标志。空肠连接十二指肠，占小肠全长的 2/5，位于腹腔的左上部。回肠位于右下腹，占小肠全长的 3/5。空肠和回肠之间没有明显的分界线。

小肠的管壁由黏膜、黏膜下层、肌层和浆膜构成。其结构特点是管壁有环形皱襞，黏膜有许多绒毛，绒毛根部的上皮下陷至固有层，形成管状的肠腺，其开口位于绒毛根部之间。绒毛和肠腺与小肠的消化和吸收功能关系密切。

小肠腺的结构与功能：构成肠腺的细胞有柱状细胞、杯状细胞、潘氏细胞和未分化细胞。柱状细胞和内分泌细胞与绒毛上皮相似，接近绒毛的柱状细胞与吸收细胞相似，绒毛深部的柱状细胞微绒毛少而短，不形成纹状缘，有人认为有分泌作用。小肠绒毛增大了小肠内壁的表面积，如果把所有的绒毛展开抻平，其面积可以覆盖半个网球场，巨大的表面积使营养物质能够在 1～2h 内得以迅速吸收。

任何原因引起的肠腔内容物不能正常运行或通过发生障碍，均称为肠梗阻（intestinal obstruction），是外科常见的急腹症之一。

【病因与分类】

1. 按肠梗阻发生的原因分类

（1）机械性肠梗阻（mechanical intestinal obstruction）　最常见。主要是由于各种原因引起肠腔变窄、肠内容物通过障碍。原因包括：①肠腔堵塞，如寄生虫、粪块、结石、异物等；②肠管受压，如粘连带或肠外肿瘤压迫、肠扭转、嵌顿疝等；③肠壁病变，如先天性肠道闭锁、狭窄、肿瘤等。

（2）动力性肠梗阻（dynamic intestinal obstruction）　较少见。肠壁本身无病变，其梗阻原因是由于神经反射或毒素刺激引起肠壁肌肉功能紊乱，使肠蠕动丧失或肠管痉挛，以致肠内容物不能正常运行，可分为：①麻痹性肠梗阻（paralytic intestinal obstruction）　见于急性弥散性腹膜炎、腹部大手术、腹膜后血肿或感染等；②痉挛性肠梗阻（spastic intestinal obstruction）　较少见，是由肠壁肌肉异常收缩所致，见于急性肠炎或慢性铅中毒。

（3）血运性肠梗阻（ischemic intestinal obstruction）　较少见。由于肠系膜血管栓塞或血栓形成，使肠管血运障碍，继而发生肠麻痹，肠内容物不能通过。

2. 按肠壁血运有无障碍分类

（1）单纯性肠梗阻（simple intestinal obstruction）　仅有肠内容物通过受阻，无肠壁血运障碍。

（2）绞窄性肠梗阻（strangulated intestinal obstruction）　肠腔内容物通过受阻，同时伴有肠壁血运障碍，肠管可发生缺血、变性、坏死。

3. 按梗阻的部位分类

分为高位肠梗阻（如空肠上段）和低位肠梗阻（如回肠末端和结肠）。

4. 按梗阻的程度分类

分为完全性肠梗阻和不完全性肠梗阻。

5. 按梗阻发生的病程分类

分为急性肠梗阻和慢性肠梗阻。

各种类型肠梗阻在一定条件下可以相互转换。若早期得以诊断和治疗，梗阻可以缓解和治愈；若延误诊断和治疗，不完全性肠梗阻可发展成完全性肠梗阻；单纯性肠梗阻可转变为绞窄性肠梗阻；机械性肠梗阻可发展为麻痹性肠梗阻。

【病理生理】

1. 肠管局部的变化

（1）肠蠕动增强　单纯性机械性肠梗阻一旦发生，梗阻部位以上的肠管蠕动增加，以克服肠内容物通过障碍。

（2）肠腔积气、积液、扩张　液体主要来自胃肠道分泌液，气体的大部分是咽下的空气，小部分是由血液弥散至肠腔内和肠道内容物经细菌分解或发酵产生。梗阻部位以上的肠腔因气体和液体的积聚而扩张、膨胀。梗阻部位越低，时间越长，肠膨胀越明显。梗阻部位以下的肠管则瘪陷、空虚或仅存积少量粪便。

（3）肠壁充血水肿、血运障碍　肠管膨胀，肠壁变薄，肠腔压力升高到一定程度时可使肠壁血运障碍。最初为静脉回流受阻，肠壁的毛细血管及小静脉淤血，肠壁充血、水肿、增厚、呈暗红色。由于组织缺氧，毛细血管通透性增加，肠壁上有出血点，并有血性渗出液渗入肠腔和腹腔。继而出现动脉血运受阻，血栓形成，肠壁失去活性，肠管成紫黑色。腹腔内出现带有粪臭的渗出物。肠管最终可缺血坏死而破溃、穿孔。

2. 全身性变化

（1）体液丧失致水、电解质紊乱与酸碱失衡 是肠梗阻很重要的病理生理改变。正常情况下，胃肠道每日分泌约 8000ml 的消化液，绝大部分被再吸收。肠梗阻发生后，由于不能进食及频繁呕吐，大量丢失消化液，尤以高位梗阻为甚；低位梗阻时，大量消化液不能被吸收而潴留到肠腔内，等于丢失体外。此外，肠管过度膨胀，影响肠壁静脉回流，使肠壁水肿和血浆向肠壁、肠腔及腹腔渗出。肠绞窄存在时，更丢失大量血液。从而造成严重的缺水、血容量减少和血液浓缩，以及酸碱平衡失调。十二指肠梗阻，可因丢失大量氯离子和酸性胃液而产生碱中毒。一般小肠梗阻，丧失的体液多为碱性或中性，钠、钾离子的丢失较氯离子为多，及酸性代谢产物增加，可引起严重的代谢性酸中毒。

（2）感染、中毒和休克 梗阻部位以上的肠腔内细菌大量繁殖，产生多种强烈毒素。由于肠壁血运障碍、通透性增加，细菌和毒素渗入腹腔，引起严重的腹膜炎和脓毒症。严重水、电解质紊乱以及酸碱平衡紊乱、细菌感染、中毒等，可引起严重休克。

（3）呼吸和循环功能障碍 肠腔高度膨胀，腹压增高，膈肌上升，腹式呼吸减弱，影响肺内气体交换，同时阻碍下腔静脉血液回流，致呼吸、循环功能障碍。

【临床表现】

尽管由于肠梗阻的原因、部位、病变程度、发病急慢的不同，可有不同的临床表现，但肠内容物不能顺利通过肠腔则是都有的情况，其共同的表现是腹痛、呕吐、腹胀及停止排便排气。

1. 症状

（1）腹痛 机械性肠梗阻发生时，由于梗阻部位以上强烈肠蠕动，表现为阵发性绞痛，疼痛多在腹中部，也可偏于梗阻所在的部位。腹痛发作时可伴有肠鸣音，自觉有气体在腹中窜动，并受阻于某一部位。有时能见到肠型和蠕动波。听诊为连续高亢的肠鸣音，或呈气过水声或金属音。若腹痛为持续性阵发性加剧的绞痛，则提示为绞窄性肠梗阻或机械性肠梗阻伴感染。麻痹性肠梗阻时表现为持续性腹胀，无绞痛。

（2）呕吐 在肠梗阻早期，呕吐呈反射性，呕吐物为食物或胃液。此后，呕吐随梗阻部位高低而不同，一般是梗阻部位愈高，呕吐出现愈早、愈频繁。高位肠梗阻时呕吐频繁，吐出物主要为胃及十二指肠内容物；低位肠梗阻时，呕吐出现迟而少，呕吐物可呈粪样。结肠梗阻时，呕吐到晚期才出现。呕吐物若呈棕褐色或血性，是肠管血运障碍的表现。麻痹性肠梗阻时，呕吐多为溢出性。

（3）腹胀 一般梗阻发生一段时间后出现，其程度与梗阻部位有关。高位肠梗阻腹胀不明显，但有时可见胃型。低位肠梗阻及麻痹性肠梗阻腹胀显著，遍及全腹。结肠梗阻时，如果回盲瓣关闭良好，梗阻以上结肠可成闭袢，则腹胀显著。腹部隆起不对称，是肠扭转等闭袢性肠梗阻的特点。

（4）停止排便排气 完全性肠梗阻发生后，患者多不再排便排气；但梗阻早期，尤其是高位肠梗阻，可因梗阻以下肠内尚残存的粪便和气体，仍可自行或在灌肠后排出，不能因此而否定肠梗阻的存在。某些绞窄性肠梗阻，如肠套叠、肠系膜血管栓塞或血栓形成，则可排出血性便或果酱样便。

2. 体征

（1）全身 单纯性肠梗阻早期，患者全身情况多无明显改变。梗阻晚期或绞窄性肠梗阻患者，可有口唇干裂、眼窝凹陷、皮肤弹性消失、尿少或无尿等明显缺水症状，以及脉搏细速、血压下降、面色苍白、四肢发冷等中毒和休克征象。

（2）腹部　机械性肠梗阻时腹部膨隆，见肠蠕动波、肠型；麻痹性肠梗阻者腹胀均匀，肠扭转时腹胀不均匀。单纯性肠梗阻者有轻度压痛，绞窄性肠梗阻者有固定压痛和腹膜刺激征，可扪及痛性包块。绞窄性肠梗阻腹内有渗液，移动性浊音阳性。机械性肠梗阻时肠鸣音亢进，有气过水声或金属音，麻痹性肠梗阻或绞窄性肠梗阻后期发生腹膜炎时肠鸣音减弱或消失。直肠指诊：扪及肿块提示肿瘤或肠套叠的套头，有血迹提示肠套叠或绞窄。

【辅助检查】

（1）实验室检查　单纯性肠梗阻的早期，变化不明显。随着病情的发展，因缺水和血液浓缩而使血红蛋白值及血细胞比容升高。绞窄性肠梗阻时，可有明显的白细胞计数及中性粒细胞增加，伴有电解质酸碱失衡时可有血钠、钾、氯及血气分析值的变化。

（2）影像学检查　在梗阻4~6h后X线立位平片可见到梗阻近段多个液平面及胀气肠袢，梗阻远段肠内无气体。空肠梗阻时平片示"鱼肋骨刺"征；结肠梗阻平片示结肠袋。麻痹性梗阻时X线示小肠、结肠均扩张。腹部平片结肠和直肠内含气体提示不完全性肠梗阻或完全性肠梗阻早期。肠梗阻，尤其当有坏疽、穿孔可能时，一般不作钡灌肠检查，因为钡剂溢入腹腔会加重腹膜炎。结肠梗阻和肠套叠时低压钡剂灌肠可提高确诊率。

【处理原则】

治疗原则是解除梗阻，纠正因肠梗阻引起的全身性生理紊乱。

（1）非手术治疗　包括禁食、留置鼻胃管进行胃肠减压，纠正水、电解质失衡。必要时输给血浆、全血。应用抗生素防治腹腔内感染。对起病急骤伴缺水者应留置尿管观察尿量。禁用强导泻剂，禁用强镇痛剂，防止延误病情。可给予解痉剂、低压灌肠、针灸等非手术治疗措施，并密切观察病情变化。

（2）手术治疗　手术原则：①去除病因，松解粘连、解除疝环压迫、扭转复位、切除病变肠管等。排尽梗阻近侧肠道内的积气积液，减少毒物吸收。②肠切除吻合术，恢复肠道通畅，修补腹壁缺损。进行腹腔清洗、引流。③短路手术，如晚期肿瘤已浸润固定，或肠粘连成团，可作梗阻近端与远端肠袢的短路吻合术。④肠造口术，如患者情况极严重或局部病变所限，不能耐受和进行复杂手术者，可行此式解除梗阻。

【护理评估】

（1）健康史　询问病史，注意患者的年龄，有无感染、饮食不当、过劳等诱因，尤其注意过去腹部疾病、手术史、外伤史。

（2）身体状况评估　了解腹痛的性质（绞痛、阵发性疼痛或持续性疼痛）、呕吐物，胃肠减压引流液的性质和量；腹胀、肠鸣音等体征的动态变化；有无腹膜刺激征出现；生命体征的变化；有无体液失衡的表现以及辅助检查的结果。

（3）心理-社会状况评估　了解患者和家属有无因肠梗阻的急性发生而引起的焦虑或恐惧、对疾病的了解程度、治疗费用的经济承受能力等。

【护理诊断】

（1）体液不足　与呕吐、禁食、肠腔积液、胃肠减压致体液丢失过多有关。

（2）疼痛　与肠内容物不能正常运行或通过障碍、手术治疗有关。

（3）腹胀　与肠梗阻致肠腔积液、积气有关。

（4）知识缺乏　缺乏术前、术后相关配合知识。

（5）潜在并发症　肠坏死、腹腔感染、感染性休克。

【护理措施】

1. 非手术治疗患者的护理

（1）体位与饮食　清醒患者采取半坐卧位，以缓解腹壁张力，减轻腹胀和腹痛症状。患者应禁食，如梗阻缓解，肛门有排气、排便，腹痛、腹胀消失可进流质饮食，忌食易产气的甜食和牛奶等。

（2）胃肠减压　胃肠减压是治疗肠梗阻的重要措施之一，通过胃肠减压吸出胃肠道内的积气、积液，减轻腹胀、降低肠腔内压力，改善肠壁血运。胃肠减压期间应观察和记录引流液的颜色、性状和量，若发现有血性液，应考虑有绞窄性肠梗阻的可能。

（3）缓解腹痛　在确定无肠绞窄或肠麻痹后，可应用阿托品类抗胆碱药物，以解除胃肠道平滑肌的痉挛，使腹痛得以缓解。但不可随意应用吗啡类止痛剂，以免掩盖病情。

（4）缓解腹胀　除行胃肠减压外，可进行腹部热敷或按摩，针灸足三里穴位；如肠梗阻无绞窄，也可经胃管注入液状石蜡，每次 20~30ml，可促进肠蠕动。

（5）呕吐的护理　呕吐时嘱患者坐起或头偏向一侧，及时清除口腔内分泌物，以免误吸引起吸入性肺炎或窒息；观察并记录呕吐物的颜色、性状和量。呕吐后给予漱口，保持口腔清洁。

（6）记录出入液量、合理补液　观察和记录呕吐量、胃肠减压量和尿量等，根据血清电解质和血气分析结果合理安排输液种类和调节输液量。

（7）防止感染　对单纯性肠梗阻晚期，特别是绞窄性肠梗阻患者，遵医嘱应用抗生素以防治细菌感染，减少毒素产生。

（8）严密观察病情变化　定时测量记录体温、脉搏、呼吸、血压，严密观察腹痛、腹胀、呕吐及腹部体征情况，若症状和体征不见好转或反而加重，应考虑有肠绞窄的可能。出现下列情况时应考虑绞窄性肠梗阻，及时报告医师：①腹痛发作急骤，开始即为持续性剧烈疼痛，或在阵发性之间仍有持续性剧烈疼痛，肠鸣音可不亢进。呕吐出现早、剧烈而频繁。②病情发展迅速，早期出现休克，抗休克治疗后改善不显著。③有明显腹膜刺激征，体温升高，脉率增快，白细胞计数和中性粒细胞比例增高。④腹胀不对称，腹部有局部隆起或触及有压痛的肿块。⑤呕吐物、胃肠减压抽出液、肛门排出物为血性，或腹腔穿刺抽出血性液体。⑥经积极非手术治疗后症状体征无明显改善。⑦腹部 X 线检查所见符合绞窄性肠梗阻的特点。此类患者因病情危重，多处于休克状态，需要紧急手术治疗。应积极做好术前准备。

2. 术后护理

（1）体位　血压平稳后给予半卧位。

（2）饮食　术后暂时禁饮食，禁食期间给予补液。肠蠕动恢复并有排气后，可开始进少量流食；进食后若无腹胀、腹痛等不适，可逐步过渡至半流质食物。肠吻合术后，进食时间宜适当推迟。

（3）观察病情变化　术后患者应严密观察生命体征以及有无腹痛、腹胀、呕吐及排气、排便等腹部症状和体征的变化，发现异常情况及时报告医师并作相应处理。

（4）胃肠减压和腹腔引流管的护理　妥善固定所有引流管，保持引流通畅，避免受压、扭曲，注意腹腔引流或胃肠减压引流液的颜色、性状和量。

（5）术后并发症护理　术后尤其是绞窄性肠梗阻术后，如出现腹部胀痛、持续发热、白细胞计数增高，腹壁切口处红肿并流出较多带有粪臭味液体，应当警惕腹腔内感染及肠瘘的可能，需及时给予处理。

（6）健康教育

① 告知患者要注意饮食卫生，避免暴饮暴食。

② 出院后进食易消化食物，少食刺激性食物。

③ 避免饭后进行剧烈活动，保持大便通畅，老年便秘患者及时服用缓泻剂，如有腹痛、腹胀等不适，及时就诊。

【几种常见的机械性肠梗阻】

1. 粘连性肠梗阻

粘连性肠梗阻是肠粘连或腹腔内粘连带压迫所致的肠梗阻，较为常见（图17-4）。主要病因是腹部手术造成腹腔内出血、损伤、感染和带入异物等因素，其次是腹腔内炎症、损伤、肿瘤等因素所致。肠粘连并非都引起肠梗阻，多有其诱发因素，如饮食不当、剧烈活动、体位突然改变等，使肠襻重量增加，肠襻被拉成锐角而导致梗阻。急性粘连性肠梗阻主要是机械性肠梗阻的表现，多为单纯性，可以是不完全性或完全性梗阻，少数为绞窄性肠梗阻。

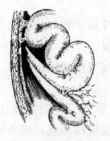 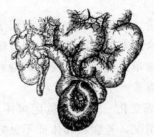

(a) 粘连牵扯肠管成角　　　　(b) 粘连带压迫肠管

图 17-4　粘连性肠梗阻

2. 肠扭转

肠扭转是一段肠管沿其系膜长轴旋转而造成的闭襻性肠梗阻。同时肠系膜血管受压，肠扭转很容易发生绞窄、坏死。因肠扭转发生的部位不同，其临床表现各有特点（图17-5）。

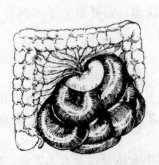 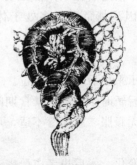

(a) 全小肠扭转　　　　(b) 乙状结肠扭转

图 17-5　肠扭转

① 小肠扭转　多见于青壮年，常因饱餐后立即进行剧烈活动而发病。起病急骤，表现

为突发剧烈腹部绞痛，多在脐周围，常为持续性疼痛伴阵发性加重，患者往往不能平卧，常取膝胸卧位或蜷曲侧卧位，呕吐频繁，腹胀不明显，早期即出现休克。腹部可触及有压痛的肠袢。腹部 X 线检查符合绞窄性肠梗阻的表现。

② 乙状结肠扭转　多见于男性老年人，常有便秘习惯。临床表现除有腹部绞痛外，有明显腹胀，而呕吐一般不明显。若低压灌肠，灌入的液量不足 500ml。钡剂灌肠 X 线检查见扭转部位钡剂受阻，尖端呈"鸟嘴"状。

3. 肠套叠

一段肠管套入其邻近肠管腔内称为肠套叠。也容易形成绞窄性肠梗阻。原发性肠套叠好发于 2 岁以下的儿童，常与饮食性质的改变引起的肠功能紊乱有关。最多见的为回盲部的肠套叠，回肠末端套入结肠（图 17-6）。肠套叠的三大典型症状是腹痛、血便和腹部肿块。表现为突然发生剧烈的阵发性腹痛，患儿哭闹不安、面色苍白、出汗、伴有呕吐和果酱样便，腹部检查可扪及腊肠样肿块。空气灌肠显示空气在结肠内受阻。

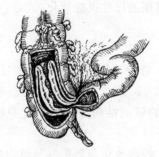
图 17-6　回盲部肠套叠

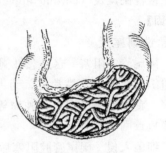
图 17-7　蛔虫性肠梗阻

4. 蛔虫性肠梗阻

蛔虫性肠梗阻是一种单纯机械性肠梗阻。多见于儿童，农村发病率较高。驱虫不当常为诱因，临床表现为阵发性脐周腹痛，伴呕吐，腹胀不明显，腹部可扪及条索状团块，肠鸣音可亢进或正常（图 17-7）。

第四节　阑尾炎患者的护理

【解剖生理概要】

阑尾位于右髂窝部，外形呈蚯蚓状，长 5～10cm，直径 0.5～0.7cm。阑尾起自盲肠根部、三条结肠带的会合点，远端游离于右下腹腔；其体表投影约在右髂前上棘与脐连线的中外 1/3 交界处，称为麦氏（McBurney）点，是阑尾手术切口的标记点。由于阑尾基底部与盲肠的位置关系恒定，阑尾的位置常随盲肠位置而变动，其尖端指向有六种类型：①回肠前位　尖端指向左上方；②盆位　尖端指向盆腔；③盲肠后位　位于后腹膜，在盲肠后方、髂肌前，尖端指向上；④盲肠下位　尖端指向右下方；⑤盲肠外侧位　位于腹腔内，盲肠外侧；⑥回肠后位　在回肠后方，指向脐。

阑尾近端开口于盲肠，此处黏膜皱襞形成瓣状，称 Gerlach 瓣，可防止粪石或异物进入阑尾腔内。阑尾系膜为两层腹膜包绕阑尾形成的一个三角形皱襞，其内含有血管、淋巴管和神经。阑尾系膜内的血管为阑尾动、静脉，阑尾动脉是一无侧支的终末动脉，系回结肠动脉的分支，当血运受阻时易致阑尾坏死；阑尾静脉与动脉伴行，其血流经肠系膜上静脉汇入门静脉。阑尾炎症时，菌栓脱落可引起门静脉炎和细菌性肝脓肿。阑尾的淋巴管与系膜内的血管伴行，引流淋巴液至回结肠淋巴结。阑尾的神经由交感神经纤维经腹腔丛和内脏神经传入，其传入的脊髓节段在第 10～11 胸节，故阑尾急性炎症时，常表现为该神经所分布的脐周牵涉痛。

阑尾的组织结构与结肠相似，阑尾黏膜上皮细胞能分泌少量黏液，使管腔润滑。黏膜和黏膜下层富含淋巴组织，是阑尾感染常沿黏膜下层扩散的原因。现基本公认阑尾是一个淋巴器官，参与 B 淋巴细胞的产生和成熟。阑尾壁内的大量淋巴组织在 12～20 岁时达高峰，以后随年龄增长逐渐减少，60 岁后消失；故成人阑尾切除，无损于机体的免疫功能。

【分类】

阑尾炎（appendicitis）是指发生在阑尾的炎症反应。分急性阑尾炎和慢性阑尾炎。

（1）急性阑尾炎（acute appendicitis） 是指阑尾发生的急性炎症反应，是常见的外科急腹症之一，以青壮年多见，男性发病率高于女性。

（2）慢性阑尾炎（chronic appendicitis） 是发生在阑尾的慢性炎症变化。

【病因】

1. 急性阑尾炎

（1）阑尾管腔阻塞 这是急性阑尾炎最常见的病因。造成阑尾管腔阻塞的常见原因有：①淋巴组织明显增生，最常见，约占 60％，多见于青年人；②粪石，约占 35％；③异物、炎性狭窄、食物残渣、蛔虫、肿瘤等，较少见；④阑尾的解剖结构异常，如管腔细长、狭小、系膜短致阑尾卷曲。

（2）细菌入侵 阑尾管腔阻塞后，内容物排出受阻，腔内致病菌繁殖并分泌内毒素、外毒素，上皮的完整性受损，细菌侵入壁内并沿黏膜下层扩散，引起和加重感染。感染的致病菌多为肠道内的革兰阴性杆菌和厌氧菌。

（3）其他 如急性肠炎直接蔓延至阑尾；经常进食高脂肪、高糖和缺乏纤维的食物者可因肠蠕动减弱、粪便黏稠而易形成粪石。

2. 慢性阑尾炎

大多数由急性阑尾炎转变而来，少部分开始即呈慢性过程。部分可因阑尾腔内粪石、虫卵等异物，或阑尾扭曲、粘连，淋巴滤泡过度增生等导致阑尾管腔狭窄而发生慢性炎症变化。

【病理生理】

1. 急性阑尾炎

根据急性阑尾炎的病理生理变化及临床过程，可分为四种病理类型。

（1）急性单纯性阑尾炎 为病变早期。炎症多限于黏膜和黏膜下层，外观呈轻度肿胀充血，浆膜失去光泽，表面有少量纤维素性渗出物。镜下可见阑尾壁各层水肿及中性粒细胞浸润，黏膜表面有小溃疡和出血点。

（2）急性化脓性阑尾炎 亦称急性蜂窝织炎性阑尾炎。常由急性单纯性阑尾炎发展而来。阑尾肿胀明显，浆膜高度充血，表面有脓性渗出物。镜下，腔内积脓，黏膜面溃疡可深达肌层和浆膜层，各层均有小脓肿形成。阑尾周围腹腔内有脓液渗出，形成局限性腹膜炎。

（3）坏疽性及穿孔性阑尾炎 阑尾炎症进一步加剧，管腔严重阻塞，压力升高，管壁血运障碍，阑尾管壁坏死，呈暗紫色或黑色，严重者可发生穿孔，穿孔多发生在阑尾根部或近端。

（4）阑尾周围脓肿　急性阑尾炎化脓、坏疽或穿孔时，大网膜可移至右下腹，包裹阑尾形成局部炎性肿块或阑尾周围脓肿。

急性阑尾炎的转归有以下几种：①炎症消退　部分单纯性阑尾炎经治疗后炎症消退，大部分将转为慢性阑尾炎，易复发；②炎症局限　部分化脓、坏疽或穿孔性阑尾炎若被大网膜包裹后，炎症可局限成阑尾周围脓肿；③炎症扩散　阑尾炎症重、发展快、又未得到及时合理治疗时，炎症可扩散发展为慢性腹膜炎、化脓性门静脉炎、细菌性肝脓肿或感染性休克等。

2. 慢性阑尾炎

主要病理改变是阑尾壁不同程度的纤维化和慢性炎性细胞浸润。

【临床表现】

阑尾炎的临床表现可因不同的病理类型而不同；发生在特殊年龄阶段、特殊生理过程及疾患者群的阑尾炎又有不同的临床表现特点。

1. 急性阑尾炎

（1）常见症状

① 转移性右下腹痛　疼痛多开始于上腹部或脐周，位置不固定，数小时（6~8h）后转移并固定于右下腹，约70%~80%的急性阑尾炎患者具有此典型症状；少部分，病初时即表现为右下腹痛。腹痛特点可因阑尾位置及不同病理类型而有差异：单纯性阑尾炎者仅表现轻度隐痛；化脓性阑尾炎者呈阵发性胀痛和剧痛；坏疽性阑尾炎者则表现为持续性剧烈腹痛；穿孔性阑尾炎患者因阑尾腔内压力骤降而出现腹痛暂时缓解的现象，但并发腹膜炎后，腹痛又呈持续加剧。盲肠后位阑尾炎者腹痛在右侧腰部；盆位阑尾炎者的腹痛位于耻骨上区；肝下区阑尾炎者表现为右上腹痛，极少数呈左下腹痛。

② 胃肠道反应　阑尾炎早期，患者可出现厌食、恶心和呕吐，部分患者还可发生腹泻或便秘。如盆位阑尾炎时，炎症刺激直肠和膀胱，引起排便次数增多、里急后重和尿痛。弥漫性腹膜炎时可引起麻痹性肠梗阻，表现为腹胀、排便排气减少等症状。

③ 全身表现　多数患者早期仅有乏力、低热。炎症加重可出现全身中毒症状，如寒战、高热、脉速、烦躁不安或反应迟钝等。阑尾穿孔引起腹膜炎时，可有心、肺、肾等器官功能不全的表现，若发生化脓性门静脉炎还可引起轻度黄疸。

（2）体征

① 右下腹压痛　是急性阑尾炎的重要体征。压痛点通常位于麦氏点，亦可随阑尾位置变异而改变，但始终表现为一个固定位置的压痛。有些患者在发病早期腹痛尚未转移至右下腹时，即可能出现右下腹固定压痛。

② 腹膜刺激征　包括腹肌紧张、压痛、反跳痛（Blumberg征）、肠鸣音减弱或消失等。这是由于壁腹膜受炎症刺激的一种防御性反应，常提示阑尾炎症加重，有炎性渗出、化脓、坏疽或穿孔等。但在特殊年龄阶段、体质及阑尾位置有变化的患者，腹膜刺激征可不明显，如小儿、老人、孕妇、肥胖、虚弱者或盲肠后位阑尾炎等。

③ 右下腹包块　部分阑尾炎形成阑尾包块和（或）脓肿的患者，在右下腹可扪及位置固定、边界不清的压痛性包块。

④ 其他体征

a. 结肠充气试验（Rovsing征）　患者仰卧位，检查者右手压住左下腹降结肠部，左手按压近段结肠，结肠内气体即可传至盲肠和阑尾，引起右下腹疼痛者为阳性试验结果。

b. 腰大肌试验 患者左侧卧位，右大腿后伸，引起右下腹疼痛者为阳性，提示阑尾位于盲肠后位或腰大肌前方。c. 闭孔内肌试验 患者仰卧位，将右髋和右膝均屈曲 90°，然后将右股向内旋转，引起右下腹疼痛者为阳性，提示阑尾位置靠近闭孔内肌。d. 直肠指诊 盆位阑尾炎或阑尾炎症波及盆腔时可有直肠右前方触痛；若形成盆腔脓肿则可触及痛性肿块。

（3）特殊类型急性阑尾炎的临床特点

① 新生儿急性阑尾炎 临床不多见。但由于新生儿不能提供病史，穿孔发生率及死亡率均较高。早期临床表现可有厌食、呕吐、腹泻及脱水等症状，无明显发热，早期诊断较困难。但应高度注意患儿有无腹胀及右下腹压痛等体征，为诊断阑尾炎和判断阑尾是否穿孔提供参考依据。

② 小儿急性阑尾炎 是儿童常见的急腹症之一。小儿盲肠位置较高，由于大网膜发育不全，难以通过大网膜移动达到包裹炎症阑尾的作用，故临床表现与成人阑尾炎不同：病情重且发展快，早期即出现高热、呕吐等症状；右下腹体征不明显；穿孔及其他并发症的发生率较高，死亡率亦较高。

③ 老年人急性阑尾炎 不常见。由于老年人对疼痛感觉迟钝，腹肌薄弱，防御功能减退，主诉不强烈，体征不典型。临床表现轻而病理改变重，体温和白细胞升高均不明显。又因老年人多伴动脉硬化，易致阑尾缺血、坏死或穿孔。加之老年人常合并心脑血管、呼吸系统疾病以及糖尿病等，使病情更复杂和严重。

④ 妊娠期急性阑尾炎 较常见，多发生在妊娠期的前 6 个月。由于妊娠中期子宫增大较快，腹壁被抬高，盲肠和阑尾被推向右上腹，因而与其他成人阑尾炎的表现不同，特点为：a. 压痛点上移；b. 腹肌紧张，压痛、反跳痛不明显；c. 大网膜难以包裹阑尾，致腹膜炎不易局限而引起腹腔内扩散；d. 炎症刺激子宫易致流产或早产，威胁母子安全。

⑤ 获得性免疫缺陷综合征（AIDS）、人类免疫缺陷病毒（HIV）感染患者的急性阑尾炎 由于此类患者免疫功能缺陷或异常，其症状和体征不典型，常易被延误诊断和治疗。

2. 慢性阑尾炎

（1）症状 多不典型。既往多有急性阑尾炎发作病史，表现为右下腹经常疼痛，部分患者仅有隐痛或不适，剧烈运动或不洁饮食后可诱发急性疼痛。部分患者有反复急性炎症发作史。

（2）体征 可有阑尾部位局限性轻度压痛，位置也较固定。部分患者左侧卧位时可在右下腹扪及阑尾条索。

【辅助检查】

（1）实验室检查 多数患者的血常规检查可见白细胞计数和中性粒细胞比例升高。但新生儿、老年人及 AIDS/HIV 感染者的白细胞计数不升高或升高不明显。

（2）影像学检查

① 腹部 X 线检查 钡剂灌肠 X 线检查可见阑尾不充盈或充盈不全，阑尾腔不规则，72h 后复查仍有钡剂残留，即可诊断为慢性阑尾炎。

② B 超检查 可显示阑尾肿大或脓肿。

【处理原则】

（1）手术治疗 阑尾切除术可用传统的开腹方法，亦可采用腹腔镜作阑尾切除。应根据阑尾炎不同病理类型选择不同的手术方式。

① 急性单纯性阑尾炎 行阑尾切除术，切口Ⅰ期缝合。

② 急性化脓性或坏疽性阑尾炎　行阑尾切除术，若腹腔内有脓液，可根据病情放置乳胶管引流。

③ 急性阑尾炎伴穿孔　切除阑尾后，清除腹腔脓液，并根据病情放置腹腔引流管。

④ 阑尾周围脓肿　脓肿尚未破溃时按急性化脓性阑尾炎处理；若已形成阑尾周围脓肿，全身应用抗菌药治疗或同时联合局部外敷药物，以促进脓肿吸收消退；待肿块缩小局限、体温正常 3 个月后再手术切除阑尾；若脓肿无局限趋势，则应行脓肿切开引流手术，待 3 个月后再作Ⅱ期阑尾切除术，术后应用有效抗菌药。

⑤ 慢性阑尾炎　诊断明确后行阑尾切除术。

（2）非手术治疗　适用于诊断不甚明确、症状比较轻者。主要治疗措施包括：应用抗菌药控制感染、禁食、补液或中药治疗等。在非手术治疗期间，应密切观察病情，若病情有发展趋势，应及时行手术治疗。

【护理诊断】

（1）疼痛　与阑尾炎症刺激腹膜有关。

（2）潜在并发症　切口感染、腹腔脓肿等。

【护理措施】

（1）减轻或控制疼痛

① 协助患者采取半卧位或斜坡卧位，以减轻腹壁张力，指导患者进行有节律的深呼吸，达到放松和减轻疼痛的作用；②禁食或清淡饮食；③对诊断明确的剧烈疼痛患者，可遵医嘱给予解痉药或止痛药；④遵医嘱应用足量有效抗菌药，以有效控制感染。

（2）并发症的预防和护理

① 腹腔脓肿的预防和护理

a. 术后患者血压平稳后给予半坐卧位，以利于腹腔内渗液积于盆腔或引流，避免形成腹腔脓肿；b. 妥善固定引流管，确保有效引流，防止积液或脓肿；c. 遵医嘱应用足量、敏感的抗菌药，以控制感染、促进脓肿局限和吸收；d. 密切观察患者的腹部症状和体征变化；e. 及时处理腹腔脓肿，必要时遵医嘱做好手术切开引流的准备。

② 切口感染的预防和护理

a. 定期更换切口敷料，保持敷料清洁和干燥；b. 对化脓、坏疽或穿孔的阑尾炎患者，应根据试验结果应用敏感抗菌药；c. 注意观察，若术后 2～3 天，切口部位出现红肿、压痛、波动感，且伴体温升高，应考虑切口感染；d. 一旦出现切口感染，应配合医师及时处理感染切口。

第五节　大肠肛管疾病患者的护理

【解剖概要】

直肠是结肠的延续，上接乙状结肠，下连肛管，长 12～15cm。直肠上端的大小似结肠，下端扩大成直肠壶腹，是粪便排出前的暂存部位。直肠中部前方腹膜返折成为直肠膀胱陷凹（女性为直肠子宫陷凹）。此陷凹距肛门约为 11cm，若有积脓或转移性癌肿，可经直肠指检触及。直肠壶腹部黏膜有上、中、下三个横的半月形皱襞，称直肠瓣。直肠瓣有阻止粪便排出的作用。直肠下端由于与口径较小的肛管相接，其黏膜呈现 8～10 个隆起的纵行皱襞，称为直肠柱（或肛柱）。相邻两个直肠柱基底之间有半月形皱襞，称肛瓣。肛瓣与直肠柱之间的直肠黏膜形成许多开口向上的袋状小窝，称为肛窦（或称肛隐窝），深3～5mm。底部有肛腺开口，一旦发生感染常会形成肛管直肠周围脓肿。在肛管与直肠柱连接的部位，有三角形乳头状隆起，称肛乳头。在直肠与肛管的交界处，由肛瓣及肛柱下端组成呈锯齿状的线，称齿状线。齿状线上下的组织结构有着显著的不同，其区别如表17-1。

表 17-1 齿状线上、下解剖的比较

项　　目	齿状线以上（直肠）	齿状线以下（肛管）
结构	黏膜	皮肤
动脉供应	直肠上、下动脉	肛门动脉
静脉回流	痔内静脉丛→门静脉	痔外静脉丛→下腔静脉
神经支配	自主神经,无疼痛感	脊神经,疼痛敏感
淋巴回流	腹主动脉周围或髂内淋巴结	腹股沟淋巴结或髂外淋巴结

　　肛管是消化道的末端，上自齿状线，下至肛缘，长3～4cm。肛管周围有内、外括约肌围绕，内括约肌是不随意肌，围绕肛管上；外括约肌为随意肌，被直肠纵肌和肛提肌纤维穿过而分为皮下部、浅部、深部三部分。由外括约肌深部、肛提肌、内括约肌和直肠纵肌各一部分组成一个肌环，称为肛管直肠环（图17-8）。手术时如切断此环，可引起肛门失禁。直肠与肛管周围以肛提肌为界，分为几个组织间隙。肛提肌以上左右各有骨盆直肠间隙；肛提肌以下左右各有坐骨肛管（或直肠）间隙；在直肠后方与骶骨之间有直肠后间隙。这些间隙内充满了脂肪结缔组织，容易发生感染而形成脓肿，并可互相蔓延扩散。

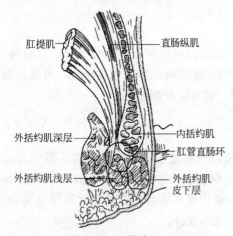

图 17-8 肛管直肠环

一、痔

　　直肠上静脉丛和直肠下静脉丛在靠近齿状线的部位扩张和屈曲而形成的静脉团称为痔。痔在肛肠疾患中发病率最高，是成人的常见病。

【病因】

　　(1) 解剖因素　直肠下端的直肠上静脉丛处于门静脉系统最低位，且无静脉瓣。直肠黏膜下组织松弛，对静脉缺乏支持，当经常站立工作时，静脉血回流困难，血液淤滞。另外，直肠上、下静脉丛壁薄，位浅，易于扩张形成痔。

　　(2) 腹内压增高　便秘、妊娠、前列腺增生症、腹腔积液及腹腔肿块等均可造成腹内压增高，影响直肠静脉血液回流，而易发生痔。

　　(3) 其他因素　如直肠下端和肛管的慢性感染引起长期的每日排便次数增加，以及局部感染使静脉本身及周围组织纤维化，失去弹性，引起回流障碍，发生扩张而形成痔。年老体弱或长期疾病引起营养不良使局部组织萎缩无力，静脉易扩张。长期饮酒及喜食辛辣刺激性食物而引起局部充血，也是痔发生的因素。

【分类】

　　根据痔所在的部位可以分为三类。

　　(1) 内痔　由直肠上静脉丛扩大曲张形成的静脉团块（亦称痔核），位于齿状线以上，表面为直肠黏膜覆盖。常见于直肠下端右前方、右后方和左方（即膀胱截石位点）。其表现为下垂突出，基底较宽，有时可脱出肛门外，黏膜充血，排便黏膜损伤后易出血。

（2）外痔　是直肠下静脉丛扩大曲张形成的静脉团块位于齿状线以下，表面为肛管皮肤所覆盖。表现为肛管皮下处有一个至数个椭圆形突出。有时血块凝结皮下，形成硬结（称血栓性外痔），血块吸收后形成纤维性皮垂。

（3）混合痔　由直肠上、下静脉丛彼此吻合相通的静脉丛同时扩大曲张而成，因而痔在同一处位于齿状线上下。表面为直肠黏膜和肛管皮肤所覆盖，具有内、外痔的共同表现。

【临床表现】

（1）内痔

① 便血　最常见的症状，一般表现为间歇性便后无痛性鲜血。轻者大便表面带血、便后滴血或便纸上有血迹，出血量较少；重者出血呈喷射状，便后能自行止血。长期便血可有贫血表现。

② 痔核脱出　内痔发展到一定程度，痔核即可脱出肛门外，脱出的痔核由小变大，初时便后可自行回纳，严重时必须由手推回肛门内，否则脱出的痔核有嵌顿的可能。由于痔核不断增大和反复脱出，肛门括约肌松弛，患者在行走、咳嗽等腹内压增高的情况下，痔核就能脱出。

③ 肛门内瘙痒和疼痛　由于肛门内流出的黏液刺激皮肤，易引起肛门瘙痒或湿疹，有时感染刺激出现剧烈疼痛。

（2）外痔　平时无感觉，仅见肛门外皮垂；当排便用力过猛时，可引起痔静脉破裂，血凝块结于皮下形成血栓性外痔时，可出现剧烈疼痛和局部肿胀，肛门表面可见暗红色肿块，大小不等。排便、咳嗽、行走和坐时均可使疼痛加剧。

（3）混合痔　具有内痔和外痔两者的临床表现。

痔核根据临床表现与肛门检查，即可明确诊断。早期内痔在肛门镜检下，可见局部黏膜呈暗红色隆起，好发于膀胱截石位3、7、11点。外痔于肛门表面可见红色或暗红色硬结，大小不一。

【处理原则】

痔多数处于静止、无症状状态，平时只需注意饮食，忌食辛辣等刺激性食物，保持大便通畅，养成良好的排便习惯，一般不需特别治疗。当痔并发出血、血栓形成、痔核脱出及嵌顿时要积极处理，其原则如下：

（1）一般疗法　包括：改善饮食，保持大便通畅；温水或高锰酸钾液坐浴，改善局部血液循环，防止继发感染，减轻疼痛；肛管内注入消炎止痛作用的油膏或栓剂；便秘者可口服液状石蜡、酚酞等药物。

（2）注射疗法　适用于单纯性内痔。其止血效果显著，并能使痔核萎缩，达到治疗效果。其方法是将硬化剂（如鱼肝油酸钠溶液或复方明矾注射液）注射于痔核基底部黏膜下层、痔静脉丛周围组织内，产生无菌性炎症反应，使纤维组织增生，静脉闭塞，痔萎缩。

（3）冷冻疗法　适用于较小的出血性痔，痔核过大者效果较差。其方法是应用液态氮（−196℃）通过特制探头与痔核接触，到组织冷冻坏死脱落，创面逐渐愈合。

（4）手术疗法　适用于病程长，经常发作，出血严重，痔核脱出嵌顿。手术方式有痔结扎术、痔切除术、痔环切除术、血栓外痔剥离术等。

二、直肠肛管周围脓肿

直肠肛管周围脓肿是指直肠肛管组织内或其周围间隙内的感染，发展成为脓肿。多数在穿破或手术切开引流后形成肛瘘。

【病因病理】

直肠肛管周围脓肿绝大多数是由肛窦或肛腺感染引起。肛窦开口向上，易积存粪便和分泌物，如有损伤，即可引起肛窦感染，延及肛腺。肛腺形成脓肿后可向上下蔓延或穿破肠壁、括约肌而至直肠肛管周围间隙，分别形成骨盆直肠间隙脓肿、坐骨肛管间隙脓肿和肛旁皮下脓肿（图17-9）。

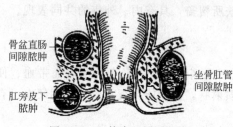

图 17-9　肛管直肠周围脓肿

【临床表现】

根据脓肿部位不同而表现各异。

（1）肛旁皮下脓肿　最常见。较表浅，局部红、肿、热、痛明显。患者常感肛周持续性跳痛，排便时加重。由于脓肿不大，全身感染症状不明显。脓肿形成后有明显的波动感，穿刺可确诊。

（2）坐骨肛管间隙脓肿（坐骨直肠窝脓肿）　肛腺脓肿穿破外括约肌而进入坐骨肛管间隙，形成坐骨肛管间隙脓肿，较常见。由于位置较深，起病即有发热、食欲缺乏，甚至寒战、恶心等症状。早期局部胀痛，外观无红肿，炎症发展后，局部出现红肿并有搏动性疼痛。有时因炎症刺激直肠引起里急后重，或因反射膀胱颈痉挛而引起排尿困难。直肠指检有明显触痛，甚至有波动感；穿刺抽得脓液即可确诊。

（3）骨盆直肠间隙脓肿（骨盆直肠窝脓肿）　肛腺脓肿向上穿破直肠纵肌进入肛提肌上骨盆直肠间隙，形成骨盆直肠间隙脓肿，较少见。此处位置较深，空间较大，因此局部症状不明显而全身感染症状更显著，严重者可有败血症表现。直肠指检可触及压痛、隆起甚至波动感。诊断比较困难，必要时可作穿刺，抽得脓液方可确诊。

【处理原则】

直肠肛管周围脓肿早期采用消炎、止痛、局部热敷或热坐浴等治疗，常可使炎症消退。如脓肿形成，应及早切开引流，保持引流通畅。

三、肛瘘

肛瘘是肛管或直肠下端与肛周皮肤间的感染性瘘管。其内口位于齿状线附近，外口位于肛周皮肤。

【病因病理】

绝大多数肛瘘起自肛管直肠周围脓肿。在脓肿自行破溃或切开引流后，溃破或引流处成为外口，脓肿逐渐缩小形成感染性管道，感染不断发展，可向肛管或直肠下端黏膜穿破成为内口，经久不愈。肛瘘的分类方法较多，按部位分为：低位肛瘘，瘘管位于肛管直肠环以下；高位肛瘘，瘘管位于肛管直肠环以上。根据肛瘘外口位置分为：外瘘，肛瘘外口在肛周皮肤上；内瘘，肛瘘的两个出口都在直肠肛管内。按瘘管数目分为：单纯性瘘，仅有一个外口、一个内口和一个管道；复杂性瘘，一个内口、多个外口和多个管道（图17-10）。

【临床表现】

肛瘘的主要症状是肛门周围外口不断有少量的脓性分泌物、粪汁或气体排出，污染内裤，刺激皮肤，引起瘙痒不适。如外口暂时封闭，脓液积聚，局部有红肿、胀痛，全身发热、乏力，待封闭的外口破溃或切开引流，脓液再次流出，症状方可消失。这种由于引流不畅形成的脓肿，可反复发生，有时脓液从另外处皮肤破溃，形成新的外口，成为复杂性肛瘘。

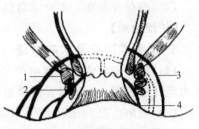

图 17-10　肛瘘的分类

1—高位复杂性肛瘘；2—低位复杂性肛瘘；
3—高位单纯性肛瘘；4—低位单纯性肛瘘

肛门检查时外口常为一乳头状突起或是肉芽组织隆起，挤压时有少量脓液或带血性分泌物以及粪汁流出。直肠指诊可触及一较硬的条索状瘘管。

【处理原则】

肛瘘一般采用手术切除或挂线疗法。其目的是利用手术或挂线方法，使瘘管成为敞开的创面以达到逐渐愈合。

（1）瘘管切开术　适用于低位单纯性肛瘘。此手术仅损伤一部分内括约肌或外括约肌皮下部及浅部，不会引起术后大便失禁。术后如引流通畅，效果较好。

（2）挂线疗法　适用于高位单纯性肛瘘。手术时将一根橡皮筋穿入瘘管内拉紧结扎，使被结扎组织发生血运障碍，逐渐坏死，缓慢切开瘘管而成创面，以达到逐渐愈合而不会出现括约肌失禁的目的（图 17-11）。此法简单，可在门诊施行，出血少，患者易接受。

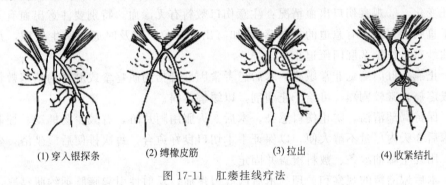

(1) 穿入银探条　　(2) 缚橡皮筋　　(3) 拉出　　(4) 收紧结扎

图 17-11　肛瘘挂线疗法

（3）肛瘘切除术　适用于低位单纯性肛瘘。

【护理评估】

（1）健康史　①是否经常吃辛辣食物或经常饮酒；②有无长期站立、坐位或其他腹内压增高的因素；③治疗史；④有无其他伴随疾病，如心血管疾病、糖尿病等。

（2）身体状况评估　了解疾病情况及对手术的耐受性。有无肛门局部瘙痒、疼痛；便血的程度；有无排便异常；以及肛门镜检的结果等。

（3）心理-社会状况评估　患者对疾病及治疗方法的认识，对手术前的配合、手术后康复知识的了解程度。

【护理诊断】

（1）疼痛　与肛周疾病或手术创伤有关。

（2）舒适改变　与肛门瘙痒，痔核脱出、黏液刺激肛周皮肤有关。

（3）便秘　有肛周疼痛惧怕解大便有关。

（4）潜在并发症　术后尿潴留、术后大便失禁、切口感染。

【护理措施】

1. 非手术治疗及术前护理

（1）观察便血情况　便血的量、性质（滴血还是射血），长期出血者有无头昏、眼花、乏力等贫血表现，注意患者在排便或淋浴时晕倒。

（2）坐浴　肛门坐浴是手术前后常用的辅助治疗方法，能促进血液循环，使炎症吸收，缓解括约肌痉挛，减轻疼痛，并能清除分泌物，起到良好的清洁作用。其方法是采用0.2％高锰酸钾溶液坐浴，早、晚各1次，便后也应坐浴。注意浓度不能太高，以免灼伤肛门皮肤。

（3）止痛　对有剧烈疼痛者，患者可卧床休息，于肛门内注入有消炎止痛作用的药膏或栓剂。

（4）保持排便通畅，预防便秘。

（5）做好术前准备　术前3日进半流质少渣饮食，术前日晚可给予缓泻剂，术晨行清洁灌肠。

（6）皮肤准备　做好手术野皮肤准备，保持肛门周围皮肤干净，女性已婚患者术前冲洗阴道。

2. 术后护理

（1）一般护理

① 禁食1日，24h后可进流质饮食，3天后根据患者情况可改用少渣饮食。②严密观察生命体征变化。③观察伤口出血情况：注意伤口敷料有无渗血，特别要注意出血有无流出肛门积聚于直肠内（患者有急迫的排便感），如有出血征象，应及时通知医生处理，并准备好凡士林油纱布，作填塞肛门压迫止血。

（2）止痛　肛门痛觉非常敏感，术后患者常因肛管括约肌痉挛或肛管内填塞敷料过紧等原因造成疼痛，常较剧烈，可给予止痛剂，以缓解疼痛。

（3）保持局部清洁，防止伤口感染，术后3天服用阿片酊，有减少肠蠕动、控制排便的作用。术后3天内尽量不解大便，以保证手术切口良好愈合。每次排便后应坐浴，坐浴后擦干创面，用凡士林油纱条、敷料覆盖并固定。

（4）术后尿潴留的观察和护理　术后因肛门疼痛，反射性引起膀胱括约肌痉挛，同时手术时麻醉的抑制作用使膀胱松弛，引起尿潴留。可通过诱导排尿、针刺、导尿等方法处理。

（5）注意患者有无排便困难、大便变细或大便失禁等肛门括约肌松弛的现象。肛门括约肌松弛者，术后3日指导患者进行肛门肌肉舒缩运动：深吸气时用力夹紧两臀部及大腿，将肛门收牢尽量向上提，然后张口吐气再放松，早、晚各练10min。

（6）防止肛门狭窄　术后5～10日内可早行扩肛治疗，每日1次，并鼓励患者有便意时，尽快排便。

3. 健康教育

（1）养成定时排便的习惯，平时多吃新鲜蔬菜、水果，保持大便通畅。忌饮酒及辛辣食物。

（2）出院时如手术创面未愈合者，应每日温水坐浴，保持创面干净，促进早日愈合。避免长时间久站或久坐，久坐后作适当运动。有便秘者，清晨空腹喝温开水一大杯；每晨起或晚睡前作腹部按摩；必要时服缓泻剂。如有排便困难，应及时到医院检查。

四、肛裂

肛裂是肛管皮肤全层裂开形成的小溃疡。好发部位在肛管后方正中线。

【病因病理】

肛裂发生于长期便秘或大便干硬的患者，由于大便又干又硬，大便时用力又猛，排便时裂伤肛管皮肤。反复损伤使裂伤深及全层皮肤并无法愈合。由于肛管前、后正中线部位的括约肌较两侧薄弱，故此处最易发生，尤以后正中线为多见。肛裂形成后，因粪便的刺激摩擦，继发感染。由于反复损伤与感染，其基底纤维化后变硬，肉芽灰白，肛裂常为一单发的纵向、椭圆形溃疡或感染的裂口，上与肛窦相接近，下为一突出肛门外的皮垂像外痔，称为"前哨痔"。肛裂上端肛窦有炎症，肛乳头成肥大乳头。肛裂、前哨痔和肥大乳头常同时存在，称为肛裂"三联征"。

【临床表现】

肛裂患者典型的临床表现为疼痛、便秘和出血。

（1）疼痛　肛裂最主要的症状是排便时和排便后肛门剧烈疼痛，疼痛可持续数分钟至数小时。排便时因肛管扩张，刺激溃疡创面的神经而产生刀割样疼痛。

（2）便秘　由于患者畏惧排便疼痛而不敢排便，使粪便干燥，致排便疼痛更为加剧，形成恶性循环。

（3）出血　排便时在粪便表面或便纸上有鲜血或便时滴血、量少。

【辅助检查】

用手分开肛门皮肤，可见肛门后、前正中线部位有梭形创面。如有肛裂"三联征"即可明确诊断。对已确诊为肛裂者，一般不宜做直肠指诊及肛镜检查，以免引起剧痛。

【处理原则】

目的是制止疼痛，解除括约肌痉挛，中断恶性循环，促进创面愈合。

（1）可口服缓泻剂，软化大便，保持大便通畅。

（2）局部热水坐浴，保持局部清洁。

（3）增加多纤维食物和改变大便习惯，逐步纠正便秘的发生。

（4）经久不愈，非手术治疗无效的肛裂可采用手术治疗，即肛裂切除术。

五、大肠癌

大肠癌是结肠癌及直肠癌的总称，是常见的消化道恶性肿瘤，好发于 40～60 岁。男性多于女性，我国大肠癌的发病中，以直肠癌最多见，其次为乙状结肠癌。

【解剖生理概要】

（1）结肠的解剖　结肠包括盲肠、升结肠、横结肠、降结肠和乙状结肠，成人结肠总长约 1.5m，在末端回肠进入盲肠处，有黏膜和环肌折叠形成的回盲瓣，有阻止大肠内容物反流回小肠的作用，并控制食糜残渣过快进入结肠，有利于小肠对食物的充分消化和吸收。

（2）结肠的生理　主要功能是吸收水分，贮存和排泄粪便，也能吸收葡萄糖、无机盐和部分胆汁酸。其吸收功能主要是在右半结肠。此外，结肠能分泌碱性黏液以润滑黏膜，有利于粪便的移动。结肠内含有大量的细菌，这些细菌能抑制某些病原菌和利用肠内的物质合成维生素 K、B 族维生素复合物，供给体内需要。

【病因与发病机制】

目前病因尚不完全清楚，一般认为与下列因素有关：大肠息肉、腺瘤；高脂肪、高蛋白、低纤维素饮食；溃疡性结肠炎及血吸虫性肉芽肿等。

【病理生理】

（1）分类　绝大多数结肠、直肠癌是腺癌，初起时为黏膜表面生一结节，以后病变发展按形态特征可分为三类：肿块型（也称菜花型），肿瘤向腔内生长，呈菜花状（图 17-12），表面易溃破出血、感染和坏死。其生长较慢，浸润较表浅，转移较迟，恶性程度低，预后较好。浸润型，肿瘤常沿肠壁环状浸润（图 17-13），致肠狭窄或梗阻，转移较早，预后差。溃疡型，较多见，肿瘤向肠壁深层生长（图 17-14），并向四周浸润，早期可有溃疡，易出血、感染或穿透肠壁。转移早，恶性程度高，预后较差。

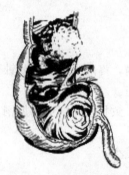
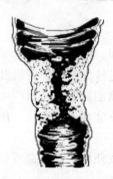
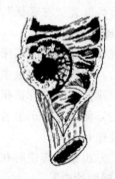

图 17-12　肿块型结肠癌　　　　图 17-13　浸润型结肠癌　　　　图 17-14　溃疡型结肠癌

（2）转移途径

① 直接蔓延　结肠、直肠癌可直接侵入邻近脏器。如直肠癌可侵犯前列腺、膀胱、阴道、子宫；乙状结肠癌可侵犯膀胱、子宫、输尿管；横结肠癌可侵犯胃壁等。

② 淋巴转移　是癌肿转移的主要途径。结肠癌转移至肠系膜血管周围和系膜根部淋巴结；直肠癌向上转移至直肠上动脉、肠系膜下动脉及腹主动脉周围淋巴结，向下、向两侧转移至髂内淋巴结或腹股沟淋巴结。

③ 血行转移　癌细胞经肠系膜下静脉、门静脉转移至肝脏，也可由髂静脉转移至肺以及其他器官。

④ 种植转移　脱落的癌细胞可种植在腹膜和腹腔内脏器表面，以盆腔底部、直肠前陷窝部最常见。

【临床表现】

由于癌肿部位、类型和大小不同，大肠癌的临床表现也有差异。

1. 结肠癌

（1）排便习惯与性状改变　常为最早出现的症状。表现为排便次数增加，腹泻、便秘交替出现，粪中带血或黏液。

（2）腹痛　也是早期症状之一。表现为定位不确切的隐痛或仅有腹部不适或腹胀。肠梗阻时则腹痛加重或为阵发性绞痛。

（3）全身表现　不明原因的贫血、乏力、低热、体重减轻或消瘦等表现。

（4）肠梗阻表现　一般属结肠癌的晚期症状。多为不完全性肠梗阻表现，严重者可表现为完全性肠梗阻症状。

（5）腹部可扪及肿块多为癌肿本身，坚硬，表面呈结节状。

结肠癌的部位不同，临床表现也有区别：右半结肠与左半结肠相比，肠腔较大，一般不易发生肠梗阻，因此右半结肠癌以全身表现与腹部肿块为主要临床表现特点。而左半结肠肠腔较小，加之癌肿浸润，极易引起肠腔环状狭窄，因此左半结肠癌以肠梗阻和大便性状改变为主要临床表现特点。

2. 直肠癌

直肠癌早期无明显症状，癌肿发展到溃疡或感染时才出现症状。

（1）直肠刺激症状　表现为排便不适，排便不尽感，便意频繁，腹泻，里急后重等。

（2）癌肿溃疡与感染症状　大便表面带血及黏液，感染严重者出现脓血便，大便次数增多。

（3）肠狭窄症状　癌肿突入肠腔造成肠管狭窄，初起使大便变形、变细；癌肿造成肠管部分梗阻后，有腹胀、阵发性腹痛、肠鸣音亢进、大便困难等表现。

【辅助检查】

对疑有结肠、直肠癌者，为明确诊断，应进一步做下列检查。

（1）直肠指检　是诊断直肠癌的最主要、最简单易行的方法。直肠癌大多发生在直肠中下段，指检时可扪及肿瘤，查出其部位、大小、固定程度、与周围组织的关系等。

（2）内镜检查　直肠镜、乙状结肠镜和纤维结肠镜检查，可发现直肠、结肠病变的部位和大小，同时可在直视下取活组织做病理检查。它是诊断结肠、直肠内病变最有效、最可靠的检查方法。绝大多数早期病变可通过内镜检查发现。

（3）钡剂灌肠或气钡双重X线造影检查　可确定病变部位和范围。

（4）B超和CT检查　主要用于发现癌肿有无肝转移、淋巴结肿大情况以及肿瘤与邻近脏器的关系。

（5）血清癌胚抗原（CEA）测定　对判断结肠、直肠癌手术预后有一定价值。结肠、直肠癌患者的测定值多增高，手术根治后常明显下降。若在随访中发现测定值又上升，表示癌肿复发。此种改变早于癌肿复发的临床表现。

（6）其他检查　直肠下段癌肿较大时，女性患者应作阴道双合诊检查，男性患者作膀胱镜检查，了解癌肿范围。

【处理原则】

结肠、直肠癌的治疗是一种以手术治疗为主的综合治疗方法。

1. 手术治疗

根治性手术切除范围包括癌肿所在的肠袢及其系膜和区域淋巴结。依据癌肿存在的部位可采用下列手术术式。

（1）右半结肠切除术　适用于盲肠、升结肠和结肠肝曲之癌肿。

（2）横结肠切除术　适用于横结肠癌。

（3）左半结肠切除术　适用于脾曲、降结肠和乙状结肠之癌肿。

（4）乙状结肠癌的根治切除术　根据乙状结肠的长短和癌肿所在的部位，分别采用切除整个乙状结肠和全部降结肠，或者切除整个乙状结肠、部分降结肠和部分直肠，然后作结肠直肠吻合。

（5）直肠癌根治术　根据癌肿存在的位置而定，常有以下几种术式：经腹会阴联合直肠癌根治术（Miles手术），适用于腹膜反折以下的直肠癌，手术时不能保留肛门括约肌而需作永久性结肠造口术；经腹腔直肠癌切除术（直肠前切除，Dixon 手术），适用于距齿状线5cm 以上的直肠癌，经腹切除乙状结肠和直肠大部，作直肠、乙状结肠端端吻合，保留正常肛门，是较为理想的手术。

（6）姑息性手术　对癌肿晚期，已有远处转移，但局部癌肿尚能切除者，可作癌肿所在肠段局部切除，行肠吻合术。

（7）捷径手术及结肠造口术　对癌肿晚期连局部癌肿都不能切除者，为解除肠梗阻，可行梗阻近端肠管与远端肠管端侧或侧侧吻合术；或于梗阻近端行结肠造口术。

2. 局部治疗

直肠癌晚期伴有不完全性肠梗阻者，可采用肿瘤局部液氮冷冻、电灼和激光治疗，能暂缓解肠梗阻症状，减轻患者的痛苦。

3. 化学药物治疗

化学药物治疗作为辅助治疗有一定疗效。常用氟尿嘧啶、丝裂霉素等。也可多种化疗药物联合应用，具有提高疗效、降低毒性、减少或延缓耐药性出现的特点。

【护理评估】

（1）健康史　了解患者年龄、性别、饮食习惯，既往是否患过结、直肠慢性炎性疾病，结、直肠腺瘤；以及手术治疗史。有无家族性结肠息肉病，家族中有无患大肠癌或其他恶性肿瘤者。

（2）身体状况评估　了解疾病的性质、发展程度、重要器官状态及营养状况等。患者是否有大便习惯和粪便形状的改变；是否有大便表面带血及黏液或脓血便；是否有腹痛、腹胀、肠鸣音亢进等症状；腹部是否有肿块等。患者有无贫血、消瘦、乏力、低热、恶病质等症状；有无腹水、肝大、黄疸等肝转移的症状。大便潜血试验、直肠指诊、内镜检查、影像学检查及 CEA 测定等结果是否阳性。术后评估患者实施手术方式、麻醉方式、术中情况、术后恢复情况、并发症及预后的情况。

（3）心理-社会状况评估　患者和家属是否了解疾病和手术治疗的相关知识；患者及家属对有关结肠、直肠癌的健康教育内容了解和掌握的程度等。患者和家属是否接受手术及手术可能导致的并发症；了解患者和家属的焦虑和恐惧程度及进一步治疗的经济承受能力。

【护理诊断】

（1）焦虑/恐惧　与癌症、手术及担心造口影响生活、工作等有关。

（2）营养失调：低于机体需要量　与癌肿消耗、手术创伤和放化疗反应等有关。

（3）自我形象紊乱　与结肠造口的建立和排便方式改变有关。

（4）知识缺乏　缺乏疾病和手术的相关知识。

（5）潜在并发症　出血、感染、吻合口瘘、造口缺血坏死或狭窄及造口周围皮炎等。

【护理措施】

1. 术前护理

除一般术前常规护理外，应特别重视以下几方面。

（1）心理护理　应了解患者的心理状况，有计划地向患者介绍手术方案和手术治疗的必要性，介绍结肠造口术的知识。增强患者对治疗的信心，使患者能更好地配合手术治疗和护理，同时也应取得患者家属的配合和支持。

（2）维持足够的营养　术前应尽量多给高蛋白、高热量、高维生素易消化的少渣饮食。纠正贫血和低蛋白血症，提高患者对手术的耐受力，利于术后康复。

（3）胃肠道准备　其目的是使肠道内的粪便排空，减少肠道细菌数量，防止腹腔和切口感染。胃肠道准备包括下列几方面：

① 控制饮食　术前3日进流质；有肠梗阻者应禁食补液。

② 清洁肠道　术前3日给口服番泻叶或术前2日给予泻剂，如硫酸镁或麻油，每日上午一次。手术前1日晚或术晨用肥皂水清洁灌肠。

③ 口服肠道杀菌剂　术前口服肠道不吸收的抗生素及甲硝唑（灭滴灵），减少肠道细菌。同时肌注维生素，因使用肠道杀菌药时，抑制了大肠杆菌的生长，使维生素的合成减少，因此需补充维生素。

④ 其他准备　术前应全面检查心、肺、肝、肾等重要器官功能。有贫血者可输入浓缩红细胞或全血，改善患者全身状况；术日晨禁食，放置胃肠减压管和导尿管；女患者如肿瘤已侵犯阴道后壁，术前3日每晚需冲洗阴道；教会患者深呼吸、咳嗽、翻身和肢体运动方法。

2. 术后护理

（1）体位　术后病情平稳，可改半卧位，以利于呼吸和腹腔引流。

（2）严密观察病情变化

① 生命体征　每30分钟测体温、脉搏、呼吸、血压1次，24h后改为每6小时1次，直至血压平稳。

② 观察手术切口有无渗血和感染。

③ 观察骶骨前引流管是否通畅及测记引流液的量、性质和颜色。

④ 观察体温，及时发现切口感染、腹腔脓肿及吻合口瘘。

⑤ 观察腹部情况，注意肠梗阻发生。

（3）饮食　术后禁食，应补充适量的水、电解质和维生素。至肠功能恢复或肠造口开放后进流质，逐步过渡至半流质、软食，应选择易消化的少渣饮食。

（4）应用抗生素　由于肿瘤患者免疫功能低下，抵抗力降低，结肠、直肠癌手术创面大，暴露时间长。尽管术前经过胃肠道准备，术后仍有可能发生切口或腹腔感染，为防止感染常用甲硝唑、庆大霉素或卡那霉素等有效抗生素。

（5）术后尿潴留　直肠癌根治术易损伤骶部神经或造成膀胱后倾而致尿潴留。故术后均需放置导尿管。术后5～7日开始训练膀胱舒缩功能，即夹管每3～4小时开放1次。如功能基本恢复正常，可拔管。

（6）结肠造口的护理　结肠造口是将近端肠管固定于腹壁下，粪便由此排出，故又称人工肛门。护理时应注意以下几方面：

① 观察造口有无异常　结肠造口一般于术后3日待肠蠕动恢复后开放。要注意肠有无回缩、黏膜水肿、出血、坏死、狭窄等情况。

② 保护腹部切口　造口开放早期，粪便稀薄，次数多。患者应取左侧卧位，并用塑料薄膜将腹部切口与造口隔开，其目的是防止粪便污染腹部切口，导致切口感染。

③ 保护肠造口周围皮肤　造口开放初期，稀薄粪便不断流出，对腹壁皮肤刺激大，易引起皮肤糜烂。因此，每次更换清洁造口袋时，须用中性肥皂或5%氯己定棉球清洁造口周围皮肤，并涂以复方氧化锌软膏。防止皮肤受损造成皮炎或皮肤糜烂。

④ 并发症的观察与护理　包括：a.造口坏死、感染　观察造口血液循环情况，如有无肠黏膜颜色变暗、发紫、发黑等异常情况。b.造口狭窄　为预防造口狭窄，术后1周开始

扩张造口，每周 2 次，每次 5～10min，持续 3 个月。操作时指套上涂以石蜡油，手指沿肠腔方向逐渐深入，动作宜轻柔，忌用暴力，以免损伤造口或肠管。c. 肠梗阻　有无腹痛、恶心、呕吐、腹胀、停止排气排便等症状。d. 便秘　为防止便秘，应鼓励患者多吃蔬菜、水果及早期多活动。如进食后 3 天未排便，或因粪块堵塞发生便秘，可插入导尿管，一般不超过 10cm，用液状石蜡或肥皂水灌肠。但注意压力不能过大，以防肠穿孔。

⑤ 加强对患者自我护理结肠造口知识的指导

a. 正确使用人工肛门袋　要求袋口大小合适，袋口对准造口盖紧，袋囊向下，并用弹性腰带将肛门袋系于腰间。除使用一次性肛门袋外，肛门袋要勤倒、勤洗，可用 5％氯己定溶液浸泡 30min 后洗净备用。如造口周围皮肤湿润，应及时清洁，擦干，防止皮炎。b. 传授饮食方面知识　告知患者尽量吃产气少、易消化的少渣饮食；忌食生冷、辛辣刺激性食物；避免吃易引起便秘的食物，如玉米、核桃及煎的食物；避免进食易引起腹泻的食物，如绿豆、啤酒等；避免进食易引起产气的食物，如洋葱、豆类等。c. 改善患者在日常社交活动中的知识不足　造口患者因害怕腹泻、便秘、排气多或身上有粪臭味，而不敢参加正常的社交活动。但经过一段时间的实践，可对造口排便逐渐适应，此时可恢复正常生活，参加适量的运动和社交活动。

3. 健康教育

(1) 指导患者正确使用人工肛门袋，保护造口周围皮肤。

(2) 指导患者生活要有规律，心情要舒畅。

(3) 指导患者的饮食。

(4) 嘱患者出院后，一般 3～6 个月应到医院定期复查。

(5) 会阴部创面未愈合者，出院前应教会患者自己清洁伤口、更换敷料。

测评与训练

一、名词解释

1. 早期胃癌　2. 肠梗阻　3. 绞窄性肠梗阻　4. 痔　5. 前哨痔

二、选择题

A₁ 型题

1. 胃、十二指肠溃疡大出血，出血量达多少可出现明显休克现象（　　）

A. 400ml　B. 800ml　C. 100～200ml　D. 200～400ml　E. 600ml

2. 早期胃癌诊断的最有效方法是（　　）

A. 纤维胃镜　　B. 磁共振　　C. CT

D. 胃钡餐透视　　E. 胃电图检查

3. 胃肠减压护理，下列哪项是错误的（　　）

A. 注意加强营养　　B. 禁食、禁饮

C. 加强口腔护理　　D. 及时更换引流瓶

E. 若有新鲜血液吸出，继续吸引

A₂ 型题

4. 女性，52 岁，胃大部分切除术后 8 天，在进食高渗性流食后 20 分钟，感胀痛不适，

心悸乏力、呕吐，并有肠鸣和腹泻，应考虑为哪种并发症（　　）

　　A. 吻合口梗阻　　　　B. 吻合口出血　　　C. 十二指肠残端瘘

　　D. 输出端肠袢梗阻　　　　　　　　E. 倾倒综合征

5. 林先生，43岁。毕Ⅱ式胃大部切除术后5天，突发右上腹剧痛，伴有腹膜刺激征，应考虑（　　）

　　A. 十二指肠残端破裂　　　　　　B. 术后胃出血

　　C. 吻合口梗阻　　　　　　　　　D. 空肠输入端梗阻

　　E. 倾倒综合征

三、病例分析题

男性，27岁，2h前，餐后突然出现腹部刀割样疼痛，迅速波及全腹，伴出冷汗、恶心、呕吐，呕吐为胃内容物。

体检：T 36.9℃，P 104次/分，R 24次/分，BP 80/50mmHg，急性面容，面色苍白，全腹肌紧张，压痛、反跳痛，肝浊音界消失，移动性浊音（＋）。

1. 引起患者临床表现的可能原因是什么？

2. 目前存在的主要护理诊断有哪些？

3. 目前的护理措施有哪些？

参考答案

一、名词解释
略。

二、选择题
A₁ 型题

1. B　　2. A　　3. E

A₂ 型题

4. E　　5. D

三、病例分析题

1. 可能原因：胃十二指肠穿孔引起继发性腹膜炎。

2. 主要护理诊断

① 体液不足：主要与胃十二指肠穿孔致腹腔内大量液体渗出有关。

② 疼痛：与胃十二指肠穿孔、腹腔渗出液刺激腹膜有关。

3. 目前护理措施：禁食、胃肠减压；开放静脉通道，遵医嘱补液、维持水电解质平衡；严密观察病情变化，包括腹部体征变化；遵医嘱抗生素治疗；向患者解释疼痛的原因；迅速做好手术前准备；给予心理支持。

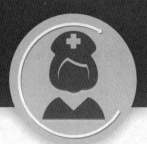

第十八章
肝胆胰疾病患者的护理

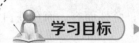
第一节 细菌性肝脓肿患者的护理

细菌性肝脓肿(bacterial liverabscess)系指化脓性细菌引起的肝内化脓性感染。最常见致病菌为大肠杆菌和金黄色葡萄球菌,其次为链球菌、类杆菌属等。

【肝脏解剖生理概要】

肝是人体最大的实质性器官。肝外形略呈楔形,大部分位于右上腹部的膈下和季肋深面,其左外叶横过腹中线达左季肋部;肝上界相当于右锁骨中线第 5～6 肋间,下界与右肋缘平行。正常肝于右肋缘下不能触及。肝的脏面还有肝胃韧带和肝十二指肠韧带,后者包含门静脉、肝动脉、胆总管、淋巴管、淋巴结和神经,又称肝蒂。门静脉、肝动脉和肝总管在肝的脏面横沟各自分出左、右侧支进出肝实质,称第一肝门。在肝实质内门静脉、肝动脉和肝胆管三者的分布行径大致相同,且被 Glisson 纤维鞘包裹,因此可以由门静脉的分布来代表,称为门静脉系统。右纵沟的后上端为肝静脉系统汇入下腔静脉处,称第二肝门。肝的纤维结构为肝小叶,系肝结构和功能的基本单位。

肝血液供应丰富。肝动脉压力大、血液含氧量高,供给肝所需氧量的 40%～60%。门静脉主要汇集来自肠道的血液,供给肝营养。

肝脏的主要生理功能有:

(1) 代谢功能

① 葡萄糖代谢;②蛋白质代谢;③脂肪代谢;④维生素的代谢;⑤胆红素的生物转化。

(2) 分泌作用 肝细胞能不断地生成胆汁酸和分泌胆汁。

（3）解毒作用　肝通过分解、氧化和结合等方式使体内代谢过程中产生的毒素或外来有毒物质、药物失去毒性或排出体外。

（4）灭活作用　肝对雌激素和血管升压素具有灭活作用。

（5）免疫功能　肝是产生免疫球蛋白和补体的主要器官，也是处理抗原、抗体的重要场所，对机体免疫起重要作用。

（6）肝的储备与再生　肝有巨大的储备和再生能力。

【病因】

由于肝有双重血液供应，又通过胆道与肠道相通，因而受细菌感染的机会多。病原菌入侵肝的常见病因和途径有：

（1）胆道系统　是最主要的入侵途径和最常见的病因。

（2）肝动脉　体内任何部位的化脓性病变，均可随肝动脉入侵而在肝内形成多发性脓肿。

（3）门静脉系统　血栓性静脉炎及脓毒栓子脱落经门静脉系统入肝引起肝脓肿。

（4）淋巴系统　肝毗邻部位的感染，细菌可经淋巴系统入侵肝。

（5）肝开放性损伤　细菌直接从伤口入侵。

（6）隐源性感染　临床无明显发病原因者，其发生率文献报道不一。

【病理生理】

细菌侵入肝后，即引起肝的炎症反应。随着肝组织的感染和破坏，可以形成单发或多发的脓肿。由于肝血供丰富，一旦脓肿形成后，大量毒素被吸收入血，临床出现严重的毒血症表现。因胆道感染而引起的肝脓肿还可伴发胆道出血。

【临床表现】

寒战和高热是最常见的早期症状，体温可高达 39～40℃，一般为稽留热或弛张热，伴多汗，脉率增快。多数患者出现肝区持续性胀痛或钝痛，有时可伴有右肩牵涉痛或胸痛。由于细菌毒素吸收及全身消耗，患者有乏力、食欲减退、恶心、呕吐；少数患者可有腹泻、腹胀及难以止住的呃逆等症状。患者常在短期内呈现严重病容。

肝区压痛和肝大是最常见的体征，在右下胸部和肝区有叩击痛。若脓肿位于肝前下缘比较表浅部位，可伴有右上腹肌紧张和局部明显触痛；巨大的肝脓肿可使右季肋呈饱满状态、甚至局限性隆起；局部皮肤呈凹陷性水肿。严重者可出现黄疸。病程较长者，常有贫血。

脓肿可自发性穿破入游离腹腔引起腹膜炎。右肝脓肿向上穿破可形成膈下脓肿，也可向右胸穿破。向胸内破溃时患者常有突然出现的剧烈胸痛、寒战、高热，气管向健侧移位，患侧胸壁凹陷性水肿；胸闷、气急伴呼吸音减低或消失。左肝脓肿可穿破心包，发生心包积液，严重者导致心包填塞。少数肝脓肿可穿破血管壁引起上消化道大出血。

【辅助检查】

（1）实验室检查　血白细胞计数增高，中性粒细胞可高达 90% 以上，有核左移现象和中毒颗粒；有时血细胞比容下降。肝功能检查可见轻度异常。

（2）影像学检查　X 线检查示：肝阴影增大，右膈肌抬高和活动受限。B 超：能分辨肝内直径 2cm 的液性病灶，并明确其部位和大小。放射性核素扫描、CT、MRI 等对诊断肝脓肿有帮助。必要时可行诊断性肝穿刺。

【处理原则】

（1）非手术治疗　适用于急性期尚未局限的肝脓肿和多发性小脓肿。

① 支持治疗　静脉输入能量或机体需要的营养成分。

② 应用抗菌药 大剂量、联合应用抗菌药。

③ 经皮肝穿刺脓肿置管引流术。

④ 中医中药治疗 多与抗菌药和手术治疗配合应用，以清热解毒为主。

（2）手术治疗 脓肿切开引流术或肝叶切除术。

【护理诊断】

（1）体温过高 与肝脓肿及其产生的毒素吸收有关。

（2）营养失调:低于机体需要量 与进食减少、感染引起分解代谢增加有关。

（3）潜在并发症 腹膜炎、膈下脓肿、胸腔内感染、休克。

【护理措施】

1. 非手术治疗护理/术前护理

（1）有效控制感染，注意高热护理。

① 引流管护理 旨在彻底引流脓液，促进脓腔闭合。

固定：妥善固定引流管，防止滑脱。体位：置患者于半卧位，以利引流和呼吸。严格遵守无菌原则：每天冲洗脓腔，观察和记录脓腔引流液的色、质和量。防止感染：每天更换引流瓶。拔管：当脓腔引流液少于 10ml 时，可拔除引流管，改为凡士林纱条引流。

② 高热护理 病室内温度和湿度：保持病室空气新鲜，定时通风，维持室温于 18～22℃，相对湿度为 50%～70%。保持舒适：患者衣着适量，床褥勿盖过多，及时更换汗湿的衣裤和床单。观察：加强对体温的动态观察。摄水量：除须控制入水量者，保证高热患者每天至少摄入 2000ml 液体，以防缺水。物理降温：头枕冰袋、乙醇擦浴、灌肠（4℃生理盐水）等。药物降温：必要时用解热镇痛药，如安乃近、柴胡等。观察不良反应：遵医嘱正确合理应用抗菌药，并注意观察药物不良反应。

（2）病情观察 加强对生命体征和腹部体征的观察，注意脓肿是否破溃引起腹膜炎、膈下脓肿、胸腔内感染等严重并发症。

（3）营养支持 肝脓肿系消耗性疾病，应鼓励患者多食高蛋白、高热量、富含维生素和膳食纤维的食物，保证足够的液体和机体的营养摄入量。

2. 术后护理

手术性脓肿切开引流术或肝叶切除术者，除以上护理措施外，还应注意观察术后有无腹腔创面出血、胆汁漏；右肝后叶、膈顶部引流时，观察有无损伤膈肌或误入胸腔；术后早期一般不冲洗，以免脓液流入胸腔，术后一周左右开始冲洗脓腔。

3. 健康教育

嘱患者出院后多进食高热量、高蛋白、富含维生素和纤维素的食物，多饮水；遵医嘱服药，不得擅自改变剂量或停药；若出现发热、肝区疼痛等症状，及时就诊。

第二节 肝癌患者的护理

肝癌分为原发性肝癌和继发性肝癌。原发性肝癌（primary liver cancer）是指发生于肝细胞和肝内胆管上皮细胞的癌，是我国常见的恶性肿瘤之一。继发性肝癌系人体其他部位的恶性肿瘤转移至肝而发生的肿瘤，称转移性肝癌。

【病因】

（1）病毒性肝炎 临床注意到肝癌患者常有急性肝炎→慢性肝炎→肝硬化→肝癌的

病史。

（2）黄曲霉毒素　黄曲霉毒素主要来源于霉变的玉米和花生。

（3）饮水污染　污水中已发现如水藻毒素等很多种致癌或促癌物质。

【病理生理】

（1）肝癌的大体类型　分以下四种：结节型、块状型、弥漫型和小肝癌型。以结节型多见。小肝癌型指单个癌结节最大直径不超过 3cm，多个癌结节数目不超过 2 个，其最大直径总和小于 3cm。小肝癌可分为膨胀性或浸润性生长。

（2）组织学分型　分为肝细胞型肝癌（HCC）、胆管细胞型肝癌（CC）和混合型三类。最常见的是肝细胞型，约占 90%。

（3）转移途径　原发性肝癌的预后远较其他癌为差，早期转移是其重要因素之一。通常先有肝内播散，然后再出现肝外转移。

【临床表现】

1. 原发性肝癌

早期缺乏特异性表现，晚期可有局部和全身症状。肝区疼痛为最常见和最主要症状，约半数以上患者以此为首发症状，多呈间歇性或持续性钝痛或刺痛。主要是由于肿瘤迅速生长，使肝包膜张力增加所致，左侧卧位明显，夜间或劳累时加重。位于肝右叶顶部的癌肿累及横膈时疼痛可牵涉至右肩背部。

患者全身症状常表现为食欲减退、腹胀、恶心、呕吐或腹泻等，易被忽视。可有不明原因的持续性低热或不规则发热，抗菌药治疗无效。早期，患者消瘦、乏力不明显；晚期，体重呈进行性下降，可伴有贫血、出血、水肿等恶病质表现。中晚期，肝呈进行性肿大、质地较硬、表面高低不平、有明显结节或肿块。癌肿位于肝右叶顶部者，肝浊音界上移，有时膈肌固定或活动受限，甚至出现胸腔积液。晚期患者可出现黄疸和腹水。

2. 继发性肝癌

大多数患者有肝外癌病史。常以原发癌所引起的症状和体征为主要表现，并有肝区痛的临床表现。往往在体检或剖腹探查时发现癌肿已转移至肝。若原发癌切除后出现肝区间歇性不适或疼痛，应考虑有肝转移。随病情发展，患者可有乏力、食欲减退、体重减轻。部分患者表现有肝大以及质地坚硬、有触痛的癌结节；晚期患者可出现黄疸和腹水等。其他，可有癌旁综合征的表现，如低血糖、红细胞增多症、高胆固醇血症及高钙血症；如发生肺、骨、脑等肝外转移，还可呈现相应部位的临床症状。

【辅助检查】

（1）实验室检查　甲胎蛋白（alpha-fetoprotein，AFP）测定对诊断肝细胞癌有相对专一性，阳性率约为 70%，是目前诊断原发性肝癌最常用、最重要的方法。AFP 诊断标准为：对流电泳法阳性，或放射免疫法测定≥400μg/L，并排除妊娠、活动性肝炎及生殖胚胎源性肿瘤，即可考虑为肝癌的诊断。还可做血清酶学检查和肝功能检查以明确诊断。

（2）影像学检查　B 型超声检查能发现直径为 2～3cm 或更小的病变，诊断正确率可达 90%，是目前肝癌定位检查中首选的一种方法。还可行 X 线、CT、MRI、放射性核素扫描、选择性腹腔动脉或肝动脉造影检查，以提高病变的部位、大小、形态及小肝癌的诊断率。

（3）肝穿刺活组织检查　多在 B 超引导下行细针穿刺活检，具有确诊的意义，但有出血、肿瘤破裂和肿瘤沿针道转移的危险。

（4）腹腔镜探查　未能确诊而临床又高度怀疑肝癌者，可行腹腔镜探查以明确诊断。

【处理原则】

以手术为主的综合治疗。早期手术切除是目前治疗肝癌最为有效的方法，小肝癌的手术切除率高达 80％以上，手术死亡率低于 2％，术后 5 年生存率可达 60％～70％。大肝癌目前主张应先行综合治疗，争取二期手术。

1. 手术治疗

（1）肝切除术　癌肿局限于一个肝叶内，可作肝叶切除；已累及一叶或刚及邻近肝叶者，可作半肝切除；若已累及半肝，但无肝硬化者，可考虑作三叶切除；位于肝边缘的肿瘤，亦可作肝段或次肝段切除或局部切除；对伴有肝硬化的小肝癌，可采用距肿瘤 2cm 以外切肝的根治性局部肝切除术。肝切除手术一般至少要保留 30％的正常肝组织，对有肝硬化者，肝切除量不应超过 50％。

适应证：全身状况良好，心、肺、肾等重要内脏器官功能无严重障碍，肝功能代偿良好、转氨酶和凝血酶原时间基本正常。肿瘤局限于肝的一叶或半肝以内而无严重肝硬化。第一、第二肝门及下腔静脉未受侵犯。

禁忌证：有明显黄疸、腹水、下肢水肿、远处转移及全身衰竭等晚期症状者。

（2）手术探查不能切除肝癌的手术　可作液氮冷冻、激光气化、微波或作肝动脉结扎插管，以备术后做局部化疗。也可经皮下植入输注泵、术后连续灌注化疗。

（3）根治性手术后复发肝癌的手术　肝癌根治性切除术后 5 年复发率在 50％以上。可再次施行手术治疗。复发性肝癌再切除是提高 5 年生存率的重要途径。

（4）肝移植　原发性肝癌是肝移植的指征之一，但术后极易复发，一般不考虑。

2. 非手术治疗

（1）局部治疗　一些小肝癌不能采取手术治疗，可在肿瘤局部注入药物或用加热和冷冻的方法杀灭癌细胞。现采用较多的是 B 超引导下经皮穿刺肿瘤内注射无水酒精、微波加热、射频治疗等。

（2）肝动脉栓塞化疗（TACE）　原则上肝癌不作全身化疗。TACE 为不能手术切除肝癌者的首选治疗方法；经肝动脉插管化疗，同时作肝动脉结扎，可提高疗效。

（3）放射治疗　对一般情况较好，肝功能尚好，不伴肝硬化、黄疸、腹水、脾功能亢进和食管静脉曲张，癌肿较局限，尚无远处转移而又不适于手术者，或手术后肝断面仍有残癌或手术切除后复发者，可采用放射为主的综合治疗。常用 ^{60}Co、深部 X 线或其他高能射线照射。

（4）免疫治疗　可与化疗等联合应用。

（5）中医中药治疗　多根据患者病情采取辨证施治、攻补兼施的方法。

（6）基因治疗　最近国内已见采用基因转导的瘤苗治疗原发性肝癌的报道，其临床试验阶段已获成功并显示出较好的应用前景。

【护理诊断】

（1）预感性悲哀　与担忧疾病预后和生存期限有关。

（2）疼痛　与肿瘤迅速生长导致肝包膜张力增加或手术、放疗、化疗后的不适有关。

（3）营养失调：低于机体需要量　与厌食、化学药物治疗的胃肠道不良反应及肿瘤消耗有关。

【护理措施】

1. 术前护理

（1）加强心理支持，减轻悲哀　通过各种心理护理措施，促进患者的适应性反应。

（2）减轻或有效缓解疼痛　遵医嘱给予积极有效的镇痛措施。

（3）改善营养状况　原发性肝癌患者，宜采用高蛋白、高热量、高维生素饮食。

（4）护肝治疗　嘱患者充分休息和禁酒。遵医嘱给予支链氨基酸治疗，避免有损肝脏的药物。术后：术后禁食、胃肠减压，待肠蠕动恢复后逐步给予流质、半流质，直至正常饮食。

（5）维持体液平衡

（6）预防出血　改善凝血功能；告诫患者避免癌肿破裂出血或食管下段胃底静脉曲张破裂出血的诱因；应用 H_2 受体阻断剂，预防溃疡性出血；加强腹部观察。

（7）术前准备

2. 术后护理

（1）并发症的预防和护理

① 出血

术前：术前 3 天给维生素 K_1 肌内注射，以改善凝血功能，预防术中、术后出血。癌肿破裂出血是原发性肝癌常见的并发症。告诫患者尽量避免致肿瘤破裂的诱因。

术后：手术后患者血压平稳，可给予半卧位，为防止术后肝断面出血，一般不鼓励患者早期活动。术后 24h 内卧床休息，避免剧烈咳嗽，以免引起术后出血。术后应加强对引流液的观察。

② 肝性脑病

术前：术前 3 天进行肠道准备，链霉素 1g，一天 2 次，或卡那霉素 1g，一天 2 次，口服，以抑制肠道细菌。手术前晚清洁灌肠。

术后：病情观察，注意观察患者有无肝性脑病的早期症状，若出现性格行为变化，如欣快感、表情淡漠或扑翼样震颤等前驱症状时，及时通知医师。吸氧，作半肝以上切除的患者，需间歇吸氧 3～4 天。避免肝性脑病的诱因，如上消化道出血、高蛋白饮食等。禁用肥皂水灌肠，可用生理盐水或弱酸性溶液（如食醋 1～2ml 加入生理盐水 100ml），使肠道 pH 保持为酸性。口服新霉素或卡那霉素，以抑制肠道细菌繁殖，有效减少氨的产生。使用降血氨药物，如谷氨酸钾或谷氨酸钠静脉滴注。给予富含支链氨基酸的制剂或溶液，以纠正支链/芳香族氨基酸的比例失调。肝性脑病者限制蛋白质摄入，以减少血氨的来源。便秘者可口服乳果糖，促使肠道内氨的排出。

③ 膈下积液及脓肿　加强观察：a. 注意是否有膈下积液或膈下脓肿的症状。b. 脓肿引流护理　加强冲洗和吸引护理。加强支持治疗和抗菌药的应用护理。c. 其他　如维持体液平衡的护理，严格控制水和钠盐的摄入量，准确记录 24h 出入水量。

（2）介入治疗的护理

a. 介入治疗前准备　向患者做好介入治疗前的心理准备。b. 穿刺处皮肤准备，术前禁食 4h，备好一切所需物品及药品，检查导管的质量，防止术中出现断裂、脱落或漏液等。c. 预防出血　术后嘱患者平卧位，穿刺处沙袋加压 1h，穿刺侧肢体制动 6h。注意观察穿刺侧肢体皮肤的颜色、温度及足背动脉搏动，注意穿刺点有无出血现象。d. 导管护理　妥善固定和维护导管；严格遵守无菌原则；为防止导管堵塞，注药后用肝素稀释液冲洗导管。

（3）栓塞后综合征的护理　肝动脉栓塞化疗后多数患者可出现发热、肝区疼痛、恶心、呕吐、心悸、白细胞下降等，称为栓塞后综合征。

（4）发热的护理 可遵医嘱予物理、药物降温。肝区疼痛必要时可适当给予止痛剂。恶心、呕吐为化疗药物的反应，可给予甲氧氯普胺、氯丙嗪等。当白细胞计数$<4\times10^9$/L 时，应暂停化疗，并应用升白细胞药物。介入治疗后嘱患者大量饮水，减轻化疗药物对肾的毒副作用，观察排尿情况。

3. 健康教育

（1）疾病指导 注意防治肝炎，不吃霉变食物。

（2）心理护理 告诉患者和家属肝癌虽然是严重疾病，但不是无法治疗，应树立战胜疾病的信心，遵医嘱坚持综合治疗。给予晚期患者精神上的支持，鼓励患者家属共同面对疾病，尽可能让患者安静度过生命最后历程。

（3）饮食指导 多吃高热量、优质蛋白质、富含维生素和纤维素的食物。若有腹水、水肿，应控制水和食盐的输入量。

（4）自我观察和定期复查

第三节 门静脉高压症患者的护理

门静脉高压症（portal hypertension）是指门静脉血流受阻、血流淤滞、门静脉系统压力增高，临床上有脾大及脾功能亢进、食管和胃底黏膜下静脉曲张以及呕血、腹水等。

【门静脉解剖生理概要】

门静脉是由肠系膜上、下静脉和脾静脉汇合而成，脾静脉又收集肠系膜下静脉的血液。门静脉在肝门处分为左、右两支，分别入左、右半肝，并逐渐分支，其小分支和肝动脉小分支的血流汇合于肝小叶的肝窦，然后汇入肝小叶的中央静脉，再汇入小叶下静脉、肝静脉，最后汇入下腔静脉。门静脉两端都是毛细血管网，一端是胃、肠、脾、胰的毛细血管网，另一端是肝小叶的肝窦（肝的毛细血管网）。门静脉的正常压力约在 $1.27\sim2.35$kPa（$13\sim24$cmH$_2$O），平均为 1.76kPa（18cmH$_2$O）。门静脉和腔静脉之间存在四组交通支：胃底食管下段交通支、直肠下端肛管交通支、前腹壁交通支及腹膜后交通支。

① 胃底、食管下段交通支：门静脉血流经胃冠状静脉、胃短静脉，通过食管胃底静脉与奇静脉、半奇静脉的分支吻合，流入上腔静脉。②直肠下端、肛管交通支 门静脉血流经肠系膜下静脉、直肠上静脉与直肠下静脉、肛管静脉吻合，流入下腔静脉。③前腹壁交通支 门静脉左支的血流经脐旁静脉与腹上深静脉、腹下深静脉吻合，分别流入上、下腔静脉。④腹膜后交通支 在腹膜后有许多肠系膜上下静脉的分支与下腔静脉分支相互吻合交通。

【病因】

（1）肝前型 少见，常见原因是肝外门静脉血栓形成、先天畸形和外在压迫。

（2）肝内型 最常见。根据血流部位分为窦前型、窦型和窦后型。在我国肝炎后肝硬化是引起窦型和窦后型门脉高压症的最常见原因，血吸虫病肝硬化为引起窦前型门脉高压症的主要原因。

（3）肝后型 常见原因是 Budd-Chiari 综合征、缩窄性心包炎、严重右心衰竭等。

【病理生理】

（1）脾大（splenomegaly）、脾功能亢进（hypersplenism） 这是首先出现的病理生理改变，门静脉高压症形成之后，脾充血肿大，脾窦内纤维组织和脾髓细胞增生，继发功能亢进，使血液中红细胞、白细胞和血小板均减少。

（2）交通支的扩张　由于门静脉无静脉瓣，肝内门静脉受阻时，四个交通支开放，引起交通支静脉扩张、迂曲形成静脉曲张。临床上最重要的是食管、胃底黏膜静脉曲张，当进食粗糙食物或咳嗽、呕吐引起曲张静脉破裂，引起上消化道大出血。

（3）腹水（ascites）　腹水形成的原因包括：①门静脉压力增高；②低蛋白血症；③肝淋巴液生成过多；④抗利尿激素和醛固酮增多；⑤肾小球滤过率降低。最主要的是低蛋白血症。

【临床表现】

（1）脾大及脾功能亢进　程度不一，重者可达脐下。巨型脾大在血吸虫病肝硬化患者中多见。早期肿大的脾脏质软、活动；晚期活动度减少、较硬。脾功能亢进表现为容易发生感染且难控制，黏膜及皮下出血，逐渐出现贫血。

（2）腹水　是肝功能损害的表现，1/3患者出现腹水。

（3）其他　患者常出现食欲减退、恶心、呕吐等。

患者多显示营养不良，部分出现黄疸、贫血或面色灰暗，有蜘蛛痣、肝掌，男性乳腺增生；重者腹部膨隆，腹壁静脉怒张，脾大，叩诊有移动性浊音等。

【辅助检查】

（1）血常规　脾功能亢进者白细胞计数降至 3×10^9/L 以下，血小板计数减少至（70～80）$\times 10^9$/L 以下，血红蛋白和血细胞比容下降。

（2）肝功能检查　反映在血浆白蛋白降低而球蛋白增高，白、球比倒置。有不同程度的损害和酶谱变化，血清胆红素增高，凝血酶原时间延长。

（3）影像学检查

① X线检查　钡餐检查可知有无食管静脉曲张以及曲张的范围和程度。在食管为钡剂充盈时，曲张的静脉使食管的轮廓呈虫蚀状改变；排空时，曲张的静脉表现为蚯蚓样或串珠状负影。②B超检查　有助于了解有无肝硬化、腹水以及脾大小，还可以测定脾、门静脉的直径与走向。脾门部静脉直径＞1.3cm者可肯定诊断。

（4）内镜检查　直接观察食管、胃底有无静脉曲张。

【处理原则】

外科治疗主要是预防和控制急性食管、胃底曲张静脉破裂引起的上消化道出血；其次是解除或改善脾大伴脾功能亢进和治疗顽固性腹水。下面主要阐述食管、胃底曲张静脉破裂出血的非手术治疗以及手术治疗措施。

1. 非手术治疗

适应证：①有黄疸、大量腹水、肝功能严重受损（C级）的患者发生大出血者；②上消化道大出血病因尚不明确，诊断未明确者；③作为手术前的准备工作。具体措施如下：

（1）补充血容量　立即输血、输液。肝硬化者宜输新鲜全血，含氨量低，有利于止血和预防肝性脑病。避免过量扩容，以防门静脉压力反跳性增高而引起再出血。

（2）药物止血　主要应用内脏血管收缩剂，常用药物有三甘氨酰赖氨酸加压素、垂体后叶素和生长抑素类药物。急性出血控制率可达80%，若与三腔管压迫合用可达95%。目前首选药物为生长抑素类如施他宁，但价格昂贵。

（3）内镜治疗　经内镜将硬化剂（国内多选用鱼肝油酸钠）直接注射到曲张静脉腔内（EVS），使曲张静脉闭塞，其黏膜下组织硬化，以治疗食管静脉曲张出血和预防再出血。主要并发症是食管溃疡、狭窄或穿孔。

（4）三腔管压迫止血　　原理是利用充气的气囊分别压迫胃底和食管下段的曲张静脉，以达到止血目的。通常用于对血管加压素或内镜治疗食管胃底静脉曲张出血无效的患者。该管有三腔，一通圆形气囊，充气后压迫胃底；一通椭圆形气囊，充气后压迫食管下段；一通胃腔，经此腔可行吸引、冲洗和注入止血药。

2. 手术治疗

（1）脾切除　　在消除脾大、脾功能亢进的同时，也有降低门静脉压力的作用。

（2）门体分流术　　将门静脉系和腔静脉系的主要血管进行吻合，使压力较高的门静脉血分流入下腔静脉。分流术仅适用于无活动性肝病变及肝功能代偿良好者。常用的手术方式可分为非选择性分流和选择性分流（包括限制性分流）两类。非选择性分流术包括门-腔静脉分流术、脾-腔静脉分流术和肠系膜上、下腔静脉分流术。选择性分流术也称远端脾-肾静脉分流，旨在保存门静脉的入肝血流，同时降低食管胃底曲张静脉的压力。

（3）断流手术　　阻断食管胃底交通支的反常血流，从而控制急性大出血。目前以胃底贲门周围血管离断术最为有效。

（4）转流术　　如腹腔-静脉转流术，即将内有单向活瓣的硅胶管一端置入腹腔，另一端经胸壁皮下隧道插入颈内静脉并达上腔静脉，利用胸腹腔间的压力差使腹水随呼吸有节律地流入上腔静脉。

（5）肝移植术　　是治疗肝硬化引起的顽固性腹水的有效措施。

【护理诊断】

（1）恐惧　　与突然大量呕血、便血、病情危重有关。

（2）有体液不足的危险　　与食管胃底曲张静脉破裂出血有关。

（3）活动耐力减弱　　由失血所致。

（4）潜在并发症　　出血、肝性脑病、感染和静脉血栓。

（5）体液过多　　与肝功能损害致低蛋白血症、血浆胶体渗透压降低及醛固酮分泌增加有关。

（6）知识缺乏　　缺乏预防上消化道出血的有关知识。

【护理措施】

1. 非手术治疗/术前护理

（1）减轻恐惧，稳定情绪　　应将患者安置在重症监护室或外科抢救室，按医嘱给予镇静剂，安定患者情绪，帮助患者树立战胜疾病的信心，配合抢救。

（2）控制出血，维持体液平衡

① 恢复血容量，纠正体液失衡　　迅速建立静脉通路，按出血量调节输液种类和速度，尽快备血、输血。②止血药物的应用与护理　　冰生理盐水或冰生理盐水加去甲肾上腺素胃内灌洗至回抽液清澈，低温灌注可使胃黏膜血管收缩，减少血流，降低胃分泌及运动而达到止血的作用。

（3）病情观察　　定期监测生命体征。准确观察和记录出血的特点，注意观察呕血、黑粪颜色、性质、量。

（4）三腔二囊管压迫止血护理

（5）预防食管胃底静脉出血　　择期手术前可输全血；术前一般不放胃管，必须放置时，选择细、软胃管，动作轻柔。

（6）控制减少腹水形成　　注意休息，术前尽量取平卧位，增加血流量；补充营养，纠正低蛋白血症；限制液体和钠的摄入，每日钠摄入量限制在 $500\sim800mg$；遵医嘱合理使用利尿剂，记录 24h 出入量，观察有无低钠、低钾血症；测量腹围、体重。

（7）保护肝功，预防肝性脑病

① 重视休息　包括合理的休息与适当的运动相结合；肝功能异常者以卧床休息为主，安排少量活动。②改善营养状况　给予高能量、适量蛋白、维生素饮食。可输全血及清蛋白，纠正贫血和低蛋白血症，补充 B 族维生素、维生素 C、维生素 K。③药物　遵医嘱给予肌酐、乙酰辅酶 A 等保肝药物，避免使用红霉素、巴比妥类、盐酸氯丙嗪等有损肝脏的药物。④肠道准备　分流术前 2 日口服肠道杀菌剂，术前晚灌肠，防止术后肝性脑病。

（8）做好术前准备

2. 术后护理

（1）休息与活动

（2）密切观察病情　观察记录生命体征；有无静脉回流障碍；有无颅内高压等。

（3）并发症的预防和护理

① 预防和控制出血

a. 术前　对择期手术患者术前可输全血，补充 B 族维生素、维生素 C、维生素 K 及凝血因子。术前一般不放置胃管，断流术患者必须放置时应选择细、软胃管，插入时润滑管壁，动作轻巧。

b. 术后　定时观察血压、脉搏、呼吸及有无伤口、引流管和消化道出血情况。膈下置引流管者注意观察记录引流液的性状和量，如在 $1\sim2h$ 吸出 200ml 以上血性液体应及时妥善处理。分流术者，为使血管吻合口保持通畅，1 周内不下床，取平卧位或低坡半卧位（$<15°$），1 周后可逐步下床活动。

② 保护肝功能，预防肝性脑病

a. 急性出血

ⓐ及时纠正休克，给氧和应用保肝药物；ⓑ清除肠道内积血，肠道内血液在细菌作用下分解成氨，肠道吸收氨增加导致肝性脑病；ⓒ口服硫酸镁溶液或酸性溶液灌肠，减少氨的吸收；禁忌碱性溶液灌肠；也可用肠道杀菌剂，减少肠道菌群。

b. 术后

ⓐ病情观察　定时测定肝功能并监测血氨浓度，观察患者有无轻微的性格异常、定向力减退、嗜睡与躁动交替，黄疸是否加深，有无发热、厌食等肝功能衰竭表现。ⓑ饮食　术后 $24\sim48h$ 肠蠕动恢复后可进流质，以后逐步改为半流质及软食。门腔分流术后患者应限制蛋白质摄取量，每日不能大于 30g，避免诱发或加重肝性脑病。ⓒ肠道准备　为减少肠道细菌量，分流术后应用非肠道吸收的抗菌药；用缓泻剂刺激排泄或生理盐水灌肠；保持大便通畅，促进氨由肠道排出。

（4）预防和控制感染

① 术前　给予高能量、适量蛋白、丰富维生素饮食，必要时可给予输全血及清蛋白，补充维生素。②术后　a. 体位　脾切除术患者血压平稳后取半卧位，可有效预防膈下感染。b. 引流管的护理　膈下置引流管者应保持负压引流、通畅；观察和记录引流液性状和量。引流量逐日减少、色清淡、每日少于 10ml 时可拔管。c. 加强基础护理　有黄疸者加强皮肤护理，卧床期间防止压疮发生；禁食期间注意口腔护理；鼓励深呼吸、咳嗽、咳痰，给以超声雾化吸入，防止肺部并发症。

（5）预防和处理静脉栓塞　脾切除术后 2 周内隔天检查血小板，术后血小板常迅速上升，甚至达 $1000\times10^9/L$，应观察有无肠系膜血栓形成的迹象，如有无腹痛、腹胀和便血。必要时，遵医嘱给予抗凝治疗，并注意用药前后凝血时间的变化。

（6）控制或减少腹水的形成

① 注意休息和营养　术前尽量取平卧位，若有下肢水肿，抬高患肢以减轻水肿。注意补充营养，纠正低蛋白血症。

② 限制液体和钠的摄入　每日钠摄入量限制在 $500\sim800mg$（氯化钠 $1.2\sim2.0g$）内，少食含钠高的食物，如咸肉、酱菜、酱油、罐头等。

③ 测量腹围和体重　每天测腹围一次，每周测体重一次。标记腹围测量部位，每次在同一时间、同一体位和同一部位测量。

④ 按医嘱使用利尿剂　如氨苯蝶啶，同时记录 24h 出入液量，并观察有无低钾血症、低钠血症。

（7）提供预防上消化道出血的知识

① 休息与活动　合理休息与适当活动，避免过于劳累，一旦出现头晕、心慌和出汗等不适，立即卧床休息。②饮食　禁烟、酒；少喝咖啡和浓茶；避免进食粗糙、干硬或带骨、渣的食物或鱼刺、油炸及辛辣食物；饮食不宜过热，以免损伤食管黏膜而诱发上消化道出血。③避免引起腹压升高的因素　如避免剧烈咳嗽、喷嚏、便秘、用力排便等，以免引起腹内压升高诱发曲张静脉破裂出血。

第四节　胆道疾病患者的护理

一、胆石症

【胆道解剖和生理概要】

（1）胆道起于毛细胆管，其终末端与胰管汇合，开口于十二指肠乳头，外有 Oddi 括约肌围绕。肝内胆管起自肝内毛细胆管，逐级汇合成小叶间胆管、肝段、肝叶胆管和肝内左右肝管。肝外胆管由肝外左、右肝管及肝总管、胆囊、胆总管等组成。

（2）胆道系统具有分泌、贮存、浓缩和输送胆汁的功能，对胆汁排入十二指肠有重要的调节作用。胆汁的成分：胆汁中 97% 是水，其他成分包括胆汁酸、胆盐、胆固醇、磷脂酰胆碱（卵磷脂）、胆色素、脂肪酸、酶类、无机盐和刺激因子等。胆汁的生理功能：胆汁呈中性或弱碱性，主要功能包括如下。

① 乳化脂肪。②促进脂溶性维生素吸收。③抑制肠内致病菌生长和内毒素生成。④刺激肠蠕动。⑤中和胃酸。

胆管和胆囊的生理功能：①胆管　输送胆汁至胆囊及十二指肠，毛细胆管在调节胆汁流量和成分方面有重要作用。②胆囊　包括浓缩、贮存、排出胆汁和分泌的功能。

【胆石的成因和分类】

胆石病指发生在胆囊和胆管的结石，是胆道系统的常见病、多发病。

1. 成因

（1）胆道感染　胆汁淤滞、细菌或寄生虫入侵等引起胆道感染，细菌产生的 β-葡萄糖醛酸酶和磷脂酶能水解胆汁中的脂质，使可溶性的结合性胆红素水解为非结合胆红素，后者与钙盐结合，成为胆色素结石的起源。

（2）胆管异物 华支睾吸虫、蛔虫等成虫的尸体或虫卵可成为结石的核心，促发结石形成。

（3）胆道梗阻 胆道梗阻引起胆汁滞留，滞留胆汁中的胆色素在细菌作用下分解为非结合性胆红素，形成胆色素结石。

（4）代谢因素 胆固醇浓度明显增高，胆汁酸盐和卵磷脂含量相对减少，不足以转运胆汁中的胆固醇，使胆汁中的胆固醇呈过饱和状态并析出，沉淀、结晶，从而形成结石。

（5）胆囊功能异常 胆囊收缩功能减退，胆囊内胆汁淤滞亦有利于结石形成。

（6）致石基因及其他因素 雌激素可促进胆汁中胆固醇过饱和，与胆固醇结石成因有关；遗传因素亦与胆结石的成因有关。

2. 分类

（1）胆固醇结石 以胆固醇为主要成分，约占结石总数的50%，其中80%发生于胆囊，X线检查多不显影。

（2）胆色素结石 含胆色素为主，占结石总数的37%，其中75%发生于胆管内。松软不成形的胆色素结石状似泥沙，则称泥沙样结石。X线检查多不显影。

（3）混合型结石 占少数，60%的混合性结石发生于胆囊内。由于结石含钙盐较多，X线检查常显影。

【临床表现】

1. 胆囊结石

约30%的胆囊结石患者可终身无临床症状。而仅于体检或手术时发现的结石称为静止性结石。当结石嵌顿时，则可出现明显症状和体征。

症状：①腹痛 表现为突发的右上腹阵发性剧烈绞痛，可向右肩部、肩胛部或背部放射。常发生于饱餐、进食油腻食物后或睡眠时。②消化道症状 常伴恶心、呕吐、厌食、腹胀、腹部不适等非特异性的消化道症状。

体征：有时可在右上腹部触及肿大的胆囊。可有右上腹部压痛，若继发感染，右上腹部可有明显压痛、肌紧张或反跳痛。检查者将左手平放于患者右肋部，拇指置于右腹直肌外缘与肋弓交界处，嘱患者缓慢深吸气，使肝脏下移，若患者因拇指触及肿大的胆囊引起疼痛而突然屏气，称为墨菲（Murphy）征阳性。

2. 胆管结石

胆管结石为发生在肝内外胆管的结石。根据胆管结石发病的原因，分为原发性胆管结石和继发性胆管结石。根据结石所在的部位，胆管结石可分为肝外胆管结石和肝内胆管结石。

（1）肝外胆管结石

① 腹痛 发生在剑突下或右上腹部，呈阵发性绞痛，或持续性疼痛阵发性加剧，疼痛可向右肩背部放射。

② 寒战、高热 多发生于剧烈腹痛后，体温可高达39～40℃，呈弛张热型。

③ 黄疸 系胆管梗阻后胆红素逆流入血所致。患者可有尿色变黄和皮肤瘙痒等症状。

当结石阻塞胆道并继发感染时出现的腹痛、寒战、高热和黄疸称为Charcot三联征。

（2）肝内胆管结石 肝内胆管结石常与肝外胆管结石并存，其临床表现与肝外胆管结石相似。

【辅助检查】

(1) 实验室检查 血常规、尿常规、粪常规检查常可见异常。

(2) 影像学检查 B超、PTC、ERCP 等检查可显示梗阻部位、程度、结石大小和数量等；口服法胆囊造影可见胆囊内充盈缺损；CT 及 MRI 检查亦能显示结石。

【处理原则】

1. 胆囊结石

(1) 手术治疗

适应证：①胆囊造影时胆囊不显影；②结石直径超过 2cm；③胆囊萎缩或瓷样胆囊；④B超提示胆囊局限性增厚；⑤病程超过 5 年，年龄在 50 岁以上的女性患者；⑥结石嵌顿于胆囊颈部。

手术类型：切除胆囊是治疗胆囊结石的首选方法。但对无症状的胆囊结石，一般无需手术切除胆囊。

(2) 非手术治疗 对合并严重心血管疾病不能耐受手术的患者，可采取溶石或排石疗法。

2. 胆管结石

以手术治疗为主。胆道术后常放置 T 形引流管。

(1) 肝外胆管结石 常用的手术方法有：①胆总管切开取石加 T 管引流术。②胆肠吻合术。③Oddi 括约肌成形术。④经内镜 Oddi 括约肌切开取石术。

(2) 肝内胆管结石 宜采取以手术为主的综合治疗。

① 手术治疗 常用手术方法有：a. 高位胆管切开取石。b. 去除肝内病灶：可行病变肝叶切除术。c. 胆肠内引流。

② 非手术治疗

a. 中西医结合治疗。b. 经胆道镜取出残余结石。

【护理诊断】

(1) 疼痛 与结石嵌顿致胆道梗阻、感染及 Oddi 括约肌痉挛有关。

(2) 体温过高 与胆管结石梗阻导致急性胆管炎有关。

(3) 营养失调：低于机体需要量 与长时间发热及摄入不足有关。

(4) 有皮肤完整性受损的危险 与胆管梗阻、胆盐沉积致皮肤黄疸、瘙痒及术后胆汁渗漏有关。

(5) 潜在并发症 出血、胆瘘及感染等。

【护理措施】

1. 非手术治疗/术前护理

(1) 减轻或控制疼痛 观察疼痛的部位、性质、发作的时间、诱因及缓解的相关因素，禁用吗啡，以免引起 Oddi 括约肌痉挛。

(2) 降低体温与控制感染 体温增高者可应用物理降温和（或）药物降温，遵医嘱应用足量有效的抗生素，以控制感染。

(3) 营养支持 术前给予低脂肪、高蛋白、高碳水化合物、高维生素的普通饮食或半流质饮食，术后禁食、胃肠减压期间通过肠外营养途径补充足够的热量、氨基酸、维生素、水、电解质等，维持患者良好的营养状态。

(4) 防止皮肤破损 瘙痒剧烈者遵医嘱使用外用药物和（或）其他药物治疗，不可用手抓挠皮肤，防止破损。

2. 术后护理

（1）病情观察　观察生命体征、腹部体征及引流情况；记录大便颜色并检测血清胆红素变化。

（2）营养支持　胃肠减压期间行肠外营养支持；胃管拔出后根据胃肠功能恢复，由无脂流质逐渐过渡到低脂饮食。

（3）T管引流的护理

① 妥善固定　将T管妥善固定于腹壁，防止活动时管道脱出。

② 加强观察　观察并记录T管引流出胆汁的颜色、量和性状。成人正常每日分泌胆汁800～1200ml，清亮、无沉渣、呈黄绿色，有一定黏性。术后24h内引流量约400ml，恢复饮食后每日可增至600ml，后逐渐减少至每日200ml左右。

③ 保持引流通畅　术后防止引流管折叠、扭曲、受压，引流管要经常挤捏，防止管道堵塞。

④ 预防感染　严格执行无菌操作，定期更换引流袋，平卧时引流管的远端不可高于腋中线，以及坐位、站立或行走时不可高于腹部手术切口，以防胆汁逆流引起感染。

⑤ 拔管的护理　若T管引流出的胆汁色泽正常，且引流量逐渐减少，可在术后10～14日，试行夹管1～2日，夹管期间应注意观察病情，患者若无发热、腹痛、黄疸等症状，可经T管作胆道造影，如造影无异常发现，在持续开放T管24h充分引流造影剂后，再次夹管2～3日，患者仍无不适时即可拔管。拔管后残留窦道可用凡士林纱布填塞，1～2日内可自行闭合。若胆道造影发现有结石残留，则需保留T管6周以上，再作取石或其他处理。

（4）并发症的预防和护理

① 出血的预防和护理　术后早期应加强出血的预防和观察。对于肝部分切除术后的患者，术后应卧床3～5天。遵医嘱予以维生素 K_1 肌内注射，以纠正凝血机制障碍。术后早期若患者腹腔引流管内引流出血性液增多，每小时超过100ml，持续3h以上，或患者出现腹胀、腹围增大，伴面色苍白、脉搏细数、血压下降等表现时，提示患者可能有腹腔内出血，应立即报告医师，配合医师进行相应的急救和护理。

② 胆瘘的预防和护理　术后患者若出现发热、腹胀和腹痛等腹膜炎的表现，或患者腹腔引流液呈黄绿色胆汁样，常提示患者发生胆瘘。将引流管妥善固定于腹壁，避免将管道固定在床上。避免腹腔引流管或T管扭曲、折叠及受压，保持引流通畅。定期观察并记录引流管引出胆汁的量、颜色及性质。术后24h内引流量约为300～500ml，恢复进食后，每日可有600～700ml，以后逐渐减少至每日200ml左右。术后1～2日胆汁的颜色可呈淡黄色混浊状，以后逐渐加深、清亮。若胆汁突然减少甚至无胆汁引出，提示引流管阻塞、受压、扭曲、折叠或脱出。若引出胆汁量过多，常提示胆管下端梗阻。

③ 感染的预防和护理　病情允许时应采取半坐或斜坡卧位，以利于引流和防止腹腔内渗液积聚于膈下而发生感染；平卧时引流管的远端不可高于腋中线，以及坐位、站立或行走时不可高于腹部手术切口，以防止引流液和（或）胆汁逆流而引起感染。加强皮肤护理，每日清洁、消毒腹壁引流管口周围皮肤，并覆盖无菌纱布，保持局部干燥，防止胆汁浸润皮肤而引起炎症反应。加强引流管的护理，定期更换引流袋，并严格执行无菌技术操作。保持引流通畅，避免T管扭曲、受压和滑脱。

3. 健康指导

（1）饮食指导　注意饮食卫生，定期驱除肠道蛔虫。

（2）定期复查　非手术患者定期复查，出现腹痛、发热、黄疸、厌油等症状，及时就诊。

（3）带 T 管出院患者的指导　穿柔软宽松衣服；淋浴时薄膜覆盖引流管处，避免感染；避免举重物或过度活动，以免 T 管脱出。若脱出，及时就诊。

二、胆道感染

胆道感染是指胆囊壁和（或）胆管壁受到细菌的侵袭而发生炎症反应，胆汁中有细菌生长。

1. 急性胆囊炎

急性胆囊炎是指发生在胆囊的细菌性和（或）化学性炎症。

【病因】

①胆囊管梗阻；②细菌感染；③多因素相互作用，如严重创伤、化学性刺激、肿瘤压迫等。

【临床表现】

症状：①腹痛　多数患者有上腹部疼痛史，表现为右上腹阵发性绞痛，常在饱餐、进食油腻食物后或夜间发作，疼痛可放射至右肩及右肩胛下。②消化道症状　患者腹痛发作时常伴有恶心、呕吐、厌食等消化道症状。③发热或中毒症状　根据胆囊炎症反应程度的不同，患者可出现不同程度的体温升高和脉搏加速。

体征：①腹部压痛　右上腹可有不同程度和不同范围的压痛、反跳痛，墨菲征阳性。②黄疸。

【辅助检查】

（1）实验室检查　血常规检查可见白细胞计数及中性粒细胞比例升高，部分患者可有血清胆红素、转氨酶及淀粉酶升高。

（2）影像学检查　B 超可见胆囊增大，胆囊壁增厚，并可探及胆囊内结石影。CT、MRI 均能协助诊断。

【处理原则】

（1）非手术治疗　措施有禁食、胃肠减压，纠正水、电解质和酸碱平衡紊乱，解痉止痛、控制感染及全身支持，服用消炎利胆及解痉药物，也可使用中草药、针灸疗法等。

（2）手术治疗　包括胆囊切除和胆囊造口术。胆囊切除包括腹腔镜胆囊切除术（LC）和开腹胆囊切除术，其中胆囊炎症较轻者常用前者。

【护理诊断】

（1）急性疼痛　与结石突然嵌顿、胆汁排空受阻致胆囊强烈收缩或继发感染有关。

（2）营养失调:低于机体需要量　与不能进食和手术前后禁食有关。

（3）潜在并发症　胆囊穿孔、出血、胆瘘等。

【护理措施】

（1）非手术治疗/术前护理

① 病情观察　严密观察病情，观察腹部体征变化。

② 缓解疼痛　患者取舒适体位，指导患者有节律的深呼吸，达到放松和减轻疼痛的目

的，诊断明确者可给予药物止痛。

③ 营养支持 病情严重者需禁食和胃肠减压，不能经口进食或进食不足者可行肠外营养支持。

④ 控制感染 遵医嘱合理应用抗生素。

（2）术后的护理 手术的患者做好术后的护理。

2. 急性梗阻性化脓性胆管炎

急性梗阻性化脓性胆管炎又称急性重症胆管炎（ACST），是在胆道梗阻基础上并发的急性化脓性细菌感染。

【病因】

（1）胆道梗阻 最常见的原因为胆道结石性梗阻。

（2）细菌感染 胆道内细菌大多来自胃肠道。

【临床表现】

多数患者有胆道疾病及胆道手术史。本病发病急骤，病情进展迅速，除了具有急性胆管炎的 Charcot 三联征（腹痛、寒战高热、黄疸）外，还有休克及中枢神经系统受抑制的表现，即 Reynolds 五联征。患者剑突下或右上腹部可有不同程度压痛或腹膜刺激征。多数患者可出现不同程度的黄疸，若仅为一侧胆管梗阻可不出现黄疸。神志主要表现为神志淡漠、烦躁、谵妄或嗜睡、神志不清、甚至昏迷。严重者可发生休克。

【辅助检查】

（1）实验室检查 血常规检查示白细胞计数升高，中性粒细胞比例明显升高，细胞质内可出现中毒颗粒。凝血酶原时间延长；血生化检查可见肝功能损害、电解质紊乱和尿素氮增高等；血气分析检查可提示血氧分压降低和代谢性酸中毒的表现。尿常规检查可发现蛋白及颗粒管型。

（2）影像学检查 可行 B 超、CT、ERCP、MRCP、PTC 等检查。

【处理原则】

紧急手术解除胆道梗阻并引流，尽早而有效降低胆管内压力，积极控制感染和抢救患者生命。

（1）非手术治疗 主要措施包括禁食、持续胃肠减压及解痉止痛。

（2）手术治疗 多采用胆总管切开减压加 T 管引流术。

【护理诊断】

（1）疼痛 与结石突然嵌顿、胆汁排空受阻致胆囊强烈收缩或继发胆囊感染有关。

（2）体液不足 与呕吐、禁食、胃肠减压和感染性休克等有关。

（3）体温过高 与胆管梗阻并继发感染有关。

（4）营养失调:低于机体需要量 与胆道疾病致长时间发热、肝功能损害及禁食有关。

（5）潜在并发症 胆囊穿孔、胆道出血、胆瘘、多器官功能障碍或衰竭。

【护理措施】

（1）减轻或控制疼痛 根据疼痛的程度和性质，采取非药物或药物的方法止痛。

（2）维持体液平衡 严密监护患者的生命体征和循环功能。补液扩容，纠正水、电解质及酸碱平衡紊乱。

（3）降低体温与控制感染。

（4）营养支持 禁食和胃肠减压期间，行肠外营养，维持和改善营养状况。

（5）并发症的预防和护理

① 减轻胆囊内压力、预防胆囊穿孔。②加强观察：包括神志、生命体征、每小时尿量、腹部体征及引流液的量、颜色和性质，同时应注意血常规，电解质、血气分析和心电图等检测结果的变化。③加强腹壁切口、引流管和 T 管护理。④加强支持治疗。⑤维护器官功能：一旦出现多器官功能障碍或衰竭的征象，应立即与医师联系。

第五节 胰腺疾病患者的护理

一、急性胰腺炎

急性胰腺炎（acute pancreatitis）是一种常见的急腹症。一般认为该病是由胰腺分泌的胰酶在胰腺内被激活，对胰腺组织自身"消化"而引起的急性化学性炎症。

【解剖和生理概要】

1. 解剖

胰腺（pancreas）是人体第二大腺体。分头、颈、体、尾四部，无明显界限。除胰尾被浆膜包绕外，其余部均位于腹膜后。因此，胰腺病变的表现往往比较深在、隐蔽。胰头较为膨大，嵌入十二指肠环内，其下部向左突出并绕至肠系膜上动、静脉后方的部分称钩突，此处常有 2～5 支小静脉汇入肠系膜上静脉。肠系膜上静脉前方的部分为胰颈。胰颈和胰尾之间为胰体，占胰的大部分，其后紧贴腰椎体，当上腹部钝挫伤时挤压的机会最大。胰尾是胰左端的狭细部分，行向左上方抵达脾门。脾切除时胰尾易受损伤而形成胰瘘。胰管位于胰腺内与胰的长轴平行。它起自胰尾部，向右行过程中收集胰小叶的导管，最后胰管离开胰头与胆总管合并，共同开口于十二指肠大乳头。

胰腺有丰富的血供。胰头血供来源于胃十二指肠动脉和肠系膜上动脉的胰十二指肠前、后动脉弓。体、尾部血供来自脾动脉的胰背动脉和胰大动脉。胰腺的静脉归属门静脉系统。胰腺的淋巴注入胰上、下淋巴结与脾淋巴结，然后注入腹腔淋巴结。胰腺受交感和副交感神经的双重支配。交感神经是胰腺疼痛的主要通路，副交感神经传出纤维对胰岛、腺泡和导管起调节作用。

2. 生理

胰腺具有外分泌和内分泌功能。胰腺外分泌产生胰液，正常人每日分泌量约 750～1500ml，主要成分为水、碳酸氢钠和消化酶。胰消化酶主要包括胰酶、脂肪酶和胰蛋白酶，另外还有糜蛋白酶、弹力纤维酶、磷脂酶、胶原酶等。胰液的分泌受迷走神经和体液的双重控制，以体液调节为主。胰腺的内分泌来源于胰岛内的多种细胞，其中以 β(B) 细胞最多，占 50% 以上，分泌胰岛素；其次是 α(A) 细胞，占 20% 左右，分泌胰高血糖素；δ(D) 细胞可分泌生长抑素；G 细胞分泌促胃液素；还有少数细胞分泌胰多肽、促胃液素、血管活性肠肽等。

【病因】

（1）**胆道疾病** 是国内最常见的病因。当胆汁逆流入胰管，则引起胰腺组织不同程度的损害。由胆道疾病所引起的急性胰腺炎称为胆源性胰腺炎。

（2）**过量饮酒和暴饮暴食** 酒精除能直接损害胰腺腺泡细胞外，还可间接刺激胰液分泌；暴饮暴食常促使胰液过度分泌。

(3) 十二指肠液反流 当十二指肠内压力增高，十二指肠液可向胰管内逆流，其中的肠激酶等物质可激活胰液中各种酶，从而导致急性胰腺炎。

(4) 创伤因素 上腹部钝挫伤、穿刺伤、手术操作，特别是经 Vater 壶腹的操作。

(5) 胰腺血循环障碍 低血压、心肺旁路、动脉阻塞、血管炎以及血液黏稠度增高等因素均可造成胰腺血循环障碍而发生胰腺炎。

(6) 其他因素 特异性感染性疾病及药物因素、高脂血症、高钙血症、妊娠有关的代谢、内分泌和遗传因素等。有少数患者最终因找不到明确的发病原因，被称为特发性急性胰腺炎。

【病理生理】

急性胰腺炎的发病机制比较复杂，至今尚未完全阐述清楚。基本病理改变是胰腺呈不同程度的水肿、充血、出血和坏死。正常情况下，胰液中的酶原不具活性，仅在十二指肠内被激活后方有消化功能。

① 水肿性胰腺炎（轻型） 当胆汁、胰液排出受阻、反流、胰管内压增高引起胰腺导管破裂、上皮受损，胰液中的大量胰酶被激活而消化胰腺组织时，胰腺发生充血、水肿及急性炎症反应。②出血坏死性胰腺炎（重型） 若病变进一步发展，或发病初期即有胰腺细胞的大量破坏，胰蛋白酶原及其他多种酶原被激活，导致胰腺及其周围组织的广泛出血和坏死。此型病变发展快，并发症多，死亡率高。③最严重的是猝死性胰腺炎（暴发性），临床较少见，病情迅速发展，胰腺呈进行性出血坏死，常在死亡前无法作出明确诊断，多见于青壮年，女性多于男性（2:1）。

【临床表现】

腹痛是主要症状，常于饱餐和饮酒后突然发作，腹痛剧烈。早期呕吐剧烈而频繁，呕吐后腹痛不缓解。随病情发展，腹胀更为明显，并可出现持续性呕吐和腹膜炎症状；肠鸣音减弱或消失。较轻的急性水肿性胰腺炎可不发热或轻度发热。合并胆道感染时常伴寒战高热。部分患者以突然休克为主要表现。还表现为皮下出血，水、电解质紊乱，休克，黄疸。

【辅助检查】

(1) 实验室检查 血清、尿淀粉酶均增高，应注意淀粉酶升高的幅度和病变严重程度不一定成正比。诊断性腹腔穿刺抽取血性渗出液，所含淀粉酶值高也有利于诊断。血钙下降，血糖升高，血气分析指标异常等。

(2) 影像学检查 腹部B超是首选，可发现胰腺肿胀，以及是否合并胆道结石和腹水；胸、腹部X线平片可见横结肠、胃十二指肠充气扩张。左侧膈肌升高，左侧胸腔积液等；腹部CT对急性胰腺炎有重要诊断价值，可见胰腺弥漫性肿大，密度不均匀，边界模糊，胰周脂肪间隙消失。

【处理原则】

急性胰腺炎尚无继发感染者，均首先采用非手术治疗。急性出血性坏死性胰腺炎继发感染者需手术治疗。

(1) 非手术治疗 目的是减少胰腺分泌，防止感染及 MODS 的发生。包括：①禁食与胃肠减压；②营养支持；③补液、防治休克；④镇痛和解痉；⑤抑制胰腺分泌及抗胰酶疗法；⑥应用抗生素；⑦中药治疗；⑧腹腔灌洗等。

(2) 手术治疗 适用于：①胰腺坏死继发感染；②虽经非手术治疗，临床症状继续恶化；③胆源性胰腺炎；④重症胰腺炎经过短期（24h）非手术治疗、多器官功能障碍仍不能得到纠正；⑤病程后期合并肠瘘或胰腺假性囊肿；⑥不能排除其他外科急腹症。

手术包括：清除胰腺和胰周坏死组织或规则性胰腺切除，腹腔灌洗引流。若为胆源性胰腺炎，则应同时解除胆道梗阻，畅通引流。术后胃造口可引流胃酸，减少胰腺分泌，空肠造口可留待肠道功能恢复时提供肠内营养。

【护理诊断】

(1) 疼痛　与胰腺及其周围组织炎症、胆道梗阻有关。

(2) 有体液不足的危险　与渗出、出血、呕吐、禁食等有关。

(3) 营养失调:低于机体需要量　与呕吐、禁食、胃肠减压和大量消耗有关。

(4) 潜在并发症　MODS、感染、出血、胰瘘或肠瘘。

(5) 知识缺乏　缺乏疾病防治及康复相关知识。

【护理措施】

1. 非手术治疗/术前护理

(1) 减轻疼痛，稳定情绪　应禁食、胃肠减压，按医嘱给予抗胰酶药、解痉药或止痛药，安定患者情绪，帮助患者树立战胜疾病的信心，配合体位变化，减轻疼痛。

(2) 补充液体，密切观察　观察患者生命体征、意识状态。准确记录24h出入水量，必要时留置导尿，记录每小时尿量。早期应迅速建立2条静脉输液通路，补充水、电解质，并及时补充胶体液。

(3) 维持营养，逐步过渡　观察患者营养状况，按医嘱给予营养支持。肠内、外营养液输注期间需加强护理，避免导管性、代谢性或胃肠道并发症。若无不良反应，可逐步过渡到全肠内营养和经口进食，但应限制高脂肪膳食。

2. 术后护理

(1) 饮食　高营养、易消化、无刺激饮食。

(2) 活动与休息　适当活动，以不引起疲劳为宜。

(3) 并发症的观察预防和护理

① 多器官功能障碍

a. 急性呼吸窘迫综合征　观察患者呼吸型态，监测血气分析；严重呼吸困难及缺氧症状，给予气管插管或气管切开，应用呼吸机辅助呼吸并做好气道护理。b. 急性肾衰竭　详细记录每小时尿量、尿比重及24h出入水量。

② 预防出血　应定时监测血压、脉搏，观察患者的排泄物、呕吐物和引流液色泽。若引流液呈血性，并有脉搏细数和血压下降，可能为大血管受腐蚀破裂引起的继发出血，应遵医嘱给予止血药和抗菌药等，并做好急诊手术止血的准备。

③ 胰瘘、胆瘘或肠瘘　若从腹壁渗出或引流出无色透明或胆汁样液体时应疑为胰瘘或胆瘘；若腹部出现明显的腹膜刺激征，且引流出粪汁样或输入的肠内营养液体时，则要考虑肠瘘。故应密切观察引流液的色泽和性质，动态监测引流液的胰酶值，并注意保持负压引流通畅和引流管周围皮肤干燥。

④ 预防感染

a. 监测患者体温和血白细胞计数。b. 根据医嘱，合理应用抗菌药。c. 维持有效引流：急性胰腺炎患者术后多留置多根引流管，包括胃管、腹腔双套管、T管、空肠造口管、胰引流管、导尿管等。应分别观察记录各引流液的颜色、性质和引流量。

(4) 护理胃、肠造口管及腹腔双套管灌洗引流时应注意：

① 保持各管道通畅，妥善固定。

② 冲洗液常用生理盐水加抗菌药，维持一定的负压。若管腔堵塞，可用 20ml 生理盐水缓慢冲洗，无法疏通时需协助医生在无菌条件下更换内套管。

③ 观察和记录引流流液的量、色和性质。

④ 保护引流管周围皮肤。

⑤ 经空肠造口给予要素饮食时，营养液要现配现用。

二、胰腺肿瘤和壶腹部癌

胰腺癌（cancer of the pancreas）是较常见的恶性肿瘤，发病率有逐年增高的趋势。40 岁以上好发，男女发病比例为 1.5∶1。胰头癌约占胰腺癌的 70%～80%，其次为胰体、尾部癌。

壶腹周围癌（periampullary adenocarcinoma）系指发生于胆总管末端、壶腹部及十二指肠乳头附近的癌肿。主要包括壶腹癌、胆总管下端癌和十二指肠癌。壶腹周围癌恶性程度低于胰头癌，若能较早明确诊断，手术切除率和 5 年生存率明显高于胰头癌。

【病因与病理】

病因尚不清楚。吸烟、高蛋白和高脂肪饮食、糖尿病、慢性胰腺炎、遗传因素可能与发病有关。

①胰腺癌的组织类型以导管细胞腺癌多见，其次为黏液性囊腺癌和腺泡细胞癌等。②壶腹周围癌的组织类型以腺癌最多见，其次为乳头状癌、黏液癌等。

【临床表现】

上腹痛、不适是最常见的首发症状。早期由于胰管或胆管部分梗阻，出现持续且进行性加重的上腹部钝痛、胀痛，可放射至腰背部。晚期疼痛症状加剧。夜间尤甚，一般止痛药无法缓解。梗阻性黄疸是胰头癌的主要症状和体征。黄疸呈进行性加重，壶腹周围癌位于胰胆管共同通道的开口处，故早期即可出现黄疸，黄疸呈波动性，是区别于胰头癌的一个重要特征。患者有消化道症状，如食欲缺乏、腹胀、消化不良、便秘或腹泻。部分患者可有恶心、呕吐。晚期癌肿可出现上消化道梗阻或消化道出血。由于摄食减少、消化吸收障碍、严重疼痛影响睡眠及癌肿消耗，患者在短时期内即可出现明显的消瘦和乏力。晚期可出现恶病质。癌肿致胆道梗阻一般无胆道感染，若继发感染，患者则出现反复发热，常被误诊为胆石症。黄疸明显的患者，大多能扪及腹部肿大的肝脏和胆囊。晚期患者偶可扪及上腹肿块，质硬、固定，可有腹水或远处转移症状。

【辅助检查】

（1）实验室检查

① 生化检查　血、尿淀粉酶可有一过性升高，空腹或餐后血糖升高。胆道梗阻时血清总胆红素和直接胆红素、碱性磷酸酶升高，转氨酶可轻度升高。②血清学标记物　血清癌胚抗原（CEA）、胰胚抗原（POA）、糖类抗原 19-9（CA19-9）、胰腺癌相关抗原（PCAA）等血清学标记物水平可升高，其中 CA19-9 是最常用的辅助诊断和随访项目。

（2）影像学检查

① X 线　胰头癌肿块较大者钡餐可显示低张力造影或气钡双重造影可提高确诊率。②B 超　可以发现 2cm 以上肿块。近年来内镜超声的应用提高了诊断率。③CT　胰腺区动态薄层增强扫描效果好，对判断肿瘤可切除性具有重要意义。④内镜逆行胰胆管造影

（ERCP）可直接观察病变区，并能活检。⑤经皮肝穿刺胆管造影（PTC）显示胆道的变化，了解胆总管下段的狭窄程度。造影后置管引流胆汁可减轻黄疸。其缺点是可能并发胆瘘、出血等。⑥磁共振胆胰管造影（MRCP）具有诊断意义，无并发症。⑦选择性动脉造影 显示胰腺癌所造成的血管改变。⑧经皮细针穿刺细胞学检查 在 B 超或 CT 指引下，经皮细针穿刺胰腺病变组织，涂片行细胞学检查。

【处理原则】

手术切除是最有效的方法，包括：①Whipple 胰头十二指肠切除术 适用于无远处转移的壶腹周围癌。切除范围：胰头、远端胃、十二指肠、下段胆总管及部分空肠，同时清除周围淋巴结，再将胰、胆管和胃与空肠吻合，重建消化道。②保留幽门的胰头十二指肠切除术（PPPD）对无幽门上下淋巴结转移、十二指肠切缘无癌细胞残留的壶腹周围癌，可行此手术。③左半胰切除术 对胰体尾部癌，原则上作胰体尾部及脾切除。④姑息性手术 对不能手术切除或不能耐受手术的患者，可行内引流术。如胃空肠或胆囊空肠吻合术，以解除胆道梗阻；伴有十二指肠梗阻者可作胃空肠吻合，以保证消化道通畅；腹腔神经丛封闭有助于减轻疼痛。⑤辅助治疗 术后可采用氟尿嘧啶和丝裂霉素为主的化疗，也有主张以放疗为基本疗法的综合治疗。

【护理诊断】

（1）焦虑 与对癌症的诊断、治疗过程及预后的忧虑有关。

（2）疼痛 与胰胆管梗阻、癌肿侵犯腹膜后神经丛及手术创伤有关。

（3）营养失调:低于机体需要量 与食欲下降、呕吐及癌肿消耗有关。

（4）潜在并发症 出血、感染、胰瘘、胆瘘、血糖异常。

【护理措施】

1. 非手术治疗/术前治疗

（1）减轻恐惧，增强信心 通过各种心理护理措施，促进患者的适应性反应。使患者了解病情并能积极配合。

（2）减轻疼痛 对于疼痛剧烈的胰腺癌患者，及时给予有效的镇痛，评估镇痛药的效果。

（3）改善营养状态

① 术前进行营养支持，通过提供高蛋白、高热量、低脂和丰富维生素的饮食，肠内、外营养或输注人体白蛋白等改善营养状况。有黄疸者，静脉补充维生素 K。②术后禁食、胃肠减压期间，静脉补充营养。肠蠕动恢复并拔除胃管后可给予少量流质，再逐渐过渡至正常饮食。

2. 术后护理

（1）饮食 高营养、无刺激、易消化饮食。

（2）活动与休息 适当活动，以不引起疲劳为宜。

（3）并发症的观察和护理

① 术后出血 术后有出血倾向者，根据医嘱补充维生素 K 和维生素 C，防止出血。术后 1～2 天和 1～2 周时均可发生出血，表现为经引流管引流出血性液、呕血、便血等，患者同时有出汗、脉速、血压下降等现象。出血量少者可予静脉补液，应用止血药、输血等治疗，出血量大者需手术止血。

② 防治感染 术前 3 天口服抗菌药以抑制肠道细菌，预防术后感染。术前 2 天给予流

质饮食。术前晚清洁灌肠，以减少术后腹胀和并发症的发生。术后合理使用抗菌药控制感染。胰十二指肠切除术后，一般放置有 T 管、腹腔引流管、烟卷引流、胰腺断面引流管、尿管等。除妥善固定各种引流管，保持引流通畅外，应注意观察引流液的性状和量。

③ 胰瘘　术后 1 周左右，表现为患者突发剧烈腹痛、持续腹胀、发热、腹腔引流管或伤口流出清亮液体，引流液测得淀粉酶。应予以持续负压引流，保持引流装置有效。注意用氧化锌软膏保护周围皮肤，多数胰瘘可自愈。

④ 胆瘘　多发生于术后 5～10 天。表现为发热、右上腹痛、腹肌紧张及腹膜刺激征；T 管引流量突然减少，但可见沿腹腔引流管或腹壁伤口溢出胆汁样液体。此时应保持 T 管引流通畅，做好观察和记录；予以腹腔引流，加强支持治疗；同时做好手术处理的准备。

⑤ 控制血糖　动态监测血糖水平，对合并高血糖者，应按医嘱调节胰岛素用量，控制血糖在适当水平。若有低血糖表现，适当补充葡萄糖。

测评与训练

一、名词解释

1. 原发性肝癌　　2. 细菌性肝脓肿　　3. 门静脉高压症　　4. 急性梗阻性化脓性胆管炎　　5. 急性胰腺炎

二、选择题

A₁ 型题

1. 分流术后发生肝性脑病的主要原因是（　　）

A. 氨中毒　　B. 胃肠道出血　　C. 饥饿　　D. 感染　　E. 摄入大量蛋白质

2. 下列哪项不属于门脉高压的临床表现（　　）

A. 脾大、脾功能亢进

B. 凝血机制障碍

C. 食管下段、胃底静脉曲张及破裂出血

D. 腹水形成

E. 外周静脉压升高

3. 门脉高压术后潜在并发症很多，其中下列哪项不属于门脉高压并发症（　　）

A. 腹腔内出血　　　　B. 肝性脑病　　　　C. 肺性脑病

D. 肠系膜血栓形成　　E. 肝、肾功能损害

A₂ 型题

4. 男，28 岁，因食管下端、胃底静脉曲张破裂出血第 2 次入院，经非手术处理后出血停止，现准备手术治疗，下列哪项护理不当（　　）

A. 注意休息　　　　　B. 做好心理护理　　　　C. 避免腹内压增加

D. 加强营养，饮食可不限制　　　　E. 预防感染

5. 女，58 岁，患者以呕血、黑粪 2 天入院，查体，脾大，扣出有腹部移动性浊音，应考虑（　　）

A. 胃溃疡出血　　　B. 门脉高压症　　　C. 十二指肠溃疡

D. 直肠息肉　　　　E. 肠梗阻

三、病例分析题

男性，55岁，有慢性肝炎史20年，肝区隐痛3个月，食欲减退，消瘦乏力。体检：贫血貌，肝右肋下缘触及，质硬，轻度压痛。实验室检查甲胎蛋白阳性，B超和CT检查发现肝右叶5cm占位，肝肾功能基本正常。

1. 该患者可能的诊断是什么？
2. 应该采取何种治疗方法？
3. 该患者存在哪些主要护理诊断？
4. 应提供哪些主要护理措施？

参考答案

一、名词解释
略。

二、选择题

A₁型题

1. A　　2. E　　3. C

A₂型题

4. D　　5. B

三、病例分析题

1. 原发性肝癌。

2. 应采用手术治疗。

3. 主要护理诊断问题：①预感性悲哀。②疼痛。③营养失调：低于机体需要量。④潜在并发症：出血、肝性脑病、膈下积液或脓肿等。

4. 主要护理措施有：①心理支持。②有效地止痛。③改善营养状况。④观察、预防和护理并发症，包括出血、肝性脑病、膈下积液及脓肿等并发症。注意维持体液平衡。

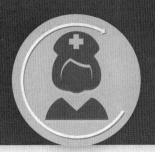

第十九章
周围血管疾病患者的护理

 学习目标 ▶▶

知识目标：

1. 掌握：原发性下肢静脉曲张、深静脉血栓形成、血栓闭塞性脉管炎患者的临床表现和护理措施。

2. 熟悉：原发性下肢静脉曲张、深静脉血栓形成、血栓闭塞性脉管炎患者的病因和处理原则。

3. 了解：原发性下肢静脉曲张、深静脉血栓形成、血栓闭塞性脉管炎患者的病理生理和诊断。

技能目标： 以常见疾病为背景，运用所学知识完成特定的护理任务。

第一节 概述

下肢静脉分为浅、深两组。浅静脉位于皮下，主要由大隐静脉和小隐静脉组成。大隐静脉起自足背静脉网内侧，沿内踝前方顺小腿内侧上行，在腹股沟韧带下方穿过卵圆窝注入股静脉（图 19-1）。大隐静脉在注入股静脉前，主要有 5 个分支：阴部外静脉、腹壁浅静脉、旋髂浅静脉、股内侧静脉和股外侧静脉。小隐静脉起自足背静脉网的外侧，沿外踝后方上行至小腿后，于腘窝处穿过深筋膜注入腘静脉。深静脉主要由胫前、胫后和腓静脉组成，三者先后汇合形成腘静脉，经腘窝进入内收肌管裂孔，上行为肌浅静脉，于大腿上部与股深静脉汇合成为股总静脉。深、浅静脉之间，以及大隐静脉与小隐静脉之间，有许多交通支。

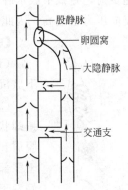

图 19-1 深浅静脉回流

下肢静脉及其交通支的管腔内有许多向心单向开放的瓣膜。瓣膜位于大隐静脉注入股静脉及小隐静脉注入腘静脉处，对阻止股静脉和腘静脉的血液反流起重要作用。

静脉壁由外膜、中层和内膜组成。外膜主要为结缔组织，内膜为内皮细胞，中层为肌层，是决定静脉壁强弱的主要因素。

下肢静脉血流能对抗重力而向心回流，主要取决于小腿肌泵的收缩，下肢运动时借助肌肉收缩，挤压深静脉内血液回流；瓣膜的单向阀门作用，也能够避免下肢血液逆流；另外，胸腔内负压和心脏的搏动，使周围静脉与心脏间形成压力差，维持下肢血液正常回流。

第二节 原发性下肢静脉曲张患者的护理

原发性下肢静脉曲张（primary lower extremity varicose veins）是指单纯下肢表浅静脉瓣膜关闭不全，使静脉内血液倒流，继而致病变静脉壁扩张、变性、出现不规则膨出和扭曲。以大隐静脉曲张多见，多发生于体力劳动强度大、从事持久站立工作或久坐久站的人群，左下肢多见，双下肢可先后发病。

【病因】

（1）先天因素　静脉瓣膜缺陷和静脉壁薄弱是全身支持组织薄弱的一种表现，与遗传因素有关。有些患者下肢静脉瓣膜稀少，有的甚至完全缺如，致静脉血逆流。

（2）后天因素　任何增加血柱重力因素和循环血量超负荷是造成下肢静脉曲张的后天因素。如长期站立工作、重体力劳动、慢性咳嗽、妊娠、习惯性便秘等，都可使静脉瓣膜承受过度压力而逐渐松弛、静脉瓣膜的正常关闭功能受到破坏，致血液倒流，静脉腔内压力持久升高而导致瓣膜相对关闭不全，血流由上而下、由深向浅倒流，导致下肢浅静脉呈曲张状态。

【病理生理】

下肢静脉曲张的血流动力学改变主要表现为主干静脉和毛细血管的压力增高。浅静脉扩张主要由前者引起，而毛细血管压力升高可造成皮肤微循环障碍，引起毛细血管扩大、毛细血管周围炎和通透性增加，纤维蛋白原和红细胞等渗入组织间隙及毛细血管内微血栓形成。由于纤溶活性降低，渗出的纤维蛋白聚积、沉积于毛细血管周围，形成阻碍皮肤和皮下组织细胞摄取氧气和营养的屏障，导致皮肤和皮下组织水肿、纤维化，皮下脂肪坏死和皮肤萎缩、坏死和溃疡。由于血清蛋白渗出和毛细血管周围纤维组织沉积，引起再吸收障碍，淋巴超负荷，导致下肢水肿。小腿下内侧区域的深静脉血柱重力最大，肌泵收缩时该区所承受的反向压力也最高，因此，静脉性溃疡常特征性出现在该区。

【临床表现】

（1）症状　轻度下肢静脉曲张患者症状不明显，较重者或久站后感到下肢沉重发胀，小腿酸痛、易疲劳，后期患者常感患肢酸困、胀痛和痒。

（2）体征　小腿前内侧或小腿外侧浅静脉隆起、扩张，蜿蜒成团，似蚯蚓状，站立时更加明显；病程长者，皮肤发生营养障碍，出现色素沉着、脱屑、缺乏弹性、瘙痒和出现并发症。如：①曲张静脉破裂出血，多发生于踝部及足靴区。临床表现为皮下淤血或皮肤破溃时出血。②湿疹或溃疡，好发于足靴区，皮肤溃疡多合并感染，创面可经久不愈（图 19-2）。③血栓性浅静脉炎，曲张静脉内血流缓慢，易致血栓形成，并伴有感染性静脉炎及曲张静脉周围炎，炎症消退后常遗留有硬结并与皮肤粘连。

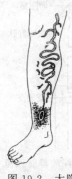

图 19-2　大隐静脉曲张及小腿溃疡

【辅助检查】

（1）浅静脉及交通支瓣膜功能试验（Trendelenburg 试验）　患者仰卧，

患肢抬高，使曲张静脉排空，在大腿根部扎止血带，以阻止大隐静脉血液，然后让患者站立，仔细观察大隐静脉充盈情况，如在未放开止血带前，止血带下方的静脉在 30s 内已充盈，则表明交通静脉瓣膜关闭不全；如在 30s 内不充盈，放松止血带后 10s 内出现自上而下的静脉逆向充盈，表示交通支瓣膜功能良好，大隐静脉入股静脉处瓣膜功能不全（图 19-3）；如上述试验在未放开止血带前，止血带下方的静脉在 30s 内已充盈，释放止血带后充盈更加明显，提示大隐静脉入股静脉瓣膜和交通支瓣膜均功能不全。应用同样的原理在腘窝部扎止血带，亦可检测小隐静脉瓣膜的功能。

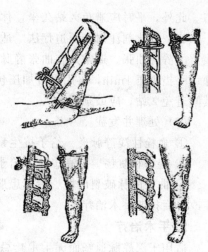

图 19-3　Trendelenburg 试验

（2）深静脉通畅试验（Perthes 试验）　先让患者站立，待下肢静脉充盈后，在大腿上 1/3 处扎止血带，以阻断大隐静脉，嘱患者用力踢腿或作下蹲站立运动连续十余次。此时，由于小腿肌泵的收缩，迫使浅静脉血液向深静脉回流，若静脉曲张消失或明显减轻，则表明深静脉通畅；如活动后浅静脉曲张更为明显，张力增高，甚至有胀痛，则表明深静脉不通畅（图 19-4）。

（3）交通静脉瓣膜功能试验（Pratt 试验）　患者取仰卧位，抬高受检下肢，在大腿根部扎上止血带。然后从足趾向上至腘窝缠缚第 1 根弹力绷带，再自止血带处向下，扎上第 2 根弹力绷带。让患者站立，一边向下解开第 1 根弹力绷带，一边向下继续缠缚第 2 根弹力绷带，如果在两根绷带之间的间隙内出现曲张静脉，即意味该处有功能不全的交通静脉（图 19-5）。

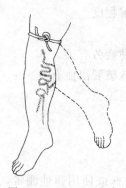

图 19-4　Perthes 试验

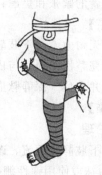

图 19-5　Pratt 试验

（4）下肢静脉造影术　能够观察到深静脉是否通畅、静脉的形态改变和瓣膜的位置及形态。

（5）无创性血管超声检查　超声多普勒血流仪能确定静脉反流的部位和程度；超声多普勒显像仪可观察瓣膜的关闭活动及其有无逆向血流。

【处理原则】

1. 非手术治疗

适用于病变局限，症状较轻者；妊娠期间发病，分娩后症状有可能消失者；症状虽然明显，但不能耐受手术者。

（1）促进下肢静脉回流　患肢穿弹力袜或使用弹力绷带压迫，使曲张的静脉处于萎瘪状态。此外，平时应避免久站久坐，休息或卧床时抬高患肢。

（2）硬化剂注射和压迫疗法　适应于病变范围小且局限者，也可作为手术辅助疗法处理残留的静脉曲张。通常是在曲张静脉内注入硬化剂，如5％鱼肝油酸钠溶液0.5ml，随后立即用手指紧压1min，再用绷带加压包扎3～6周，利用硬化剂造成的静脉炎症而使其闭塞。其间避免久站，应鼓励行走。

（3）处理并发症

① 血栓性浅静脉炎　给予抗生素及局部热敷治疗。

② 湿疹和溃疡　抬高患肢并给予创面湿敷。

③ 曲张静脉破裂出血　抬高患肢和局部加压包扎止血，必要时给予缝扎止血，待并发症改善后择期手术治疗。

2. 手术治疗

适用于深静脉通畅而无手术禁忌证者，是治疗原发性下肢静脉曲张的根本方法。传统手术有高位结扎大隐静脉或小隐静脉；剥除大隐静脉或小隐静脉主干及曲张静脉；结扎功能不全的交通静脉。

【护理评估】

（1）健康史　是否从事长期站立工作、有无重体力劳动、有无妊娠和慢性咳嗽及习惯性便秘病史等。

（2）身体状况评估　下肢静脉曲张的程度，有无患肢酸胀和乏力；局部有无静脉炎、湿疹、溃疡、出血等改变。术后患肢远端皮肤的温度、色泽以及动脉搏动有无异常；局部切口有无红、肿、压痛等感染征象；能否早期离床活动及正常行走等。

（3）心理-社会状况评估　下肢静脉曲张是否影响生活与工作；慢性溃疡、创面经久不愈是否造成患者的紧张和焦虑；患者对本病预防知识的了解程度。

【护理诊断】

（1）活动无耐力　与下肢静脉回流障碍致小腿酸痛、易疲劳有关。

（2）皮肤完整性受损　与皮肤营养障碍和小腿曲张静脉破裂出血有关。

（3）潜在并发症　深静脉血栓形成、小腿曲张静脉破裂出血。

【护理措施】

1. 术前护理

（1）促进下肢静脉回流，改善活动能力

① 穿弹力袜或使用弹性绷带　指导患者行走时穿弹力袜或使用弹性绷带，以促进静脉回流。

② 保持合适体位　维持良好姿势，坐时双膝勿交叉过久，以免压迫腘静脉；休息或卧床时抬高患肢30°～40°，有利于静脉和淋巴回流，以减轻患肢水肿。

③ 避免腹内压增高及静脉压增高的因素　保持大便通畅，肥胖者应有计划地减轻体重等，避免长时间站立。

（2）预防或处理创面感染　观察患肢远端皮肤的温度、颜色，观察是否有肿胀、渗出，局部有无红、肿、压痛等感染征象。做好皮肤湿疹和溃疡的治疗及换药，促进创面愈合，预防创面继发感染。

2. 术后护理

（1）病情观察　观察患者有无伤口及皮下渗血、伤后感染等情况，发现异常及时通知医师。

（2）早期活动　患者卧床期间指导其做足部伸展和旋转运动；24h后鼓励患者下床活动，促进下肢静脉血液回流，避免深静脉血栓形成。

（3）保护患肢　活动时，避免外伤引起曲张静脉破裂出血。

3. 健康教育

（1）去除影响下肢静脉回流的因素　避免使用过紧的腰带和紧身衣物；避免肥胖；平时注意保持良好的坐姿，避免久站和久坐；坐时避免双膝交叉过久。

（2）休息与活动　休息时适当抬高患肢；指导患者进行适当的体育锻炼，增强血管壁弹性。

（3）弹力治疗　非手术治疗患者坚持长期使用弹力袜或弹力绷带；手术治疗患者一般术后宜继续使用弹力袜或弹力绷带1～3个月。

第三节　深静脉血栓形成患者的护理

深静脉血栓形成（deep venous thrombosis，DVT）是指血液在深静脉内不正常凝结、阻塞管腔，导致静脉血液回流障碍。以左下肢多见。

【病因】

静脉壁损伤、血流缓慢和血液高凝状态是导致深静脉血栓形成的三大因素。

【病理生理】

静脉血栓以红血栓（凝固血栓）最常见。当静脉壁损伤时，内膜下层及胶原裸露，可以激活血小板释放多种具有生物活性的物质，启动内源性凝血系统，从而形成血栓；血流缓慢常见于长期卧床、肢体制动以及手术的患者；血液高凝状态主要见于术后、创伤、妊娠、产后、肿瘤、长期服用避孕药等情况，可因血小板数增高、凝血因子含量增加和抗凝血因子活性降低而造成血管内异常凝结形成血栓。血栓形成后可向主干静脉近端和远端滋长蔓延，其后在纤维溶解酶的作用下血栓可以溶解消散，或血栓与静脉壁粘连并逐渐纤维化，最终可形成边缘粗糙、管径粗细不一的再通静脉。同时因静脉瓣膜的破坏，造成继发性深静脉瓣膜功能不全。

【临床表现】

下肢深静脉血栓形成最常见，上肢深静脉血栓形成和上、下腔静脉血栓形成则较少发生，主要表现均为血栓静脉远端回流障碍的症状。下肢深静脉血栓形成依据急性期血栓形成的解剖部位分型如下。

（1）中央型　血栓发生于髂-股静脉，特征为起病急骤，髂窝和股三角区有疼痛和触痛，浅静脉扩张，整个患侧下肢肿胀明显，皮温及体温均升高。

（2）周围型　包括股静脉和小腿深静脉血栓形成。前者主要特征为大腿肿痛，后者表现为突然出现的小腿剧痛，患足不能着地踏平，行走时症状加重。

（3）混合型　即全下肢静脉血栓形成。发病急骤，表现为全下肢广泛肿胀、压痛和苍白（股白肿），疼痛剧烈，体温升高和脉率加速。如病情继续进展，可致动脉受压而致血供障碍，足背、胫后动脉搏动消失，皮肤呈青紫色（股青肿），有水疱，如不及时处理，可出现坏疽。

【辅助检查】

（1）彩色多普勒超声检查　通过测定静脉最大血流率，可判断股、腘主干静脉是否阻塞。

（2）下肢静脉造影　可直接显示下肢静脉的形态、有无血栓存在及血栓的形态、位置、范围和侧支循环情况。

（3）放射性核素检查　是一种无损伤检查方法，通过测定肺通气/血流比值，筛选有无肺栓塞的发生，也适合小腿静脉丛静脉血栓的检测，灵敏度高。

【处理原则】

1. 非手术治疗

包括一般处理、溶栓、抗凝和祛聚疗法。

（1）一般处理　卧床休息，抬高患肢，适当使用利尿剂以减轻肢体肿胀。离床活动时，应穿弹力袜或使用弹性绷带。

（2）溶栓疗法　适用于病程不超过72h者。常用药物为尿激酶，维持7~10天。

（3）抗凝疗法　适用于范围较小的血栓。一般以肝素开始，继使用香豆素衍生物如华法林，至患者恢复正常生活，一般维持治疗3~6个月。

（4）祛聚疗法　祛聚药物包括右旋糖酐、阿司匹林、丹参和双嘧达莫（潘生丁）等，既能扩充血容量、稀释血液、降低血液黏稠度，又能防止血小板凝聚。

2. 手术疗法

主要是采用Fogarty导管取栓术，术后辅用抗凝、祛聚疗法2个月。

【护理评估】

（1）健康史　患者有无外伤、手术、妊娠分娩和感染史；有无长期卧床和输液史；有无肿瘤等。

（2）身体状况评估　下肢发生胀痛的时间和部位；下肢肿胀和浅静脉扩张的程度。全身非手术治疗期间有无出血倾向及治疗效果；辅助检查显示有无血栓及血栓的部位、范围和形态等。术后患肢血管的通畅程度包括患肢远端皮肤温度、色泽、感觉和脉搏的变化。抗凝治疗期间有无出血倾向如切口、穿刺点、鼻和牙龈有无异常出血及有无血尿、黑粪。患者是否有计划地进行早期活动。

（3）心理-社会状况评估　突发的下肢剧痛和肿胀有无引起患者的焦虑与恐惧，患者及家属对预防本病发生的有关知识的了解程度。

【护理诊断】

（1）疼痛　与下肢深静脉血栓形成致血流不畅或手术创伤有关。

（2）潜在并发症　肺动脉栓塞、出血。

【护理措施】

1. 非手术治疗护理/术前护理

（1）休息与缓解疼痛　急性期嘱患者应绝对卧床休息10~14天，床上活动时避免动作幅度过大；禁止按摩、热敷患肢，以防血栓脱落。患肢宜高于心脏平面20~30cm，可促进血液回流，防止静脉淤血，并可降低下肢静脉压，减轻水肿与疼痛。必要时遵医嘱给予镇痛药物。

（2）病情观察　密切观察患肢疼痛的时间、部位、程度、动脉搏动以及皮肤温度、色泽和感觉；每日测量、比较并记录患肢不同平面的周径，注意固定测量部位，以便进行对比。

（3）饮食护理　指导患者进食低脂、含丰富纤维素的食物，以保持大便通畅，避免因排便困难而引起腹内压增高，影响下肢静脉回流。

2. 手术后护理

(1) 病情观察　观察生命体征的变化；观察患肢远端皮肤的温度、色泽、感觉和脉搏强度以判断血管通畅度、肿胀消退情况等。

(2) 体位　术后卧床休息，抬高患肢30°，鼓励患者尽早活动。恢复期患者逐渐增加活动量，促进下肢深静脉再通和侧支循环建立。

(3) 用药护理　遵医嘱应用抗凝、溶栓、祛聚、抗感染等药物对症治疗。药物治疗期间避免碰撞及跌倒，用软毛刷刷牙，观察有无出血倾向。

(4) 并发症的观察与护理

① 出血　抗凝疗法最严重的并发症为出血，要观察有无出血倾向和切口渗血情况，根据每日测定的凝血酶原时间调节药物剂量，维持凝血酶原值在正常值的20%～30%。如发现出血，应及时报告医师并协助处理，包括立即停用抗凝药，遵医嘱给予鱼精蛋白作为拮抗剂或静脉注射维生素 K_1，必要时可输新鲜血。

② 肺动脉栓塞　若患者出现胸痛、呼吸困难、血压下降等异常情况，提示可能发生肺动脉栓塞，立即嘱患者平卧，避免深呼吸、咳嗽及剧烈翻动，同时给予高浓度氧气吸入，并报告医师，配合抢救。

3. 健康教育

(1) 保护患肢　指导患者正确使用弹力袜以减轻症状。避免久坐及长距离的行走，当患肢肿胀不适时及时卧床休息，并抬高患肢高于心脏水平20～30cm。

(2) 饮食指导　进食低脂、多纤维饮食，保持大便通畅，以免用力排便致腹压增高，影响下肢静脉回流；戒烟，防止烟草中尼古丁刺激引起血管收缩。

(3) 适当运动　鼓励患者加强日常锻炼，促进静脉回流，预防静脉血栓形成。避免在膝下垫硬枕，以及过度屈髋、用过紧的腰带和穿紧身衣物而影响静脉回流。

(4) 定期复诊　出院3～6个月后到门诊复查，告知患者若出现下肢肿胀疼痛，平卧或抬高患肢仍不缓解时，及时就诊。

第四节　血栓闭塞性脉管炎患者的护理

血栓闭塞性脉管炎（thromboangitis obliterans，TAO）又称 Buerger 病，是一种累及四肢远端血管的慢性、非化脓性炎症，呈节段性和周期性发展的闭塞性疾病。好发于男性青壮年。

【病因】

(1) 外在因素　主要有吸烟、寒冷潮湿、慢性损伤、病原体（如 HB 病毒、立克次体等）感染。其中，吸烟与本病的发生、发展关系最为密切。

(2) 内在因素　自身免疫功能紊乱，性激素及前列腺素失调以及与遗传基因异常有关。

【病理生理】

本病通常起始于中、小动脉，下肢多见，然后可累及伴行的静脉，一般由远及近发展。病变呈节段性分布，两段之间的血管比较正常。

(1) 早期　先有血管痉挛，继而血管壁出现非化脓性炎症，有内皮细胞和成纤维细胞增生、淋巴细胞浸润，管腔狭窄和血栓形成。

(2) 后期　炎症消退，血栓机化，有新生的毛细血管形成，动脉周围有广泛纤维组织形成，常包埋静脉和神经。虽有侧支循环建立，但不足以代偿，引起神经肌肉和骨骼等缺血性改变。

【临床表现】

本病进展缓慢，常呈周期性发作。临床上按肢体缺血程度和表现，可分为以下3期。

第一期：局部缺血期　主要系动脉痉挛和狭窄所致，以功能性变化为主。患肢有发凉、麻木、酸胀和针刺等异常感觉，轻度间歇性跛行，短暂休息后可缓解。患肢皮肤温度稍低，色泽较苍白，足背或胫后动脉搏动减弱，可反复出现游走性浅静脉炎。

第二期：营养障碍期　动脉完全闭塞，仅靠侧支循环维持肢体血供，以器质性变化为主。患肢出现静息痛，夜间更剧烈。患肢皮肤温度显著降低，明显苍白或出现紫斑。皮肤干燥、无汗、趾（指）甲增厚变形。小腿肌肉萎缩，足背和（或）胫后动脉搏动消失。如作腰交感神经阻滞试验，仍可出现皮温升高，但不能达到正常水平。

第三期：组织坏死期　动脉完全闭塞，侧支循环不足以代偿下肢血供。患肢指（趾）端发黑、干瘪、溃疡或坏疽形成。疼痛剧烈、呈持续性，患者夜不能寐，日夜屈膝抚足而坐，或借助下垂肢体以减轻疼痛。肢体明显肿胀。若继发感染，干性坏疽转为湿性坏疽，患者可有高热、烦躁等脓毒症表现，病程长者会出现消瘦和贫血。

【辅助检查】

1. 一般检查

（1）皮肤温度测定　双侧肢体对应部位皮肤温度相差2℃以上，提示皮温降低、侧动脉血流减少。

（2）肢体抬高试验（Buerger试验）　是检查动脉供血不足的重要方法。将受试肢体抬高并观察1min，若出现麻木、疼痛、苍白或蜡黄色者应考虑有供血不足。然后，自然下垂受试肢体，正常人皮肤色泽可在10s内恢复正常。若超过45s且皮肤色泽不均匀，则进一步提示患肢存在动脉供血障碍。

（3）测定跛行距离和跛行时间。

（4）解张试验　通过蛛网膜下腔或硬膜外腔阻滞麻醉，对比阻滞前后下肢温度的变化。阻滞麻醉后若皮肤温度升高明显，为动脉痉挛因素；若无明显改变，则提示病变动脉已严重狭窄或完全闭塞。

2. 特殊检查

（1）肢体血流图检查　电阻抗和光电血流仪显示峰值降低，降支下降速度减慢。前者提示为血流量减少，后者则说明流出道阻力增加，其改变与病变严重程度有关。

（2）超声多普勒检查　显像仪显示动脉的形态、直径和流速等；血流仪记录动脉血流波形。根据动脉音的强弱来判断动脉血流的强弱。此病时动脉搏动音降低或消失。

（3）动脉造影　可以明确患肢动脉阻塞的部位、程度、范围及侧支循环建立情况。

【处理原则】

处理原则是着重于防止病变发展，改善患肢血液供应，减轻患肢疼痛，促进溃疡愈合。

1. 非手术治疗

（1）一般疗法　严禁吸烟，防止受冷、受潮和外伤，但不应使用热疗，以免组织需氧量增加而加重症状；镇静、止痛；患肢锻炼，以促进侧支循环的建立。

（2）药物治疗

① 血管扩张剂及抑制血小板聚集的药物

a. 前列腺素 E_1（PGE_1），具有血管舒张和抑制血小板聚集的作用，对于缓解缺血性疼痛，改善患肢供血有一定的效果；b. α-受体阻滞剂和 β-受体兴奋剂，如妥拉唑啉；c. 硫酸镁溶液，有较好的扩血管作用；d. 右旋糖酐 40。

② 中医中药　如毛冬青、复方丹参注射液等，有改善微循环、增加血供的作用。

③ 抗生素　并发溃疡感染者，可使用广谱抗生素。

（3）高压氧疗法　通过提高血氧浓度，增加肢体血氧弥散，改善组织的缺氧状况。

（4）创面处理　对于干性坏疽创面，应在消毒后包扎创面，预防感染；感染创面可作湿敷处理；组织坏死已有明确界限者，需做截肢（指）术。

2. 手术疗法

目的是增加肢体血供和重建动脉血流通道，改善肢体缺血情况。

（1）腰交感神经切除术　适用于早期发病的患者，近期内可以解除皮肤血管痉挛，缓解疼痛，但远期疗效不确切。

（2）自体大隐静脉或人工血管旁路术　适用于动脉节段性闭塞，而远端存在流出道者。

（3）动、静脉转流术　此方法可缓解静息痛，但并不能降低截肢率。

（4）截肢（指）术　肢体远端坏死已有明确界限者，或严重感染引起毒血症者。

【护理评估】

（1）健康史　有无吸烟嗜好、受寒及外伤史。

（2）身体状况评估　患肢有无缺血表现，有无游走性静脉炎，足背、胫后动脉搏动情况，体检及辅助检查结果如何等。术后患肢远端皮肤的温度、色泽、感觉和动脉搏动的变化；有无切口渗血和渗液情况。

（3）心理-社会状况评估　患者有无焦虑、悲观，对生活和治疗有无信心。

【护理诊断】

（1）疼痛　与肢体组织缺血、组织坏死有关。

（2）有皮肤完整性受损的危险　与肢端坏疽和脱落有关。

（3）活动无耐力　与患肢远端供血不足有关。

（4）潜在并发症　切口出血、栓塞、感染等。

【护理措施】

1. 非手术治疗护理/术前护理

（1）疼痛护理　创造安静舒适的住院环境，选择合适的体位；早期轻症患者可遵医嘱应用血管扩张剂，解除血管痉挛，促进侧支循环建立，改善肢体血供，缓解疼痛；疼痛剧烈的中晚期患者可遵医嘱应用麻醉性镇痛药。

（2）患肢护理

①保暖　勿使患肢暴露于寒冷的环境中，以免血管收缩；保暖可促进血管扩张，但应避免热疗，以免增加组织需氧量、加重肢体病变程度；②保持足部清洁　皮肤瘙痒时，避免用手抓痒，以免造成开放性伤口或继发感染；如有皮肤溃疡或坏死，保持溃疡部位清洁、避免受压及刺激；加强创面换药，并遵医嘱应用抗生素。

（3）心理护理　注意心理疏导，医护人员应以极大的同情心关心和体贴患者，减轻因患肢疼痛和坏死所致的痛苦，使其情绪稳定，配合治疗及护理。

（4）体位　告知患者睡觉或休息时取头高脚低位，避免长时间维持站位或坐位不变，坐位时避免双膝交叉，以防动、静脉受压，影响下肢血液循环。

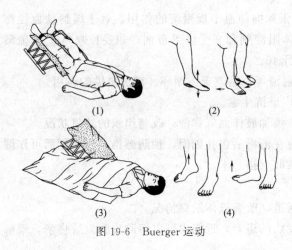

图 19-6　Buerger 运动

（5）功能锻炼　鼓励患者行走锻炼，指导进行伯格（Buerger）运动（图 19-6），促进侧支循环的建立，改善周围血液循环。Buerger 运动的方法如下：患者平卧，抬高患肢 45°以上，维持 2～3min；患肢在床边下垂 2～5min，同时做足背屈、跖屈和旋转运动；然后取水平位休息 5min。反复上述运动，每日数次。

（6）饮食护理　以低热量、低糖及低脂食物为主，多进食新鲜蔬菜、水果等富含纤维素食物，可预防动脉粥样硬化；嘱其戒烟，消除烟碱对血管的收缩作用。

2. 术后护理

（1）体位　四肢动脉重建术后，取平卧位，患肢安置于水平位置，避免关节过屈挤压、扭曲血管。卧床制动 2 周，自体血管移植者若愈合较好，卧床制动时间可适当缩短。

（2）病情观察

① 生命体征　密切观察患者生命体征变化，记录 24h 尿量，维持体液平衡。

② 患肢远端血运

a. 观察皮肤温度、色泽、感觉和脉搏强度，以判断血管通畅度；b. 患肢保暖，避免肢体暴露于寒冷环境中，以免血管收缩；c. 若动脉重建后，出现肢端肿胀麻木、剧烈疼痛、皮肤发紫、皮温下降，及时报告医师，协助处理或做好再次手术的准备；d. 观察术后肢体肿胀情况，主要由组织间液增多及淋巴回流受阻所致，一般可在数周内消失。

（3）引流管护理　引流管通常放置在血管鞘膜外，注意观察引流液的量、颜色及性状，保持引流管通畅，维持有效引流并准确记录。

（4）功能锻炼　鼓励患者早期在床上进行肌肉收缩和舒张交替运动，促进血液回流和组织间液重吸收，亦有利于减轻患肢肿胀、防止下肢深静脉血栓形成。

（5）并发症的观察与护理

① 出血　严密观察敷料有无渗血，如有渗出及时更换；若术后血压急剧下降，警惕吻合口大出血，立即报告医师并做好再次手术准备。

② 远端血管栓塞、移植血管闭塞　观察肢体远端血供情况，如皮肤温度、颜色，出现皮肤温度降低或发绀等情况，及时通知医师给予相应处理。

③ 感染　观察切口有无渗液，有无红、肿、热、痛等局部感染征象，有无畏寒、发热等全身感染征象，发现异常及时通知医师。遵医嘱合理应用抗生素。

④ 吻合口假性动脉瘤　表现为局部疼痛，位置表浅者可触及动脉性搏动，造影显示动脉侧壁局限性突出于血管腔外的囊状瘤腔，一经确诊，及时手术治疗。

3. 健康教育

（1）保护患肢　切勿赤足行走，避免外伤；选择宽松的棉质鞋袜并勤更换；旁路术后患者出院 6 个月内避免吻合口附近关节的过屈、过伸和扭伤，以防止移植物再闭塞或吻合口撕裂。

（2）饮食指导　进食低热量、低糖、低胆固醇及低脂食物，预防动脉粥样硬化；多摄取维生素，以维持血管平滑肌的弹性；戒烟。

（3）药物指导　旁路术后患者遵医嘱服用抗血小板聚集或抗凝、降血脂及降血压等药物，每1～2周复查凝血功能。

（4）定期复诊　出院3～6个月后到门诊复查，以了解血管通畅情况。

测评与训练

一、名词解释

血栓闭塞性脉管炎

二、选择题

A₁ 型题

1. 导致原发性下肢静脉曲张的主要病因是（　　）

A. 原发性深静脉瓣膜关闭不全　　　　B. 深静脉血栓形成

C. 动静脉瘘　　　　　　　　　　　　D. 下肢运动减少

E. 静脉壁软弱、静脉瓣膜缺陷以及浅静脉内压力持续升高

2. 患者平卧抬高下肢，排空静脉血，在大腿根部扎止血带阻断大隐静脉，然后让患者站立，10s内放开止血带，若出现自上而下的静脉逆向充盈，提示（　　）

A. 交通静脉瓣膜功能异常　　　　　　B. 下肢深静脉通畅

C. 小隐静脉瓣膜功能不全　　　　　　D. 大隐静脉瓣膜功能不全

E. 下肢浅静脉通畅

3. 间歇性跛行常见于（　　）

A. 血栓闭塞性脉管炎　　　　　　　　B. 下肢外伤恢复期

C. 下肢静脉曲张早期　　　　　　　　D. 急性下肢深静脉血栓形成

E. 血栓性静脉炎

A₂ 型题

4. 血栓闭塞性脉管炎患者的护理措施是（　　）

A. 患肢局部加温保暖　　　　　　　　B. 要求患者绝对戒烟

C. 尽量减少止痛剂的应用　　　　　　D. 休息时抬高患肢，缓解疼痛

E. 指导晚期患者做伯格运动

5. 深静脉血栓形成的患者，急性期应绝对卧床休息10～14天，床上活动时避免动作幅度过大，禁止按摩患肢的目的是（　　）

A. 防止血栓脱落　　　　　　　　　　B. 预防出血

C. 促进静脉回流　　　　　　　　　　D. 缓解疼痛

E. 防止再次血栓形成

三、病例分析题

男性，50岁，脑部肿瘤切除术后1周，右下肢出现明显肿胀、剧痛、苍白和压痛，活动时疼痛加重，1天前右下肢有静脉输液。体检：体温38.6℃、脉搏104次/分，足背动脉搏动减弱。临床诊断：下肢深静脉血栓形成。

1. 此患者术后出现下肢深静脉血栓可能的原因有哪些？

2. 此患者下肢深静脉血栓的类型是什么？最适宜的治疗方法是什么？

3. 该患者可能发生哪些护理诊断/问题？

4. 如何预防手术后出现下肢深静脉血栓？

参考答案

一、名词解释

略。

二、单项选择题

A₁型题

1. E 2. D 3. A

A₂型题

4. B 5. A

三、病例分析题

1. 此患者曾作右下肢静脉穿刺，可导致静脉壁的损伤；术后长期卧床，血流缓慢；肿瘤患者血液处于高凝状态。

2. 该患者的右下肢深静脉血栓形成为混合型，应紧急手术治疗。

3. 目前主要的护理诊断有：①疼痛 与深静脉回流障碍或手术创伤有关。②自理缺陷 与急性期需绝对卧床休息有关。③潜在并发症 栓塞。

4. 预防外科手术后下肢深静脉血栓的措施包括：①戒烟；②低脂、多纤维膳食，多喝水；③术后早期作床上或下床活动，以促进静脉回流；④避免损伤静脉。

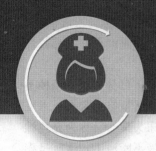

第二十章
泌尿、男性生殖系统疾病患者的护理

知识目标：

1. 掌握：泌尿及男性生殖系统疾病常见排尿异常和尿液异常的概念；肾、膀胱和尿道损伤患者的临床表现、护理诊断及护理措施；尿石症患者的临床表现、治疗要点，非手术及手术治疗患者的护理；良性前列腺增生症患者的临床表现、非手术及手术治疗患者的护理措施。

2. 熟悉：肾癌、膀胱癌患者的临床表现、护理诊断及护理措施；泌尿系统损伤、尿石症、良性前列腺增生症的辅助检查及处理原则。

3. 了解：泌尿及男性生殖系统疾病患者诊疗操作的护理；泌尿系统损伤、尿石症、良性前列腺增生症的病因及病理生理。

技能目标： 能运用相关知识实施泌尿外科患者的护理。

第一节 概述

一、常见症状

1. 排尿异常

（1）尿频　排尿次数明显增多称为尿频。可分为两种情况：①排尿次数增多，每次尿量正常，全天总尿量增多，如急性肾衰多尿期；②排尿次数增多，每次尿量少，全天总尿量不增多，常由泌尿生殖道炎症、膀胱结石、膀胱容量减少、良性前列腺增生症等原因引起。有时生理因素或精神因素也可引起尿频。

（2）尿急　有尿即迫不及待地想要排尿而难以自控，尿量往往不多。常见于膀胱炎症或膀胱容量显著缩小时，也可见于焦虑或精神紧张者。

（3）尿痛　排尿过程中或排尿后感到尿道疼痛。常见于膀胱或尿道的炎症、结核、结石或前列腺炎等。尿频、尿急、尿痛，三者同时出现时合称为膀胱刺激征。

（4）排尿困难　指膀胱内尿液不能通畅的排出。多为膀胱颈部以下尿梗阻所致。根据其程度不同可以有排尿延迟、排尿费力、排尿时间延长、射程变短、尿线变细或间断、尿线分叉、排尿滴沥等不同的表现。

（5）尿潴留 指膀胱内潴留尿液而不能自行排出。根据发病的急缓不同，分为急性和慢性两类：①急性尿潴留见于膀胱出口以下尿路严重梗阻，突然不能排尿，膀胱尿液潴留。②慢性尿潴留膀胱颈部以下尿路不完全梗阻或膀胱神经源性功能障碍。严重时可并发充盈性尿失禁。

（6）尿失禁 指排尿不能自行控制，尿液不随意地从尿道外口流出。可分为以下四种类型：①真性尿失禁 又称为完全性尿失禁，指尿液连续从膀胱流出，膀胱呈空虚状态。常见的原因为膀胱颈部和尿道括约肌受损或神经功能失调所致。②充溢性尿失禁 又称为充盈性尿失禁、假性尿失禁，指膀胱过度充盈造成膀胱功能失代偿而导致尿液不断溢出，膀胱呈膨胀状态。③压力性尿失禁 指当腹内压突然增高如咳嗽、打喷嚏、大笑等时尿液不随意地流出。多见于经产妇，偶见于未生育的女性。④急迫性尿失禁 指严重尿频、尿急时不能控制尿液而致失禁，常继发于膀胱炎症。

（7）尿瘘 指尿液从不正常的径路流出。如输尿管阴道瘘、膀胱阴道瘘、膀胱直肠瘘、尿道会阴瘘、尿道直肠瘘等。应注意与尿失禁的区别。

（8）少尿或无尿 24h内总尿量少于400ml或每小时尿量少于17ml，称为少尿；24h内总尿量少于100ml，称为无尿，表示肾功能障碍。24h内总尿量少于50ml，称为尿闭。

2. 排液异常

（1）血尿 指尿液中含有过多的红细胞（血液）。根据尿液中含血量的不同，将血尿分为镜下血尿和肉眼血尿。

① 镜下血尿 指离心尿每高倍镜视野中红细胞有3个或3个以上。肉眼尚不能分辨尿液有无血色。

② 肉眼血尿 指肉眼能见到尿液呈血色。一般在1L尿液中含1ml血液，尿液的颜色即呈现洗肉水样、红色、暗红色或有血凝块，也可出现浓茶色、咖啡色或酱油色（在尿pH偏酸时），即肉眼血尿。根据血尿在排尿过程中出现的先后顺序不同，通常将肉眼血尿分为：a. 初始血尿，仅在排尿开始时尿中有血，提示尿道出血；b. 终末血尿，排尿终末时才出现血尿，提示后尿道、膀胱颈部或膀胱三角区出血；c. 全程血尿，在排尿的整个过程中都有血，提示出血部位在膀胱或其以上。

🖱 **知识链接** ▶▶

真假血尿和形形色色的血尿

肉眼血尿呈红色，但尿液呈红色并不一定都是血尿，有些药物可使尿液呈红色、橙色甚至褐色，如酚红、酚酞、抗凝剂、利福平、磺胺类、四环素类、甘露醇、环磷酰胺、肝素及双香豆素、嘌呤类药物等；有些食物也可使尿液呈红色；由于严重损伤、错误输血等使大量红细胞或组织破坏，可导致血红蛋白或肌红蛋白尿，而不是血尿；由于前尿道病变导致的尿道外口自行流血或滴血，与排尿无关，也不是真正的血尿。

血尿程度与疾病严重性并不成正比，血尿的色泽也因血量、尿pH及出血部位而不同，如镜下血尿肉眼很难辨别尿液是否呈红色；来自上尿路的血尿或酸性尿，色泽多较暗；来自膀胱的血尿或碱性尿色泽多较鲜红。严重的血尿可同时伴有不同形状的血块，来自肾、输尿管的血尿常伴有条索状血块；而来自膀胱的血尿可有大小不等的片状或不规则状血块。

（2）脓尿 指离心尿每高倍镜视野中白细胞超过 3 个以上为脓尿。严重时白细胞可充满整个视野，此时肉眼可见尿液混浊。脓尿是泌尿系化脓性感染的主要表现，也可见于泌尿系结核等患者。脓尿与血尿同时存在时，称为脓血尿。

（3）乳糜尿 淋巴液进入尿路，尤其上尿路（肾和输尿管），使尿液呈乳白色，称为乳糜尿。乳糜尿液中含有脂肪、蛋白质等，有时还有红细胞、白细胞，若含有较多的红细胞，则称为乳糜血尿。多为丝虫病的后遗症，由于胸导管和乳糜池附近的淋巴引流受阻，导致通向泌尿器官的淋巴管扩张、破裂，淋巴液流入肾盂或膀胱，出现乳糜尿。

（4）晶体尿 是尿中有机或无机物质沉淀、结晶所致。常见于尿液中盐类呈过饱和状态时。静置后有白色沉淀物，经加热或加酸后，盐类溶解，尿液变清。多饮水，既可使晶体消失，又可起到预防晶体尿的作用。

二、诊疗操作的护理

1. X 线检查与护理（表 20-1）

（1）尿路平片（KUB 平片） 可观察泌尿系有无不透光结石及肾轮廓。摄片前 2～3 天禁用铋剂、硫酸钡等不透 X 线的药物，摄片前一天少渣饮食，术前晚服缓泻剂或灌肠，术日晨禁食。

（2）静脉尿路造影（IVU） 造影剂为泛影葡胺，经静脉注入通过肾排泄。术前常规肠道准备，做碘过敏试验，检查前排空尿液，检查中要密切观察患者有无过敏反应。

（3）逆行性肾盂造影（RGP、RP） 经膀胱镜作输尿管插管，将造影剂注入两侧输尿管、肾盂、肾盏，使其显影。术前常规肠道准备，但不必严格禁饮食，除有过敏史者外，不必常规做碘过敏试验。

（4）肾血管造影 主要是经股动脉穿刺插管行选择性肾动脉造影，另外还有静脉造影、数字减影血管造影（DSA）等，常用造影剂为 76％泛影葡胺。

表 20-1 行 X 线检查患者的护理要点

X 线检查	护理要点
尿路平片	为提高 X 线片的清晰度：①摄片前应常规作肠道准备；②摄片前 2～3 日禁用不透 X 线的药物，如铋剂、铁剂、钡剂等；③摄片前 1 日进少渣饮食并服缓泻剂，如番泻叶 10g 用开水冲泡后口服；④摄片日晨禁食并排便，若大便干硬或有肠腔内积气也可采用灌肠法排除肠腔内积气及粪块，但要低压灌肠，或待患者排出稀便后再摄片
静脉尿路造影	造影前除按摄尿路平片常规进行肠道准备外，还需做：①造影前应做碘过敏试验，并准备好 0.1％肾上腺素；②造影前排空膀胱，防止尿液稀释造影剂而影响显影效果；③注射造影剂后，要密切观察患者的反应，如有异常，及时协助医生处理；④摄片后鼓励患者适当多饮水，促使尿路内的造影剂尽快排出，并注意休息
逆行性肾盂造影	造影前常规作肠道准备，但不必严格禁饮食，因泌尿道黏膜对碘不吸收，除有过敏史的患者以外，一般不强调常规做碘过敏试验
肾血管造影	造影前应常规作肠道准备及碘过敏试验，检查或治疗后应注意观察生命体征、肢体动脉搏动、肢体温度及尿量变化等，以便及早发现有无血管损伤后的出血和血栓形成等

2. 经尿道器械检查与护理

（1）导尿检查 用于治疗尿潴留和危重患者尿量监测。收集膀胱尿做细菌培养，测定残余尿，了解尿道有无梗阻、狭窄、损伤、造影检查、灌注药物治疗膀胱病变等。

（2）尿道探子检查 使用金属杆形探条，用于探测尿道有无狭窄或确定狭窄的部位及程度、尿道或膀胱内有无结石，并可施行尿道扩张术。

(3) 膀胱镜检查　是泌尿外科最重要的内镜诊疗方法，用于诊断和治疗膀胱内病变。有可疑病变时，可用活检钳取活体组织做病理学检查；可经膀胱镜钳取膀胱内异物、破碎膀胱内结石；还可观测双侧输尿管口的形态、排尿情况和尿液的性质；插入输尿管导管，可探测输尿管有无梗阻，还可做逆行肾盂造影或收集肾盂尿，也可进行输尿管套石术或安置输尿管支架做内引流。特殊的膀胱尿道镜包含电切镜等，可施行尿道、前列腺、膀胱、输尿管和肾等诊疗操作。如果有尿道狭窄、急性膀胱尿道炎症或膀胱容量小于 50ml 等情况下不能作此项检查（图 20-1）。膀胱镜护理要点如下：

① 心理护理　行膀胱镜检查或治疗属于有创性操作，检查前应做好解释和说明做此项检查或治疗的必要性和安全性，消除患者的恐惧和顾虑，使之主动配合，顺利完成各项操作。

② 检查前护理　嘱患者在检查前排空膀胱内尿液；准备好器械、膀胱冲洗液及其他用品并进行灭菌或消毒；清洗患者会阴部。

③ 协助检查　将患者安置于膀胱结石位，协助医生消毒、铺巾，检查者应常规刷手并戴无菌手套；如需在镜下做膀胱或尿道手术或行输尿管插管，术者应穿无菌手术衣，护士应做好准备。在检查诊疗过程中，护士还应保证电源、膀胱冲洗液不能中断；保证其他所需物品的供应，并做好配合工作等。

④ 检查后护理　膀胱尿道镜检查术后，患者常有肉眼血尿，嘱其适当多饮水，遵医嘱给予止血药和抗生素，如果患者感觉尿道疼痛，可给予止痛处理。若发生严重损伤，出血较多，应留院观察、输液及应用抗菌药物，必要时留置尿管，按尿道损伤处理。

护理措施：做好术前准备，协助检查，留置导尿，术后做好导尿管的护理。

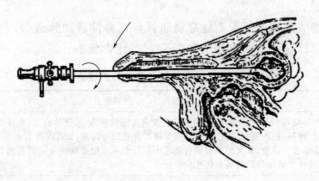

图 20-1　膀胱镜检查

3.膀胱冲洗患者的护理

膀胱冲洗是通过留置尿管或耻骨上膀胱造口管，将冲洗液注入膀胱后再经导管排出，往往反复进行。多用于前列腺、膀胱手术后以及长期留置导尿的患者。常用的冲洗液有生理盐水、3%硼酸溶液、0.02%乳酸伊沙吖啶（雷佛奴尔）、抗生素溶液等。按病情选用冲洗液，水温 35~37℃，如膀胱内出血宜用 4℃左右的冷冲洗液。冲洗次数及注入液体量，应根据患者具体情况而定，一般每天 2~3 次，每次冲洗液量不超过 100ml，膀胱手术后每次冲洗液量不应超过 50ml。冲洗时应观察患者反应，记录每次冲洗所用液量。常用的冲洗方法有：

(1) 密闭式冲洗法（图 20-2）　分两种：①输液式冲洗法　患者卧床，将装有冲洗液的输液袋悬吊于床旁输液架上，袋高应距患者骨盆 100cm 左右，经输液管连接三腔导尿管或

膀胱造口管。接好引流袋，引流袋的位置应低
于床面。冲洗前先引流尿液，使膀胱排空，然
后夹住引流管，开放冲洗管，使冲洗液缓慢流
入膀胱，每次滴入 100ml 左右后夹住冲洗管，
开放引流管，使引流液流入引流袋内。膀胱内
的冲洗液排空后再重复以上步骤，每次反复冲
洗 3～4 遍即可。②持续膀胱冲洗法 经三腔
气囊尿管连接引流管，上接装有冲洗液的输液
袋，下接引流袋，持续冲洗，目前已在多数医
院普及推广。

（2）开放式冲洗法 就是用膀胱冲洗器或
大注射器进行冲洗的方法。冲洗时先将留置导
尿管或膀胱造口管与引流接管分开，远端引流

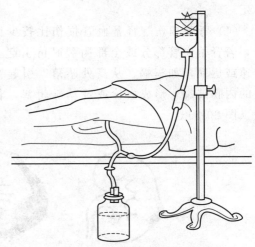

图 20-2　密闭式膀胱冲洗示意图

管用无菌敷料包好置于一边，用 70% 酒精棉球消毒导尿管或膀胱造口管与引流管接口处，
一手持无菌敷料固定导管末端，另一手将吸有冲洗液的冲洗器插入导管，将冲洗液缓缓注入
膀胱，然后缓缓吸出，或让膀胱内的液体自行流出。膀胱内液体排空后，再重复以上步骤，
如此反复冲洗，直至流出液澄清为止。冲洗结束后，将远端引流管也冲洗一遍，然后再接通
导管继续引流。

第二节　泌尿系统损伤患者的护理

　　泌尿系统损伤以男性尿道损伤最多见，肾、膀胱损伤次之，输尿管损伤最少见。泌尿系
统损伤主要表现为出血和尿外渗。大出血可引起休克，尿外渗可继发感染，严重时可导致脓
毒症、肾周围脓肿或尿瘘。

一、肾损伤

肾损伤（injury of kidney）常是严重多发性损伤的一部分。

【病因和分类】

（1）开放性损伤 因弹片、枪弹、刀刃等锐器所伤，常伴有胸部、腹部等其他脏器的复
合性损伤，文献报道占 93%～97.2%，病情复杂而严重。

（2）闭合性损伤 因直接暴力，如撞击、跌打、挤压、肋骨骨折等或间接暴力，如对冲
伤、突然减速、暴力扭转、坠跌、负重和剧烈运动等致肌肉强力收缩所致损伤。直接暴力时
由上腹部或腰背部受到外力撞击或挤压是肾损伤最常见的原因。

【病理生理】

（1）肾挫伤 损伤局限于部分肾实质，形成肾瘀斑和（或）包膜下血肿，肾包膜及肾盂
黏膜均完整。

（2）肾部分裂伤 肾实质部分裂伤伴有肾包膜破裂，可伴有肾周血肿。

（3）肾深度裂伤、横断或粉碎伤 肾实质深度裂伤，外及肾包膜，内达肾盂肾盏黏膜，
常引起广泛的肾周血肿、严重的血尿和尿外渗。肾横断或破裂时，可导致远端肾组织缺血

坏死。

（4）肾蒂损伤　肾蒂血管损伤比较少见。肾动静脉直接起源于腹主动脉及下腔静脉，若肾蒂血管部分或全部撕裂时可引起大出血、休克，多来不及诊治而死亡。突然减速或运动，如车祸、从高处坠落，引起肾急剧移位，肾动脉突然被牵拉，导致弹性差的内膜破裂，形成血栓或肾动脉闭塞，若未及时发现和处理可造成肾功能的完全丧失（图20-3）。

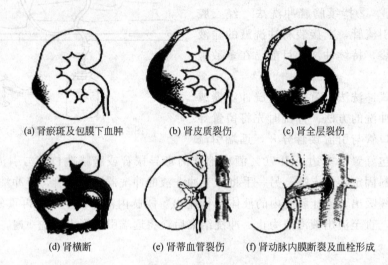

(a) 肾瘀斑及包膜下血肿　(b) 肾皮质裂伤　(c) 肾全层裂伤

(d) 肾横断　(e) 肾蒂血管裂伤　(f) 肾动脉内膜断裂及血栓形成

图 20-3　肾损伤的类型

继发性的病理改变：血肿及尿外渗致继发感染；持续的尿外渗形成假性尿囊肿；血肿及尿外渗引起周围组织纤维化，压迫肾盂及输尿管导致肾积水；损伤致部分肾实质缺血或肾蒂周围组织纤维化压迫肾动脉致其狭窄，继发血管性高血压；肾损伤有发生动静脉瘘或假性肾动脉瘤的可能。

【临床表现】

（1）休克　严重肾裂伤、粉碎伤或合并其他脏器损伤时，因严重失血常发生休克危及生命。严重的肾蒂撕裂伤致大出血时常无抢救的时间，病情更为严重。

（2）血尿　肾损伤患者大多有血尿，但有无血尿取决于集合系统是否有损伤，因此血尿与损伤程度并不一致。肾挫伤或轻微肾裂伤可引起明显肉眼血尿，而严重的肾裂伤可能只有轻微血尿或无血尿。

（3）疼痛　肾被膜下血肿致被膜张力增高、肾周围软组织损伤、出血或尿外渗等可引起患侧腰、腹部疼痛。如果血液、尿液进入腹腔或合并腹腔内器官损伤时，可出现腹膜刺激症状、腹痛等。血块通过输尿管时可引起同侧肾绞痛。

（4）腰腹部包块　出血及尿外渗可使肾周围组织肿胀，形成血肿或假尿囊肿，从而形成局部包块，腰腹部可有明显触痛和肌紧张。

（5）发热　血肿及尿外渗吸收可致发热，但多为低热。若继发感染，形成肾周围脓肿或化脓性腹膜炎，可出现高热、寒战，并伴有全身中毒症状；严重者可并发感染性休克。

【辅助检查】

（1）实验室检查　尿常规可见多量红细胞；有活动性出血时，血红蛋白与血细胞比容持续降低；周围白细胞增多提示有感染。

（2）影像学检查　B超、CT可了解肾损害程度及对侧肾情况。

【处理原则】

1. 非手术治疗

适用于肾挫伤、轻型肾裂伤及无其他脏器合并损伤的患者。

（1）紧急处理　密切观察生命体征。对有大出血、休克的患者，需积极抢救，以维持生命体征的稳定。并尽快进行必要的检查，确定肾损伤的范围、程度及有无其他器官合并损伤，同时做好急诊手术探查的准备。

（2）卧床休息　绝对卧床休息2～4周，待病情稳定、血尿消失后患者可离床活动。通常损伤后4～6周肾挫裂伤才趋于愈合，过早、过多下床活动，则有可能再度出血。

（3）药物治疗

① 止血　根据病情选择合适的止血药，如酚磺乙胺等。

② 补充血容量　给予输液输血等支持治疗。可选用代血浆扩容，必要时输血，以补充有效循环血量。

③ 抗感染　应用广谱抗菌类药物预防和治疗感染。

2. 手术治疗

开放性肾损伤、检查证实为肾粉碎伤或肾盂破裂、肾动脉造影示肾蒂损伤及合并腹腔脏器损伤等应尽早行手术治疗。

（1）开放性肾损伤　原则为手术探查，特别是枪伤或锐器伤。需经腹部切口进行手术，清创、缝合及引流并探查腹部脏器有无损伤。

（2）闭合性肾损伤　若明确为严重肾裂伤、肾破裂、肾盂破裂或肾蒂伤，需尽早手术探查。原则为尽量保留肾组织，依具体情况行肾修补术或肾部分切除术。若患肾修复困难，在检查明确对侧肾功能正常的情况下可切除患肾。对于肾动脉破裂、内膜剥离的患者，可切除受伤血管段行血管再吻合术或搭桥术，但须在伤后12h内进行；若损伤已超过18h则患肾功能的损害为不可逆性，再行此类手术无明显意义。一旦确诊为肾动脉损伤性血栓形成，应尽快行手术取栓或血管置换术，以挽救肾功能。

【护理诊断】

（1）恐惧与焦虑　与外伤打击、害怕手术和担心预后不良有关。

（2）组织灌注量的改变　与创伤、肾裂伤引起的大出血、尿外渗有关。

（3）潜在并发症　感染。

【护理措施】

1. 非手术治疗护理/术前护理

（1）心理护理　主动关心、帮助患者和家属了解治愈疾病的方法，解释手术治疗的必要性和重要性，减轻患者的应激反应以有效缓解其焦虑和恐惧。

（2）维持体液平衡，保证组织有效灌流量　建立静脉通道，必要时输血，以维持有效循环血量。根据实验室检查结果，合理安排输液种类，以维持水、电解质平衡。

（3）密切观察病情　定时测量血压、脉搏、心率及尿量并正确记录，随时注意患者病情和腹部包块的变化情况。若患者出现少尿或无尿时及时通知医师进行处理。

（4）感染的预防和护理

① 伤口及引流管的护理　保持手术切口干燥，观察引流物的量、色、性状及气味。各引流管要保持通畅，根据引流物的量及性状决定拔管时间。

② 加强观察　定时测体温；若患者体温升高、疼痛并伴有白细胞和中性粒细胞升高、尿常规有白细胞或切口渗出物为脓性时多提示有感染。

③ 遵医嘱应用抗生素药物，并鼓励患者多饮水。

（5）休息　绝对卧床休息2～4周，待病情稳定、血尿消失后可离床活动。通常损伤后4～6周，肾挫裂伤才趋于愈合，下床活动过早、过多，有可能再度出血。

（6）术前准备　有手术指征者，在抗休克治疗的同时，紧急做好各项术前准备。完善术前检查，除常规检查外，应注意患者的凝血功能是否正常。备皮，配血，条件允许时，术前行肠道清洁

2. 术后护理

肾部分切除术后患者绝对卧床1～2周，以防继续性出血；严密观察病情，及早发现出血、感染等并发症。

二、膀胱损伤

膀胱损伤（injury of bladder）是指膀胱壁在受到外力的作用时发生膀胱浆膜层、肌层、黏膜层的破裂，引起膀胱腔完整性破坏，血尿外渗。

【病因和分类】

1. 根据膀胱损伤是否与体表相通分类

（1）开放性损伤　膀胱损伤处与体表相通。多见于战伤，由弹片、子弹或锐器贯通所致，常合并其他脏器损伤如阴道、直肠等，可形成腹壁尿瘘、膀胱直肠瘘或膀胱阴道瘘等。

（2）闭合性损伤　膀胱损伤处不与体表相通，常由上述直接或间接暴力所致。产妇产程过长，膀胱壁被压在胎头耻骨联合之间引起缺血性坏死，可导致膀胱阴道瘘。医源性损伤多为闭合性损伤。

2. 根据膀胱损伤的程度分类

（1）挫伤　仅伤及膀胱黏膜或肌层，膀胱壁未穿破，局部有出血或形成血肿，无尿外渗，可出现血尿。

（2）膀胱破裂　分为腹膜内型、腹膜外型和混合性膀胱破裂（图20-4）。

① 腹膜内型膀胱破裂　膀胱在充盈状态下受直接暴力撞击，使有腹膜覆盖的膀胱顶部破裂，尿液进入腹腔，形成尿性腹膜炎。

② 腹膜外型膀胱破裂　常因外伤性骨盆骨折刺破膀胱前壁或底部，尿液外渗进入盆腔内膀胱周围间隙。

③ 混合性膀胱破裂　同时存在腹膜内型及腹膜外型膀胱破裂，多由火器利刃伤所致，常为复合型损伤。

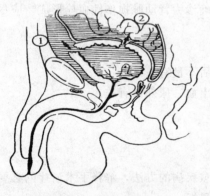

图 20-4　膀胱损伤
①腹膜外损伤；②腹膜内损伤

【临床表现】

（1）休克　多为合并损伤如骨盆骨折等引起大出血所致。患者表现为脸色苍白、皮肤湿冷和血压下降等。

（2）腹痛　腹膜外型膀胱破裂时，尿外渗及血液进入盆腔及腹膜后间隙引起下腹部疼痛，可有压痛及腹肌紧张，直肠指检有触痛及饱满感。腹膜内型膀胱破裂时，尿液流入腹腔

而引起急性腹膜炎，并有移动性浊音。

（3）血尿和排尿困难　膀胱壁轻度挫伤者可仅有少量血尿，而膀胱壁全层破裂时由于尿外渗到膀胱周围，患者有尿意，但不能排尿或仅排少量血尿。

（4）尿瘘　开放性损伤时，因体表伤口与膀胱相通而有漏尿，若与直肠、阴道相通则经肛门、阴道漏尿。闭合性损伤，在尿外渗继发感染后可破溃形成尿瘘。

【辅助检查】

（1）实验室检查　尿常规可见肉眼血尿，镜下红细胞满视野。

（2）影像学检查　膀胱造影可见造影剂漏至膀胱外。

（3）特殊检查　导尿试验：经导尿管注入液体 200ml 至膀胱，引流出的液体量明显少于或多于注入量。

【处理原则】

1. 非手术治疗

（1）应急处理　合并骨盆等损伤而致失血性休克时，应积极采取抗休克治疗如输血、输液、镇痛等，尽早使用抗菌药以预防感染。

（2）留置导尿管、持续引流尿液　膀胱轻度损伤，特别是腹膜外膀胱破裂时，可从尿道插入导尿管，持续引流尿液，保持尿管通畅。腹膜内膀胱破裂，若经留置导尿管后症状不缓解甚至加重，应转为手术治疗。

（3）合理使用抗菌药预防感染。

2. 手术治疗

对开放性损伤、经非手术治疗无效及严重膀胱破裂伴有出血、尿外渗，病情严重者，应尽早施行剖腹探查手术。

3. 并发症的处理

对合并骨盆骨折的患者，应予以适当处理。合并结肠及直肠损伤时，应行膀胱及结肠造口。

【护理诊断】

（1）恐惧与焦虑　与外伤打击、害怕手术和担心预后不良有关。

（2）组织灌流量改变　与膀胱破裂、骨盆骨折损伤血管出血、尿外渗或腹膜炎有关。

（3）潜在并发症　感染。

（4）排尿异常　与膀胱破裂不能贮尿有关。

【护理措施】

1. 非手术治疗护理/术前护理

（1）心理护理　主动关心、安慰患者及家属，稳定情绪，减轻焦虑及恐惧。加强交流，解释膀胱损伤的病情发展和预后、主要的治疗护理措施，鼓励患者及家属积极配合各项治疗和护理工作。

（2）维持体液平衡、保证组织有效灌流量

①密切观察病情　定时测量患者的呼吸、脉搏、血压，准确记录尿量；②输液护理　遵医嘱及时输液，必要时输血，以维持有效循环血量和水、电解质及酸碱平衡；注意保持输液管路通畅；观察有无输液反应。

（3）感染的预防与护理

①伤口护理　保持伤口的清洁、干燥，敷料浸湿时及时更换；②尿路护理　保持尿管引流通畅，观察尿液的量、颜色和性状，保持尿道口周围清洁、干燥；尿管留置 7～10 日后拔

除；③遵医嘱应用抗生素，并鼓励患者多饮水；④及早发现感染征象 若患者体温升高、伤口疼痛并伴有血白细胞计数和中性粒细胞比例升高，尿常规示有白细胞时，多提示感染，及时通知医师并协助处理。

(4) 术前准备 有手术指征者，在抗休克治疗的同时，紧急做好各项术前准备。完善术前检查；除常规检查外，应注意患者的凝血功能是否正常。备皮、配血，条件允许时，术前行肠道清洁。

2. 术后护理

(1) 严密观察病情 及早发现出血、感染等并发症。

(2) 膀胱造口管护理 保持引流管通畅，防止逆行感染；注意观察引流液的量、色、性状及气味；保持造口周围清洁、干燥。膀胱造口一般留置 10 日左右拔除，拔管前需先夹闭此管，待患者的排尿情况良好后再行拔管，拔管后用纱布堵塞并覆盖造口。

三、尿道损伤

尿道损伤（urethral trauma）多见于男性。男性尿道以尿生殖膈为界，分为前、后两段。前尿道包括球部和阴茎体部，后尿道包括前列腺部和膜部，早期处理不当，常产生尿道狭窄、尿瘘等并发症。

【病因和分类】

1. 按尿道损伤是否与体表相通分类

(1) 开放性损伤 因弹片、锐器伤所致，常伴有阴茎、阴囊、会阴部贯通伤。

(2) 闭合性损伤 常因外来暴力所致，多为挫伤和撕裂伤。会阴部骑跨时将尿道挤向耻骨联合下方，引起尿道球部损伤。骨盆骨折引起尿生殖膈移位，使膜部尿道撕裂或撕断。经尿道器械操作不当可引起球膜部交界处尿道损伤。

2. 按尿道损伤程度分类

(1) 尿道挫伤 尿道内层损伤，阴茎筋膜完整；仅有水肿和出血，可以自愈。

(2) 尿道裂伤 尿道壁部分全层断裂，引起尿道周围血肿和尿外渗，愈合后可引起瘢痕性尿道狭窄。

(3) 尿道断裂 尿道完全离断，断端退缩、分离，血肿和尿外渗明显，可发生尿潴留。

【病理生理】

(1) 尿道球部损伤 血液及尿液渗入会阴浅筋膜包绕的会阴袋，使会阴、阴茎、阴囊和下腹壁肿胀、淤血（图 20-5）。处理不当或不及时，可发生广泛的皮肤、皮下组织坏死、感染和脓肿症。

(2) 骨盆骨折致尿道膜部断裂 骨折端及盆腔血管丛的损伤可引起大出血，尿液沿前列腺外渗至耻骨后间隙和膀胱周围，若同时有耻骨前列腺韧带撕裂，则前列腺向后上方移位（图 20-6）。

【临床表现】

(1) 休克 骨盆骨折所致后尿道损伤可引起损伤后失血性休克。

(2) 疼痛 尿道球部损伤时会阴部肿痛，排尿时加剧。后尿道损伤时表现为下腹部疼痛。伴骨盆骨折者，移动时疼痛加重。

(3) 尿道出血 前尿道破裂可见尿道外口流血，后尿道破裂可无流血或少量出血。

(4) 排尿困难 尿道挫裂伤后因局部水肿或疼痛性括约肌痉挛，发生排尿困难。尿道断

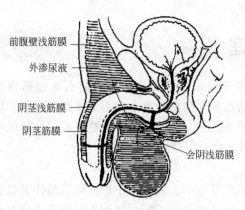
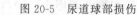

图 20-5　尿道球部损伤

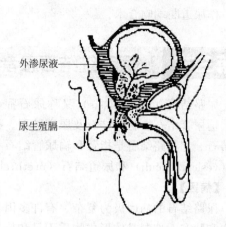

图 20-6　尿道膜部损伤

裂时可发生尿潴留。

(5) 血肿及尿外渗　尿道骑跨伤或后尿道损伤引起的尿生殖膈撕裂时,会阴、阴囊部出现血肿及尿外渗。

【辅助检查】

(1) 导尿试验　严格无菌下插入尿管,若顺利进入膀胱,说明尿道连续而完整。若插入困难,不应勉强反复插入,以防加重损伤和导致感染。后尿道损伤伴骨盆骨折时一般不宜导尿。

(2) X 线检查　骨盆前后位片显示骨盆骨折。必要时从尿道口注入造影剂 10～20ml 可确定损伤部位及造影剂有无外渗。

【处理原则】

1. 非手术治疗

(1) 急诊处理　损伤严重伴出血休克者,需采取输血、输液等抗休克措施。骨盆骨折患者须平卧,勿随意搬动。尿潴留不宜导尿或未能立即手术者,可行耻骨上膀胱穿刺吸出膀胱内液。

(2) 对症处理　尿道挫伤及轻度裂伤、症状较轻、尿道连续性存在而排尿不困难者,无须特殊治疗。尿道损伤、插导尿管成功者,留置尿管引流 1～2 周。

(3) 应用抗菌药物预防感染。

2. 手术治疗

(1) 前尿道裂伤导尿失败或尿道断裂　立即行经会阴尿道修补或断端吻合术,并留置导尿管 2～3 周。病情严重、会阴或阴囊形成大血肿及尿外渗者,行耻骨上方膀胱穿刺造口术,3 个月后再修补尿道。

(2) 尿外渗　在尿外渗区做多个皮肤切口,深达浅筋膜下,彻底引流外渗尿液。

(3) 骨盆骨折致后尿道损伤　经休克治疗病情稳定后,局麻下作耻骨上高位膀胱造口(或穿刺造口)。尿道不完全撕裂者,一般在 3 周内愈合,恢复排尿;但须经膀胱尿道造影明确尿道无狭窄及尿外渗后,方可拔除膀胱造口管。若不能恢复排尿,则留置导尿 3 个月,二期施行解除尿道狭窄的手术。

(4) 并发症的处理　为预防尿道狭窄,拔管后需定期作尿道扩张术。对晚期发生的尿道狭窄,可用腔内技术经尿道切开狭窄部的瘢痕组织,或于伤后 3 个月手术切除尿道瘢痕组织，作尿道断端吻合术。

第三节 泌尿系统结石患者的护理

尿路结石（urolithiasis）又称尿石症，是泌尿外科最常见疾病之一。尿石症包括肾结石、输尿管结石、膀胱结石及尿道结石。按尿路结石所在的部位基本分为上尿路结石和下尿路结石。上尿路结石是指肾和输尿管结石（renal & ureteral calculi）；下尿路结石包括膀胱结石（vesical calculi）和尿道结石（urethral calculi）。以上尿路结石多见。

【病因】

尿路结石的病因极为复杂。有许多因素影响尿路结石的形成：尿中形成结石晶体的盐类呈饱和状态、抑制晶体形成物质不足和核基质的存在是形成结石的主要因素。结石成分有草酸钙、磷酸钙和磷酸镁铵、尿酸、胱氨酸等。上尿路结石以草酸钙结石多见，膀胱结石及尿道结石以磷酸镁铵多见。

（1）流行病学因素　包括年龄、性别、职业、饮食成分和遗传疾病等。尿石症以 25～40 岁多见。男性多于女性，约 3∶1。某些人群中，如高温作业的人、飞行员、海员、外科医生、办公室工作人员等病发率相对较高。饮食中动物蛋白过多、纤维少者，上尿路结石发病多。原发性膀胱结石多见于男孩，与营养不良和低蛋白饮食有关。热带、干燥地区或水质中含钙高，尿路结石发病多。

（2）尿液因素

① 尿液中形成结石的物质增加　尿液中钙、草酸或尿酸量增加。如长期卧床使骨质脱钙；甲状旁腺功能亢进时尿钙增加；痛风患者、使用抗结核药物和抗肿瘤药物使尿中尿酸增加。

② 尿 pH　磷酸钙及磷酸镁铵结石易在碱性尿中形成，尿酸结石和胱氨酸结石在酸性尿中形成。

③ 尿液浓缩　尿量减少至尿液浓缩时，尿中的盐类和有机物质的浓度相对增高。

④ 抑制晶体形成的物质不足　尿液中枸橼酸、焦磷酸盐、酸性黏多糖、肾钙素、某些微量元素等可抑制晶体形成，这些物质含量减少时可促进结石形成。

（3）泌尿系统局部因素

① 尿液淤滞　由于机械性因素导致的尿路梗阻、尿动力学改变、肾下垂等原因均可以引起尿液的淤滞，促使结石形成。

② 尿路感染　泌尿系统感染时，细菌、坏死组织、脓块等均可成为结石的核心，尤其与磷酸镁铵和硫酸钙结石的形成有关。

③ 尿路异物　长期留置尿管、小线头等可成为结石的核心而形成结石。

【病理生理】

尿路结石通常在肾和膀胱内形成，在排出过程中可停留在导尿管和尿道。如肾结石可至肾盂和肾盏中，输尿管结石常停留于生理狭窄处，即肾盂输尿管连接处、输尿管跨越髂血管处及输尿管连接处，以输尿管下 1/3 处最多见；尿道结石常停留在前尿道膨大部位。尿路结石所致的病理生理改变与结石的部位、大小、数目、是否有继发性的炎症和梗阻的程度有关。泌尿系各部位结石都能造成梗阻，致结石以上部位积水。结石引起的梗阻大部分属不完全梗阻，双侧完全梗阻可造成无尿。较大的结石损伤后易合并感染。

结石引起损伤、梗阻、感染，梗阻与感染也可使结石增大，三者互为因果，加重泌尿系损害。

🖱️ **知识链接** ▶▶

结石损伤、梗阻与感染相互作用

泌尿系统结石可直接造成泌尿道损伤、梗阻，导致出血和感染，梗阻和感染又可加速结石的形成。急性上尿路梗阻可因平滑肌痉挛而引起绞痛，慢性不完全性梗阻可导致肾积水和肾功能损害，长期完全性梗阻可导致肾功能丧失。

【临床表现】

1. 上尿路结石

多见于男性青壮年，好发于 21～50 岁。以单侧多见，双侧占 10％。主要表现为与活动有关的肾区疼痛和血尿。极少数患者可长期无自觉症状。

（1）疼痛　结石大、移动小的肾盂、肾盏结石可引起上腹和腰部钝痛。结石活动或引起输尿管完全梗阻时出现肾绞痛。典型的绞痛位于腰部或上腹部，沿输尿管向下腹和会阴部放射，可至大腿内侧。疼痛性质为刀割样阵发性绞痛，程度剧烈，患者辗转不安，面色苍白、冷汗，甚至休克；伴随症状为恶心、呕吐。疼痛时间持续数分钟至数小时不等。可伴有明显的肾区叩击痛。结石位于输尿管膀胱壁段和输尿管口处或结石伴感染时可有尿频、尿急、尿痛症状，男性患者有尿道和阴茎头部放射痛。

🖱️ **知识链接** ▶▶

什么是肾绞痛

肾盂输尿管连接处或上段输尿管急性梗阻时，输尿管平滑肌痉挛以及梗阻部位以上输尿管的扩张所引起的疼痛，称为肾绞痛。表现为突然发生的腰腹部绞痛，其特点是疼痛剧烈，难以忍受，可呈阵发性，发作时常大汗淋漓，辗转不安，多伴有恶心呕吐，一般持续几分钟或几十分钟，间歇期可无任何症状。上段输尿管的神经支配和肾的神经支配相类似，以致这两处疾病引起的疼痛所感觉到的部位类同，疼痛可沿输尿管放射至下腹、会阴及大腿内侧。下段输尿管疾病引起的疼痛通常表现为膀胱、阴茎或尿道的疼痛，而非肾绞痛。

（2）血尿　患者活动或绞痛后出现肉眼或镜下血尿，以后者常见。有些患者以活动后出现镜下血尿为唯一的临床表现。

（3）其他症状　结石引起严重肾积水时，可触到增大的肾脏；继发急性肾盂肾炎（acute pyelonephritis）或肾积脓（pyonephrosis）时，可有发热、畏寒、脓尿、肾区压痛。

2. 膀胱结石

主要是膀胱刺激症状，如尿频、尿急和排尿终末疼痛。典型症状为排尿突然中断并感疼痛，疼痛放射至阴茎头部和远端尿道，小儿常搓拉阴茎；变换体位又能继续排尿。常有终末血尿，合并感染时可出现脓尿。

3. 尿道结石

表现为排尿困难、点滴状排尿及尿痛，甚至造成急性尿潴留。

【辅助检查】

1. 实验室检查

（1）尿液检查　尿常规检查可有镜下血尿，有时可见较多的白细胞或结晶。必要时测定

24h 尿钙、尿磷、尿酸、肌酐等。尿细菌培养可帮助选择抗菌药物。

（2）血液学检查 测定肾功能、血钙、磷、肌酐、尿酸和蛋白等。

2. 影像学检查

（1）X 线检查

① X 线平片 泌尿系平片可显示结石部位及数量等，但结石过小、钙化程度不高、纯尿酸结石及基质结石常不显示。疑有甲状旁腺功能亢进时，应作手、肋骨、脊柱、骨盆和股骨头 X 线摄片。

② 排泄性尿路造影 可显示尿路结石所致的尿路形态、引起结石的局部因素和肾功能改变。透 X 线结石可显示充盈缺损。

③ 逆行肾盂造影 可显示结石所在的肾的结构和功能，可发现 X 线不显影的结石，明确结石位置及双肾功能情况。

（2）B 超检查 能发现平片不能显示的小结石和透 X 线结石。还能显示肾结构改变和肾积水等。

3. 输尿管肾镜、膀胱镜检查

可直接观察到结石。使用其他方法不能确诊或同时进行治疗时可选用此法。

4. 直肠指检

可触及较大结石或后尿道结石。

【处理原则】

1. 非手术治疗

适用于结石直径小于 0.6cm、表面光滑、无尿路梗阻、无感染，纯尿酸或胱氨酸结石的患者。90%的表面光滑、直径小于 0.4cm 的结石，可自行排出。

（1）大量饮水 每日 2500～4000ml。保持每日尿量大于 2000ml。大量饮水配合利尿解痉药物有利于小结石的排出；有助于稀释尿液、减少结晶沉淀、起到内冲刷的作用，可延缓结石的增长和手术后结石的复发。

（2）加强运动 选择跳跃性运动可促进结石的排出。

（3）调整饮食 根据结石成分、生活习惯及条件适当调整饮食，延缓结石增长及减少术后复发。

（4）药物治疗

① 调节尿 pH 口服枸橼酸钾、碳酸氢钠等碱化尿液可治疗与尿酸和胱氨酸相关的结石。口服氯化铵使尿液酸化有利于防止磷酸钙及磷酸镁铵结石的生长。

② 调节代谢的药物 别嘌醇可降低血和尿的尿酸含量，D-青霉胺、α-巯丙酰甘氨酸、乙酰半胱氨酸有降低尿胱氨酸及溶石作用。

③ 解痉止痛 主要治疗肾绞痛，常用药物有阿托品、哌替啶。

④ 抗感染 根据尿细菌培养及药物敏感试验选用合适的抗菌药控制感染。

⑤ 中医中药 如通过中药解痉、止痛、利水，促使小结石的排出。中药有金钱草、石苇、滑石、车前子等。

（5）体外冲击波碎石（extracorporeal shock wave lithotripsy，ESWL） 在 X 线、B 超定位下，将冲击波聚焦后作用于结石使之粉碎，然后随尿排出。此法最适宜于结石直径小于 2.5cm、结石以下输尿管通畅、肾功能良好、未发生感染的上尿路结石患者。必要时可重复治疗，但间隔时间不少于 7 日。伴有结石远端梗阻、严重心脑血管病、急性尿路感染、出血性疾病、妊娠者不适宜采用此法。

2. 手术治疗

（1）非开放性手术

① 输尿管镜取石或碎石术（ureteroscopic lithotomy or lithotripsy，URL）　适用于因肥胖、结石梗阻、停留时间长而不能用 ESWL 的中、下段输尿管结石者。

② 经皮肾镜取石或碎石术（percutaneous nephrostolithotomy，PCNL）　适用于直径大于 2.5cm 的肾盂结石及下肾盏结石，此法可与 ESWL 联合应用治疗复杂性肾结石。

③ 腹腔镜输尿管结石（laparoscopic ureterolithotomy）　适用于直径大于 2cm 的输尿管结石，原采用开放手术或经 ESWL、输尿管镜手术失败者。

（2）开放手术　适用于结石远端梗阻、部分泌尿系畸形、结石嵌顿紧密、肾积水感染严重等患者。手术方式有尿路切开取石术、肾盂或肾窦内盏切开取石术以及肾部分切除术以及肾切除术等。

【护理诊断】

（1）疼痛　与结石刺激引起的炎症、损伤有关。

（2）排尿形态异常　与结石或血块引起尿路梗阻有关。

（3）潜在并发症　血尿、感染。

【护理措施】

1. 术前护理

（1）一般护理

① 观察　观察患者疼痛的部位、性质、程度、伴随症状的变化及与生命体征的关系。

② 休息　发作期患者应卧床休息。

③ 镇痛　分散患者注意力等非药物方法缓解，必要时遵医嘱用镇痛药。

（2）心理护理　向患者家属解释手术方法，解除患者的顾虑。

（3）术前准备　术前 1 日备皮、配血。术前晚行肠道清洁。术日禁食。

2. 术后护理

（1）一般护理　术后卧床休息 6h；鼓励患者多饮水，增加尿量。

（2）病情观察　观察患者疼痛的部位、性质、程度、伴随症状的变化及与生命体征的关系，以及血压、脉搏、呼吸、体温等生命体征。

（3）采用有效的运动和体位

① 多饮水、多活动　鼓励患者大量饮水，在病情允许情况下，适当做跳跃或其他活动，促进结石排出。

② 体位　结石位于中肾盏、肾盂、输尿管上段者，碎石后取头高脚低位，上半身抬高；结石位于肾下盏者碎石后取头低位。左肾结石碎石后取右侧卧位，右肾结石取左侧卧位，同时叩击肾区，利于碎石由肾盏进入输尿管。巨大肾结石碎石后取患侧卧位。

③ 观察排石效果　看尿内是否有结石排出，每次排尿于玻璃瓶或金属盆内，可看到或听到结石的排出。

（4）并发症观察、预防和护理

① 血尿　观察血尿变化情况，遵医嘱应用止血药物。肾实质切开者，应卧床 2 周，减少出血机会。

② 感染

a. 加强观察　注意患者生命体征、尿液颜色和性状及尿液检查结果。

b. 饮水　鼓励患者多饮水，可起到内冲刷作用，有利于控制感染。

c. 做好伤口及引流管护理　经取石术后留置肾盂造口管，必要时放置输尿管引流管，保持管道清洁和通畅。

d. 有感染者　遵医嘱应用抗菌药控制感染。

第四节　尿路梗阻患者的护理

一、概述

泌尿系统起自肾小管，经过肾盏、肾盂、输尿管、膀胱直至尿道均为管道，也是尿液排出的径路。发生在自肾至尿道口任何部位的梗阻都将影响尿液的排出，此现象称为泌尿系统梗阻又称尿路梗阻（obstruction of urinary tract）。尿路梗阻可导致肾积水和肾功能损害；若为双侧尿路梗阻，将导致肾衰竭。

【病因】

包括泌尿系统本身或以外的一些病变或因素。不同部位的梗阻原因略有差别：

（1）肾　多是肾盂、输尿管部位的先天性疾病以及结石、结核、肿瘤等。

（2）输尿管　除先天性疾病外，主要是结石梗阻。

（3）膀胱　多为膀胱出口梗阻和膀胱调节功能障碍。

（4）尿道　最常见是因炎症或损伤引起的尿道狭窄。

【病理生理】

基本的病理生理改变是梗阻部位以上的尿路扩张。初期输尿管管壁肌增厚，收缩力增加，尚能克服梗阻；后期失去代偿能力，管壁变薄、肌萎缩和张力减退。膀胱以上的部位梗阻，很快即可发生肾积水。梗阻发生在膀胱以下，初期有膀胱作缓冲，对肾的影响较小；后期因输尿管膀胱连接部活瓣作用丧失，尿液自膀胱逆流至输尿管，即可发生双侧肾积水。

随着泌尿系统持续梗阻、肾盂内高压、肾组织缺氧，可引起肾乳头和肾实质萎缩。急性完全性梗阻时，只引起轻度肾盂扩张，肾实质很快萎缩，因此肾增大不明显。慢性不完全性或间歇性梗阻引起的肾积水可致肾实质萎缩变薄、肾盂容积增大，最后全肾可成为一个无功能的巨大水囊。

尿路梗阻后肾功能的变化主要表现为肾小球滤过率降低、肾血流量减少、尿浓缩能力和尿的酸化能力受损。梗阻后最常见的并发症是继发性感染；尿路结石则是梗阻的另一个常见并发症；梗阻导致的尿流停滞和继发感染可促进结石形成。

二、肾积水

尿液从肾盂排出受阻，使肾内压力升高、肾盏肾盂扩张、肾实质萎缩，造成尿液积聚在肾内称为肾积水（hydronephrosis）。成人肾积水超过1000ml、小儿超过24h的正常尿量，称为巨大肾积水。

【临床表现】

因先天性病变输尿管连接部畸形、狭窄、异位血管压迫等所致者可长期无明显症状，腹部肿块可能是患者就诊的最初原因。因结石、肿瘤、炎症和结核所引起的继发性肾积水，多以原发病因的症状和体征为主要表现，很少显示肾积水的征象。间歇性肾积水患者患侧腰腹部疼痛、尿量减少，发作间歇期可排出大量尿液。肾积水并发感染或肾积脓时，可出现全身中毒症状，有些患者表现为尿路感染症状。双侧肾或孤立肾患者发生完全梗阻时可表现为无尿，以致肾衰竭。

【辅助检查】

1. 实验室检查

（1）尿液检查　除尿常规检查和尿细菌培养外，需进行结核杆菌和脱落细胞的检查。

（2）血液检查　通过血常规和生化检查了解有无感染、氮质血症、酸中毒和电解质紊乱。

2. 影像学检查

（1）B超检查　是判断和鉴别肾积水或肿块的首选方法。

（2）X线造影　常规剂量或大剂量的延缓、排泄性尿路造影可了解肾积水的程度和分侧肾功能。必要时行逆行肾盂造影或肾穿刺造影。

（3）CT、MRI检查　可明确和区分增大的肾是积水还是实质性肿块，亦可发现压迫泌尿系统的病变。MRI水成像检查可代替逆行性尿路造影。

【处理原则】

（1）去除病因　去除病因、保留患肾是最理想的处理方法。对肾盂输尿管连接部狭窄者作肾盂成形术，对结石者可行碎石或取石术。

（2）肾造口术　病情危重者先做肾引流术，待感染控制、肾功能改善后，再针对病因治疗。

（3）肾切除术　严重肾积水、功能丧失或肾积脓时，若对侧肾功能良好，可切除病肾。

【护理诊断】

（1）疼痛　与尿路梗阻有关。

（2）潜在并发症　肾脓肿、肾衰竭。

【护理措施】

1. 术前护理

（1）心理护理　关心患者，及时巡视病房，满足患者合理需求，耐心解释患者提出的问题，向患者进行术前宣教，讲解术前准备的必要性，了解心理动态，解除顾虑。

（2）一般护理　每天测4次体温并记录在病历中，遵医嘱进行降温处理，多饮水，饮食要清淡。高热时，口腔内容易滋生细菌，如不注意口腔清洁，很容易发生口炎，甚至口腔溃疡。发热患者出汗后，护理人员及时帮助患者擦干身体，更换清洁衣物和床上用品，防止压疮和感冒。发热导致营养物质的大量丢失，肾功能正常的患者要增加高蛋白饮食的摄入量，注意补充水分，如鸡蛋、牛奶、汤、盐水、瘦肉等。

（3）病情观察　注意患者疼痛的部位、程度、诱因等；出现疼痛时遵医嘱给予解痉止痛；以及相应的生命体征。

2. 术后护理

（1）病情观察　注意患者的排尿情况、腹部肿块大小和体温变化。

（2）引流管的护理　引流管通畅：肾盂成形术后应保持各引流管通畅及切口清洁。若无漏尿，肾周引流物于术后3～4日拔除，肾盂输尿管支架引流管一般于术后3周拔除，证实吻合口通畅后拔除肾造口管。

（3）药物护理 遵医嘱用药。高热者给予物理降温，对并发感染者合理使用抗菌药。

（4）观察和预防肾衰竭

① 严格限制入水量，记录 24h 出入量。

② 及时处理肾衰竭。

③ 予以低盐、低蛋白质、高热量饮食。

三、良性前列腺增生症

前列腺分为围绕尿道的腺体和外周腺体两部分。良性前列腺增生症（benign prostatic hyperplasia，BPH）简称前列腺增生，俗称前列腺肥大，是男性老人常见病。实际是前列腺细胞增生导致泌尿系梗阻而出现的一系列临床表现及病理生理改变。男性自 35 岁以后，可有不同程度的增生，50 岁以后出现临床症状。

【病因】

病因尚未完全明确。目前公认老龄和有功能的睾丸是发病的基础。上皮和基质的相互影响，各种生长因子的作用，随年龄增长而出现的睾酮、双氢睾酮以及雌激素水平的改变和失去平衡是前列腺增生的重要因素。

【病理生理】

良性前列腺增生起源于围绕尿道精阜部的腺体，增大的腺体使尿道弯曲、伸长、受压成为引起排尿困难或梗阻的机械性因素，前列腺尤其是围绕膀胱颈增生的、含丰富的 α-肾上腺素能受体的平滑肌收缩则是引起排尿困难或梗阻的功能性因素。

随着长期膀胱出口梗阻，逼尿肌的代偿性肥大致膀胱内高压出现压力性尿失禁。逼尿肌失代偿，出现充溢性尿失禁。长期排尿困难，最终引起肾积水和肾功能损害。由于梗阻后膀胱内尿液潴留，容易继发感染和结石。

【临床表现】

（1）症状

① 尿频 是最常见的早期症状，夜间更为明显。

② 排尿困难 进行性排尿困难是前列腺增生症最主要的症状，但发展缓慢。轻度梗阻时排尿迟缓。严重梗阻时排尿费力，终成滴沥状。

③ 尿潴留 严重梗阻者膀胱残余尿增多，长期可导致膀胱无力，发生尿潴留或充盈性尿失禁。

④ 其他 前列腺增生时因局部充血可发生无痛性血尿。若并发感染或结石，则有尿痛等膀胱刺激症状。长期排尿困难易并发疝、痔或脱肛。

（2）体征 直肠指诊时可触到增大的前列腺，表面光滑、质韧、有弹性、中间沟消失或隆起。

【辅助检查】

（1）B超检查 可测量前列腺体积、内部组织结构是否突入膀胱。经直肠超声检查更为精确，经腹壁超声可测量膀胱残余尿量。

（2）尿流动力学检查 尿流率测定可初步判断梗阻的程度，若最大尿流率＜15ml/s 提示排尿不畅；＜10ml/s 提示梗阻严重。评估最大尿流率时，排尿量必须超过 150ml 才有诊断意义。

（3）血清前列腺特异抗原（PSA）测定　前列腺体积较大、有结节或较硬时，应测定血清 PSA 以排除合并前列腺癌的可能。

【处理原则】

（1）非手术治疗　随访观察：无明显前列腺增生症状和无残余尿者需门诊随访，定期复查，每年至少一次。

（2）药物治疗　适用于有轻临床症状、残余尿＜50ml 的患者。包括 α-受体阻滞剂、激素、降低胆固醇药物以及植物药等。

（3）手术治疗　症状重的患者，手术治疗仍是最佳选择。方式有经尿道前列腺切除术（transurethral resection of prostate，TURP）、耻骨上经膀胱前列腺切除术和耻骨后前列腺切除术。

（4）其他疗法　梗阻较重而又不适宜手术者。激光治疗、经尿道气囊高压扩张术、经尿道高温治疗、体外高强度聚焦超声，适用于前列腺增生体积较小者。前列腺尿道支架网适用于不能耐受手术的患者。

【护理诊断】

（1）排尿形态异常　与膀胱出口梗阻、逼尿肌受损、留置尿管和手术刺激有关。

（2）疼痛　与逼尿肌功能不稳定、导管刺激、血块堵塞冲洗管引起的膀胱痉挛有关。

（3）潜在并发症　TUR 综合征、尿频、尿失禁、出血。

【护理措施】

1. 术前护理

（1）心理护理　良性前列腺增生症为心身疾病，发作诱因与精神、情绪有密切关系，当过度疲劳，情绪紧张，如悲伤、激动、愤怒、精神刺激等诱因作用下易突然发病，症状严重，加之患者缺乏相应医疗护理知识，极易产生恐惧、害怕、焦虑等不良心理因素，可加重病情，使膀胱排尿无力，引起排尿困难。膀胱壁血管压力增高，毛细血管壁破裂出血，引起血尿。因此护士应消除悲观心理，帮助熟悉环境，介绍医护人员情况，从而减轻陌生心理，稳定患者情绪，避免或解除导致其发病的社会心理刺激，使患者积极主动配合治疗及护理。同时向患者详细介绍良性前列腺增生症治疗的基础知识、手术方法及效果，解释术前用药过程中的不良反应，使患者积极配合治疗，保持良好的心态，利于手术的成功。

（2）术前检查　术前根据患者的身体状况进行必要的检查，了解患者有无其他疾病，并做术前常规检查，包括血常规、血生化、免疫过筛八项、心电图等。如有心血管及内分泌疾病，术前应积极治疗，使心肺功能、血压、血糖控制在适宜手术的状态下。如有炎症给予抗感染治疗。习惯性便秘者给予缓泻剂，保持大便通畅，防止因便秘而影响手术进行。另外，术前 1 日备皮、配血，术前晚行肠道清洁，术日禁食。

2. 术后护理

（1）保持尿液排出通畅

① 观察排尿情况　注意排尿次数和特点，特别是夜尿次数。

② 避免急性尿潴留的发生　鼓励患者多饮水，勤排尿。多摄入粗纤维食物，忌辛辣食物，以防便秘。

③ 及时引流尿液　残余尿量多或有尿潴留致肾功能不全者，及时留置尿管引流，改善膀胱逼尿肌和肾功能。做好留置导尿管或耻骨膀胱造口患者的护理。

④ 避免膀胱内血块形成

a. 保证入量 鼓励术后患者多饮水，保证足够尿量。

b. 作好膀胱冲洗护理 前列腺切除术后都有肉眼血尿，术后需用生理盐水持续冲洗 3～7 日，防止血凝块形成致尿管堵塞。护理：ⓐ冲洗速度，色深则快、色浅则慢。若尿色深红或逐渐加深，说明有活动性出血，应及时通知医师。ⓑ确保冲洗及引流管道通畅。ⓒ准确记录尿量、冲洗量和排出量，尿量＝排出量－冲洗量。

(2) 缓解疼痛 前列腺术后患者可有阵发性剧痛。术后留置硬脊膜外麻醉导管者，按需定时注射小剂量吗啡有良好效果；也可口服硝苯地平、丙胺太林、地西泮或用维拉帕米加入生理盐水内冲洗膀胱。

(3) 并发症的预防与护理

① TUR 综合征 行 TURP 的患者因术中大量的冲洗液被吸收可出现稀释性低钠血症，患者可在几小时内出现烦躁、恶心、呕吐、抽搐、昏迷，严重肺水肿、脑水肿、心力衰竭等，称为 TUR 综合征。应加强观察，一旦出现，对症处理。

② 尿频、尿失禁 为减轻拔管后出现的尿频或尿失禁现象，一般在术后第 2 天患者练习收缩腹肌、臀肌及肛门括约肌；也可辅以针灸或理疗等。尿频或尿失禁一般在术后 1～2 周内可缓解。

③ 出血 加强观察。指导患者在术后 1 周，逐渐离床活动；避免增加腹内压，禁止灌肠或肛管排气，以免造成前列腺窝出血。

(4) 其他

① 对于拟行 TURP 的患者，术前协助医生探扩尿道。

② 导管护理 术后有效固定或牵拉气囊尿管，防止患者坐起或肢体活动时，导致出血。行开放性手术的患者，多留置引流管，引流管留置的时间长短不一：

a. 耻骨后引流管术后 3～4 日待引流量很少时拔除。

b. 耻骨上前列腺切除术后 5～7 日拔除导尿管。

c. 耻骨后前列腺切除术后 7～9 日拔除导尿管。

d. TURP 术后 3～5 日尿液颜色清澈即可拔除导尿管。

e. 膀胱造口管通常在术后 10～14 日排尿通畅时拔除。

③ 饮食 术后 6h 无恶心、呕吐者，可进流食，1～2 日后无腹胀即可恢复进食。鼓励患者多饮水、进食富含纤维的食物，以免便秘。

四、急性尿潴留

尿潴留是指尿液潴留在膀胱内不能排出。急性尿潴留（acute retention of urine）是一种常见急症，需及时处理。

【病因和分类】

(1) 机械性梗阻 任何导致膀胱颈部及尿路梗阻的病变，如前列腺增生、尿道损伤、尿道狭窄、膀胱尿道结石、异物和肿瘤等均可引起急性尿潴留。

(2) 动力性梗阻 膀胱、尿道并无器质性病变，尿潴留系排尿功能障碍所致，如中枢或周围神经系统病变、脊髓麻醉和肛管直肠手术后、应用松弛平滑肌的药物如阿托品等；也可见于高热、昏迷、低钾血症或不习惯卧床排尿者。

【临床表现】

发病突然，膀胱胀满但滴不出尿，患者十分痛苦；耻骨上可触及膨胀的膀胱，用手按压有尿意。

【处理原则】

(1) 非手术治疗 某些病因，如包皮口或尿道口狭窄、尿道结石、药物或低钾血症引起的尿潴留，对因处理后可很快解除，恢复排尿。对术后动力性尿潴留可采用诱导排尿或注射新斯的明。若仍不能排尿，可予以导尿。

(2) 手术治疗 不能插入导尿管者，可采取耻骨上膀胱穿刺抽出尿液。对需长期引流者应行耻骨上膀胱造口术。

【护理诊断】

(1) 尿潴留 与尿路梗阻有关。

(2) 潜在并发症 膀胱出血。

【护理措施】

(1) 解除尿潴留 协助医师辨明尿潴留的原因，并解除病因。对术后尿潴留患者给予诱导排尿，必要时导尿。对行耻骨上膀胱穿刺或耻骨上膀胱造口术者，做好膀胱造口护理并保持通畅。

(2) 避免膀胱出血 注意一次放尿量不可超过 1000ml，以免引起膀胱出血。

第五节 泌尿、男性生殖系统肿瘤患者的护理

泌尿系统肿瘤多为恶性，我国成人最常见的是膀胱癌，少数为肾盂癌；小儿最常见的是肾母细胞癌，又称肾胚胎瘤或 Wilms 瘤。泌尿系统肿瘤的原因不明，主要临床特征为间歇无痛性肉眼血尿，但肾母细胞瘤最常见和最重要的表现是无意中发现的腹部肿块。

一、肾癌

肾癌（renal carcinoma）通常指肾细胞癌，也称肾腺癌。占原发肾肿瘤的 85%，占成人恶性肿瘤的 3%。肾细胞癌在泌尿系统肿瘤中的发病率在膀胱癌、前列腺癌之后，居第三位。该病的发病高峰在 50～60 岁人群，男女之比为 2∶1，无明显的种族差异。

【病因】

肾细胞癌的病因尚不清楚。目前认为与环境接触、职业暴露、染色体畸形、抑癌基因缺失等有密切关系。流行病学调查结果显示吸烟是唯一的危险因素，即吸烟人群比非吸烟人群患肾细胞癌的危险性高 2 倍以上。此外，石棉、皮革等制品也与肾细胞癌的发病有很大关系。

【病理生理】

肾癌常累及一侧肾，多单发，双侧发病者仅占 2% 左右。

(1) 组织学类型 肾癌有三种基本细胞类型，即透明细胞、颗粒细胞和梭形细胞，均来源于肾小管上皮细胞。单个癌内可有多种细胞，临床以透明细胞癌最为多见；梭形细胞较多的肾癌恶性程度高、预后差。

(2) 转移途径 以直接侵犯肾周围脂肪组织的途径较常见，也可以通过肾静脉近脏器或经淋巴道转移。最常见的转移部位是肺。

【临床表现】

(1) 血尿、腰痛、包块被称为肾细胞癌的三联征。由于诊断技术的进步，以此症状就诊

的病例已极少见。具有此三联征的肾细胞癌患者事实上为晚期。以血尿原因约占60%。

（2）肾外症候群　肾细胞癌有很多肾外临床表现，如红细胞增多、高钙血症、高血压、非转移性的肝功能异常。

【辅助检查】

（1）实验室检查　血、尿常规检查可提示贫血、血尿、血沉增快。

（2）影像学检查

① B超检查　能够准确地区分肿瘤和囊肿，对于直径＜0.5cm的病灶也能清楚显示。目前已经作为一种普查肾肿瘤的方法。

② CT检查　优于超声波检查。可明确肿瘤部位、肾门情况、肾周围组织与肿瘤的关系、局部淋巴结等，有助于肿瘤的分期和手术方式的确定。

③ 静脉尿路造影　能显示肾盂、肾盏受压的情况，并能了解双侧肾功能，是患者能否接受手术的重要参考指标之一。

④ 肾动脉造影　可显示肿瘤新生血管，也可同时进行肾动脉栓塞，减少术中出血。但是由于CT的普及以及CT血管重建术（CTA）的应用，肾动脉造影的应用率大大降低。

⑤ MRI检查　作用与CT相近，但对血管如下腔静脉等的显像，其作用明显优于CT检查。

【处理原则】

（1）肾癌根治术　适用于无扩散的肾细胞癌。手术切除范围包括患肾、肾周围的正常组织、同侧肾上腺、近端1/2输尿管、肾门旁淋巴结。如果肿瘤位于中、下极，无须切除同侧肾上腺。

手术入路取决于肿瘤分期和肿瘤部位等。近年开展了腹腔镜肾癌根治术，此方法具有创伤小、术后恢复快等优点。

（2）放疗　可以作为肾细胞癌的新辅助治疗方法或术后辅助治疗。放疗的辅助效果难以定论。

【护理诊断】

（1）营养失调:低于机体需要量　与长期血尿、癌肿消耗、手术创伤有关。

（2）恐惧与焦虑　与对癌症和手术的恐惧有关。

（3）潜在并发症　出血、感染。

【护理措施】

1. 术前护理

（1）改善患者的营养状况

① 饮食　指导胃肠道功能健全的患者选择营养丰富的食品，改善就餐环境和提供色香味较佳的饮食，以促进患者食欲。

② 营养支持　对胃肠功能障碍者，应在手术前后通过静脉途径给予营养，贫血者可予少量多次输血以提高血红蛋白水平及患者抵抗力，保证术后顺利康复。

（2）心理护理　适当解释病情，告知手术治疗的必要性和可行性，争取患者的积极配合。对担心术后并发症的患者，加强落实各项护理措施，让患者体会到手术前的充分准备。

2. 术后护理

（1）卧床休息　术后生命体征平稳后取健侧卧位，避免过早下床。行肾全切术的患者术后一般需卧床3～5日，行肾部分切除者常需卧床1～2周。

（2）并发症的预防和护理

① 预防术后出血

a. 密切观察病情　定时测量血压、脉搏、呼吸和体温的变化。

b. 观察引流管引流物状况　若患者术后引流量较多每小时超过 100ml、色鲜红且很快凝固，血压下降、脉搏增快，常提示有出血，应立即通知医师处理。

c. 止血和输血　ⓐ根据医嘱，应用止血药物；ⓑ对出血量大、血容量不足患者给予输液和输血；对经处理出血未能停止者，积极做好手术止血的准备。

② 预防感染　观察体温变化情况、伤口及引流管内引流物的量及性状，保持各引流管引流通畅；遵医嘱应用抗菌类药物，防止感染的发生。

二、膀胱癌

膀胱癌（carcinoma of bladder）发病率在我国泌尿生殖系肿瘤中占第一位，而在欧洲、美国，其发病率位于前列腺癌之后，即第二位。膀胱癌的高发病年龄为 50～70 岁，男女之比为 4∶1，白种人的患病率明显高于黑种人。大多数患者的肿瘤仅局限于膀胱，只有 15%～20% 的病例出现远处转移。

【病因】

导致膀胱癌的因素很多，长期接触某些致癌物质，发生膀胱癌的危险性显著增加。另外吸烟也是导致膀胱癌的重要因素之一，50% 的男性有长期吸烟病史，吸烟量与膀胱癌的发生有密切的相关性。

【病理和分型】

膀胱的尿路上皮是移行细胞上皮，有 3～7 层。最浅表层由大的扁平型细胞组成。膀胱原位癌是指在扁平、非乳头尿路上皮上有增厚而发育不良的细胞学改变。膀胱癌的生长方式：一种是向膀胱腔内生长，成为乳头状瘤或乳头状癌；另一种是在上皮内浸润性生长，形成原位癌、内翻性乳头状瘤或乳头状癌。

1. 病理类型

（1）大体类型　可分为乳头状及浸润性两类。

（2）组织学类型　上皮细胞恶性肿瘤占绝大多数。其中以移行上皮细胞癌为主，鳞癌和腺癌较少。

2. 肿瘤分级

Ⅰ级：细胞分化良好，属低度恶性。

Ⅱ级：细胞分化程度已有明显异形性，属中等程度恶性。

Ⅲ级：细胞分化程度极差，属高度恶性。

3. 转移途径

（1）局部浸润　主要向深部浸润，直至膀胱外组织。

（2）淋巴结转移　较常见。

（3）血行转移　多在晚期，主要转移至肺、肝、肾及皮肤等处。

【临床表现】

（1）症状

① 血尿　85%～90% 患者出现血尿。血尿可以是肉眼血尿，也可以是显微镜下血尿，既可以是间断性，也可以是持续性血尿。

② 膀胱刺激症状　尤其是原位癌患者。

③ 转移　骨转移患者有骨痛，腹膜后转移或肾积水患者可出现腰痛。

（2）体征　多数患者无明显体征。当肿瘤增大到一定程度，可能触到肿块。发生肝或淋巴结转移时，可扪及肿大的肝或锁骨上淋巴结。

【辅助检查】

（1）实验室检查　尿常规检查可见血尿或脓尿。大量血尿或肿瘤侵犯骨髓可致贫血，常规见血红蛋白值和血细胞比容下降。

（2）影像学检查

① B 超检查　在膀胱充盈情况下可以看到肿瘤的位置、大小等特点。

② CT、MRI 检查　除能观察到肿瘤大小、位置外，还能观察到肿瘤与膀胱壁的关系。

（3）膀胱镜检查　是诊断膀胱癌最直接重要的方法，可以显示肿瘤的数目、位置等。膀胱镜观察到肿瘤后应获取组织做病理检查。

（4）尿脱落细胞学检查　对于高危人群的筛选有较大的意义，也可用于肿瘤治疗评估，检查的准确率与取材方法、肿瘤大小、肿瘤分期关系密切。

【处理原则】

1. 手术治疗

（1）经尿道膀胱肿瘤切除术（transurethral resection of bladder tumor，TURBt）　这是所有膀胱肿瘤治疗的首选方法。如果肿瘤为单发、分化较好，且属非浸润型，单用 TURBt 治疗即可。

（2）膀胱部分切除　适用于肿瘤比较局限、呈浸润性生长，病灶位于膀胱侧后壁等，离膀胱三角区有一定的距离。另有一些位于膀胱憩室内的肿瘤也是膀胱部分切除适应证。

（3）根治性膀胱全切术　指切除盆腔的前半部器官。在男性，包括膀胱周围韧带、前列腺、精囊；在女性，有子宫、宫颈、阴道前穹、尿道、卵巢等器官。尿道复发的概率约 $6.1\% \sim 10.6\%$，故对肿瘤累及前列腺或膀胱颈部的患者，应当同时切除尿道。尿流改道、肠代膀胱等手术方式的问世，既提高了治疗效果，也提高了患者的生活质量。

2. 放射治疗

在膀胱癌的治疗中毋庸置疑，但其治疗方案和效果尚难定论。

3. 化学治疗

化疗药物以顺铂为代表，有效率在 30% 左右。其他有效的药物包括甲氨蝶呤、长春新碱、表柔比星、环磷酰胺、氟尿嘧啶、长春新碱等，多联合应用。

膀胱灌注化疗：因绝大多数的膀胱肿瘤会复发。对保留膀胱的患者，术后应当给予膀胱化疗药物灌注，以消灭残余的肿瘤细胞和降低术后复发的可能性。

【护理诊断】

（1）恐惧与焦虑　与对癌症的恐惧、害怕手术、如厕自理缺陷有关。

（2）自我形象紊乱　与膀胱全切除尿流改道、造口或引流装置的存在、不能主动排尿有关。

（3）潜在并发症　出血、感染。

【护理措施】

1. 术前护理

（1）心理护理　护理人员要主动向其解释病情，以消除其恐惧心理。膀胱癌属中等恶性，一般出现血尿立即就诊大多数属早期，及时手术治疗效果肯定，5 年生存率非常高。

（2）饮食与营养　进高热量、高蛋白、高维生素及易于消化的饮食，必要时通过静脉补充，纠正营养失调的状态。

（3）肠道准备　术前 3 日进少渣半流质饮食，术前 1～2 日起进无渣流质饮食，口服肠道不吸收的抗生素，术前 1 日及术晨进行肠道清洁。

2. 术后护理

（1）输尿管皮肤造口和回肠膀胱腹壁造口的护理　保证造口处清洁，敷料及时更换，保证引流通畅。在回肠内留置导尿管者，需经常冲洗，防止黏液堵塞。

（2）原位排尿新膀胱的护理　术后 3 周内保证各支撑管引流管引流通畅；拔除导尿管前训练新膀胱，待容量达 300ml 以上便可以拔管。告知患者锻炼肛门括约肌功能，有利于早日恢复控尿功能。

（3）集尿袋护理　造口处伤口愈合后选择合适的集尿袋外接造口管、引流尿液，指导患者自行定期更换集尿袋。

三、前列腺癌

前列腺癌（carcinoma of prostate）发病率不断上升，在我国大有升至泌尿系肿瘤首位的趋势。其原因包括平均寿命延长、饮食结构改变等。前列腺癌是目前美国男性因肿瘤死亡的最常见病因。前列腺癌的发病率与年龄有密切关系。

【病因】

尚不明确，可能与环境、饮食、遗传和性激素等有关。有前列腺癌家族史的人群的前列腺癌患病危险性高。高脂肪饮食也是前列腺癌的危险因素之一。接触金属镉能够增加前列腺癌的易患危险，碱性电池、烟草、焊接工业等都有接触这种金属的可能。

【病理生理】

（1）组织学类型　约 98％的前列腺癌为腺癌。

（2）转移途径　较常见的转移途径是淋巴结转移及经血行转移至骨骼。

【临床表现】

（1）症状　早期前列腺癌一般无症状。进展期患者出现排尿困难、刺激症状；骨转移患者可以出现骨痛、脊髓压迫症、大小便失禁等。

（2）体征　直肠指诊可触及前列腺结节。淋巴结转移时，患者可出现下肢水肿。脊髓受压可出现下肢痛、无力。

【辅助检查】

（1）实验室检查　前列腺特异性抗原（prostate-specific antigen，PSA）作为前列腺癌的标记物在临床上有很重要的作用。可作为前列腺癌的筛选检查方法，正常男性的血清 PSA 浓度应＜4ng/ml。

（2）影像学检查　B 型超声波检查能够对前列腺癌进行较可靠的分期，有重要的诊断意义。另外，还可为前列腺穿刺活检进行精确定位，同时也能观察到前列腺周围的肿瘤浸润情况。

（3）前列腺穿刺活检　六针法穿刺活检在临床的应用比较广泛。具体方法是：在前列腺的两叶，从前列腺尖部、中部、基底部各穿 1 针，共 6 针。穿刺一般是在 TRUS 引导下进行。

【处理原则】

（1）局限性病灶 T_1 期者观察，T_2 期者行根治性手术治疗。

（2）局部进展性前列腺癌 对于 T_3 期的前列腺癌目前主张先给予新辅助激素治疗，然后外照射，其结果要好于单纯外照射。

（3）复发性前列腺癌 可采用局部放疗加拮抗剂去势治疗或切除双侧睾丸。

（4）转移性前列腺癌 大多数的前列腺癌为激素依赖性，约 70%～80% 的转移性前列腺癌对各种雄激素阻断治疗有效。促黄体释放激素拟似剂和去势术是阻断雄激素治疗的主要方法。

测评与训练

一、名词解释

尿路梗阻

二、选择题

A_1 型题

1. 输尿管结石的主要症状为（　　）

A. 无痛性全血尿　　　　　　　　　B. 肾绞痛加镜下血尿

C. 尿痛、尿频　　　　　　　　　　D. 排尿困难

E. 尿失禁

2. 骑跨伤最容易损伤尿道的哪一个部位（　　）

A. 前列腺部　　　　B. 膜部　　　　C. 球部

D. 阴茎部　　　　　E. 以上全不对

3. 上尿路结石最常见的成分是（　　）

A. 草酸钙结石　　　　　　　　　　B. 磷酸镁铵结石

C. 纯尿酸结石　　　　　　　　　　D. 胱氨酸结石

E. 黄嘌呤结石

A_2 型题

4. 男性，58 岁。2 年来出现间歇性无痛性全程血尿，终末加重，近半年来出现尿频、尿痛，3 个月来耻骨后疼痛，最可能的诊断是（　　）

A. 膀胱炎　　　　　　　　　　　　B. 前列腺增生症

C. 膀胱肿瘤　　　　　　　　　　　D. 膀胱结石

E. 肾结核

5. 男性，71 岁，行前列腺摘除术后第 8 天，诉腹胀，不正确的处理是（　　）

A. 嘱患者多饮水　　　　　　　　　B. 嘱患者多活动

C. 按摩腹部　　　　　　　　　　　D. 口服缓泻剂

E. 插肛管排气

三、病例分析题

男性，45 岁，左腰部隐痛 1 月多。体查：左肾区有叩击痛；尿常规检查可见镜下血尿，B 超：左肾内有一结石，大小为 1.2mm×1.4mm，IVP 示肾功能正常，双侧输尿管通畅。

请问：

　　1. 目前最适宜的治疗是什么？

　　2. 主要的护理措施有哪些？

参考答案

一、名词解释

肾至尿道口任何部位的梗阻都将影响尿液的排出，称为泌尿系统梗阻，又称尿路梗阻。

二、选择题

A$_1$ 型题

1. B　2. C　3. A

A$_2$ 型题

4. C　5. E

三、病例分析题

1. 目前最适宜的治疗：体外冲击波碎石。

2. 主要的护理措施

（1）术前护理

①向患者及家属解释 ESWL 的方法、碎石效果以及配合要求，嘱患者术中不能随意变换体位；②术前 3 日忌进食产气食物，术前 1 日口服缓泻剂，术晨禁饮食；③术晨行 KUB 复查。

（2）术后护理

①鼓励患者多饮水；②采取有效的体位，促进排石；③观察碎石排出情况；④并发症的观察和护理：观察有无血尿、发热、疼痛、"石街"形成等并发症。

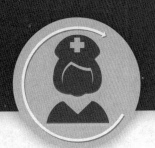

第二十一章
骨科疾病患者的护理

 学习目标 ▶▶

知识目标：

1. 掌握：骨与关节疾病患者的临床表现、处理原则和护理措施。

2. 熟悉：骨与关节疾病患者的定义。

3. 了解：骨与关节疾病患者的病因病理。

技能目标：

1. 能配合执行牵引术及石膏绷带固定术；做好牵引术和石膏绷带固定术后患者的护理工作。

2. 能结合所学知识做好患者的简单包扎固定。

第一节 骨科患者的一般护理

一、运动系统的检查

运动系统由骨、关节、肌、肌腱、筋膜、滑膜、神经、血管、淋巴等组织和器官组成。其除具有支持功能外，还有运动和保护功能。护理人员必须对运动系统疾病患者进行全面、准确的评估，采用最基本的理学检查方法，结合病史及其他辅助检查进行综合分析判断，才能准确地判断病情。

1. 理学检查的原则

（1）检查用具 除一般体格检查及神经检查用具外，还包括卷尺、各部位关节量角器、前臂旋转测量器、骨盆倾斜度测量计、足度量器、枕骨粗隆垂线等。

（2）检查体位 一般取卧位，上肢及颈部检查可取坐位，下肢和腰背部检查还可取下蹲位，特殊检查可采取特殊体位。

（3）暴露范围 根据检查需要充分显露检查部位，对可能有关的部位也应显露，同时要显露健侧以作对比。

（4）检查顺序 一般先行全身检查，再着重局部检查。先查健侧，后查患侧；先查病变远处，后查病变近处；若遇危重患者应首先进行急救，避免因不必要的检查和处理而延误治疗。检查步骤按视、触、叩、听、动、量顺序进行，其中视、触、动、量每次检查都必须进行，而叩诊和听诊则根据需要而定。

（5）检查手法 动作规范、轻巧。对急性感染和肿瘤患者检查时应轻柔，以防加重疼痛和病变扩散。对创伤患者要注意保护，避免加重周围组织损伤。

2. 理学检查的内容与方法

骨科理学检查法一般包括视诊、触诊、叩诊、听诊、动诊、量诊和神经系统检查七项。

（1）视诊（inspection） 观察姿势、步态与活动有无异常；脊柱有无侧弯、前后凸；肢体有无畸形。局部皮肤有无异常，有无皮肤发红、发绀、色素沉着或静脉怒张；有无伤口、出血、瘢痕、窦道等；有无软组织肿胀或肌萎缩。

（2）触诊（palpation） 检查病变局部有无压痛，压痛的部位、范围、程度及性质；骨性标志有无异常，有无异常活动及骨擦感；局部有无包块，包块的大小、硬度、活动度、有无波动感等；肌有无痉挛或萎缩。

（3）叩诊（percussion） 检查有无叩击痛，包括轴向叩痛、棘突叩痛、脊柱间接叩痛等。

（4）听诊（auscultation） 检查有无骨擦音、弹响，是否伴有相应临床症状；借助听诊器可检查骨传导音和肢体有无血流杂音。

（5）动诊（assessment of mobility） 检查关节的活动和肌的收缩力，包括观察患者的主动运动、检查时被动运动和异常活动情况。注意有无活动范围减小、超常及假关节活动等。

（6）量诊（measurement） 测量肢体的长度、周径、轴线，关节的活动范围，肌力和深、浅感觉障碍的程度。

（7）神经系统检查

① 肌力 是指肌或肌组主动收缩的力量，临床通常分为六级。

0 级：无肌收缩，无关节活动；

1 级：有轻度肌收缩，无关节活动；

2 级：有肌收缩，关节有活动，但不能对抗引力；

3 级：可对抗引力，但不能抗拒阻力；

4 级：对抗中度阻力时，有完全关节运动幅度，但肌力较弱；

5 级：肌力正常。

② 感觉异常区的测定 仔细检查触觉和痛觉，必要时检查温觉、位置觉及两点辨别觉等，用不同的标记描绘出人体感觉异常区域。

③ 反射检查 应在患者肌肉和关节放松的情况下进行。检查内容包括生理反射和病理反射两大类。生理反射包括浅反射和深反射，浅反射包括腹壁反射、提睾反射、肛门反射及跖反射等；深反射主要有膝腱反射、跟腱反射、肱二头肌反射、肱三头肌反射及桡骨骨膜反射等。常用的病理性反射检查有霍夫曼征（Hoffmann sign）、巴宾斯基征（Babinski sign）、髌阵挛和踝阵挛。

3. 特殊检查

（1）压头试验（Spurling sign） 患者端坐，头后仰并偏向患侧，检查者手掌置于患者头顶加压。神经根型颈椎病可出现颈部疼痛并向患侧手部放射，称为压头试验阳性（图 21-1）。

（2）上肢牵拉试验（Eaton sign） 检查者一手扶患者患侧的颈部，另一手握住患者腕部，向相反方向牵拉。患肢出现麻木或放射痛时为阳性，常见于颈椎病（图 21-2）。

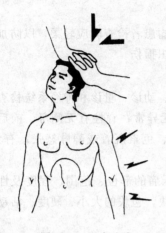

图 21-1　压头试验

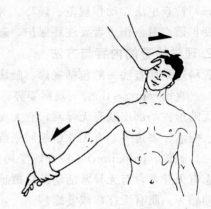

图 21-2　上肢牵拉试验

（3）杜加征（Dugas sign）　肩关节脱位时，肘部内收受限，若患者手搭在对侧肩上则肘关节不能与胸壁贴紧，若肘部贴近胸壁，则手不能搭到对侧肩，称为杜加征阳性。

（4）直腿抬高及加强试验　正常神经根有 4mm 滑动度，下肢抬高到 60°～70°会感到腘窝不适。当神经根受压或粘连时滑动度减少，下肢抬高 60°以内即可牵拉坐骨神经产生放射痛。检查时患者取仰卧位，检查者一手保持膝关节伸直，一手托足跟，缓慢抬高患肢，若小于 60°患者出现放射痛则为直腿抬高试验阳性。在此基础上，缓慢放低患肢高度，至放射痛消失，再被动背屈距小腿关节，若再度出现放射痛则称为加强试验阳性（图 21-3）。常见于腰椎间盘突出症。

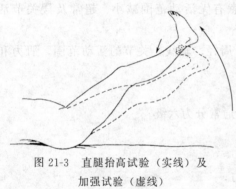

图 21-3　直腿抬高试验（实线）及
加强试验（虚线）

（5）骨盆挤压分离试验　患者仰卧位，检查者双手从双侧髂前上棘用力向中心相对挤压或向外后方分离骨盆，诱发疼痛者为阳性；常提示骨盆环骨折。

（6）浮髌试验（floating patella test）　患者仰卧，伸膝，放松股四头肌，检查者一手置于髌骨近侧，将膝内液体挤入髌骨下关节腔，另一手急速下压髌骨后快速松开，若觉察到髌骨浮起时，为浮髌试验阳性，提示膝关节积液。

4. 影像学检查

（1）X 线平片　对骨科疾病的诊断有十分重要的作用。部分病损的 X 线征象的出现迟于临床症状，因而不能过度依赖该检查。

（2）X 线造影　将造影剂注入腔隙或组织间隙内，用以显示间隙的各种改变。骨科常用造影包括关节造影、椎管造影、动静脉造影及窦道造影等。

（3）核素骨扫描　将亲骨性核素引入体内，利用其积聚于骨骼和关节部位的特点，使骨骼和关节显现。核素骨扫描既能显示骨关节形态，又可反映局部代谢和血供状况，明确病变部位，早期发现骨关节疾病。对骨转移瘤、急性血源性骨髓炎等有早期诊断价值。

（4）CT　可显示人体横断面图像，对运动系统疾病的定位、诊断及鉴别诊断有辅助诊断价值。适用于脊柱及四肢肿瘤、结核、炎症、脊柱骨折、脱位，椎间盘突出及普通 X 线定位不明显的运动系统疾病的诊断。

（5）MRI　可提供不同断面（横切面、矢状面、额状面）的图像，是目前检查软组织的最佳手段。在骨质疏松、肿瘤、感染、创伤等，尤其脊柱、脊髓的检查方面有诊断价值。

二、牵引术

牵引术（traction）是利用适当的持续牵引力和对抗牵引力达到整复和维持复位的治疗方法。在骨科治疗中应用广泛。牵引方法包括皮牵引、骨牵引和兜带牵引。皮牵引是将宽胶布条或乳胶海绵条粘贴在皮肤上或利用四肢尼龙泡沫套进行牵引。骨牵引是用骨圆钉或不锈钢针贯穿骨端松质骨，通过螺旋或滑车装置予以牵引。兜带牵引是利用布带或海绵兜带兜住身体突出部位施加牵引力。

【适应证】

（1）骨折、关节脱位的复位及维持复位后的稳定。

（2）炎症肢体的制动和抬高。

（3）挛缩畸形的矫正治疗和预防。

（4）骨、关节疾病治疗前准备：解除肌痉挛、改善静脉回流，消除肢体肿胀。

（5）防止因骨骼病变所致的病理性骨折。

【禁忌证】

局部皮肤受损和对胶布或泡沫塑料过敏者禁用皮牵引。

【护理措施】

1. 牵引前的准备和护理

（1）向患者及家属解释牵引的意义、目的、步骤及注意事项，并询问有无对药物、胶布或海绵皮肤过敏的情况。

（2）局部准备　牵引肢体局部皮肤必须用肥皂和清水擦洗干净，去除油污。必要时剃毛。行颅骨牵引时，应剃除全部头发。牵引前摆好患者体位，协助医师进行治疗。

（3）准备牵引用物　皮牵引应备胶布、纱布绷带、扩张板、安息香酸酊或海绵牵引带；骨牵引应备骨牵引器械包（内备骨圆针和克氏针、手摇钻、骨锤）、切开包、牵引弓等手术器械；另外还需准备牵引床、牵引架、牵引绳、重锤等。

2. 牵引中的配合

（1）皮牵引

① 胶布牵引　多用于四肢牵引。剃净患肢汗毛，洗净后涂上安息香酸酊，在未完全干燥前，沿身体纵轴将胶布平衡贴于身体两侧，不可交叉缠绕，将胶布按压贴紧后，用绷带包扎肢体，以免胶布松脱，半小时后加牵引锤，进行牵引（图 21-4）。

② 海绵带牵引　利用市售泡沫塑料布，包压于伤肢皮肤，远端也置有扩张板，从中央穿一牵引绳进行牵引。

（2）骨牵引

① 选择进针部位　包括尺骨鹰嘴、股骨髁上、胫骨结节、跟骨、颅骨。

② 局部皮肤消毒、铺巾、局麻　作皮肤小切口，协助医师用手摇钻将牵引针钻入骨质，并穿过骨质从对侧皮肤穿出。针孔处皮肤用乙醇纱布覆盖。

③ 安装相应的牵引弓　系上牵引绳，通过滑车，加上所需重量进行牵引。

④ 防止损伤　牵引针的两端套上软木塞或有胶皮盖的小瓶，以免刺伤皮肤或划破衣被

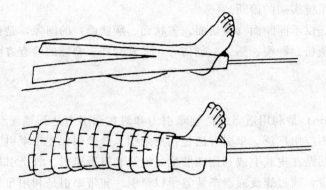

图 21-4 下肢皮肤牵引的胶布贴及绷带包扎方法

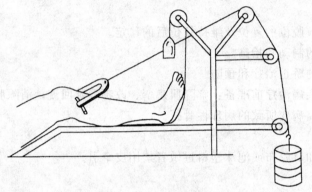

图 21-5 胫骨结节牵引

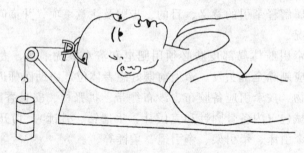

图 21-6 颅骨牵引

（图 21-5）。

⑤颅骨牵引 用安全钻头钻穿颅骨外板，将牵引弓两侧的钉尖插入此孔，旋紧固定螺丝，扭紧固定，以防滑脱（图 21-6）。

⑥牵引重量 根据病情和部位确定，下肢牵引重量一般是体重的 1/10～1/7。

（3）兜带牵引

①枕颌带牵引 患者取坐位或卧位。用枕颌带兜住下颌及后枕部，定时、间歇牵引。常用于颈椎骨折、脱位、颈椎结核、颈椎病等。牵引时，避免枕颌带压迫两耳及头面两侧。牵引重量一般不超过 5kg（图 21-7）。

②骨盆牵引 将骨盆兜带包托于骨盆，在骨盆兜带

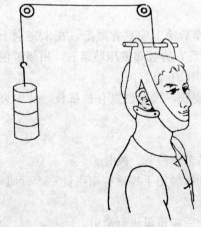

图 21-7 枕颌带牵引

上加适当重量，可定时间歇牵引。也可将特制胸部兜带拴在床架上或将床尾抬高 20～25cm 行反牵引。常用于腰椎间盘突出症的治疗（图 21-8）。

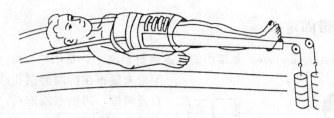

图 21-8　骨盆牵引

③ 骨盆悬吊牵引　将兜带从后方包托住骨盆，前方两侧各系牵引绳，交叉至对侧上方通过滑轮及牵引支架进行牵引。常用于骨盆骨折的复位与固定。

3. 牵引后的护理

（1）凡新作牵引的患者，应列入交接班项目。

（2）加强生活护理　持续牵引的患者往往活动不便，生活不能完全自理。应协助患者满足正常生理需要，如协助洗头、擦浴，教会患者使用床上拉手、床上便盆等。

（3）保持有效牵引

①皮牵引时，应注意防止胶布或绷带松散、脱落；颅骨牵引时，注意定期拧紧牵引弓的螺母，防止脱落；牵引时，应保持牵引锤悬空；适当抬高患者床头、床尾或床的一侧，牵引绳与患肢长轴平行。②牵引治疗期　患者必须保持正确的位置，躯干伸直，骨盆放正，两者中轴在一直线上，牵引方向与近端肢体呈直线。③牵引重量　不可随意增减。④不随意放松牵引绳；避免被盖压住牵引绳而影响牵引效果。

（4）维持有效血液循环　皮牵引时，密切观察患者患肢末梢血液循环情况。检查局部包扎有无过紧、牵引重量是否过大。若局部出现青紫、肿胀、发冷、麻木、疼痛、运动障碍以及脉搏细弱时，应详细检查、分析原因并及时报告医师。

（5）预防感染　骨牵引时，穿针处皮肤应保持清洁，以无菌敷料覆盖，并定时消毒，预防感染。若牵引针有滑动移位，应消毒后予以调整。

（6）避免过度牵引　对骨折或脱位患者，应每日测量牵引肢体的长度，以免牵引过度。在牵引数日后可通过 X 线透视或拍片了解骨折对位情况，并及时调整。牵引重量可先加到适宜的最大量，复位后逐渐减少。对关节挛缩者，应以逐渐增加为原则。部位不同，牵引重量也有所不同，如股骨骨折时，为体重的 1/10～1/7；小腿骨折为体重的 1/15～1/10；上臂骨折为体重的 1/20～1/15。

（7）预防并发症　对于牵引患者应注意观察并预防足下垂、压疮、坠积性肺炎、泌尿系感染、便秘、血栓性静脉炎等并发症。

① 足下垂　腓总神经位置较浅，容易受压，引起足下垂。故下肢水平牵引时：a. 在膝外侧垫棉垫，预防压迫腓总神经；b. 应用足底托板；c. 加强足部的主动与被动活动；d. 经常检查局部有无受压，认真听取主诉。

② 皮肤水疱、溃疡和压疮

a. 牵引重量不宜过大；b. 胶布过敏或粘贴不当出现水疱者应及时处理；c. 胶布边缘溃疡，若面积过大，需去除胶布暂停皮牵引，或改为骨牵引；d. 长期卧床者应在骨隆突部位放置棉圈、气垫，并定时按摩。

③ 坠积性肺炎　长期卧床及抵抗力差的老年人，易发此并发症。应鼓励患者利用牵引床上的拉手做抬臀运动；练习深呼吸，用力咳嗽；协助患者翻身，拍背，促进痰液排出。

三、石膏绷带固定术

石膏绷带（plaster bandage）是常用的外固定材料之一，是用熟石膏（无水硫酸钙）的

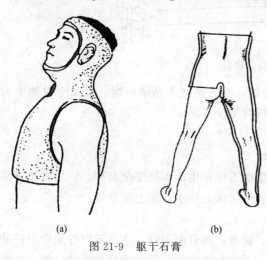

细粉末撒布在特制的细孔纱布绷带上，做成石膏绷带，用温水浸泡后，包在患者需要固定的肢体上，5～10min 即可硬结成型，并逐渐干燥坚固，对患肢起有效的固定作用。近年来采用树脂绷带固定者日渐增多。常用的石膏类型可分为石膏托、石膏夹板、石膏管形、躯干石膏及特殊类型石膏等（图 21-9）。

（a）　　　　（b）
图 21-9　躯干石膏

【适应证】

（1）开放性骨折清创缝合术后，创口愈合之前。

（2）急慢性骨、关节炎症的局部制动。

（3）某些骨折切开复位内固定术后，作为辅助性外固定。

（4）小夹板难以固定的骨折。

（5）畸形矫正术后矫形位置的维持和固定。

【禁忌证】

（1）全身情况差，如心、肺、肾功能不全，进行性腹水等。

（2）孕妇禁忌作躯干部大型石膏。

（3）伤口发生或疑有厌氧菌感染。

（4）年龄过大、新生儿、婴幼儿及身体衰弱者不宜作大型石膏。

【护理措施】

1. 操作前的准备和护理

（1）患者准备

①做好解释工作，说明包石膏的目的、过程及出现的情况，使患者消除顾虑，取得患者配合；②患者清洁皮肤，去除污垢，并要保持皮肤干燥。若有伤口者，应更换敷料，不用胶布固定。

（2）拍 X 线片　石膏固定前，患处拍 X 线片，以备术后对照。

（3）用物准备　备齐石膏固定所需用物，如石膏绷带、泡石膏绷带的水桶或水盆、石膏刀、剪、衬垫、支撑木棍、卷尺和有色铅笔等。

2. 操作中配合

（1）体位　摆好患者体位，一般取关节功能位，特殊情况根据需要摆放。由专人维持或置于石膏牵引架上。

（2）覆盖衬垫　在石膏固定处的皮肤表面覆盖一层衬垫，可用棉织筒套、棉垫或棉纸，以防局部受压形成压疮（图 21-10）。

（3）浸透石膏　水桶内盛水（水温约 40℃），将石膏卷平放并完全浸没在水中，等石膏

卷停止冒气泡，完全浸透后，两手持石膏卷两头取出，并向中间轻挤，以挤出过多水分。

（4）石膏包扎　使石膏卷贴着躯体向前推动，边推边在绷带上抚摩以使绷带各层贴合紧密，无缝隙且平滑无褶。推时应从肢体近侧向远侧推，每一圈绷带盖住上一圈绷带的下1/3，一般包5～7层，绷带边缘、关节部及骨折部多包2～3层。切勿将石膏绷带卷翻转扭曲包扎；石膏不可过紧或过松。曲线明显、粗细不匀之处要用拉回打"褶裥"（图21-11），使绷带贴合体表。

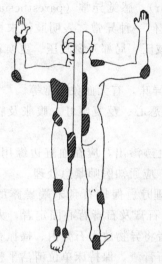

图21-10　需放置衬垫的部位

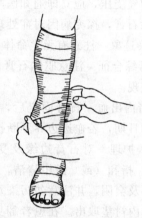

图21-11　石膏绷带"褶裥"法

（5）石膏的捏塑、包边　石膏未定型前，根据局部解剖特点适当捏塑及整理，使石膏在干固过程中固定牢稳而不移动位置。捏塑部位一般都在骨突部上方。在石膏表面涂上石膏糊，加以抚摩，使表面平滑。四肢石膏绷带应露出手指或足趾，以便观察肢体末端血液循环、感觉和运动；石膏包扎完毕应将边缘修理整齐并用内衬向外翻转以免摩擦皮肤。

（6）标记　用红记号笔在石膏外标记石膏固定的日期及预定拆石膏的日期。

（7）干燥　石膏一般自然风干；天气较冷时可用热风机吹干，注意经常移动以吹及整个石膏。若石膏未干燥时应用衬垫垫好，以防对骨突部位产生压迫及石膏折断、变形；不可用手指压迫石膏表面，托起时应用手掌而非手指，以防局部向内凹陷。

（8）开窗　石膏未干前，为便于局部检查或伤口引流、更换敷料等，可在相应部位石膏上开窗。方法是先用铅笔画出范围，用石膏刀沿画线向内侧斜切，边切边将切开的石膏向上拉直至切开。已经开窗的石膏须用棉花填塞后包好，或将石膏盖复原后，用绷带加压包紧，以防软组织向外突出。

3. 操作后的护理

（1）石膏干固前的护理

① 适当支托　用手掌平托石膏固定的肢体，避免牵拉、手指压迫致石膏出现凹陷，压迫局部血管、神经和软组织致使患肢出现缺血性坏死或溃疡。

② 避免石膏折断、变形　未干透的石膏固定肢体不可直接放置于硬板床，可置于盖有防水布的软枕上，不可在石膏上放置重物。

③ 寒冷季节，未干固的石膏需覆盖被毯时应用支架托起。为加速石膏干固，可适当提

高室温，或用灯泡烘烤、风干机吹干等，但烤灯的距离和温度应适宜，以免烫伤。

④ 防止石膏折断　协助患者翻身或改变体位时，需注意保护，支托关节部位；在搬动患肢时平行托起，切忌在关节部位施加外力。

（2）石膏干固后的护理

① 病情观察

a. 观察血循环　观察石膏边缘皮肤有无颜色和温度改变及石膏固定肢体的末端血液循环情况，注意评估"5P"征：疼痛（pain）、苍白（pallor）、感觉异常（paresthesia）、麻痹（paralysis）及脉搏消失（pulseless）。若患者出现以上任何一种异常，表明肢体末梢血液循环障碍或神经受压，应立即通知医师采取措施，行石膏减压、局部开窗减压、更换石膏，甚至即刻拆除石膏，探究病因对症处理。

b. 感染迹象　注意有无生命体征变化，石膏内有无异味，有无血象异常等。

c. 石膏综合征　注意躯体石膏固定的患者有无持续恶心、反复呕吐、腹胀及腹痛等石膏综合征表现。

d. 石膏内出血　石膏固定后，若发现石膏表面有血迹渗出，应在血迹边缘用笔标记，注明时间和日期，若血迹边界不断扩大，则为出血征象，应通知医师紧急处理。

② 皮肤护理　对石膏边缘及受压部位的皮肤予以理疗。保持石膏末端暴露的手指和（或）足趾、指和（或）趾甲清洁，以便观察。髋人字形石膏及石膏背心固定者，大小便后应清洁臀部及会阴，并注意勿污染及弄湿石膏。避免患者将异物放入石膏内、搔抓石膏下皮肤和将石膏内衬垫取出。在患者翻身时注意扫去床上的石膏渣，保持床单位清洁平整，以防发生皮肤破损和感染。

③ 石膏切开及更换　肢体肿胀时，为防止血管和神经受压，可将石膏切开。切开时注意全层全长切开以充分减压和避免伤及皮肤。石膏管型固定后，若因肢体肿胀消退或肌萎缩而失去固定作用时，应予重新更换，以防骨折错位。

④ 预防并发症　石膏固定常见并发症包括缺血性肌挛缩或肢体坏死、压疮、坠积性肺炎、失用性骨质疏松及化脓性皮炎等。应注意观察末梢循环，保护骨隆突部位，避免受压。定时翻身、叩背、咳痰。指导患者进行功能锻炼。

⑤ 功能锻炼　指导患者加强未固定部位的功能锻炼及固定部位的肌肉等长舒缩活动；定时翻身，置患肢于功能位；病情允许时，坚持每日作肢体被动和主动活动以减少骨骼脱钙，或适度下床活动，以防废用性骨质疏松、关节僵硬。

⑥ 石膏拆除　拆石膏前需向患者解释，石膏锯不会切到皮肤，使用时可有震动、压迫及热感，但无痛感。石膏拆除后，皮肤表面附着一层黄褐色表皮，嘱患者可用温水浸泡后清洗去除，但不能搓擦，以免皮肤破损。

第二节　骨折患者的护理

一、概述

【定义】

骨折（fracture）是指骨的完整性或连续性中断。骨折可发生在任何年龄和身体的任何部位。

【病因】

骨折是由暴力、创伤和骨骼疾病所造成，其中创伤是骨折的主要原因，如交通事故、坠落或摔倒等；剧烈运动不当也可造成骨折。

(1) 直接暴力　外力，如敲击或撞击，直接作用于局部骨骼可导致骨折，常伴有较广泛的皮肤和软组织损伤（图 21-12）。

(2) 间接暴力　暴力通过传导、杠杆、旋转和肌收缩时肢体远处发生骨折。如扭伤可引起螺旋骨折（图 21-13）。肌肉突然猛烈收缩，其牵拉作用可造成肌附着处的骨折。例如，膝关节或肘关节处肌的牵拉，可发生髌骨或鹰嘴处撕裂性骨折。

(3) 积累性劳损　指肢体某一特定部位的骨骼受到长期、反复和轻微的直接或间接损伤所致的骨折，又称为疲劳性骨折。

(4) 骨骼疾病　由于骨骼疾病，如骨质疏松、骨髓炎、骨结核和骨肿瘤等导致骨质破坏、在轻微的外力作用下发生的骨折，称为病理性骨折（pathologic fracture）。

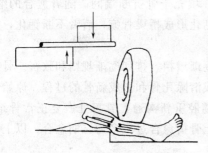

图 21-12　直接暴力引起骨折

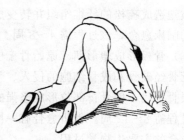

图 21-13　间接暴力引起骨折

【分类】

1. 根据骨折的程度和形态分类

(1) 不完全骨折　骨的连续性和完整性部分中断，按其形状又可分为两种：①裂缝骨折　骨质发生裂缝，无移位，多发生于颅骨、肩胛骨等；②青枝骨折　仅表现为骨皮质的劈裂，类似于青嫩树枝被折时的形状，多发生于儿童。

(2) 完全骨折　骨的完整性或连续性全部中断。按骨折线的方向又可分为几种：①横形骨折　骨折线与骨干纵轴成 90°角。②斜形骨折　骨折线与骨干纵轴成一定角度。③螺旋形骨折　骨折线呈螺旋状。④粉碎性骨折　骨碎裂成 3 块以上。骨折线呈 T 形或 Y 形，故又称 T 形或 Y 形骨折。⑤嵌插骨折　骨折片相互嵌插，密质骨端嵌插松质端内。⑥压缩性骨折　骨质因压缩而变形，多发生在松质骨，如椎骨或跟骨。⑦凹陷骨折　骨折片局部下陷，多见于颅骨。⑧骨骺分离　骨折经过骨骺，骨骺的断面可带有数量不等的骨组织。

2. 根据骨折端的稳定程度分类

(1) 稳定性骨折　骨折端不易移位或复位后不易再发生移位。一般都保持良好的解剖对线，如裂缝骨折、青枝骨折、横形骨折、嵌插骨折及压缩性骨折等。

(2) 不稳定性骨折　骨折端易移位或复位后易发生再移位的骨折。如斜形骨折、螺旋形骨折及粉碎性骨折等。

3. 根据骨折处皮肤、黏膜的完整性分类

(1) 闭合性骨折（closed fracture）　骨折处皮肤或黏膜完整，骨折端不与外界相通。

(2) 开放性骨折（open fracture）　骨折处皮肤或黏膜破裂，骨折端与外界相通。骨折处的创口可由刀伤、枪伤由外向内形成，亦可由骨折端刺破皮肤或黏膜从内向外所致。如耻骨骨折伴膀胱或尿道破裂、尾骨骨折致直肠破裂均属开放性骨折。

【骨折愈合过程】

骨折愈合是一个复杂而又连续的过程，从组织学和细胞学的变化，通常将其分为三个阶段，但三者之间又不可截然分开，而是相互交织逐渐演进。

（1）血肿炎症机化期　骨折导致骨髓腔、骨膜下和周围组织血管破裂出血，在骨折断端及其周围形成血肿，伤后6～8h，血肿凝结成血块。由于创伤可致部分软组织和骨组织坏死，引起无菌性炎性反应；同时亦形成肉芽组织；其内的成纤维细胞合成和分泌胶原纤维，并转化为纤维结缔组织；随着成骨细胞向骨折部位移行，形成骨的纤维连接。该过程大约在骨折后的2周内完成。

（2）原始骨痂形成期　骨内、外膜增生，新生血管长入，成骨细胞大量增殖，合成并分泌骨基质，骨断端形成的骨样组织逐渐骨化，形成新骨，即膜内成骨。由骨内、外膜紧贴骨皮质内、外形成的新骨（分别称为内骨痂和外骨痂）填充于骨折断端间。随着愈合的继续，骨痂被塑造成疏松的纤维组织并转变成软骨、增生钙化形成桥梁骨痂，后者不断钙化，达到骨折的临床愈合，该过程需4～8周。

（3）骨板形成塑形期　原始骨痂中新生骨小梁逐渐增粗，排列逐渐规则和致密。骨折端的坏死骨经破骨和成骨细胞的侵入、爬行替代并完成清除死骨和形成新骨的过程。原始骨痂被板层骨替代，使骨折部位形成坚强的骨性连接，髓腔重新沟通，骨折处恢复正常骨结构，这一过程需8～12周。骨折愈合有一期愈合，临床上骨折愈合过程多为二期愈合，以上即为二期愈合的主要生物学过程。

骨折愈合过程可受多种因素的影响而致愈合延迟、不愈合或畸形愈合。当骨折经治疗，超过一般愈合所需要时间，骨折断端仍未出现连接，称骨折延迟愈合；骨折经治疗，超过一般愈合所需要时间并经延长治疗时间，仍达不到骨性愈合称骨折不愈合；而骨折愈合的位置未达到功能复位的要求，存在超角、旋转或重叠则为畸形愈合。影响骨愈合的因素包括：年龄；营养和代谢因素，如饮食中钙、磷、维生素D和蛋白质的摄入量和机体代谢状况；创伤的严重程度和类型；骨折部位的血液供应；有无并发症；治疗方法及康复锻炼等。

【临床表现】

骨折时常伴有重要组织或器官的损伤，故骨折患者除有骨折的表现外，还可能同时有其他组织、器官损伤的表现。

1. 全身表现

（1）休克　主要由于骨折导致的大量出血和剧痛所致。常见于多发性骨折、骨盆骨折、股骨骨折和严重的开放性骨折患者，或伴广泛的软组织损伤或合并内脏损伤的患者。

（2）发热　骨折患者的体温多在正常范围。在骨折合并有大量内出血、血肿吸收以及损伤组织的吸收反应可使体温略有升高，一般不超过38℃。

2. 局部表现

（1）骨折的一般表现　为局部疼痛、肿胀和功能障碍。骨折时，在骨折处形成血肿，以及软组织损伤所致水肿，使患肢严重肿胀；局部出现剧烈疼痛，特别是移动肢体时加剧，伴明显压痛；局部肿胀和疼痛使患肢活动受限，严重时患肢活动功能完全丧失。

（2）骨折特有体征

① 畸形　骨折段移位后，可发生受伤肢体外形改变，表现为肢体短缩、成角、弯曲等

畸形。②反常活动　在肢体的非关节部位出现不正常活动。③骨擦音或骨擦感　骨折断端之间互相摩擦时所产生的轻微音响及感觉。

【并发症】

骨折多由较严重的创伤所致，除上述表现和体征外，常伴有其他组织器官的损伤，可引起严重的全身反应和并发症，甚至危及患者生命。

1. 早期并发症

（1）休克　严重创伤，骨折引起大出血或重要器官损伤所致。

（2）脂肪栓塞综合征　发生于成人，是由于骨折处髓腔内血肿张力过大，骨髓被破坏，脂肪滴进入破裂的静脉窦内，可引起肺、脑脂肪栓塞。同时，在肺灌注不良时，肺泡膜细胞产生脂肪酶，使脂肪栓子中的中性脂肪小滴水解成甘油与游离脂肪酸，释放儿茶酚胺，损伤毛细血管壁，使富于蛋白质的液体漏至肺间质和肺泡内，发生肺出血、肺不张和低血氧。临床上出现呼吸功能不全、发绀，动脉低血氧可致烦躁不安、嗜睡，甚至昏迷和死亡。

（3）重要内脏器官损伤

①肝、脾破裂　严重的下胸壁损伤，除可致肋骨骨折外，还可能引起左侧的脾和右侧的肝破裂出血，导致休克。②肺破裂　肋骨骨折时，骨折端可使肋间血管及肺组织损伤，而出现气胸、血胸或血气胸，引起严重的呼吸困难。③膀胱和尿道损伤　由骨盆骨折所致，引起尿外渗所致的下腹部、会阴疼痛、肿胀以及血尿、排尿困难。④直肠损伤　可由骶尾骨骨折所致，而出现下腹部疼痛和直肠内出血。

（4）重要周围组织损伤

①重要血管损伤　常见的有股骨髁上骨折，远侧骨折端可致腘动脉损伤。②周围神经损伤　特别是在神经与其骨紧密相邻的部位，如肱骨中、下 1/3 交界处骨折极易损伤紧贴肱骨行走的桡神经；腓骨颈骨折易致腓总神经损伤。③脊髓损伤　为脊柱骨折和脱位的严重并发症，多见于脊柱颈段和胸腰段，出现损伤平面以下的截瘫。

（5）骨筋膜室综合征（compartment syndrome）　骨筋膜室是由骨、骨间膜、肌间隔和深筋膜形成的密闭腔隙。骨筋膜室综合征主要是由于骨折部位骨筋膜室内压力增加致室内肌和神经缺血、水肿、血循环障碍而产生的一系列严重病理改变，是一组症候群。骨筋膜室压力来源于外部或内部，内部压力常为骨折出血导致的血肿或血液积聚及组织水肿，外部压力则常为局部包扎过紧或石膏压迫。若不及时处理，在 4～6h 内即可出现神经和肌组织损害；24～48h 内，可造成肢体缺血性肌挛缩、坏疽；若大量毒素进入血循环，也可进一步并发休克、感染或急性肾衰竭；后者主要是由于受损的肌组织释放肌球蛋白进入循环并阻塞肾远曲小管所致。骨筋膜室综合征常发生在受伤小腿和前臂的掌侧和背侧，临床表现为患肢持续性剧烈疼痛、进行性加重，麻木，肤色苍白；肢体活动障碍，被动活动时引起剧痛。

2. 晚期并发症

（1）坠积性肺炎　主要发生于因骨折长期卧床不起的患者，特别是老年、体弱和伴有慢性病的患者，有时可因此而危及患者生命。应鼓励患者积极进行功能锻炼，及早下床活动。

（2）压疮　严重创伤骨折，长期卧床不起，身体骨突起处受压，局部血循环障碍，易形成压疮。常见部位有骶骨部、髋部、足跟部。

（3）下肢深静脉血栓形成　多见于骨盆骨折或下肢骨折，下肢长时间制动，静脉血回流缓慢，加之创伤所致血液高凝状态，易发生血栓形成。应加强活动锻炼，预防其发生。

（4）缺血性骨坏死和缺血性肌挛缩　缺血性骨坏死有时被称为无菌性坏死，是由于骨折

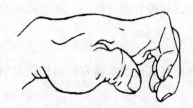

图 21-14 前臂缺血性及挛缩后的
典型畸形——爪形手

段的血液供应中断所致;最常见于股骨颈骨折后或其他合并脱位的骨折。缺血性肌挛缩是肢体重要血管损伤及骨筋膜室综合征处理不当的后果,患者可出现爪形手(图 21-14)或爪形足等,严重者可致残。

(5)急性骨萎缩 是损伤所致的关节附近的痛性骨质疏松,亦称反射性交感神经性骨营养不良。常见于手、足骨折后,临床表现为疼痛和血管舒缩紊乱。疼痛与损伤程度不一致,随邻近关节活动而加剧,局部有烧灼感;可出现关节僵硬。由于血管舒缩紊乱,早期局部皮温升高、水肿及汗毛、指甲生长加快,随之出现皮温低、多汗、汗毛脱落,导致手足肿胀、僵硬、寒冷、略呈青紫色,可达数月之久。

(6)关节僵硬 是骨折和关节损伤后常见的后期并发症,多因关节内骨折或患处关节长期固定,导致静脉和淋巴回流不畅,关节周围组织中浆液纤维性渗出和纤维蛋白沉积、发生纤维粘连并伴有关节囊和周围肌挛缩所致。

(7)损伤性骨化(骨化性肌炎) 常见于关节脱位及关节附近骨折者。因局部血肿、关节扭伤和关节附近的骨折使骨膜剥离,形成骨膜下血肿所致。若处理不当或较大的血肿经机化和骨化后,在关节附近的软组织内可形成较广泛的异位骨化,影响关节活动功能。

(8)创伤性关节炎 关节内骨折未准确复位、关节面不平整或畸形愈合可引起创伤性关节炎。活动时关节疼痛,多见于膝、踝等负重关节。

【治疗原则】
骨折的治疗有三大原则,即复位、固定和康复锻炼;但现场急救仍属首要。

1. 现场急救

(1)抢救生命 骨折往往合并其他组织和器官的损伤。若发现患者呼吸困难、窒息、大出血等,应立即就地急救。

(2)止血和包扎 发现伤口,可用无菌敷料或用当时认为最清洁的布类包扎,以免伤口进一步污染。避免回纳外露的骨折断端。若创口出血,予以压迫包扎或用止血带压迫,并记录时间;止血带应每隔 40~60min 放松 1 次,放松的时间以恢复局部血流、组织略有新鲜渗血为宜。

(3)固定、制动和转运 对疑有骨折的患者,可利用夹板、木板、自身肢体等固定受伤的肢体。对疑有脊柱骨折的患者应尽量避免移动,搬运时应采取滚动法或平托法,将伤员移上担架、木板或门板。颈椎受伤者需在颈两侧加垫固定。经上述初步处理后迅速将患者转运到就近医院进行后续治疗。

2. 临床处理

(1)复位 根据骨折的部位和类型,选用合适方法予以复位。临床可根据对位(两骨折端的接触面)和对线(两骨折段在纵轴上的关系)是否良好衡量复位程度。完全恢复到正常解剖位置者,称解剖复位;虽未达到解剖关系的对合,但不明显影响愈合后功能者称功能复位。

复位方法有两种:①非手术复位 包括手法复位和牵引复位。手法复位(又称闭合复位),以功能复位为主。大多数骨折均可经手法复位。若肢体肿胀严重,甚至有张力性水疱或血运不佳时,可经抬高患肢待消肿后再行复位。牵引复位常用于股骨闭合性骨折、股骨和胫骨开放性骨折和已感染的开放性骨折等。②切开复位 用于手法复位或牵引复位失败、骨折端间有软组织嵌入、关节内骨折经手法复位达不到解剖复位、骨折合并主要血管和神经损伤、多处骨折者。

（2）固定　已复位的骨折部位必须持续固定于良好位置，直至骨折愈合。常用的有外固定和内固定方法。

外固定方法有 5 种：①夹板　是利用有一定弹性的木板、竹板或塑料板制成的长、宽合适的小夹板，绑在骨折部肢体的外面，外扎横带，以固定骨折。小夹板固定适用于四肢管状骨闭合性骨折。小夹板固定的优点是能通过外扎横带和内置固定垫的压力进一步矫正骨折端侧方或成角移位；固定范围一般不包括骨折的上、下关节，便于及早进行功能锻炼和防止关节僵硬。②绷带　多用于特定部位，如肩胛骨和锁骨骨折等。弹力绷带可用于固定愈合阶段的骨折。石膏绷带可用于骨折复位后的固定。石膏绷带可根据肢体形状塑型，固定作用确实可靠，维持较长时间。近年来，采用树脂绷带固定者日渐增多。③持续牵引　通过在身体某一部位采用拉力而达到对位、复位和固定的作用。可根据骨折的类型、范围和部位及患者的年龄，采用不同形式的牵引，如皮肤牵引、骨骼牵引、支架牵引和吊带牵引。④外固定器　骨折复位后，在远离骨折处经皮肤小切口将钢针穿过骨骼，利用夹头在钢管上的移动和旋转矫正骨折移位，最后用外金属架固定（图 21-15）。⑤外展架固定　将用铝丝夹板、铝板或木板制成固定或可调节的外展架用石膏绷带或粘胶带固定于患者胸廓侧方，可将肩、肘、腕关节固定于功能位，患肢处于抬高部位，有利于消肿、止痛，如肱骨骨折、上肢闭合性骨折。

内固定：主要用于切开复位后，采用金属内固定物，如接骨板、螺丝钉、可吸收螺丝钉、髓内钉或带锁髓内钉和加压钢板等，将骨折段于解剖复位的位置予以固定。

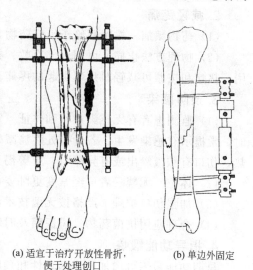

(a)适宜于治疗开放性骨折，　　　　(b)单边外固定
便于处理创口

图 21-15　骨外固定器

手术：主要用于开放性骨折或较严重的、难以经非手术复位的骨折患者。手术包括清创术和组织修复、复位术。伴有广泛软组织损伤和缺损者，需作皮瓣移植。对开放性骨折患者需予以抗菌药物治疗。一旦发生严重并发症，如骨筋膜室综合征，应立即做切开减压术。

（3）康复锻炼　是骨折治疗的重要组成部分，目的在于促进功能恢复。

①早期阶段　伤后 1～2 周之内，主要进行肢体肌的等长舒缩，目的是促进血液循环，预防肌萎缩。骨折部位的上下关节暂不活动。②中期阶段　受伤 2 周后，局部疼痛消失，骨痂逐渐形成；除继续进行患肢肌的等长舒缩活动外，活动骨折部位上、下关节，根据骨折的稳定程度，其活动强度和范围逐渐缓慢增加，并在医务人员指导和健肢的帮助下进行，以防肌萎缩和关节僵硬。③晚期阶段　骨折接近临床愈合，此时是康复治疗的关键时期。特别是早中期康复治疗不足的患者，肢体部分肿胀和关节僵硬应通过锻炼，尽早使之消除。

【护理诊断】

（1）有周围神经血管功能障碍的危险　与骨和软组织创伤、石膏固定不当有关。

（2）疼痛　与骨折、软组织损伤、肌痉挛和水肿有关。

（3）有感染的危险　与组织损伤、开放性骨折、牵引或应用外固定架有关。

【护理措施】

1. 促进神经循环功能的恢复

（1）预防和纠正休克　根据医嘱输液、输血；及时处理出血，保持血压在正常范围。

（2）取合适体位，促进静脉回流　根据骨折的部位、程度、治疗方式和有无合并其他损伤等采取不同的体位。休克患者取平卧位；患肢肿胀时，遵医嘱用枕头或悬吊牵引抬高患肢，使之高于心脏水平，以促进静脉回流和减轻水肿。但若疑有骨筋膜室综合征发生时，则避免患肢高于心脏水平，以免局部血供受影响。患肢制动后，固定关节于功能位；股骨转子间骨折牵引治疗者，患肢需取外展内旋位，足踝保持于功能位，避免受压，造成足下垂畸形。

（3）加强观察　观察患者的意识、体温、脉搏、血压、呼吸、尿量和末梢循环，如毛细血管再充盈时间、患肢骨折远端脉搏情况、皮温和色泽、有无肿胀及感觉和运动障碍。

2. 减轻疼痛

（1）药物镇痛　按医嘱给予镇痛药物，并注意观察药物效果及有无不良反应发生。

（2）物理方法止痛　可用局部冷敷、抬高伤肢等方法减轻伤肢水肿，起到减轻疼痛的作用。热疗和按摩可减轻肌痉挛引起的疼痛。

3. 预防感染

（1）监测患者有无感染症状和体征　定时测量患者的体温和脉搏。体温和脉搏明显增高时，常提示有感染发生。若骨折处疼痛减轻后又进行性加重或呈搏动性疼痛，皮肤红、肿、热，伤口有脓液渗出或有异味时，应警惕是否继发感染，应及时报告医师。

（2）体位　无禁忌者可经常变更卧姿，预防压疮和坠积性肺炎的发生。

（3）加强伤口护理　严格按无菌技术清洁伤口和更换敷料，保持敷料干燥。

（4）合理应用抗菌药物　遵医嘱及时和合理安排抗菌药物的应用时间和方式。

4. 指导功能锻炼

早期功能锻炼可增加肢体活动性和预防并发症，有助于损伤部位功能的恢复。

（1）肌等长舒缩练习和关节活动　与患者一起制订适宜的锻炼和康复计划。伤后1~2周之内，除医嘱要求制动的患者外，术后6h应开始股四头肌的等长收缩练习。可采用Tens法则，即收缩股四头肌10s，休息10s，收缩10次为一组，重复10次，每天3~4次。身体其他各部位的关节、肢体亦应进行功能锻炼。鼓励下肢骨折患者每3小时用吊架锻炼一次。伤后2周，指导患者活动骨折部位上、下的关节。

（2）行走锻炼　做患肢外固定的患者，疼痛减轻后可早期进行患肢的行走锻炼；行走时护士应提供安全保护。先指导患者在平地上行走，然后上下楼梯。

① 拐杖的应用　拐杖是常用的助行器械。理疗师和护士应指导患者使用拐杖，如拐杖应加垫，以防滑和避免损伤腋部；当手握把柄时，屈肘不超过30°。用拐杖者，要求上肢有足够的肌力、身体平衡和协调能力。患者每日2~3次用拐杖行走，行走时，患肢不负重。

② 手杖的应用　当患肢仅需轻微的支持时，可用手杖。直手杖提供的支持最小，四脚手杖因支撑面积大，支持力大。手杖用于患侧，顶部应与股骨大转子平行。

③ 助行器的应用　助行器常用于老年人，以提供支持和保持平衡。

（3）深呼吸训练　长时间卧床的患者需练习深呼吸，增加肺活量。

二、常见四肢骨折

四肢骨折包括上肢骨折和下肢骨折。常见的上肢骨折包括肱骨干骨折、肱骨髁上骨折、尺桡骨干双骨折、Colles 骨折；下肢骨折包括股骨颈骨折、股骨干骨折和胫腓骨干骨折。

1. 肱骨干骨折

肱骨干骨折（fracture of the humeral shaft）是发生在肱骨外科颈下 1～2cm 至肱骨髁上 2cm 段内的骨折。在肱骨干中下方 1/3 段后外侧有桡神经沟，由臂丛神经后束发出的桡神经经内后方紧贴骨面斜向外前方进入前臂，此处骨折容易发生桡神经损伤。致伤因素可能是骨折端直接撞击，也可能由于外侧肌间隔的卡压所致。

【病因】

由直接或间接暴力引起。直接暴力常由外侧打击肱骨干中段导致横形或粉碎形骨折。间接暴力常由于手掌或肘部着地，暴力上传，加之身体倾倒产生的剪式应力，导致肱骨干中下 1/3 段斜形或螺旋形骨折。

【临床表现和诊断】

伤侧上臂疼痛、肿胀、畸形、皮下瘀斑及功能障碍。肱骨干可出现假关节活动、骨擦感、患肢短缩等。肱骨干中下 1/3 段骨折易发生桡神经损伤。肱骨骨折的主要并发症是由于撕裂、横断或痉挛而引起的桡神经损伤和肱动脉损伤。合并桡神经损伤时可出现垂腕、各手指掌指关节不能背伸，拇指不能伸，前臂旋后障碍；手背桡侧皮肤感觉减弱或消失等表现。

【辅助检查】

X 线片可确定骨折的类型和移位方向。

【处理原则】

取决于骨折的位置和移位情况。

（1）手法复位外固定

①麻醉　局麻或臂丛神经阻滞麻醉。②体位　仰卧于骨科牵引床上。③复位与固定　在充分持续牵引、肌肉放松的情况下，术者双手握住骨折端，按骨折移位的相反方向矫正成角或侧方移位。X 线拍片确认对位、对线情况。复位后可选择小夹板或石膏固定（图 21-16）。

（2）切开复位内固定

①麻醉　臂丛神经阻滞麻醉或高位硬膜外麻醉。②体位　仰卧，患肢外展 90°放于手术台上。③复位与固定　在直视下进行解剖对位，用钢板螺钉或交锁髓内钉固定。

（3）康复治疗　无论是手法复位外固定还是切开复位内固定，术后均应早期进行康复治疗。进行患肢的主动运动。

【护理诊断】

（1）疼痛　与创伤有关。

（2）潜在并发症　肌萎缩、关节僵硬、废用综合征。

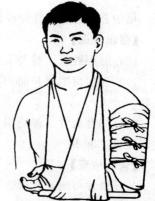

图 21-16　上臂或超肩小夹板固定的外形

【护理措施】

（1）加强观察，分辨疼痛的原因　针对不同的疼痛原因，对症处理，切忌盲目给予止痛剂。疼痛轻者，通过分散或转移其注意力，如冷敷、按摩等以缓解疼痛；疼痛重者给予药物止痛。

（2）应严密观察骨折患者肢端有无剧痛、麻木、皮温降低、苍白或青紫等征象；有无肢端甲床血液充盈时间延长、脉搏减弱或消失等动脉血供受阻征象。

（3）对血液灌注不足的肢体，除积极对症处理，如松解压迫、更换石膏外，还应适当抬高患肢（以略高于心脏水平为宜），但需防止位置过高加重缺血症状。

2. 肱骨髁上骨折

肱骨髁上骨折（supracondylar fracture of the humerus）是指肱骨干与肱骨髁的交界处发生的骨折。肱骨干轴线与肱骨髁轴线之间有 30°～50°的前倾角，这是容易发生肱骨髁上骨折的解剖因素。在肱骨髁内、前方，有肱动脉、正中神经经过。在神经血管束的前面有坚韧的肱二头肌腱膜，后方为肱骨，一旦发生骨折，神经血管容易受到损伤。在肱骨髁的内侧有尺神经，外侧有桡神经，均可因肱骨髁上骨折的侧方移位而受到损伤。在儿童期，肱骨下端有骨骺，若骨折线穿过骺板，有可能影响骨骺的发育，因而常出现肘内翻或外翻畸形。肱骨髁上骨折多发生于 10 岁以下儿童。

【病因与分类】

根据暴力来源和移位方向，可分伸直型和屈曲型骨折（图 21-17）。

（1）伸直型　较常见。多因间接暴力引起，如跌倒时肘关节呈半屈状、手掌着地，地面的反作用力经前臂传到肱骨下端，导致髁上部伸直型骨折。骨折近侧端常损伤肱前肌，压迫或损伤正中神经和肱动脉，造成前臂缺血性肌挛缩。骨折远侧端向侧方移位可挫伤桡神经或尺神经。

（2）屈曲型　少见。跌倒时肘关节屈曲、肘后部着地，外力自下而上，尺骨鹰嘴直接撞击肱骨下端，导致髁上部屈曲型骨折。很少合并血管和神经损伤。

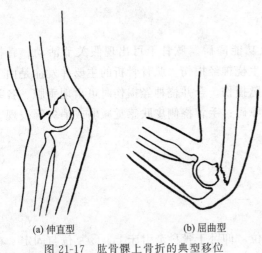

(a) 伸直型　　　(b) 屈曲型

图 21-17　肱骨髁上骨折的典型移位

【临床表现】

（1）肘部肿胀　肘关节呈半屈曲位畸形，应与肘关节后脱位相鉴别。

（2）肘前窝饱满并向前突出，肘部向后突出，肘前可触及骨折断端，有反常活动和骨擦音。

（3）如有血管、神经损伤，早期可有剧烈疼痛，桡动脉搏动减弱或消失，手部皮肤苍白、发凉、麻木。

【辅助检查】

X 线摄片可确定骨折的部位、类型和移位方向。

【处理原则】

（1）复位固定　肘部肿胀较轻、桡动脉搏动正常者，可行手法复位和后侧石膏托固定；伸直型骨折复位后固定肘关节于 60°～90°屈曲或半屈位。

（2）手术治疗　手法复位失败者应行手术复位。

（3）康复治疗　无论手法复位外固定，还是切开复位内固定，术后应严密观察肢体血循环及手的感觉、运动功能；抬高患肢，早期进行手指及腕关节屈伸活动，有利于减轻水肿；

4～6周后可进行肘关节屈伸活动。

【护理诊断】

（1）有周围神经、血管功能障碍的危险　与骨折合并软组织损伤或骨折固定不当有关。

（2）躯体活动障碍　与骨折及患肢固定有关。

【护理措施】

（1）加强观察和护理，避免神经、血管功能障碍

① 注意观察患肢是否出现剧痛，手部皮肤苍白、发凉、麻木，被动伸指疼痛，桡动脉搏动减弱或消失等前臂缺血表现，一旦发现立即通知医师。

② 定时检查夹板及石膏绷带等固定是否松紧合适，必要时及时给予调整，以避免神经、血管受压，维持有效的组织灌注。

③ 适当抬高患肢，若无禁忌证，应早期进行关节和肌肉的主动运动，促进局部血液循环，利于静脉血液和淋巴液回流。

（2）合理功能锻炼　伤后第1周，患侧肢体避免活动；1周后逐渐开始握拳、伸指、腕关节屈伸及肩关节活动；4～5周后在去除外固定后，进行肘关节屈伸功能锻炼。

3. 尺、桡骨干双骨折

【解剖概要】

前臂骨由尺骨及桡骨组成。尺骨近端的鹰嘴窝与肱骨滑车构成肱尺关节。桡骨小头与肱骨小头构成肱桡关节。尺桡骨近端相互构成尺桡上关节。尺骨下端为尺骨小头，借助三角软骨与腕骨近侧列形成关节。桡骨下端膨大，与尺骨小头一起，与近侧列腕骨形成桡腕关节。桡尺骨下端又相互构成尺桡关节。尺桡骨之间由坚韧的骨间膜相连。由于尺骨和桡骨均有一定的弯曲幅度，使尺骨、桡骨之间的宽度不一致，最宽处为1.5～2.0cm，前臂处于中立位时，骨间膜最紧张，处于旋转位时较松弛。骨间膜的纤维方向呈由尺侧下方斜向桡侧上方，当单一尺骨或桡骨骨折时，暴力可由骨间膜传导到另一骨干，引起不同平面的双骨折，或发生一侧骨干骨折，另一侧的上端或下端脱位。尺骨、桡骨干有多个肌肉附着，起、止部位分布分散。当骨折时，由于肌的牵拉，常导致复杂的移位，使复位时十分困难。

【病因与分类】

尺桡骨干双骨折（compound fractures of the shaft of the ulna and radius）可由直接暴力、间接暴力、扭转暴力引起，有时导致骨折的暴力因素复杂，难以分析其确切的暴力因素。

（1）直接暴力　多为重物直接打击或刀砍伤等。特点为两骨的骨折线在同一平面，呈横形、粉碎性或多段骨折，组织损伤较严重，整复对位不稳定。

（2）间接暴力　常为跌倒时手掌着地，地面的反作用力沿腕及桡骨下段上传，致桡骨中1/3部骨折；暴力又通过骨间膜斜行向远端，造成尺骨低位骨折。

（3）扭转暴力　遭受扭转暴力作用时，尺桡骨在极度旋前或旋后位互相扭转，出现骨折线方向一致、成角相反、平面不同的螺旋形或斜形骨折，尺骨的骨折线多高于桡骨的骨折线。

【临床表现与诊断】

受伤后，前臂出现疼痛、肿胀、畸形及功能障碍。检查时可发现骨擦音及假关节活动。骨传导音减弱或消失。X线摄片检查应包括肘关节或腕关节，可发现骨折的准确部位、骨折

类型及移位方向，以及是否合并有桡骨头脱位或尺骨小头脱位。尺骨上 1/3 骨干骨折可合并桡骨小头脱位，称为孟氏（Monteggia）骨折。桡骨干下 1/3 骨折合并尺骨小头脱位，称为盖氏（Galeazzi）骨折。

【治疗原则】

（1）手法复位外固定　重点在于矫正旋转移位，使骨间膜恢复其紧张度，骨间隙正常；复位后用小夹板或石膏托固定（图 21-18）。

（2）手术切开复位内固定　难以手法复位或复位后不稳定的尺桡骨干双骨折，可行切开复位，用钢板螺丝钉或髓内针内固定。

（3）康复治疗

① 无论手法复位外固定，或切开复位内固定，术后均应抬高患肢，严密观察肢体肿胀程度、感觉、运动功能及血循环情况，警惕骨筋膜室综合征的发生。②术后 2 周即开始练习手指屈伸活动和腕关节活动。4 周以后开始练习肘、肩关节活动。

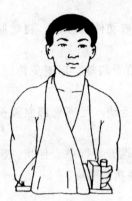 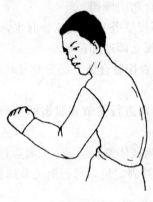

(a) 前臂防旋转小夹板固定　　(b) 上肢管型石膏固定

图 21-18　前臂双骨折外固定

【护理诊断】

（1）自理能力缺陷综合征　与骨折肢体固定后活动或功能受限有关。

（2）潜在并发症　肌萎缩、关节僵硬。

【护理措施】

（1）做好基础护理

① 勤巡视病房，给予患者生活上的照顾，满足其基本的生活需要，如协助饮水、进食等。

② 对长期卧床者，定期协助翻身、按摩、沐浴、洗头等，做好口腔护理及皮肤护理。

③ 保持病室环境和床单位整洁、空气新鲜，增加患者舒适感。

（2）合理功能锻炼

① 受伤臂肌的舒缩运动　指导复位固定后的患者进行上臂肌和前臂肌的舒缩运动、用力握拳和充分屈伸手指的动作。

② 肩、肘、腕关节的运动　伤后 2 周、局部肿胀消退，开始肩、肘、腕关节的运动，但禁止做前臂旋转运动。

③ 前臂旋转和推墙动作　4 周后练习前臂旋转和用手推墙动作。

④ 各关节全范围功能锻炼　去除外固定后，进行各关节全活动范围的功能锻炼。

4. 桡骨远端骨折

【解剖概要】

桡骨远端骨折（fracture of the distal radius）是指距桡骨下端关节面 3cm 以内的骨折，常见于有骨质疏松的中老年女性。这个部位是松质骨与密质骨的交界处，为解剖薄弱处，一旦遭受外力，容易骨折。桡骨下端关节面呈由背侧向掌侧、由桡侧向尺侧的凹面，分别形成掌倾角（10°～15°）和尺倾角（20°～25°）。桡骨茎突尺侧与尺骨小头桡侧构成尺桡下关节，与尺桡上关节一起，构成前臂旋转活动的解剖学基础。桡骨茎突位于尺骨茎突平面以下 1～1.5cm。尺骨、桡骨下端共同与腕骨近侧列形成腕关节。

【病因】

多为间接暴力引起。根据受伤的机制不同，可发生伸直型骨折和屈曲型骨折。伸直型骨折（Colles 骨折）多因跌倒后手掌着地、腕关节背伸前臂旋前而受伤。屈曲型骨折（Smith 骨折）常由于跌倒后手背着地、腕关节屈曲而受伤，较伸直型骨折少见。

【临床表现和诊断】

伤后局部肿胀、疼痛，可出现典型畸形姿势，即侧面看呈"银叉"畸形，正面看呈"枪刺样"畸形（图 21-19）。检查局部压痛明显，腕关节活动障碍。X 线拍片可见骨折远端向桡、背侧移位，近端向掌侧移位，因此表现出典型的畸形体征。可同时伴有尺桡下关节脱位及尺骨茎突骨折。

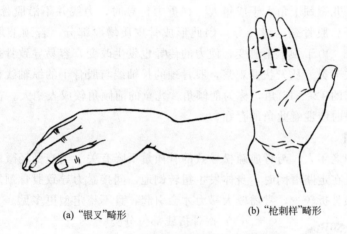

(a) "银叉"畸形　　　　(b) "枪刺样"畸形

图 21-19　伸直型桡骨下端骨折后典型畸形

【治疗原则】

以手法复位外固定治疗为主，部分需要手术治疗。

(1) 手法复位外固定　一般采用手法复位，背侧面再用石膏托、特制小夹板或长臂石膏固定腕关节于旋前、屈腕、尺偏位；肘关节也必须固定，以防止腕关节旋后或旋前。

(2) 切开复位内固定

①严重粉碎骨折移位明显，桡骨下端关节面破坏。②手法复位失败，或复位成功，外固定不能维持复位。

(3) 康复治疗　术后均应早期进行手指屈伸活动，4～6 周后可去除外固定，逐渐开始腕关节活动。

【护理诊断】

(1) 有周围神经血管功能障碍的可能　与骨折局部水肿或骨折固定不当有关。

(2) 潜在并发症　感染。

【护理措施】

(1) 减轻肿胀，促进血液循环

①加强观察　注意患肢皮肤颜色、温度、有无肿胀及桡动脉搏动情况。

②局部制动　防止腕关节旋后或旋前。

③促进静脉回流　用吊带或三角巾将患肢托起，避免患肢下垂引起的静脉回流障碍。

（2）控制感染，彻底清创伤口

① 开放性骨折未及时清创或清创不彻底，可致创口感染，重者可致化脓性骨髓炎，影响骨折愈合，甚至合并全身性感染。

② 应争取时间，早期清创，勤换药，适时实施有效引流，遵医嘱正确使用抗生素，加强全身营养支持。

5. 股骨颈骨折

股骨颈骨折（fracture of the femoral neck）多发生于老年人，以女性为多。常出现骨折不愈合（约 15%）和股骨头缺血性坏死（20%～30%）。

【解剖概要】

股骨头、颈与髋臼共同构成髋关节，是躯干与下肢的重要连接装置及承重结构。股骨颈的长轴线与股骨干纵轴线之间形成颈干角，为 110°～140°，平均 127°。在儿童和成年人，颈干角的大小不同，儿童颈干角大于成年人。在重力传导时，力线并不沿股骨颈中心线传导，而是沿股骨小转子、股骨颈内缘传导，因此形成骨皮质增厚部分。若颈干角变大，为髋外翻，变小为髋内翻。由于颈干角改变，使力的传导也发生改变，容易导致骨折和关节软骨退变，发生创伤性关节炎。从矢状面观察，股骨颈的长轴线与股骨干的纵轴线也不在同一平面上，股骨颈有向前的 12°～15°角，称为前倾角，儿童的前倾角较成人稍大。在股骨颈骨折复位及人工关节置换时应注意此角的存在。

【病因与分类】

多数发生在中老年人，与骨质疏松导致的骨质量下降有关。当遭受轻微暴力则可发生骨折。多数情况下是在走路滑倒时，身体发生扭转倒地，间接暴力导致股骨颈发生骨折。在青少年，发生股骨颈骨折较少，常需较大暴力才会引起，且不稳定型更多见。

（1）按骨折线部位分类

① 股骨头下骨折　骨折线位于股骨头下，股骨头仅有小凹动脉很少量的供血，致使股骨头严重缺血，故发生股骨头缺血坏死的机会很大。②经股骨颈骨折　骨折线位于股骨颈中部，股骨头亦有明显供血不足，易发生股骨头缺血坏死或骨折不愈合。③股骨颈基底骨折　骨折线位于股骨颈与大、小转子间连线处。由于有旋股内、外侧动脉分支吻合成的动脉环提供血循环，对骨折部血液供应的干扰较小，骨折容易愈合（图 21-20）。

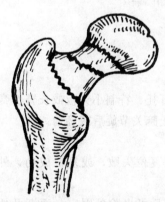

图 21-20　股骨颈骨折的分类

（2）按 X 线片表现分类

① 内收骨折　远端骨折线与两髂嵴连线的延长线所形成的角度（Pauwels 角）大于 50°，属于不稳定骨折。②外展骨折　Pauwels 角小于 30°，属于稳定骨折。

（3）按骨折移位程度（Garden）分类

① 不完全骨折　骨的完整性仅有部分出现裂纹。②完全骨折但不移位。③完全骨折：部分移位且股骨头与股骨颈有接触。④完全移位的骨折。

【临床表现】

中老年人有摔倒受伤史，伤后感髋部疼痛，下肢活动受限，不能站立和行走，应怀疑患者有股骨颈骨折。有时伤后并不立即出现活动障碍，仍能行走，但数天后，髋部疼痛加重，逐渐出现活动后疼痛更加重，甚至完全不能行走，检查时可发现患肢出现外旋畸形，一般在 45°～60°（图 21-21）。

【辅助检查】

髋部 X 线摄片可确定骨折的部位、类型和移位方向。

【治疗原则】

（1）非手术治疗　适用于无明显移位的骨折、外展型或嵌插型等稳定性骨折。此外，亦适用于年龄过大、全身情况较差或有其他脏器合并症者。可采用牵引复位，如穿防滑鞋，下肢皮肤牵引，卧床6～8周，同时进行股四头肌等长收缩训练和踝足趾的屈伸活动。

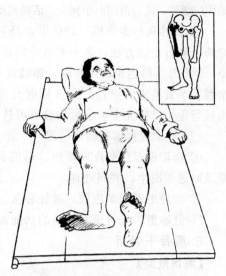

图 21-21　股骨颈骨折患者的外旋畸形

（2）手术治疗　适用于内收型骨折或有移位的骨折、65 岁以上老年人的股骨头下型骨折、青少年的股骨颈骨折、股骨颈陈旧骨折不愈合或合并髋关节骨关节炎者，在骨折复位后经皮或切开作加压螺纹钉固定术。

① 闭合复位内固定　在 X 线透视下手法复位成功后，在股骨外侧作内固定或130°角钢板固定。

② 切开复位内固定　用于手法复位失败、固定不可靠或陈旧骨折患者。

③ 人工关节置换术　对全身情况较好的高龄患者的股骨头下型骨折，已合并骨关节炎或股骨头坏死者，可选择单纯人工股骨头置换术或全髋关节置换术治疗。

【护理诊断】

（1）潜在并发症　骨折移位。

（2）躯体活动障碍　与骨折、牵引或石膏固定有关。

（3）有局部组织灌注异常的危险　与手术创伤、制动、肢体肿胀有关。

【护理措施】

（1）保持适当的体位，防止骨折移位

① 患肢制动、矫正鞋固定　患肢制动，卧床时两腿之间放一枕头，使患肢呈外展中立位，可穿防旋矫正鞋固定，防止髋关节外旋或脱位。通过下肢支架、皮牵引或沙袋固定保持患肢于合适位置。

② 卧硬板床　卧硬板床休息，经医师允许后方可患侧卧位。更换体位时，应避免患肢内收、外旋或髋部屈曲，防止骨折移位。

③ 正确搬运患者　尽量避免搬运或移动患者，必须搬运移动时，注意将髋关节与患肢整个托起，防止关节脱位或骨折断端造成新的损伤。

（2）指导患者正确活动

① 练习股四头肌的等长舒缩　指导患者进行患肢股四头肌的等长舒缩、距小腿关节屈伸及足部活动。每天多次，每次 5～20min，以防止下肢深静脉栓塞、肌萎缩和关节僵硬。锻炼前后注意评估患肢的感觉、运动、温度、色泽及有无疼痛和水肿。

② 髋关节功能锻炼　行人工全髋关节置换术 1 周后，帮助患者坐在床边进行髋关节功能锻炼，

动作应缓慢，活动范围由小到大，活动幅度和力量逐渐加大。指导患者借助吊架和床栏更换体位。

③ 转移和行走训练　评估患者是否需要辅助器械完成日常生活，指导患者坐起、移到轮椅上和行走的方法。非手术治疗的患者 8 周后可逐渐在床上坐起，坐起时双腿不能交叉盘腿，3 个月后可逐渐使用拐杖，患肢在不负重情况下练习行走，6 个月后弃拐行走。行人工全髋关节置换术的患者，2～3 周时允许下床后，指导患者在有人陪伴下正确使用助行器或拐杖行走；骨折完全愈合后患肢方可持重。

（3）严密观察患肢血运情况

① 密切观察患肢皮肤颜色、温度、脉搏、搏动情况，一旦出现麻木、针刺感、肿胀等要及时通知医生，共同处理。

② 协助患者抬高患肢，减轻肿胀。

③ 鼓励患者进行康复部位的功能锻炼，促进血液循环。

6. 股骨干骨折

【解剖概要】

股骨干骨折（fracture of the femoral shaft）是指转子以下、股骨髁上这一段骨干的骨折。股骨干是人体最粗、最长、承受应力最大的管状骨。全股骨的抗弯强度与铸铁相近，弹性比铸铁更好。由于股骨的解剖及生物力学特点，需遭受强大暴力才能发生股骨干骨折，同时也使骨折后的愈合与重塑时间延长。股骨干有轻度向前外的弧度。股骨干后面有股骨嵴，为股后部肌附着处。切开复位时，常以股骨嵴作为复位的标志。股骨干血运丰富，一旦骨折，不仅营养血管破裂出血，周围肌肉肌支也常被撕破出血，常因失血量大而出现休克前期甚至休克的临床表现。股部肌是膝关节屈伸活动的重要结构。导致股骨干骨折的暴力同时也使周围肌、筋膜损伤，再加上出血后血肿机化、粘连、骨折的固定等，使肌功能发生障碍，从而导致膝关节活动受限。

【病因与分类】

多由强大的直接或间接暴力所致。直接暴力可引起股骨横断或粉碎性骨折，间接暴力可引起股骨的斜形或螺旋骨折。

（1）股骨上 1/3 骨折　由于髂腰肌、臀中肌、臀小肌外旋肌的牵拉，使近折端向前、外及外旋方向移位；近折端则由于内收肌的牵拉而向内、后方移位；由于股四头肌、阔筋膜张肌及内收肌的共同作用而向近端移位。

（2）股骨中 1/3 骨折　由于内收肌群的牵拉，使骨折向外成角。

（3）股骨下 1/3 骨折　远折端由于腓肠肌的牵拉以及肢体的重力作用而向后方移位，又由于股前、外、内的肌牵拉的合力，使近折端向前上方移位，形成短缩畸形。

【临床表现与诊断】

根据受伤后出现的骨折的特有表现，即可作出临床诊断。X 线正、侧位拍片，可明确骨折的准确部位、类型和移位情况。在下 1/3 段骨折，由于远折端向后移位，有可能损伤腘动脉、腘静脉、腓总神经，应同时仔细检查远端肢体的血循环及感觉、运动功能。单一股骨干骨折因失血量较多，可能出现休克前期临床表现，若合并多处骨折，或双侧股骨干骨折，发生休克的可能性很大，应对患者的全身情况作出正确判断。

【处理原则】

（1）非手术治疗

① 牵引治疗

a. 垂直悬吊皮牵引　用于 3 岁以内小儿，将两下肢向上悬吊，牵引重量以能使臀部稍

悬离床面为宜（图 21-22）。b. 骨牵引　用
于成人股骨干骨折，牵引可持续 8～10 周。

　　② 手法复位　横断骨折需待重叠畸形
矫正后行手法复位，手法复位后可行持续牵
引复位。

　　③ 外固定术　对少数合并大范围软组
织损伤者可采用外固定器固定。

　　（2）手术治疗　主要为切开复位内固
定。适用于非手术治疗失败、同一肢体或其
他部位有多处骨折、伴有多发损伤或血管神
经损伤、不宜长期卧床的老年患者的骨折

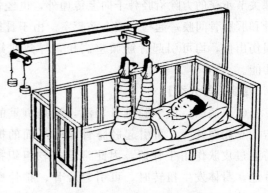

图 21-22　儿童的垂直悬吊皮肤牵引

者、陈旧骨折不愈合或有功能障碍的畸形愈合、无污染或污染很轻的开放性骨折。常采用加
压钢板内固定或带锁髓内钉固定治疗方法。

　　【护理诊断】
　　（1）便秘　与长期卧床、活动受限、液体摄入不足有关。
　　（2）躯体活动障碍　与骨折、牵引或石膏固定有关。

　　【护理措施】
　　（1）给予合理的营养指导
　　① 建立规律的生活习惯，定时进餐。
　　② 根据患者的口味适当调整饮食，保证营养供给。
　　③ 鼓励患者多饮水，增加膳食纤维。
　　（2）加强功能锻炼，促进康复
　　① 练习股四头肌的等长舒缩　伤后 1～2 周，指导患者练习患肢股四头肌的等长舒缩，
同时练习小腿、距小腿关节屈伸及足部活动，每天多次，每次 5～20min，以促进静脉回流，
减轻水肿，防止肌萎缩和关节僵硬。
　　② 膝、髋关节功能锻炼　伤后 1～2 周，指导患者进行膝关节伸直练习。去除牵引或外
固定后遵医嘱进行膝关节的屈伸锻炼和髋关节的各种运动锻炼。活动范围由小到大，幅度和
力量逐渐加大。
　　③ 行走训练　开始需扶助行器或拐杖，使患肢在不负重情况下练习行走，需有人陪伴，
防止摔倒；患肢逐渐持重。

　　7. 胫腓骨干骨折
　　胫腓骨干骨折（fractures of the shaft of the tibia and fibula）指胫骨平台以下至踝以上
部分发生的骨折。很常见，占全身各类骨折的 13%～17%，以青壮年和儿童居多。

　　【解剖概要】
　　胫骨和股骨一样，是承重的重要骨骼。位于皮下、前方的胫骨嵴是进行骨折后手法复位
的重要标志。胫骨干横切面呈三棱形，在中、下 1/3 交界处，变成四边形。在三棱形和四边
形交界处是骨折的好发部位。由于整个胫骨均位于皮下，骨折端容易穿破皮肤，成为开放性
骨折。胫骨上端与下端关节面是相互平行的。若骨折对位对线不良，使关节面失去平衡，改
变了关节的受力面，易发生创伤性关节炎。腓骨的上、下端与胫骨构成胫腓上关节和胫腓下
关节，为微动关节，腓骨不产生单独运动，但可承受 1/6 负重。胫腓骨间有骨间膜连接，在

踝关节承受的力除沿胫骨干向上传递外，也经骨间膜由腓骨传导。小腿的肌筋膜与胫骨、腓骨和胫腓骨间膜一起构成四个筋膜室。由于骨折后骨髓腔出血，或肌肉损伤出血，或因血管损伤出血，均可引起骨筋膜室高压，导致肌缺血坏死，后期成纤维化，将严重影响下肢功能。

【病因与分类】

（1）病因　由于胫腓骨表浅，又是负重的主要骨，易遭受直接暴力损伤，如重物撞击、车轮辗轧等，可引起胫腓骨同一平面的横形、短斜形或粉碎形骨折。由于直接暴力需通过皮肤作用于骨骼，因此常合并软组织损伤，成为开放性骨折。在高处坠落时，足着地，身体发生扭转时，可引起胫骨、腓骨螺旋形或斜形骨折，若为双骨折，腓骨的骨折线较胫骨骨折线高，有时在胫骨下 1/3 的斜形骨折，经力的传导，可致腓骨颈骨折。这种不在同一平面发生的骨折是胫腓骨遭受间接暴力损伤的特殊性，容易漏掉腓骨骨折的诊断。

（2）分类　胫腓骨骨干骨折可分为三种类型：①胫腓骨干双骨折；②单纯胫骨干骨折；③单纯腓骨骨折。临床上以胫腓骨干双骨折为最多见。易发生骨折延迟愈合，甚至不愈合。腓骨上端骨折易损伤腓总神经。

【临床表现】

局部疼痛、肿胀，可出现反常活动和畸形。开放性骨折可见骨折端外露。小儿青枝骨折表现为不敢负重和局部压痛。常伴有腓总神经或腘动脉损伤的症状和体征。胫前区和腓肠肌区张力增高。

【辅助检查】

踝或膝关节的正、侧位 X 线摄片可确定骨折的部位、类型和移位情况。

【治疗原则】

矫正成角、旋转畸形，恢复胫骨上、下关节面的平衡关系，恢复肢体长度。

（1）非手术治疗

① 手法复位外固定　适用于稳定性横断骨折或短斜骨折。行闭合手法复位后用长腿石膏或小夹板固定。

② 牵引　适用于斜形、螺旋形或轻度粉碎性骨折。行跟骨牵引 6 周左右，待纤维愈合后，除去牵引用长腿石膏托或小夹板继续固定至骨愈合。

（2）手术复位　适用于：①手法复位失败；②严重粉碎性骨折或双段骨折；③污染不重、受伤时间较短的开放性骨折可采用切开整复内固定，如螺丝钉或螺丝钉加接骨板固定，或用加压接骨板固定。

【护理诊断】

（1）疼痛　与骨骼和软组织创伤、牵引有关。

（2）躯体活动障碍　与骨折牵引、石膏固定有关。

【护理措施】

（1）密切观察病情，及时处理患者不适

① 损伤或手术后，应用镇痛剂。

② 预防牵引处针眼感染，经常消毒钢针周围皮肤，钢针不能随意移动。

③ 加强功能锻炼，预防并发症。

（2）功能锻炼

① 促进静脉回流，防止肌萎缩和关节僵硬　伤后早期进行股四头肌的等长舒缩练习、髌骨的被动活动；同时练习足部及趾间关节活动。

② 膝、距小腿关节练习　有夹板外固定的患者可进行膝、距小腿关节活动，但禁止在膝关节伸直情况下旋转大腿，防止发生骨不连。去除牵引或外固定后遵医嘱进行距小腿、膝关节的屈伸锻炼和髋关节的各种运动锻炼；逐步下地行走。

三、脊柱骨折和脊髓损伤

1. 脊柱骨折

脊柱骨折（fracture of the spine）又称脊椎骨折，占全身各类骨折的 5%～6%。脊柱骨折可以并发脊髓或马尾神经损伤，特别是颈椎骨折脱位合并有脊髓损伤时能严重致残甚至丧失生命。

【解剖概要】

脊柱分成前、中、后三柱。中柱和后柱包裹了脊髓和马尾神经，该区的损伤可以累及神经系统，特别是中柱损伤，碎骨片和髓核组织可以突入椎管的前半部而损伤脊髓。胸腰段脊柱（T_{10}～L_2）处于两个生理弧度的交汇处，是应力集中之处，也是常见骨折之处。

【病因与分类】

主要原因是暴力，多数由间接暴力引起，少数因直接暴力所致。暴力的方向可通过 x、y、z 轴。脊柱有六种运动：在 y 轴上有压缩、牵拉和旋转；在 x 轴上有屈、伸和侧方移动；在 z 轴上则有侧屈和前后方向移动。因此，胸腰椎骨折和颈椎骨折分别可以有六种类型损伤。

（1）胸、腰椎骨折的分类（图 21-23）

① 单纯性楔形压缩性骨折　脊柱前柱损伤，椎体成楔形，脊柱仍保持稳定。

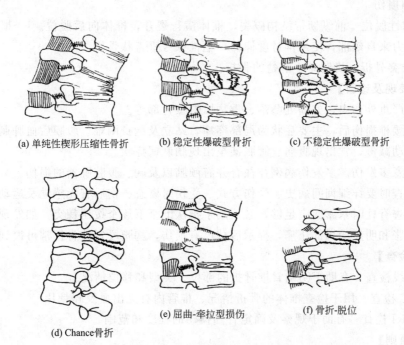

(a) 单纯性楔形压缩性骨折　　(b) 稳定性爆破型骨折　　(c) 不稳定性爆破型骨折

(d) Chance骨折　　(e) 屈曲-牵拉型损伤　　(f) 骨折-脱位

图 21-23　胸、腰段脊柱骨折的分类

② 稳定性爆破型骨折 前柱、中柱损伤。通常是高处坠落时，脊柱保持正直。胸腰段脊柱的椎体因受力、挤压而破碎；后柱不损伤，脊柱稳定。但破碎的椎体与椎间盘可突出于椎管前方、损伤脊髓而产生神经症状。

③ 不稳定性爆破型骨折 前柱、中柱、后柱同时损伤。由于脊柱不稳定，可出现创伤后脊柱后突和进行性神经症状。

④ Chance 骨折 椎体水平状撕裂性损伤。如从高空仰面落下，背部被物体阻挡，脊柱过伸，椎体横形裂开；脊柱稳定。

⑤ 屈曲-牵拉型损伤 前柱部分因受压缩力而损伤，而中柱、后柱同时因牵拉的张力而损伤，造成后纵韧带断裂、脊椎关节囊破裂以及关节突脱位、半脱位或骨折；是潜在性不稳定性骨折。

⑥ 脊柱骨折-脱位 又名移动性损伤。脊椎沿横面移位，脱位程度重于骨折。可出现关节突交锁。此类损伤较严重，伴脊髓损伤，预后差。

(2) 颈椎骨折的分类

① 屈曲型损伤 前柱因受压缩力而损伤，而后柱因牵拉的张力而损伤。

a. 前方半脱位（过屈型扭伤） 后柱韧带完全或不完全性破裂。完全性者可有棘上韧带、棘间韧带、脊椎关节囊破裂和横韧带撕裂。不完全性者仅有棘上韧带和部分棘间韧带撕裂。b. 双侧脊椎间关节脱位 因过度屈曲，中后柱韧带断裂，脱位的关节突超越至下一个节段小关节的前方与上方。大多数患者伴有脊髓损伤。c. 单纯椎体楔形（压缩性）骨折 较常见，除椎体压缩性骨折外，还有不同程度的后方韧带结构破裂。

② 垂直压缩损伤 多数发生在高空坠落或高台跳水者。

a. 第一颈椎双侧前、后弓骨折 也称 Jefferson 骨折。b. 爆破型骨折 颈椎椎体粉碎骨折，多见于第 5～6 颈椎椎体。破碎的骨折片可凸向椎管内，瘫痪发生率高达 80%。

③ 过伸损伤

a. 过伸性脱位 前纵韧带结构破裂，椎体横行裂开，椎体向后脱位。b. 损伤性枢椎椎弓骨折 暴力来自颏部，使颈椎过度仰伸，枢椎椎弓垂直状骨折。

④ 齿状突骨折 机制尚不清楚的骨折。

【临床表现及诊断】

(1) 有严重外伤史，如高处坠落、重物撞击腰背部等。

(2) 胸腰椎损伤后，主要症状为局部疼痛，站立及翻身困难。腹膜后血肿刺激了腹腔神经节，肠蠕动减慢，常出现腹痛、腹胀甚至出现肠麻痹症状。

(3) 注意多发伤。多发伤病例往往合并有颅脑以及胸、腹腔脏器的损伤。

(4) 检查时要详细询问病史、受伤方式、受伤时姿态、伤后有无感觉及运动障碍。

(5) 检查脊柱时暴露面应足够，必须用手指从上至下逐个按压棘突，如发现位于中线部位的局部肿胀和明显的局部压痛，提示后柱已有损伤，胸腰段脊柱骨折常可摸到后凸畸形。

【辅助检查】

(1) X 线检查 有助于明确脊椎骨折的部位、类型和移位情况。

(2) CT 检查 用于检查椎体的骨折情况、椎管内有无出血及碎骨片。

(3) MRI 检查 有助于观察及确定脊髓损伤的程度和范围。

【处理原则】

(1) 抢救生命 脊柱损伤患者伴有颅脑以及胸、腹脏器损伤或并发休克时，首先处理紧急问题，抢救生命。

（2）卧硬板床 胸腰椎骨折和脱位，单纯压缩骨折椎体压缩不超过 1/3 者，可仰卧于木板床，在骨折部加枕垫，使脊柱过伸。

（3）复位固定 较轻的颈椎骨折和脱位者用枕颌吊带做卧位牵引复位；明显压缩移位者做持续颅骨牵引复位。牵引重量 3～5kg，复位后用头颈胸石膏固定 3 个月。胸腰椎复位后用石膏背心、腰围或支具固定。也可用两桌法或双踝悬吊法过仰复位（图 21-24）。复位后不稳定或关节交锁者，可手术治疗，做植骨和内固定。

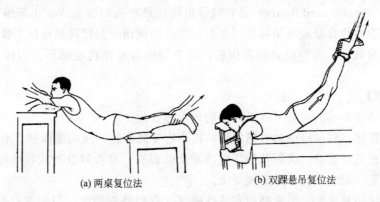

(a) 两桌复位法　　　　　　(b) 双踝悬吊复位法

图 21-24 胸、腰椎骨折的复位方法

（4）腰背肌锻炼 胸腰椎单纯压缩骨折椎体压缩不超过 1/3 者，在受伤后 1～2 日开始进行，利用背伸肌的肌力及背伸姿势，使脊柱过伸，借椎体前方的前纵韧带和椎间盘纤维环的张力，使压缩的椎体自行复位，恢复原形状。严重的胸、腰椎骨折和骨折脱位，可通过腰背肌功能锻炼，使骨折获一定程度的复位。

【护理诊断】
（1）清理呼吸道无效 与长期卧床痰液引流不畅有关。
（2）潜在并发症 脊髓损伤、失用性肌萎缩、关节僵硬等。

【护理措施】
（1）指导有效排痰，预防呼吸道感染
① 截瘫患者长期卧床，痰液引流不畅，应鼓励其深呼吸，用力咳嗽，促进肺膨胀和排痰。
② 遵医嘱于雾化吸入液中加入抗生素、地塞米松或糜蛋白酶等，以稀释分泌物，使之易于排出。
③ 多翻身更换体位，有助于痰液引流。
（2）并发症的预防和护理
① 脊髓损伤
a. 观察患者皮肤的颜色、温度和有无体温调节障碍。
b. 搬运患者时应避免脊髓损伤。
c. 对已发生脊髓损伤者做好相应护理（详见脊髓损伤）。
② 失用性肌萎缩和关节僵硬 康复护理和功能锻炼是预防脊椎损伤后患者因长期制动而导致的失用综合征，故尽量促使患者早期活动和功能锻炼。
a. 保持适当体位，预防畸形 瘫痪肢体保持关节于功能位，防止关节屈曲、过伸或过

展。可用矫正鞋或支足板预防足下垂。

b. 全范围关节活动　定时进行全身所有关节的全范围被动活动和按摩，每日数次，以促进循环、预防关节僵硬和挛缩。

c. 腰背肌功能锻炼　根据脊椎骨折或脊髓损伤的部位、程度和康复治疗计划选择和进行相应的腰背肌功能锻炼。

d. 生活能力训练　鼓励患者进行日常生活活动能力的训练，以满足生活需要。

2. 脊髓损伤

脊髓损伤（spinal cord injury）是脊柱骨折脱位最严重的并发症，由于椎体的移位或碎骨片突出于椎管内使脊髓或马尾神经产生不同程度的损伤。胸腰段损伤使下肢的感觉与运动产生障碍，称为截瘫，而颈段脊髓损伤后，双上肢也有神经功能障碍，为四肢截瘫，简称"四瘫"。

【病理生理】

按脊髓和马尾损伤的程度可有不同的病理生理变化。

（1）脊髓震荡　属最轻微的脊髓损伤，损伤后脊髓有暂时性功能抑制，呈弛性瘫痪，损伤平面以下的感觉、运动、反射及括约肌功能全部丧失，常在数分钟或数小时内逐渐恢复，最后可完全恢复。无组织形态学病理变化。

（2）脊髓挫伤和出血　为脊髓的实质性破坏，脊髓外观完整，但内部可有出血、水肿、神经细胞破坏和神经传导纤维束的中断。脊髓挫伤的程度差别很大，轻者少量点状出血、水肿，重者有成片脊髓挫伤和出血，导致脊髓软化及瘢痕形成，预后差别大。

（3）脊髓断裂　脊髓的连续性中断可为完全性或不完全性。不完全性常伴挫伤，又称挫裂伤。脊髓断裂者预后极差。

（4）脊髓受压　骨折移位或破碎的椎间盘和碎骨片挤入椎管可直接压迫脊髓，而后方皱褶的黄韧带与血肿亦可压迫脊髓，产生一系列病理变化。若能及时解除脊髓压迫，脊髓功能可望得到部分或完全恢复；若压迫时间过久可发生脊髓软化、萎缩或瘢痕形成，瘫痪难以恢复。

（5）马尾神经损伤　第2腰椎以下的骨折脱位可引起马尾神经损伤，受伤平面以下出现弛缓性瘫痪。此外，在各种较重的脊髓损伤后均可立即发生损伤平面以下的弛缓性瘫痪，属失去高级中枢控制的一种病理生理现象，称脊髓休克（spinal shock）。2～4周后，随脊髓实质性损伤程度不同而发生损伤平面以下不同程度的痉挛性瘫痪。

【临床表现】

脊髓损伤可因损伤部位和程度不同而有不同表现。

（1）脊髓损伤　主要表现为受伤平面以下单侧或双侧感觉、运动、反射的全部或部分丧失；可出现随意运动功能丧失。因膀胱平滑肌麻痹和排尿反射消失，可有尿潴留或充盈性尿失禁。C_8 以上水平损伤者可出现四肢瘫（quadriplegia），C_8 以下水平损伤可出现截瘫（paraplegia）。迟缓性瘫痪患者为肌张力降低和反射减弱；痉挛性瘫痪患者为肌张力增强和反射亢进。瘫痪的早期呈弛缓性瘫痪，胸髓及颈髓损伤患者常在伤后2～4周逐渐转变为痉挛性瘫痪。脊髓半横切损伤时，损伤平面以下同侧肢体的运动和深感觉消失，对侧肢体的痛觉和温觉消失，称脊髓半切征，又名 Brown-Sequard 征。

（2）脊髓圆锥损伤　第1腰椎骨折可造成脊髓圆锥损伤。表现为会阴部皮肤鞍状感觉缺失，括约肌功能丧失，大小便不能控制，性功能障碍。两下肢的感觉、运动正常。

（3）马尾神经损伤 第 2 腰椎以下骨折脱位可引起马尾神经损伤，表现为受伤平面以下弛缓性瘫痪，感觉和运动障碍，括约肌功能丧失，腱反射消失。

【辅助检查】

参见脊柱骨折相关内容。

【治疗原则】

（1）非手术治疗

① 合适的固定，防止因损伤部位的移位而产生脊髓的再损伤。一般先采用颌枕带牵引或持续的颅骨牵引。

② 减轻脊髓水肿和继发性损害的方法

a. 地塞米松 10～20mg 静脉滴注，连用 5～7 天后改为口服，每次 0.75mg，每日 3 次，维持 2 周左右。b. 20％甘露醇 250ml，静脉滴注，每日 2 次，连续 5～7 天。c. 甲泼尼龙冲击疗法。d. 高压氧治疗。

（2）手术治疗 目的在于尽早解除对脊髓的压迫和稳定脊柱。手术方式和途径需视骨折的类型和受压部位而定。

手术指征：①脊柱骨折脱位有关节交锁者；②脊柱骨折复位后不满意或仍有不稳定因素存在者；③影像学显示有碎骨片突至椎管内压迫脊髓者；④截瘫平面不断上升，提示椎管内有活动性出血者。

【护理诊断】

（1）气体交换受损 与脊髓损伤、呼吸肌麻痹、清理呼吸道无效致分泌物存留有关。

（2）体温过高或过低 与脊髓损伤、自主神经系统功能紊乱有关。

（3）尿潴留 与脊髓损伤及液体摄入受限有关。

（4）自我防护能力缺失 与脊髓损伤造成截瘫有关。

【护理措施】

（1）保证有效的气体交换，防止呼吸骤停

① 加强观察和保持气道通畅 脊髓损伤的 48h 内因脊髓水肿可造成呼吸抑制。需密切观察患者的呼吸情况，做好抢救准备。无自主呼吸或呼吸微弱的患者，应立即行气管插管或气管切开，用呼吸机维持呼吸。

② 吸氧 给予氧气吸入，根据血气分析结果调整给氧浓度、量和持续时间，改善机体的乏氧状态。

③ 减轻脊髓水肿 根据医嘱应用地塞米松等激素治疗，以减轻脊髓水肿。

④ 加强呼吸道护理

a. 翻身叩背 每 2 小时帮助患者翻身、叩背一次，促进痰液的松动与排出。

b. 辅助咳嗽排痰 指导患者做深呼吸和用力咳嗽，促进肺膨胀和排痰。患者咳嗽排痰困难时辅助患者咳嗽排痰：护士将两手放在患者上腹部两侧肋缘下，嘱患者深吸气，在其呼气时向上推，以加强膈肌向上反弹的力量，促使咳嗽及咳痰。

c. 吸痰 患者不能自行咳嗽或排痰或有肺不张时，用导管插入气管吸出分泌物，必要时协助医生通过气管镜吸痰。

d. 雾化吸入 根据医嘱在雾化吸入液中加抗菌药物、地塞米松或糜蛋白酶等药物，以助稀释分泌物和排出。

e. 深呼吸锻炼 指导患者练习深呼吸，防止呼吸活动受限引起的肺部并发症。每 2～4

小时用呼吸锻炼器进行一次呼吸锻炼。

f. 气管插管或切开护理

ⓐ保持气道通畅　及时吸出气道内的分泌物，定期消毒更换内管和检查气囊。ⓑ妥善固定气管插管或套管　经常检查气管内插管或套管有无滑出。ⓒ避免气道干燥　导气管口用双层湿纱布覆盖，定时做湿化护理。

（2）维持正常体温　颈髓损伤者对环境温度的变化丧失调节和适应能力，常产生高热或低温，可达 40℃ 以上或 35℃ 以下。

① 降低体温　对高热患者，使用物理方法降温，如乙醇或温水擦浴、冰袋、冰水灌肠等；同时调节室温勿过高，在夏季采取通风和降温措施。

② 保暖　对低温患者，采用物理升温的措施，注意保暖并避免烫伤。

（3）尿潴留的护理

① 留置或间歇导尿　观察膀胱有无胀满，防止尿液逆流或膀胱破裂。截瘫早期可给予留置导尿，持续引流尿液并记录尿量，2～3 周后改为定时开放，每 4～6 小时 1 次，以预防泌尿系感染和膀胱萎缩；也可白天每 4 小时导尿 1 次，晚间每 6 小时 1 次。

② 人工排尿　3 周后拔除留置导尿管，进行人工排尿。方法：当膀胱胀满时，操作者用右手由外向内按摩患者的下腹部，待膀胱缩成球状，紧按膀胱底向前下方挤压，在膀胱排尿后用左手按在右手背上加压，待尿不再流出时，可松手再加压 1 次，将尿排尽。同时训练膀胱的反射排尿动作或自律性收缩功能。

③ 预防泌尿道感染

a. 鼓励患者多饮水　每天 2000～4000ml 左右，以稀释尿液、预防泌尿道感染和结石。精确记录 24h 出入水量，以评价液体平衡。

b. 定期作尿培养　每周作 1 次尿培养，以及时发现感染。

c. 会阴部和膀胱护理　每日冲洗膀胱 1～2 次，以冲出膀胱内积存的沉渣。每日清洁和护理会阴部 2～4 次，每周更换一次导尿管。

d. 应用抗菌药　患者一旦发生感染，按医嘱使用中药或广谱抗菌药物。

（4）加强功能锻炼

① 帮助患者制订合适的排尿/排便计划。

② 向患者讲述功能锻炼的重要性，并协助患者早期锻炼。

③ 应最大幅度地做髋关节伸屈活动，每日数次做膝关节伸直活动，每日数次按摩踝关节，防止足下垂形成。

④ 教会用助步器、拐杖、支具，下地练习站立和行走，逐步恢复生活自理能力。可让患者和家属参与护理计划的制订，重要的是家庭成员和医务人员应相信并认真倾听患者诉说。帮助患者建立有效的支持系统，包括家庭成员、亲属、朋友、医务人员和同事等。

四、骨盆骨折

【解剖概要】

骨盆环是一个骨性环，它是由髂骨、耻骨、坐骨组成的髋骨连同骶尾骨构成的坚固骨环，后方有骶髂关节，前方有耻骨联合。躯干的重量经骨盆传递至下肢，它还起着支持脊柱的作用。在直立位时，重力线经骶髂关节、髂骨体至两侧髋关节，为骶股弓。坐位时，重力线经骶髂关节、髂骨体、坐骨支至两侧坐骨结节，为骶坐弓。另有两个联结副弓；一个副弓经耻骨上支与耻骨联合至双侧髋关节，以连接股弓和另一个副弓；另一个副弓经坐骨升支与耻骨联合至双侧坐骨结节连接骶坐弓。骨盆骨折（fracture of the pelvis）时，往往先折断副弓；主弓断弓时，往往副弓已先期折断。骨盆边缘有许多肌肉和韧带附着，特别是韧带结构对维护骨盆起着重要作用，在骨盆的底部，更有坚强的骶结节韧带和骶棘韧带。骨盆保护着盆腔内脏器，骨盆骨折后对骨盆内脏器也会产生重度损伤。

【分类】

按骨盆骨折的位置、数量和暴力方向等，可有不同分类。

1. 按骨折位置和数量分类

（1）骨盆边缘撕脱性骨折　由肌肉猛烈收缩造成的骨盆边缘肌附着点撕脱性骨折，骨盆环不受影响。常见有：髂前上棘撕脱性骨折、髂前下棘撕脱性骨折和坐骨结节撕脱性骨折。

（2）骶尾骨骨折　包括骶骨骨折和尾骨骨折。

（3）骨盆环单处骨折　包括髂骨骨折、闭孔环骨折、轻度耻骨联合分离和轻度骶髂关节分离。

（4）骨盆环双处骨折伴骨盆变形　有双侧或一侧耻骨上、下支骨折；耻骨上、下支骨折合并耻骨联合分离，或合并骶髂关节脱位，或合并髂骨骨折；髂骨骨折合并骶髂关节脱位和耻骨联合分离合并骶髂关节脱位。

2. 按暴力的方向分类

（1）暴力来自侧方的骨折（LC骨折）　可使骨盆的前后结构及骨盆底部韧带损伤。

（2）暴力来自前方的骨折（APC骨折）

① APC-Ⅰ型　耻骨联合分离。

② APC-Ⅱ型　耻骨联合分离，骶结节和骶棘韧带断裂，骶髂关节间隙增宽，轻度分离。

③ APC-Ⅲ型　耻骨联合分离，骶结节和骶棘韧带断裂，骶髂关节前、后方韧带都断裂，骶髂关节分离。

（3）暴力来自垂直方向的剪力（VS骨折）　通常发生耻骨联合分离或耻骨支垂直形骨折，骶结节和骶棘韧带断裂，骶髂关节完全性脱位，半个骨盆可向前上方或后上方移位。

（4）暴力来自混合方向（CM骨折）　通常是混合性骨折。

【临床表现】

除骨盆边缘撕脱骨折与骶尾骨骨折外，都有强大暴力外伤史。低血压和休克常见，如为开放性损伤，病情更为严重。骨盆分离试验和骨盆挤压试验阳性检查者双手交叉撑开患者的两髂嵴，使两骶髂关节的关节面更紧贴，而骨折的骨盆前环产生分离，如出现疼痛即为骨盆分离试验阳性。双手挤压患者的两髂嵴，伤处仍出现疼痛为骨盆挤压试验阳性。肢体长度不对称。会阴部的瘀斑是耻骨和坐骨骨折的特有体征。

【辅助检查】

X线和CT检查能直接反映是否存在骨盆骨折及其类型。

【处理原则】

首先处理休克和各种危及生命的合并症，再处理骨折。

1. 非手术治疗

（1）卧床休息　骨盆边缘骨折、骶尾骨骨折应根据损伤程度卧硬板床休息3～4周，以保持骨盆的稳定。

（2）复位与固定　不稳定性骨折可用骨盆兜悬吊牵引、髋人字石膏、骨牵引等方法达到复位与固定的目的。

2. 手术治疗

（1）骨外固定架固定术　适用于骨盆环双处骨折患者。

（2）切开复位钢板内固定术　适用于骨盆环两处以上骨折患者，以保持骨盆的稳定。

【护理诊断】

（1）组织灌注量不足　与骨盆损伤、出血等有关。

（2）排尿和排便型态异常　与膀胱、尿道、腹内脏器或直肠损伤有关。

（3）躯体活动障碍　与骨盆骨折有关。

【护理措施】

1. 补充血容量和维持正常的组织灌注

（1）观察生命体征　骨盆骨折常合并静脉丛及动脉出血，出现低血容量性休克。应注意观察患者的意识、脉搏、血压和尿量，及时发现和处理血容量不足。

（2）建立静脉输液通路　及时按医嘱输血和补液，纠正血容量不足。

（3）及时止血和处理腹腔内脏器官损伤。

2. 维持排尿、排便通畅

（1）尿道不完全断裂的患者，留置导尿 2 周，特别注意防止导管脱出；注意保持引流通畅、尿道口的清洁，并仔细观察尿液的色、质、量，做好记录；导尿管膀胱造口的患者，保持造口的干燥清洁。

（2）饮食　鼓励患者多食富含膳食纤维的食物、新鲜水果和蔬菜，多饮水，以利大便通畅。

（3）通便　明显便秘的患者，可根据医嘱给予开塞露等通便。

3. 协助和指导患者合理活动

根据骨折的稳定性和治疗方案，与患者一起制订适宜的锻炼计划并指导其实施。部分患者在手术后几天内即可完全持重，行牵引的患者需 12 周以后才能持重。长时间卧床的患者须练习深呼吸、进行肢体肌的等长舒缩；每天多次，每次 5～10min。帮助患者活动上、下关节。允许下床后，可使用助行器或拐杖，以使上下肢共同分担体重。

第三节　关节脱位患者的护理

一、概述

关节结构受到严重破坏，使组成关节各骨的关节面失去正常的对合关系，称为关节脱位（dislocation of joint），俗称脱臼。关节结构受到的破坏较小，组成关节各骨的关节面部分失去正常的对合关系，称为半脱位（subluxation）。

【分类】

（1）按照发生脱位的原因　可分为：

① 创伤性脱位　由直接或间接暴力使关节面失去正常的对合关系。常由牵拉、摔伤、撞击等所致。多见于青壮年。

② 病理性脱位　由于骨关节的病变使关节结构破坏，关节失去稳定性，受到轻微外力即可发生脱位。如关节结核、类风湿关节炎所致的脱位。

③ 先天性脱位　由于胚胎发育异常导致关节先天发育不良、结构缺陷，出生后即发生脱位，且逐渐加重。如由于髋臼和股骨头先天发育不良或异常引起的先天性髋关节脱位。

④ 习惯性脱位　创伤性关节脱位后，关节囊及肌腱在骨性附着处被撕脱，若处理不当，关节存在不稳定因素，以致轻微的外力作用下即可发生再脱位，多次复发，称之为习惯性脱位。如习惯性肩关节脱位。

(2) 按照关节脱位后时间　可分为：

① 新鲜关节脱位　关节脱位未满 3 周，血肿尚未完全机化，手法复位有可能成功。

② 陈旧性关节脱位　关节脱位时间超过 3 周，常需切开复位。

(3) 按脱位后关节腔是否与外界相通　可分为：

① 闭合性脱位　局部皮肤完好，脱位处与外界不相通。

② 开放性脱位　脱位关节腔与外界相通。

【临床表现】

(1) 一般症状　关节疼痛、肿胀，局部压痛，关节功能障碍。

(2) 专有体征

① 畸形　关节脱位后出现明显畸形。如肩关节脱位的方肩畸形。

② 弹性固定　关节脱位后，由于关节周围肌肉痉挛和关节囊、韧带牵拉，使患肢固定于异常位置，被动活动时感到有弹性阻力，称为弹性固定。

③ 关节囊空虚感　脱位发生后在体表触及关节所在的部位有空虚感。在邻近异常位置可触及移位的骨端，但肿胀严重时，常难以触及。

【辅助检查】

X 线检查：拍摄关节正侧位片，可确定有无脱位及脱位的方向、程度，了解有无合并骨折。陈旧性脱位可了解有无缺血性骨坏死及骨化性肌炎。

【治疗原则】

(1) 复位　以手法复位为主，争取早期复位，最好在伤后 3 周内进行。

① 手法复位　早期复位容易成功，功能恢复良好。若脱位时间较长，关节周围组织粘连，空虚的关节腔被纤维组织充填，手法复位常难以成功。为使局部无痛和肌肉松弛，应在适当的麻醉下进行。复位的方法是使脱位的关节端顺原来脱位的路径退回原处。严禁动作粗暴和反复复位，以免损伤加重。

② 手术复位　合并关节内骨折的脱位、软组织嵌入关节间的脱位或陈旧性脱位经手法复位失败者宜行手术切开复位。

复位成功的标志是被动活动恢复正常，骨性标志恢复，X 线检查提示已经复位。

(2) 固定　复位后应将关节妥善固定于稳定位置，使损伤的关节囊、韧带和肌肉等软组织得以修复，一般固定 2～3 周。固定时间过短易发生习惯性脱位，过长则易发生关节僵硬。陈旧性关节脱位经手法复位后，固定时间应适当延长。

(3) 功能锻炼　目的是防止肌肉萎缩和关节僵硬。固定期间进行关节周围肌肉的舒缩活动和患肢其他关节的主动活动。固定解除后，逐步进行患部关节的主动功能锻炼，辅以理疗、中药熏洗等手段。切忌粗暴的被动活动，以防发生骨化性肌炎。

二、常见关节脱位

在临床上，关节脱位上肢多于下肢。常见的有肩关节脱位、肘关节脱位、髋关节脱位。

1. 肩关节脱位

肩关节脱位（dislocation of the shoulder）是临床最常见的大关节脱位。

【病因和分类】

根据脱位方向分为前脱位、后脱位、下脱位和盂上脱位，其中以前脱位最常见。前脱位多由间接暴力引起。根据脱位后肱骨头所在位置，又将前脱位分为盂下脱位、喙突下脱位和锁骨下脱位（图 21-25）。

当患者侧身跌倒，患肢肩关节处于外展、外旋、后伸位，手掌或肘部着地，肩关节前下方关节囊紧张，肱骨头在外力作用下突破关节囊前壁发生最常见的喙突下脱位。如暴力继续作用，肱骨头被推至锁骨下成为锁骨下脱位。当患者侧身跌倒时，若肩关节极度外展、外旋、后伸，肱骨颈或肱骨大结节抵触于肩峰构成杠杆的支点，使肱骨头向盂下滑出发生盂下脱位。此外，从肩关节后方来的直接暴力也可致前脱位。

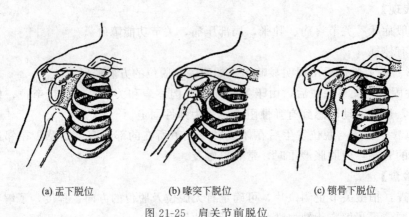

(a) 盂下脱位　　　　　　(b) 喙突下脱位　　　　　　(c) 锁骨下脱位

图 21-25　肩关节前脱位

【临床表现】

（1）一般表现　肩关节疼痛，周围软组织肿胀，肩关节活动受限。常以健侧手托扶患侧前臂，头倾斜于患侧，以减少活动及肌肉牵拉，减轻疼痛。

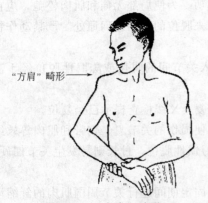

"方肩"畸形 →

图 21-26　"方肩"畸形

（2）局部专有体征

① 畸形　患肩失去正常饱满圆钝的外形，呈"方肩"畸形（图 21-26），肩峰至肱骨外上髁的距离多增加。

② 弹性固定　患侧上臂固定在轻度外展前屈位，肩关节固定于外展 30°位，任何方向的活动均引起疼痛。搭肩试验（Dugas 征）阳性：患侧肘部贴紧胸壁时，患侧手不能搭到健侧肩部；反之，患侧手搭到健侧肩部时，而患侧肘部不能贴近胸壁。

③ 关节盂空虚　触诊发现肩峰下空虚，可在腋窝、喙突下或锁骨下触及脱出的肱骨头。

（3）影像学检查

① X 线检查　可了解脱位的类型，还能明确是否合并肱骨大结节撕脱性骨折及肱骨外科颈骨折。

② CT 检查　常能清楚显示脱位的方向及合并的骨、软骨损伤。

③ MRI 检查　可进一步了解关节囊、韧带、肩袖损伤。

【治疗原则】

（1）复位　新鲜脱位应尽早手法复位。经典的闭合手法复位方法有手牵足蹬法（Hippocrates 法）（图 21-27）和牵引回旋法（Kocher 法）。极少数合并骨折、血管神经损伤需探查处理者及陈旧性、习惯性脱位者需手术切开复位。

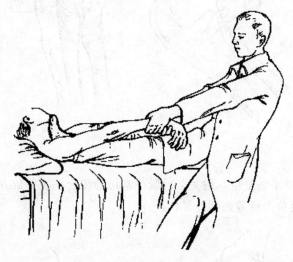

图 21-27　手牵足蹬复位法

（2）固定　单纯肩关节脱位，复位后用三角巾悬挂上肢，肘关节屈曲 90°，腋窝处垫棉垫。关节囊破损明显或仍有肩关节半脱位者，宜将患侧手置于健侧肩上，上臂贴靠胸壁，用绷带将患肢固定于胸壁，使患肩内收、内旋，患侧腋下和肘部内侧需垫棉垫。

（3）功能锻炼　固定期间活动手指和腕部；1 周后解除绷带开始练习肩关节屈伸活动；3 周后指导患者进行弯腰、垂臂、甩肩锻炼；4 周后，指导患者作手指爬墙外展、爬墙上举、滑车带臂上举、举手摸头顶锻炼。

2. 肘关节脱位

肘关节脱位（dislocation of elbow joint）发生率仅次于肩关节脱位。

【病因和分类】

肘关节脱位可分为前脱位、后脱位、侧方脱位和分裂脱位，以后脱位最常见。

肘关节后脱位多由间接暴力引起。患者跌倒时，肘关节伸直，前臂旋后，手掌撑地，外力经前臂传导至尺、桡骨上端，使尺骨鹰嘴突在鹰嘴窝内产生杠杆作用，导致尺骨、桡骨近端同时被推向后外侧，发生后脱位（图 21-28）。

肘关节后方若受到直接暴力作用，则产生肘关节后脱位和尺骨鹰嘴骨折。

【临床表现】

（1）一般表现　肘关节肿胀明显，疼痛，功能受限。周围血管、神经易被压迫。

（2）局部专有体征

① 畸形　肘后突，肘部变粗，前臂短缩；肘后三点关系异常，鹰嘴突高出内外髁；肘前皮下触及肱骨下端。

② 弹性固定　肘关节半伸直位固定，伸屈活动受限，患者以健手支托患侧前臂。

③ 关节窝空虚　可触及肘后肱三头肌腱下空虚、凹陷及鹰嘴的半月切迹。

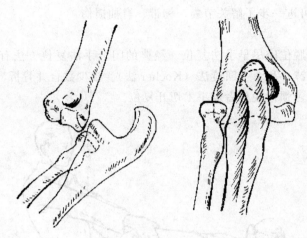

图 21-28　肘关节后脱位

【治疗原则】

（1）复位　应尽早手法复位，肘关节后脱位常用的闭合手法复位方法是拇指推顶复位法（图 21-29）。对手法复位失败者则切开复位。

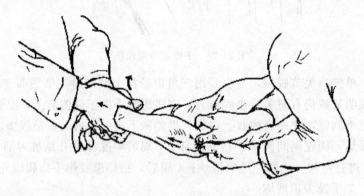

图 21-29　肘关节后脱位拇指推顶复位法

（2）固定　复位成功后，用超关节夹板或长臂石膏托固定肘关节于屈曲 90°位，以三角巾悬吊前臂，3 周后去除固定。

（3）功能锻炼　固定期间，可作伸掌、握拳、手指屈伸等活动，同时在外固定保护下做肩、腕关节和手指活动。去除固定后，练习肘关节屈伸、前臂旋转活动及锻炼肘关节周围肌力。

3. 髋关节脱位

【病因和分类】

髋关节脱位（dislocation of hip joint）多见于青壮年。根据股骨头的移位方向可分为前脱位、后脱位、中心脱位，以后脱位最常见，占 85%～90%。后脱位可并发股骨头或髋臼后缘骨折、关节囊撕裂、坐骨神经挫伤或牵拉伤。

多由强大暴力所致，见于乘车行进中的急刹车及弯腰工作时塌方致臀部受到打击等情况。髋关节屈曲或屈曲内收，暴力自膝关节向后或自臀部向前集中于髋关节处，引起大腿急剧内收、内旋，迫使股骨颈前缘抵于髋臼前缘作为支点产生杠杆作用，导致股骨头冲破后关节囊滑向髋臼后方，形成髋关节后脱位。

【临床表现】

（1）一般表现　髋关节疼痛、肿胀、主动活动功能丧失。

（2）特殊表现　患髋呈屈曲、内收、内旋畸形（图 21-30），伤肢短缩，臀部可触及向后上脱出的股骨头。有大转子上移的各种征象：Bryant 三角底边缩短，大转子平于或高过 Nelaton 线。

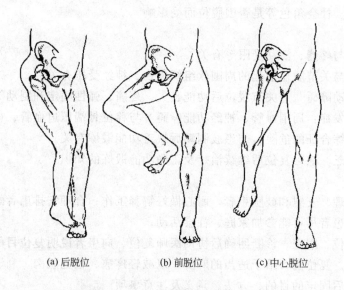

(a) 后脱位　　　　(b) 前脱位　　　　(c) 中心脱位

图 21-30　髋关节脱位

（3）坐骨神经挫伤　股骨头向后上脱出，压迫坐骨神经使其挫伤。表现为大腿后侧、小腿后侧及外侧、足部全部感觉消失；膝关节屈肌及小腿和足部全部肌瘫痪；足部出现神经营养性改变。

【辅助检查】

X 线检查：X 线可明确脱位类型，亦可了解有无合并髋臼或股骨头骨折。

【治疗原则】

（1）复位　力争 24h 内在全麻或腰麻下手法复位。常用的闭合手法复位方法是提拉法（Allis 法）（图 21-31）和旋转法（Bigelow 法）。对手法复位失败者应采用手术切开复位，内固定。

（2）固定　复位后宜用皮牵引或穿丁字鞋固定患肢于外展中立位，维持 3～4 周。严禁作屈曲、内收、内旋动作，禁止患者坐起，以防再次脱位。

（3）功能锻炼　固定期间作股四头肌等长收缩锻炼，练习患肢距小腿关节的活动及其他未固定关节的活动。4 周后，去除皮牵

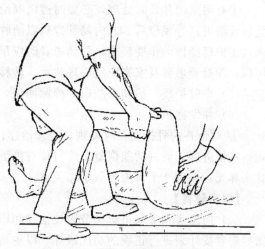

图 21-31　髋关节后脱位提拉复位法

引，指导患者扶拐下地活动。3 个月内患肢不能负重，以防股骨头缺血性坏死或受压变形。3 个月后，经 X 线检查证实股骨头血液供应良好者，方可去拐走路。

【护理评估】

(1) 健康史　了解患者的外伤经过，有无反复脱位的病史，有无骨端和关节的炎症、肿瘤等病变。

(2) 身体状况评估　全面了解患者的临床表现。通过 X 线了解脱位的类型及有无合并骨折。

(3) 心理-社会状况评估　评估患者及其家属对疾病的心理反应和对治疗的态度；评估患者的生活模式、社会角色等是否因脱位而受影响。

【护理诊断】

(1) 焦虑　与疼痛、活动受限等有关。

(2) 疼痛　与关节脱位引起的周围软组织损伤、神经受压有关。

(3) 躯体移动障碍　与关节脱位后功能丧失、疼痛、弹性固定和制动等有关。

(4) 潜在并发症：周围血管、神经功能障碍　与移位骨端压迫血管、神经有关。

(5) 有废用综合征的危险　与患肢制动后缺乏功能锻炼有关。

(6) 知识缺乏　缺乏复位后继续治疗及正确功能锻炼的知识。

【护理措施】

(1) 心理护理　安慰和鼓励患者，耐心做好解释工作；合理安排患者的周围环境，及时解决困难，鼓励患者尽可能参加家庭、社会活动。

(2) 妥善复位、固定　诊断明确后协助医师复位。向患者说明复位目的和方法，作好复位前的身心准备。复位前，给予适当的麻醉，以减轻疼痛、松弛肌肉，利于复位。向患者及其家属说明复位后固定的目的、方法、意义及注意事项。

(3) 病情观察

①观察患者的生命体征以判断有无休克；②复位后局部专有体征是否消失，有无发生再脱位的危险；③定时检查患肢末端的血运状况，如发现大动脉搏动消失、患肢苍白、发冷等大动脉损伤的表现应及时通知医师；④动态观察患肢的感觉和运动，以了解神经损伤的程度和恢复情况。

(4) 缓解疼痛

①查明原因并及时处理，必要时遵医嘱给予止痛剂；②早期正确的复位固定，可使疼痛缓解或消失；③脱位后 24h 内局部冷敷以消肿止痛，之后局部热敷以减轻肌肉痉挛引起的疼痛；④护理操作动作要轻柔，移动患者时应帮助患者托扶固定患肢，避免因活动患肢而加重疼痛；⑤指导患者及家属应用心理暗示、转移注意力或松弛疗法等缓解疼痛。

(5) 患肢护理　抬高患肢以利静脉回流，减轻肿胀；注意保持患肢于功能位。

(6) 并发症护理

① 对合并的骨折要及时发现，合理治疗；②对伴有血管、神经损伤的患者应加强护理，观察病情进展，促进功能恢复；③对伴有内脏损伤者观察治疗效果；④髋关节脱位可导致股骨头坏死，伤后 3 个月内患肢禁忌负重。

【健康教育】

(1) 向患者和家属讲解关节脱位治疗和康复的知识，讲解功能锻炼的重要性和必要性，指导患者按计划进行正确的功能锻炼，以主动锻炼为主，切忌用被动强力拉伸关节，以免加重关节损伤。

(2) 教会患者外固定的护理方法。对于习惯性脱位，应避免发生再脱位的诱因，强调保持有效固定，以避免复发。

（3）使患者了解可能发生的并发症及其预防措施。

（4）教育患者在工作生活中注意安全，尽量减少或避免事故的发生。

第四节 骨与关节感染患者的护理

一、化脓性骨髓炎

化脓性骨髓炎（suppurative osteomyelitis）是骨膜、骨密质、骨松质和骨髓受到化脓性细菌感染引起的炎症，是一种常见病，好发于儿童。

化脓性骨髓炎感染途径有：①身体其他部位的化脓性病灶中的细菌经血液循环播散至骨组织内，称血源性骨髓炎；②开放性骨折或骨科手术后出现感染，称创伤后骨髓炎；③邻近软组织感染直接蔓延至骨组织，如脓性指头炎引起指骨骨髓炎、慢性小腿溃疡引起胫骨骨髓炎，称外来性骨髓炎。化脓性骨髓炎分为急性、慢性两种类型。

1. 急性血源性骨髓炎

急性血源性骨髓炎（acute hematogenous osteomyelitis）是最常见的一种化脓性骨髓炎，多见于儿童和少年，好发于胫骨、股骨、肱骨等长骨的干骺端。最常见的致病菌是金黄色葡萄球菌，其次为乙型溶血性链球菌。

【病因与发病机制】

急性血源性骨髓炎发病前大多有身体其他部位的原发化脓性感染病灶，如扁桃体炎、中耳炎、疖、痈等。当原发病灶处理不当或机体抵抗力降低时，原发化脓性感染灶内的致病菌进入血液循环发生菌血症或诱发脓毒症，菌栓进入骨滋养动脉后受阻于长骨干骺端的毛细血管内而发病。

大量的菌栓停滞在长骨的干骺端，阻塞了小血管致骨坏死，并形成局限性骨脓肿。形成的脓肿可由三条途径扩散蔓延（图 21-32）。

① 脓液沿着哈佛管蔓延至骨膜下间隙，将骨膜掀起成为骨膜下脓肿。骨密质外层的血供来自骨膜，骨膜的掀起剥夺了骨密质外层的血供而缺血成为死骨。

② 干骺端脓肿穿入附近关节，继发化脓性关节炎。

③ 骨膜下脓肿破溃，脓液进入软组织筋膜间隙，则形成深部脓肿，或穿破皮肤，形成窦道；骨膜下脓肿经骨小管蔓延至骨髓腔，或干骺端病灶直接扩展到骨髓腔形成弥漫性骨髓炎，同时沿着骨髓腔蔓延，破坏骨髓组织、骨松质及内层骨密质的血液供应，形成大片死骨。在死骨形成过程中，病灶周围的骨膜因炎性充血和脓液刺

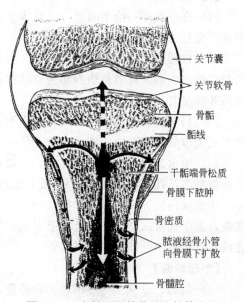

图 21-32　急性血源性骨髓炎扩散途径

关节囊
关节软骨
骨骺
骺线
干骺端骨松质
骨膜下脓肿
骨密质
脓液经骨小管
向骨膜下扩散
骨髓腔

激而产生新骨，包围在骨干的外层，形成"骨性包壳"。包壳将死骨、脓液和炎性肉芽组织

包裹，往往引流不畅，成为骨性死腔。小块死骨可以被肉芽组织吸收掉，或被吞噬细胞所清除，也可经皮肤窦道排出。大块死骨难以吸收或排出，长期留存体内，使窦道经久不愈，进入慢性骨髓炎阶段。

【临床表现】

（1）症状　起病急骤，有寒战、高热，体温可达39℃以上，脉搏增快，烦躁不安或嗜睡，严重者可昏迷，发生感染性休克。患肢持续性疼痛，进行性加重，活动受限。

（2）体征　患肢局部红肿、皮肤温度增高、干骺处有局限性深压痛。数天后若局部肿胀、疼痛加剧，提示该处形成骨膜下脓肿。当脓肿穿破骨膜、形成软组织深部脓肿时，疼痛反而减轻，但局部红、肿、热及压痛更为明显。如脓肿穿破皮肤，体温可逐渐下降，局部形成经久不愈窦道。由于骨骼受到破坏，1～2周后，有发生病理性骨折的可能。

【辅助检查】

（1）实验室检查

①白细胞计数增高，中性粒细胞可达90%以上；②血沉加快；③血细菌培养可为阳性。

（2）局部分层穿刺　抽出混浊液体或血性液体可作涂片检查与细菌培养，涂片检查多是脓细胞或细菌即可明确诊断。任何性质穿刺液都应作细菌培养和药物敏感试验。

（3）X线检查　发病后2周内X线检查往往无异常发现。X线检查难以显示直径小于1cm的骨脓肿，当微小骨脓肿合并成较大脓肿时，X线摄片可见干骺端模糊，有虫蛀样骨破坏，并向骨髓腔扩展，骨密质变薄，并依次出现内层与外层不规则。

（4）CT检查　可较早发现骨膜下脓肿，对细小的骨脓肿仍难以显示。

（5）核素骨显像　病灶部位的血管扩张和增多，使核素浓聚于干骺端的病灶部位，一般发病后48h，即可有阳性结果。核素骨显像只能显示病变部位，不能定性诊断，因此该项检查只具有早期间接帮助诊断的价值。

【处理原则】

（1）全身支持　给予高蛋白、高维生素饮食，必要时给予少量多次输新鲜血液，以增强机体的免疫力，注意维持体液平衡。

（2）抗感染治疗　早期足量、联合应用抗生素。可选用一种抗革兰阳性细菌的抗生素，联合广谱抗生素，待细菌培养和药物敏感试验结果出来后再做调整。一般持续用药至体温正常后3周左右。

（3）局部制动　患肢作持续性皮牵引或石膏托固定于功能位，可减轻疼痛，防止病理性骨折或关节挛缩畸形。

（4）手术治疗　手术治疗宜早，一般在抗生素治疗3天仍不能控制局部感染时即进行手术，做局部钻孔引流（图21-33）或开窗减压术（图21-34）。

于窗洞内放置两根导管作持续冲洗引流（图21-35），置于高处的导管供滴注抗生素冲洗液，置于低位的导管连接负压吸引瓶，引流脓液。引流管留置3周，或体温下降、引流液连续三次培养阴性即可拔除引流管。

【护理诊断】

（1）焦虑、恐惧　与起病急、病情重、担心手术及预后有关。

（2）疼痛　与炎症刺激及脓液积聚引起骨髓腔内压力增高有关。

（3）躯体移动障碍　与患肢疼痛、肿胀、制动等有关。

（4）皮肤完整性受损　与感染化脓、窦道形成有关。

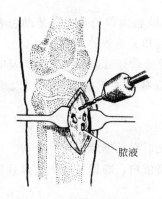

图 21-33　胫骨近端干骺端钻孔术

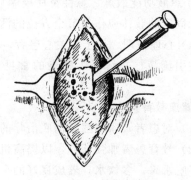

图 21-34　骨开窗术

（5）体温过高　与感染有关。

（6）潜在并发症　病理性骨折、感染性休克。

【护理措施】

（1）一般护理

① 卧床休息　抬高患肢，促进淋巴和静脉回流，以减轻肿胀或疼痛。

② 营养支持　给予高蛋白、高糖、高维生素易消化饮食，以保证能量和蛋白质的摄入量。必要时给予少量多次输新鲜血。

③ 病情观察　观察体温、脉搏、血压、呼吸、意识等。如体温高于 39℃，应采取酒精或温水擦浴以降温，必要时给予药物降温。鼓励患者多饮水，遵医嘱补液以维持体液平衡。

（2）对症护理

① 缓解疼痛

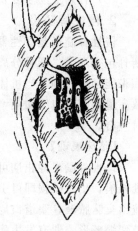

图 20-35　骨腔内闭合
冲洗引流

a. 患肢制动，必要时用皮牵引或石膏托固定于功能位，以减轻疼痛，防止炎症扩散和患肢畸形；b. 搬动肢体时，支托上、下关节，动作轻柔，以防诱发病理性骨折；c. 床上安置护架，避免棉被直接压迫患肢；d. 与患者交谈或让患者听音乐，分散注意力，必要时遵医嘱给止痛药。

② 观察局部症状，注意邻近关节有无红、肿、热、痛，身体其他部位有无转移病灶。

（3）特殊护理

① 正确使用抗生素　抗生素宜现配现用，以防效价降低；注意药物间的配伍禁忌；按计划滴入，以保持血液中的有效浓度；观察药物的治疗效果、过敏反应及毒副作用。根据细菌培养及药物敏感试验结果及时调整抗生素。

② 引流管护理

a. 术后如留置引流管作持续冲洗，应保持冲洗与引流通畅，防止管道扭曲、压迫。b. 观察引流液的量、颜色和性质。如入出量差额较大，提示管道阻塞，须调整引流管位置，加大负压吸引力或加压冲洗，保持管道通畅。c. 保持负压引流装置连接紧密，并处于负压状态。为保持有效冲洗和防止引流液逆流，滴入管应高出创面 60~70cm，引流瓶应低于患肢 50cm。d. 根据引流液的颜色和清亮程度调节灌注速度。术后 12~24h 内应快速滴入，而后维持 50~60 滴/分，直至引流液清亮，细菌培养阴性，可停止冲洗。创口冲洗量一般每日

1500～2000ml。冲洗时应严格无菌操作。

③ 患肢功能锻炼　急性炎症控制后指导患者练习患肢肌肉等长收缩，帮助患者按摩患肢；未固定的肢体应作关节全方位的活动，以防肌肉萎缩和关节僵硬。

(4) 心理护理　护士应关心患者，提供适当的娱乐活动，分散患者注意力。及时处理恶臭脓性引流液，并解释为感染的常见现象，保护患者自尊；注意病室通风，以维持空气清新。

【健康教育】

(1) 对患者及家属强调彻底治疗的必要性，要求出院后必须继续服用抗生素。

(2) 教育患者加强营养，以提高机体抵抗力，给予高蛋白、高糖、高维生素且易消化饮食，多吃水果，多饮水，养成良好的个人习惯。

(3) 按计划进行功能锻炼，避免外伤和病理性骨折。强调使用辅助器材，如助行器、拐杖等，减轻患肢负重，防止发生病理性骨折。

(4) 骨髓炎易于复发，告知患者出院后注意自我观察，定时复诊。

2. 慢性骨髓炎

慢性骨髓炎是急性骨髓炎未能彻底控制演变而成。慢性骨髓炎的基本病理变化是反应性新骨包壳形成，死骨分离，死腔和窦道经久不愈或时愈时发。由于骨内死腔的存在，慢性炎症未能彻底控制，当机体抵抗力低下时，炎症再次发作，如此反复。由于炎症的反复刺激，致窦道周围软组织瘢痕增生，局部血液循环障碍，窦道愈合困难。有时死骨排出，窦道可暂时愈合。

【临床表现】

慢性骨髓炎静止期可无症状，骨失去原有形态，肢体增粗变形；皮肤菲薄色泽暗，有多处瘢痕，稍有破损即可引起难以愈合的溃疡，或有长期不愈的窦道，窦道口肉芽组织突起，流出臭味脓液，窦道口周围皮肤因脓液长期刺激，可有湿疹性皮炎。因肌肉纤维化可产生关节挛缩畸形。偶有发生病理性骨折。幼年期发病者，由于骨骺破坏，生长发育受影响，肢体出现缩短畸形。慢性骨髓炎急性发作时，局部皮肤红、肿、热、压痛，原已闭合的窦道口可开放，脓液和死骨排出，窦道口暂时闭合，炎症消退。

【辅助检查】

(1) X线检查　可见骨膜掀起，骨膜下有新生骨形成，骨质硬化；骨髓腔不规则；有大小不等死骨影，边缘不规则，周围有空隙。

(2) CT检查　可显示脓腔和小死骨。

(3) 碘剂造影　经窦道碘剂造影可显示脓腔概况。

【处理原则】

治疗要点：①清除病灶，切除窦道，摘除死骨，清除炎性肉芽组织；②消灭骨死腔，可采用蝶形手术、带蒂肌瓣填塞等方法；③闭合伤口；④彻底引流；⑤术后患肢制动；⑥术后全身应用抗生素。

【护理诊断】

(1) 营养失调　与慢性感染有关。

(2) 体温过高　与感染有关。

(3) 皮肤完整性受损　与脓肿穿破皮肤形成溃疡或窦道有关。

(4) 有外伤危险　与骨质破坏易发生病理性骨折有关。

【护理措施】

（1）一般护理

① 患者应卧床休息，患肢抬高，置于功能位，限制活动，以减轻疼痛，防止关节畸形和病理性骨折。

② 改善营养状况，给予高蛋白、高糖、高维生素饮食，如牛奶、鸡蛋、肉类、水果、蔬菜，必要时少量多次输血。

③ 遵医嘱正确应用抗生素。

④ 维持正常体温，高热时给予物理降温或药物降温，观察体温变化，注意皮肤清洁、口腔护理、水分及营养补充。

（2）特殊护理

① 手术前准备　常规皮肤准备，讲解手术目的、方式、注意事项，使患者配合治疗。

② 术后护理　术后患肢抬高。观察伤口渗出情况，及时更换敷料。术后抗生素溶液持续冲洗和负压引流，保持引流通畅。当体温正常、引流液清亮时，考虑拔管，先拔除滴入管，引流管继续引流 1～2 天后拔除。

二、化脓性关节炎

化脓性关节炎（suppurative arthritis）指发生在关节内的化脓性感染。好发于髋关节和膝关节，多见于小儿，尤其以营养不良的小儿居多。

【病因和病理】

（1）致病菌　多为金黄色葡萄球菌，约占 85%，其次是白色葡萄球菌、淋病双球菌、肺炎球菌、肠道杆菌等。

（2）细菌进入关节内的途径

① 血源性：身体其他部位的化脓性病灶内的细菌经血液循环至关节内。

② 邻近关节附近的化脓性病灶直接蔓延至关节内，如股骨头或髂骨骨髓炎蔓延至髋关节。

③ 开放性关节损伤发生感染，关节手术后感染，关节穿刺或注射后发生感染。

（3）病变发展过程　可分为三个阶段：

① 浆液性渗出期　滑膜明显充血、水肿，有白细胞浸润和浆液性渗出物。关节软骨尚未被破坏，如得到及时治疗，渗出物可完全吸收，关节功能不受损害。此期为 2～3 天。

② 浆液纤维素性渗出期　随着滑膜炎症加重，渗出物增多、混浊，含有白细胞及纤维蛋白。白细胞释放大量溶酶体类物质，破坏软骨基质；纤维蛋白沉积造成关节粘连和软骨破坏。可导致不同程度的关节功能障碍。

③ 脓性渗出期　关节腔内渗出液转为脓性，炎症侵入软骨下基质，滑膜和关节软骨破坏。关节囊和关节周围软骨发生蜂窝织炎。由于关节重度粘连，甚至呈纤维性或骨性强直，治愈后遗留重度关节功能障碍。

【临床表现】

（1）全身症状　起病急骤，全身不适，乏力，食欲缺乏，寒战高热，体温可达 39～40℃，甚至出现谵妄、昏迷，小儿多见惊厥。

（2）局部症状　关节疼痛剧烈，活动受限。膝关节周围软组织薄，故局部红、肿、热、痛表现明显；髋关节因周围肌肉较厚，红、肿、热不明显，疼痛较重。

（3）体征　病变关节功能障碍。关节腔内积液以膝关节最明显。膝关节化脓性感染时，可见髌上囊明显隆起而坚实，浮髌试验可为阳性，关节常处于半屈曲位，以松弛关节囊、增大关节腔容量，从而缓解疼痛。髋关节化脓性感染时，关节往往处于屈曲、外旋、外展位。

【辅助检查】

（1）实验室检查　白细胞总数升高，中性粒细胞比例升高，血沉加快；关节腔穿刺液呈浆液性或脓性，镜下可见大量脓细胞，寒战时抽血培养可检出病原菌。

（2）X线检查　早期显示关节肿胀、积液、关节间隙增宽；发病一段时间后可见邻近骨质疏松；后期可见关节软骨破坏，关节间隙变窄或消失，关节面毛糙，可见骨质破坏或增生；甚至出现关节挛缩畸形或骨性强直。

【处理原则】

（1）全身支持疗法　早期足量全身性使用抗生素，并根据关节腔穿刺液细菌培养及药物敏感试验结果调整用药。

（2）局部治疗

① 关节穿刺减压　对浆液性渗出期患者可每天作一次关节穿刺，抽净积液后再注入抗生素，如果抽出液清亮，局部症状和体征缓解，说明治疗有效，可以继续使用，直至关节积液消失，体温正常。

② 经关节镜灌洗　在关节镜直视下反复冲洗关节腔，清除脓液并置入敏感抗生素。

③ 关节腔持续灌洗　适用于浅表大关节，如膝关节。在关节腔内置入两根硅胶管，一根作为灌入管，另一根则为引流管。每日可经灌入管滴入抗生素溶液 2000～3000ml，直至引流液清亮、细菌培养阴性，可停止灌洗。再引流数天，无引流量且局部症状、体征消退方可拔管。

④ 患肢制动　用皮牵引或石膏托固定关节于功能位，以减轻疼痛，预防畸形。

（3）手术治疗

① 关节切开引流　对于较深的大关节，宜在直视下清除病灶内的坏死组织、纤维性沉积物等，生理盐水冲洗后，安置灌洗引流装置。

② 关节矫形术　适用于关节严重功能障碍者，以关节融合术或截骨术最为常用。

【护理诊断】

（1）焦虑、恐惧　与起病急、病情重、关节功能障碍有关。

（2）疼痛　与炎症刺激及脓液积聚引起关节腔内压力增高有关。

（3）躯体移动障碍　与关节疼痛、肿胀、制动等有关。

（4）体温过高　与致病菌入侵致局部和全身感染有关。

【护理措施】

（1）休息与制动　卧床休息，抬高患肢，肢体制动于功能位以减轻疼痛、防止关节畸形及病理性脱位。注意皮牵引或石膏固定的护理。

（2）营养支持　给予高蛋白、高糖、高维生素且易消化的流质或半流质饮食。

（3）维持正常体温　高热时，实施物理或药物降温措施。

（4）控制感染　遵医嘱正确使用抗生素，用药期间注意观察药物副作用和毒性反应。

（5）关节腔灌洗引流护理　观察引流液的量、性质，保持灌洗引流管通畅，严格无菌操作，防止感染。

（6）功能锻炼　急性期患肢可作肌肉等长收缩和舒张运动。炎症消退后，关节未明显破坏者，可进行关节的屈伸运动。

三、骨与关节结核

骨与关节结核（bone and joint tuberculosis）属继发性病变，原发病灶多为肺结核或消化道结核。儿童和青少年好发。最多见于脊柱，约占 50%，其次是膝关节、髋关节。

【病因与病理】

结核杆菌由原发病灶经血液循环到达骨与关节组织中，结核栓子可在这些组织的微小动脉停留且形成微小病灶。当机体免疫功能正常时，仅有少数微小病灶可能遗留在体内，呈无任何临床症状的静止状态。而当机体免疫力下降时，这些静止的微小病灶内的结核杆菌将活跃起来，迅速繁殖，形成骨与关节结核。

最初的病理变化是单纯性骨结核或单纯性滑膜结核，发病初期，病灶局限于长骨干骺端，关节软骨面完好。此时若治疗及时得当，关节功能可不受影响。如病变进一步发展，病灶可波及关节腔，使关节软骨面受到不同程度损害，称之为全关节结核。单纯性滑膜结核早期仅表现为关节腔积液，但随病变发展，滑膜呈乳头样增生并侵犯关节软骨及骨，形成全关节结核。全关节结核必定遗留各种关节功能障碍，如不能控制，可形成窦道并引起混合感染。

【临床表现】

1. 脊柱结核

（1）**全身症状** 可有低热、乏力、盗汗、食欲缺乏、消瘦、贫血等结核菌感染中毒症状。

（2）**局部症状和体征**

① 疼痛 病变部位疼痛，为持续性、进行性，常见于胸椎，其次为腰椎；可沿神经根放射，颈椎结核可放射至枕后或上肢，胸椎结核可放射至腹部，腰椎结核可放射至下肢。病变脊椎处有压痛和叩击痛。

② 畸形 病变椎骨处有棘突后凸或侧凸畸形，腰部生理前凸消失，胸椎后凸严重，可形成驼背。

③ 特殊姿势 颈椎结核患者常用双手撑住下颌，头前倾，颈部缩短，以稳定颈项（图 21-36）；腰椎结核患者站立或行走时，常用双手托住腰部，头及躯干向后倾，使重心后移，以减轻对病变椎体的压力；患者从地上拾物时，因不能弯腰而以屈膝、屈髋、挺腰姿势下蹲拾物，称拾物试验阳性。

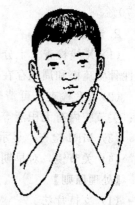

图 21-36 颈椎结核姿势

④ 寒性脓肿与窦道 颈椎结核常发生咽后壁或食管后脓肿，影响呼吸和吞咽，睡眠时有鼾声；腰大肌脓肿者，可在腰三角、髂窝、腹股沟处触及脓肿。脓肿破溃形成窦道。

⑤ 瘫痪 脊柱结核的严重并发症。由于脓液、死骨、坏死椎间盘均可压迫脊髓引起截瘫。颈椎病变引起高位截瘫，表现为四肢瘫痪，还可影响呼吸。下部脊椎结核引起截瘫，导致感觉、运动、括约肌功能障碍。

2. 髋关节结核

（1）**局部表现** 早期为髋部疼痛，劳累后加重。疼痛放射到膝部，故儿童常诉同侧膝部疼痛。随着病情发展，疼痛加剧，出现跛行。晚期在腹股沟内侧或臀部形成寒性脓肿，脓肿破溃形成窦道。股骨头破坏明显时出现病理性脱位，多为后脱位。随着股四头肌、臀肌的萎缩，患肢出现屈曲、外展、外旋畸形。愈合后可遗留髋关节屈曲、内收、内旋，髋关节强直，下肢不等长畸形。髋关节结核患者"4"字试验和托马斯征（Thomas 征）均为阳性。

（2）全身表现　结核中毒症状。

3. 膝关节结核

（1）单纯滑膜结核　早期症状为膝关节弥漫性肿胀，局部疼痛多不明显。因膝关节表浅，肿胀和积液明显。由于关节积液，浮髌试验阳性。

（2）单纯骨结核　仅在骨病灶附近有肿胀、疼痛。

（3）全关节结核

① 早期，局部肿胀、疼痛和关节活动受限。②晚期，症状显著，股四头肌萎缩，膝关节呈梭形肿胀，产生"鹤膝"畸形；疼痛和肌肉痉挛使膝关节呈屈曲畸形；关节肿胀、骨质破坏和韧带松弛导致胫骨向后半脱位、膝外翻畸形；骨骺破坏者，可表现为患肢缩短畸形；寒性脓肿多见于腘窝和膝关节两侧，破溃后形成窦道。

（4）全身表现　结核菌感染中毒症状。

【辅助检查】

1. 实验室检查

（1）血沉　可用来检测病变是静止或复发。在病变活动期明显增快，静止期多正常。

（2）血细胞　患病过久者红细胞、血红蛋白可减少。寒性脓肿或窦道发生混合感染时，血白细胞增高和中性粒细胞比例增加。

（3）病原菌　脓肿穿刺液进行抗酸染色或结核杆菌培养可找到结核杆菌，阳性率为 70%。

2. 影像学检查

（1）X 线检查　十分重要，但不能早期诊断，多在 6～8 周后方可出现特征性表现：区域性骨质疏松和周围存在少量钙化的破坏性病灶，病灶周围有软组织肿胀影。

（2）CT 检查　可清晰显示脊椎有无病变，也可显示脊椎周围软组织病变的部位、性质；关节腔内有无积液等。

（3）MRI 检查　显示病变部位及脊髓受压情况。

（4）关节镜　对早期滑膜结核有诊断价值，同时可行滑膜活检或滑膜切除术。

【处理原则】

（1）支持疗法

①注意休息，必要时严格卧床休息；②合理营养，保证摄入足够的蛋白质和维生素，多食水果、蔬菜；③贫血者及时纠正贫血。

（2）抗结核药物治疗　原则是早期、联合、适量、规律、全程。异烟肼（INH）、利福平（RIF）为首选药物。一般主张 2～3 种药物联合应用，持续 2 年。

（3）控制细菌感染　对伴有混合性感染者，急性期可给予抗生素治疗。

（4）局部制动

① 石膏固定　一般小关节结核固定 1 个月，大关节结核固定 3 个月。保证病变部位休息，减轻疼痛。②牵引　皮牵引主要用于解除肌痉挛，减轻疼痛，防止病理性骨折和脱位，并可纠正轻度关节畸形。骨牵引主要用于纠正成人重度关节畸形。

（5）局部注射抗结核药物　最适用于早期单纯性滑膜结核。常用药物是链霉素和异烟肼，链霉素剂量为 $0.25\sim0.5g$，异烟肼剂量为 $100\sim300mg$，每周注射 $1\sim2$ 次。

（6）手术治疗

① 切开排脓　对合并化脓性感染的寒性脓肿，体温高，中毒症状明显，且全身情况差者，可行脓肿切开引流。②病灶清除术　指采用合适的手术切口途径，直接进入病灶部位，清除脓液、死骨、结核性肉芽组织和干酪样坏死物质，然后置入抗结核药物。③关节融合术　适用于关节已破坏且不稳定的患者；关节成形术可改善关节功能；截骨术用以矫正畸形。由于手术可造成结核杆菌的血源性播散，故术前抗结核治疗至少 2 周。

【护理诊断】

（1）焦虑、恐惧　与担心功能障碍有关。

（2）疼痛　与炎症刺激和手术有关。

（3）躯体移动障碍　与患肢疼痛、制动、截瘫等有关。

（4）营养失调：低于机体需要量　与食欲缺乏、长期慢性消耗有关。

（5）潜在并发症　病理性骨折、脱位，截瘫，抗结核药物的不良反应等。

【护理措施】

1. 非手术护理/术前护理

（1）卧床休息　可减轻疼痛、恢复体力、防止病理性骨折与脱位。必要时局部制动，可避免关节畸形、病理性骨折、脊髓损伤和截瘫的发生及发展。石膏床或石膏背心固定时，应松紧适宜，防止局部受压。

（2）改善营养

① 饮食　给予高蛋白、高热量、高维生素易消化饮食。应选择蛋白质含量高的食品，如牛奶、豆制品、鸡蛋、鱼和瘦肉类等。多吃水果、蔬菜。②营养支持　经口摄入明显不足，遵医嘱给予营养支持。对严重贫血或低蛋白血症者，可输入新鲜血或白蛋白。

（3）皮肤护理　保持床铺平整、干燥、柔软，经常为患者擦身、更换内衣、注意皮肤清洁，按摩受压部位和骨突处，保护骶尾部和足跟，预防压疮。窦道处及时换药，温水清洗，必要时涂氧化锌软膏，保护窦道口周围皮肤。

（4）对症护理

① 缓解疼痛　局部固定、制动，以减轻疼痛，并防止病理性骨折或截瘫发生。对于行牵引及石膏固定的患者应遵循石膏固定及牵引患者护理常规进行护理。

② 发热患者应卧床休息，多饮水，必要时给予物理降温或小剂量解热镇痛药。

2. 术后护理

（1）病情观察　监测生命体征，观察有无呼吸困难。注意肢端颜色、温度、感觉、运动和毛细血管充盈情况、尿量等。

（2）呼吸道护理　保持呼吸道通畅，指导患者正确地咳嗽、咳痰；定时为患者拍背，使分泌物松动易于咳出，或给予雾化吸入；作好气管插管或切开、呼吸机辅助呼吸患者的护理。

（3）功能锻炼　术后长期卧床的患者，除截瘫或脊柱不稳者外，均应主动练习翻身、坐起或下床活动。合并截瘫或脊柱不稳者，鼓励患者作抬头、扩胸、深呼吸和上肢主动活动，以增强心、肺功能和上肢的肌力。同时作被动活动，按摩下肢各关节，防止关节粘连、僵直。

（4）抗结核药物治疗的护理　手术前抗结核治疗至少2周，以改善全身症状，避免手术后病变复发或扩散，手术后继续用药至少3～6个月。作好用药护理，观察疗效，注意药物的毒性反应和不良反应，用药过程中如出现眩晕、口周麻木、耳鸣、听力异常、肢端疼痛、麻木、恶心、胃部不适、肝功能受损等改变，应及时通知医师，及时调整用药方案。

【健康教育】

（1）向患者及家属讲解疾病的治疗原则及方法。注意用药监护，向患者及家属讲解抗结核药物的剂量、用法、不良反应及保存方法。继续加强营养，增强抵抗力。

（2）教育患者坚持抗结核药物治疗，结核有复发的可能，故必须用药2年。出院后每3个月定期到医院复查，复查与药物毒副作用相关的器官功能。如出现耳鸣、听力异常，立即停药并复诊。

（3）指导患者及家属坚持进行出院后的功能锻炼。椎体手术者，术后继续卧硬板床休息3个月，3个月后可开始床上活动，半年后方可离床活动，应注意避免胸腹部屈曲，以防植入骨块脱落或移动。

第五节　颈椎病和腰腿痛患者的护理

腰腿痛与颈肩痛是临床常见的一组症状。腰腿痛是指发生在下腰、腰骶、骶髂、臀部等处的疼痛，可伴有一侧或双侧下肢放射痛和马尾神经受压症状。腰腿痛病因复杂，退行性变和急、慢性损伤是腰腿痛的最常见原因，其中腰椎间盘突出症最具代表性。颈肩痛是指颈、肩、肩胛等处的疼痛，有时伴有一侧或双侧上肢痛、颈脊髓损害症状。老年性退行性变是颈肩痛的重要原因，颈椎病具有代表性。

一、颈椎病

颈椎病（cervical spondylosis）是指颈椎间盘退行性变及继发性椎间关节退行性变所致脊髓、神经、血管损害而引起的相应症状和体征。多在50岁以上发病，男性多见，好发部位依次是$C_5 \sim C_6$、$C_4 \sim C_5$、$C_6 \sim C_7$。

【病因】

（1）颈椎间盘退行性变　这是颈椎病发生和发展的最基本原因。在长期从事屈颈姿势工作和有颈椎外伤或有发育性颈椎椎管狭窄者，较易发生退变。

由于椎间盘退行性变使椎间隙狭窄，关节囊、韧带松弛，脊柱活动的稳定性继而下降，进而引起椎体、钩椎关节、关节突关节、前后纵韧带、黄韧带、项韧带等变性、增生、钙化，这样形成了颈部脊柱不稳定的恶性循环，最后发生脊髓、神经、血管受刺激和压迫的表现。

（2）损伤　慢性损伤可加速颈椎病的发展，使症状提前出现；急性损伤可加重已退行性变的颈椎和椎间盘的损害而诱发颈椎病。

（3）颈椎椎管先天性狭窄　指在胚胎或发育过程中椎弓根过短，致椎管矢状径小于正常的14～16mm，即使退行性变较轻，也可出现临床症状和体征。

【临床表现】

依据受压部位和临床表现，可将颈椎病分为以下几种类型。

（1）神经根型颈椎病　发病率最高，占颈椎病的 $50\%\sim60\%$。

① 原因　由于椎间盘向侧后方突出，钩椎关节、关节突关节增生、肥大，刺激或压迫神经根所致。

② 症状　开始多为颈肩痛及颈部僵硬，短期内加重并向上肢放射。可伴有皮肤麻木、过敏等感觉异常。亦可出现上肢肌力下降与手指活动不灵活。用力咳嗽、喷嚏及颈部活动时疼痛加重。当头部或上肢姿势不当，或突然牵、撞患肢时，可发生闪电样剧烈锐痛。上肢肌力和手握力均减退。

③ 体征

a. 头喜偏患侧，且肩部上耸，是患侧颈部肌肉痉挛所致。b. 在横突、斜方肌、三角肌、肱二头肌长、短头腱、肩袖等处有压痛。c. 患肢外展、上举、后伸受限。d. 上肢牵拉试验阳性：检查时一手扶患侧颈部，另一手握患腕，双手反方向牵引。这时，臂丛神经被牵张，刺激已受压的神经根而产生放射痛与麻木感。e. 压头试验阳性：患者端坐，头后仰且偏向患侧，检查者以手掌在其头顶加压，出现颈部疼痛并向患侧手臂放射。

④ 辅助检查

a. X 线平片　显示颈椎生理前凸减小或消失，椎间隙变窄，椎体前后缘骨质增生，钩椎关节、关节突关节增生，椎间孔狭窄等征象；b. CT 或 MRI　显示椎间盘突出，椎管及神经根管狭窄，神经根受压等。

（2）脊髓型颈椎病　这是最严重的类型，发病率仅次于神经根型，占颈椎病的 $10\%\sim15\%$。

① 原因　由中央后突的髓核、椎体后缘骨赘、黄韧带增生肥厚、后纵韧带钙化等导致脊髓受压或刺激引起。

② 症状　早期以侧束、锥体束损害表现突出，而颈部疼痛不明显。以四肢乏力，行走、持物不稳为最早症状。有束胸感。双手精细活动失调，夹东西、写字颤抖，握力减退，持物常常脱落；双足有踩棉花感，足尖不能离地。随病情加重可发生自下而上的上运动神经元性瘫痪。

③ 辅助检查

a. X 线平片表现与神经根型相似；b. CT 或 MRI 显示脊髓受压情况；c. 脑脊液动力学检查、核医学检查及生化分析可反映椎管梗阻现象。

（3）椎动脉型颈椎病　多为一过性脑或脊髓缺血的表现，头部活动时可诱发或加重，体位改变、血供恢复后可缓解。主要症状如下：

① 眩晕　主要症状。多为旋转性、浮动性或摇晃性眩晕。

② 头痛　由于椎-基底动脉供血不足和侧支循环代偿性扩张导致头部发作性胀痛，以枕部、顶枕部多见。

③ 视觉障碍　大脑后动脉和脑干内 3、4、6 神经核缺血引起突发性弱视、复视或失明，但短期内可恢复。

④ 猝倒　由椎动脉刺激痉挛所引起。多在头部突然旋转或屈伸时发生，倒地后再站起可恢复正常活动。

（4）交感神经型颈椎病

① 交感神经兴奋症状　头痛、头晕；恶心、呕吐；视物模糊、畏光；心跳加快、血压升高；耳鸣、听力下降、发音障碍等。

② 交感神经抑制症状　头昏、眼花、流泪、鼻塞、心动过缓、血压下降及胃肠胀气等。

③ 辅助检查　X线、CT、MRI等检查结果与神经根型相似。

【处理原则】

原则是解除压迫、消炎止痛、恢复颈椎的稳定性。

根据病情选择适宜的治疗方法，神经根型、椎动脉型和交感神经型主要采用非手术治疗，而脊髓型应在确诊后及时手术治疗。

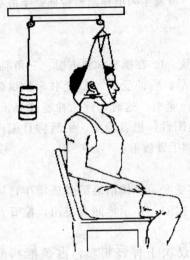

图 21-37　颌枕带坐位牵引法

1. 非手术治疗

（1）颌枕带牵引　适用于脊髓型以外的各型颈椎病。患者取坐位或卧位，头前屈 15°，牵引重量 2～6kg，每日数次，每次 1 小时，牵引时间以项、背部肌肉能耐受为限（图 21-37）。若无不适，可每日持续牵引 6～8h，2 周为一疗程。

（2）颈托、围领　可限制颈椎过度活动，但患者活动不受影响。目前以充气型颈托最常用。

（3）推拿按摩　适于脊髓型以外的早期病例，可减轻肌肉痉挛，改善局部血循环。

（4）其他方法　包括理疗、自我保健、药物对症治疗等。

2. 手术治疗

（1）适应证

①诊断明确但经非手术治疗无效，或反复发作者；②脊髓型颈椎病压迫症状进行性加重者。

（2）手术方法　根据手术途径分为前路、前外侧和后路手术。常用的术式有椎间盘摘除、椎间植骨融合术、前路侧方减压术等。

【护理诊断】

（1）焦虑、恐惧　与担心手术及预后有关。

（2）疼痛　与椎间盘突出、肌肉痉挛、神经血管受压或刺激、炎症等有关。

（3）躯体移动障碍　与疼痛、肌肉痉挛有关。

（4）知识缺乏　缺乏疾病、缓解疼痛、预防治疗、功能锻炼等方面的知识。

（5）潜在并发症　肌肉萎缩、术后出血、术后感染、神经根粘连、脑脊液漏、呼吸困难等。

二、腰椎间盘突出症

腰椎间盘突出症（the lumbar disc herniation）是指腰椎间盘变性、纤维环破裂，髓核突出刺激或压迫神经根、马尾神经所表现的一种综合征。多发生在腰 4～5、腰 5～骶 1。好发于 20～50 岁，以男性多见。

【病因】

（1）椎间盘退行性变　是该病的基本病因。随着年龄增长，纤维环和髓核水分减少，弹性降低，椎间盘变薄，易于脱出。

（2）损伤　急性损伤与儿童和青少年的发病关系密切，投掷时脊柱轻度负重而躯干快速扭转，可引起纤维环水平破裂；跳高、跳远时脊柱承受的压力可使软骨终板破裂。反复弯腰、扭转、承重等慢性积累伤是椎间盘突出症的主要诱发因素。

（3）其他因素　包括遗传因素、妊娠、糖尿病等诸多因素。

【病理和分型】

根据病理变化、CT 和 MRI 检查及治疗方法可分为：

（1）膨隆型　纤维环部分破裂，但表层完整，髓核因压力向椎管局限性隆起，但表面光滑。此型经保守治疗多可缓解或治愈。

（2）突出型　纤维环完全破裂，髓核突向椎管，仅有后纵韧带或一层纤维膜覆盖，表面高低不平或呈菜花状。常需手术。

（3）脱垂游离型　破裂、突出的椎间盘组织或碎块脱入椎管内或完全游离，不但引起神经根症状，还易压迫马尾神经。非手术治疗难以见效。

（4）Schmorl 结节及经骨突出型　Schmorl 结节是指髓核经上、下软骨终板的发育性或后天性裂隙突入椎体松质骨内，压迫周围骨小梁坏死、炎症、硬化所致，是比较常见的突出方式，由 Schmorl 首先描述故名（图 21-38）。髓核沿着椎体软骨终板和椎体之间的血管通道向前纵韧带方向突出，形成椎体边缘的游离骨块，称为经骨突出。这两型仅出现腰痛，而无神经症状，亦无需手术治疗。

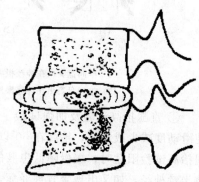

图 21-38　Schmorl 结节

【临床表现】

（1）症状　典型症状是腰痛伴单腿放射痛。多数为先腰痛而后腿痛，腿痛明显时腰痛反而减轻。

① 腰痛　这是最早症状，系纤维环外层及后纵韧带受到突出髓核的刺激，经窦椎神经而产生的下腰部感应痛，也可影响到臀部。疼痛可因弯腰、咳嗽、用力、排便而加重，卧床休息则减轻。部分患者可出现神经源性间歇性跛行，即步行时随距离增加而感腰痛发作或加重，被迫停步，或蹲下休息后再走。

② 坐骨神经痛　绝大多数患者是腰 4～5、腰 5～骶 1 椎间盘突出，故坐骨神经痛最为多见。典型的坐骨神经痛表现为从下腰部向臀部、大腿后方、小腿外侧、足跟部或足背部的放射痛。约 60％的患者在喷嚏、咳嗽、排便时因腹压增加而疼痛加重。为减轻疼痛，患者常取弯腰、屈髋、屈膝体位。病情较重者可出现感觉迟钝或麻木。中央型椎间盘突出症可有双侧坐骨神经痛。

③ 马尾神经受压综合征　中央型突出的髓核或脱垂游离的椎间盘组织可压迫马尾神经，出现鞍区感觉迟钝、大小便和性功能障碍。

（2）体征

① 腰部压痛　大多数患者在病变椎间隙的棘突间有深压痛，其旁侧 1cm 处压之有沿坐骨神经的放射痛。

② 腰部活动受限　腰椎各方向活动均有不同程度的影响，以前屈受限最明显。约 1/3 的患者因腰部骶棘肌痉挛使腰部固定于强迫体位。

③ 腰椎侧凸　是为减轻疼痛的姿势性代偿畸形，见于腰 4～5 椎间盘突出。若髓核突出在神经根的外侧，上身弯向健侧、腰椎凸向患侧以松弛受压的神经根；而当髓核突出在神经

根的内侧时，则上身弯向患侧、腰椎凸向健侧可缓解疼痛（图 21-39）。

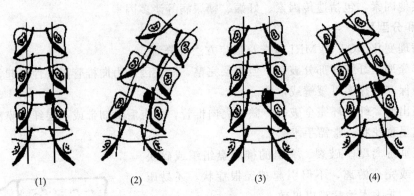

图 21-39 腰椎侧凸

（1）椎间盘突出在神经根内侧时；（2）神经根所受压力可因脊柱凸向健侧而缓解

（3）椎间盘突出在神经根外侧时；（4）神经根所受压力可因脊柱凸向患侧而缓解

④ 直腿抬高试验及加强试验 患者仰卧，伸膝，被动抬高患肢。因神经根受压或粘连使滑动度减少或消失，抬高在 60°以内即可出现坐骨神经痛，称为直腿抬高试验阳性。在直腿抬高试验阳性时，缓慢降低患肢的高度，待放射痛消失，这时再被动背屈患肢踝关节以牵拉坐骨神经，如又出现坐骨神经痛，则称为加强试验阳性。

⑤ 神经系统表现

a. 感觉异常 腰 5 神经根受累时，小腿前外侧和足内侧的痛觉、触觉减退；骶 1 神经根受压时，外踝附近及足外侧痛、触觉减退。b. 肌力下降 腰 5 神经根受累时，踝及趾背伸力下降；骶 1 神经根受累时，趾及足跖屈力减弱。c. 反射异常 骶 1 神经根受压踝反射减弱或消失；马尾神经受压时肛门括约肌张力下降、肛门反射减弱或消失。

【辅助检查】

（1）X 线平片 显示脊柱侧凸、椎体边缘增生及椎间隙变窄等退行性变。也可发现肿瘤、结核等骨病。

（2）CT 检查 显示椎管形态、椎间盘突出的部位和程度以及硬脊膜和神经根受压移位的程度。

（3）MRI 检查 可全面观察各椎间盘是否有病变，矢状面上还可了解髓核突出的程度和位置。

（4）脊髓造影 间接显示有无腰椎间盘突出、突出的程度及椎管狭窄程度。

（5）其他检查 B 超、肌电图等。

【处理原则】

1. 非手术治疗

腰椎间盘突出症中 80％～90％的患者可经非手术治愈。其目的是使椎间盘突出部分和受到刺激的神经根的炎性水肿加速消退，从而减轻或解除对神经根的刺激或压迫。

（1）绝对卧床休息 这是最基本的保守疗法。卧位时椎间盘内压最低，有利于突出过程的停止和修复，有利于神经根消除水肿。常用木板床，上铺 10cm 厚的床垫，采取自由体位，以 3 周为宜。

（2）骨盆牵引 可降低椎间盘内压，迫使凸起变平，拉紧黄韧带及关节囊，扩大椎管容量。牵引重量依个体差异在 7～15kg，抬高床尾以形成反牵引。间歇牵引时间：每次 0.5～

1h，每日 2～3 次，3 周为一疗程；若持续牵引则 2 周为一疗程。休息一周后，可进行第二疗程。高血压、心脏病患者和孕妇禁用。

（3）硬膜外皮质激素注射疗法　在硬脊膜外腔注入少量激素和麻醉药物，可抑制神经末梢的兴奋性，同时改善局部血运，减轻局部酸中毒，从而达到消炎作用，阻断疼痛的恶性循环。常用药物得保松 10mg、2% 利多卡因 4～6ml、维生素 B_6 100～200mg、维生素 B_{12} 500～1000μg，或用利美沙松 8mg 替代得保松。

（4）理疗、推拿和按摩　可缓解肌肉痉挛，松解神经根粘连。

2. 手术治疗

约有 10%～20% 的患者需经手术治疗。

（1）适应证

①病史超过半年，经严格保守治疗无效；②虽首次发作，但疼痛剧烈，尤以下肢症状显著者；③单根神经麻痹或马尾神经受压麻痹者；④伴有椎管狭窄者。

（2）治疗方法

①髓核化学溶解法，经皮穿刺将木瓜凝乳蛋白酶或胶原酶注入椎间盘内，溶解髓核组织，以消除其对神经根的压迫；②后路经椎板间髓核切除术；③前路经腹膜后椎间盘切除术；④微创手术，包括经皮穿刺腰椎间盘切吸术、内镜腰椎间盘切除术、显微腰椎间盘切除术。

（3）手术并发症　血管损伤、神经损伤、假性脊膜囊肿等。

【护理措施】

1. 术前护理

（1）减轻疼痛　对腰椎间盘突出症患者可采取以下措施。

①急性期患者绝对卧硬板床休息，3 周后病情允许，方可下床。②患者取仰卧位，床头抬高 30°，膝关节屈曲，腘窝处垫一小枕，以放松背部肌肉。叮嘱患者在翻身时避免弯曲脊柱。③保持有效的骨盆牵引，在牵引带压迫的髂缘加垫，经常检查该处有无皮肤疼痛、发红、破损、压疮等，注意观察牵引期间患者的体位、牵引力线及牵引重量是否正确，同时做好基础护理。④必要时遵医嘱适当给予镇静剂等保证充足的睡眠。对颈椎病患者，应遵医嘱采用局部制动、牵引、理疗、封闭及药物等方法缓解疼痛。

（2）协助起床站立　对腰椎间盘突出症患者应指导患者使用正确的起床方法，帮助患者抬高床头，患者先移向床的一侧，再将腿置于床的一侧，以胳膊支撑起身体，然后移坐到床的一侧，将脚放在地上，利用腿部肌肉收缩力量使身体由坐位改为站位。躺下时按相反顺序进行。

（3）指导功能锻炼

对腰椎间盘突出症患者采取以下方法：①指导患者卧床期间坚持定时作四肢关节活动，以避免关节僵硬；②遵医嘱指导患者进行仰卧法或俯卧法腰背肌功能锻炼（图 21-40），以预防肌肉萎缩、增加腰背肌力、增强脊柱的稳定性；③对因疼痛而致活动受限的腰椎间盘突出症患者应积极控制疼痛，同时予以局部热敷以解除肌肉痉挛。患者不能主动锻炼时，医护人员或家属应帮助其活动各关节、按摩肌肉以防肌肉萎缩、关节僵硬。避免作弯腰、长期站立或上举重物等动作，以防因腰部肌肉痉挛而加重疼痛。

对颈椎病患者采取以下方法：①颈领固定 2～3 个月；②指导患者双手捏橡皮球、健身球或毛巾，手指进行对指、系纽扣等锻炼；③每日进行四肢关节锻炼，以防止肌肉萎缩、关节僵硬。

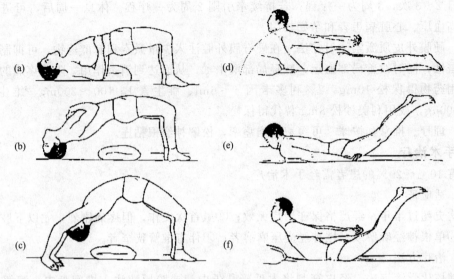

图 21-40　仰卧法或俯卧法腰背肌功能锻炼

(a) 五点支撑法；(b) 三点支撑法；(c) 四点支撑法；

(d) 头、上肢及背部后伸；(e) 下肢及腰部后伸；(f) 整个身体后伸

（4）康复指导　对腰椎间盘突出症患者宜用人体力学原理评估其坐、立、行、卧及持重的姿势，指出其错误的姿势和活动方法（图 21-41），协助其纠正。用通俗易懂的语言讲解相关知识，使患者理解正确姿势的原理和保持正确姿势的重要性及对疾病的影响。

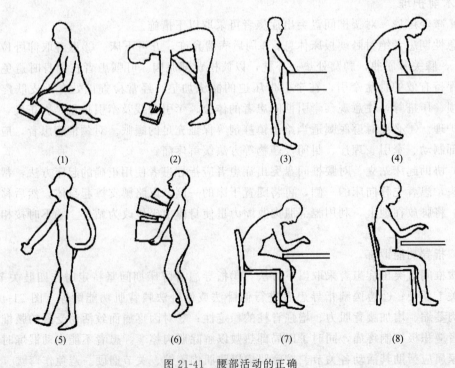

图 21-41　腰部活动的正确

姿势 [(1)、(3)、(5)、(8)] 和错误姿势 [(2)、(4)、(6)、(7)]

（5）术前准备

①对腰椎间盘突出症患者　解释手术方式和术后暂时出现的疼痛或麻木等问题，训练正

确翻身、床上使用便盆及术后功能锻炼的方法，指导或协助家属解决患者绝对卧床期间的日常生活问题。②对颈椎病患者　颈椎前路手术者术前应进行气管、食管推移训练以适应术中对气管、食管的牵拉；后路手术者术前应指导其俯卧位训练以适应术中体位。

（6）心理护理　鼓励患者及家属与治疗成功病友进行交流，以获得家属的支持，增加自信心。介绍减少疼痛发作的措施，以减轻患者的不适和心理负担。

2. 术后护理

（1）搬运

①腰椎间盘突出症患者回病房应采用 3 人搬运法将患者移到病床上。搬运人员分别位于病床和患者的外侧，托起肩背部、腰臀部及下肢，保持身体轴线平直，同时用力将患者轻放在病床上。1 人注意保持规定体位，扶持输液肢体。②颈椎病患者术后搬运时，用围领固定颈部，由专人护送。

（2）卧位与制动

①腰椎间盘突出症患者术后 24h 内平卧，不翻身，以利压迫伤口止血。术后 24h 后帮助患者翻身，指导患者双手交叉于胸前，两腿间放一枕头，一名医护人员扶托患者的肩背部，另一医护人员扶托患者的臀部及下肢，同时将患者翻向一侧，扶托肩背部的人员移至患者的另一侧，保持脊柱平直。留在原位的医护人员在患者的头下、肩部、臀部及胸前垫枕头支持。持续卧床 1～3 周。②颈椎病患者回病房后，取平卧位，颈部稍前屈，颈肩部两侧放置沙袋固定头部。要求患者在咳嗽、打喷嚏时需用手轻按颈前部。术后 1 周，行头颈胸石膏或支具固定。

（3）观察并记录病情

① 对腰椎间盘突出症患者　观察患者下肢皮肤的颜色、温度和感觉及运动恢复情况；引流液的颜色、性质和量，有无脑脊液漏出和活动性出血。若出血、渗液量增多或疼痛加剧，下肢感觉、运动障碍加重，应及时报告医师处理。引流管一般于术后 24～48h 内拔除；观察术后切口敷料有无渗湿，渗出液的量、颜色和性质，及时更换渗湿的敷料以防感染。

② 对前路手术的颈椎病患者

a. 观察呼吸状况　前路手术中反复牵拉气管且持续时间较长，易使气管黏膜受损而水肿，引起呼吸困难。多发生在术后 1～3 天内，床旁常规准备气管切开包。患者若出现呼吸费力、张口呼吸、应答迟缓、口唇发绀等症状，应立即通知医师，做好气管切开和再次手术的准备。

b. 观察伤口出血　颈椎前路手术可因骨面渗血和术中止血不完善导致伤口出血。若出血量大或引流不畅，则压迫气管导致呼吸困难甚至危及生命。故应密切观察血压、伤口敷料、引流情况和颈部肿胀程度。每 0.5～1 小时测一次血压，病情平稳后改为每 4 小时测量一次；伤口敷料若被渗血湿透应及时更换，必要时报告医师采取止血措施。保持引流通畅。若患者颈部明显肿胀且出现呼吸困难、烦躁、发绀等症状，及时报告医师并协助敞开伤口，剪开缝线，消除血肿。对血肿被清除后呼吸仍未改善者，协助医师行气管切开。

（4）指导功能锻炼，预防肌肉萎缩、神经根粘连等并发症

①腰椎间盘突出症患者术后第一天开始进行股四头肌的舒缩和直腿抬高练习，每分钟 2 次，抬放时间相等；逐渐增加抬高幅度，以防神经根粘连；术后 1 周开始进行腰肌、臀肌的等长收缩锻炼，以后逐渐增加活动量及活动范围。②颈椎病患者在病情许可的情况下，帮助患者进行颈肩部功能锻炼，逐渐加大活动范围。

【健康教育】

1. 腰椎间盘突出症患者的健康教育

（1）教会患者有关防治腰腿痛的知识：腰椎间盘突出症患者应卧硬板床，仰卧时膝下垫小枕使膝关节屈曲 45°；避免腰部脊柱屈曲和旋转扭曲；超重或肥胖者，必要时应控制饮食量和减轻体重。

（2）脊髓受压者应戴腰围 3～6 个月，直至压迫症状消除。

（3）告知患者药物的副作用及其处理方法。

（4）指导患者及家属采取正确的坐、卧、立、行和劳动姿势，避免长时间的站或坐，以减少急、慢性损伤。穿平跟鞋，对身体提供更好的支持。

（5）制订康复计划和锻炼项目，坚持有规律的锻炼，以增强腰背肌的力量。

2. 颈椎病患者的健康教育

（1）选择正确的睡眠体位和合适的枕头，保持颈部和脊柱的正常生理弯曲，避免颈部长期悬空。教育患者经常变换体位。

（2）教会患者有关防治颈椎病的知识：保持正确的姿势，在日常生活、工作和学习中，保持颈部平直，定时改变姿势，劳逸结合，以避免颈部长期屈伸或仰伸。长期伏案工作者，应定期远视，缓解颈部肌肉的慢性损伤。

（3）加强功能锻炼，进行颈部及上肢活动或体操锻炼，使颈肩部肌肉放松，并改善局部血液循环。

第六节 骨肿瘤患者的护理

一、概述

骨肿瘤是指发生在骨内或起源于各种骨组织成分的肿瘤，不论是原发性、继发性还是转移性肿瘤统称为骨肿瘤。男性比女性稍多。原发性良性肿瘤比恶性多见。骨肿瘤的发病与患者年龄有关，如骨肉瘤多发生于儿童和青少年，而骨巨细胞瘤主要发生于成年人。解剖部位对肿瘤的发生也有重要意义，许多肿瘤多见于长骨生长最活跃的部位即干骺端，如股骨下端、胫骨上端，而骨骺则通常很少受影响。

【分类】

（1）根据发生情况可分为原发性和继发性两大类。

① 原发性骨肿瘤　是由骨组织及其附属组织本身发生的肿瘤，发病率为 2%～3%，以良性肿瘤多见。

② 继发性骨肿瘤　是身体其他部位的恶性肿瘤，通过血液循环、淋巴转移或直接浸润到骨组织及其附属组织的肿瘤，发病率为原发性骨肿瘤的 35～40 倍。

（2）根据肿瘤组织的形态、肿瘤细胞的分化程度及细胞间质的类型可分为良性、恶性和中间性三类。良性肿瘤中以骨软骨瘤多见；恶性肿瘤以骨肉瘤多见。

（3）根据肿瘤细胞所显示的分化类型以及所产生的细胞间质可分为骨性、软骨性、纤维性、骨髓性、脉管和神经性等。

【外科分期】

肿瘤病理分级反映肿瘤的生物学行为和侵袭性程度。用外科分期来指导骨肿瘤的治疗，已被公认为是合理而有效的措施。外科分期采用 G-T-M 外科分级系统，为手术时机和手术范围的选择提供了合理的标准，且有助于预后的判断，并为辅助性治疗提供了指导原则。

G（grade）表示病理分级：良性肿瘤为 G_0，低度恶性肿瘤为 G_1，高度恶性肿瘤为 G_2。

T（territory）表示肿瘤侵袭范围：以肿瘤囊和间室为界，T_0 为囊内；T_1 为囊外，间室内；T_2 为囊外，间室外。

M（metastasis）表示转移：M_0 无转移，M_1 转移。

【临床表现】

（1）疼痛和压痛　良性骨肿瘤多无疼痛，良性骨肿瘤恶变或合并病理性骨折时，疼痛可突然加重。恶性骨肿瘤几乎都有局部疼痛，开始为轻度的间歇性疼痛，逐渐发展为持续性剧痛、夜间痛，可有压痛。

（2）肿块和肿胀　良性肿瘤生长缓慢，肿块质硬而无压痛，通常是偶然发现。恶性肿瘤，局部肿胀和肿块发展迅速。局部血管怒张反映肿瘤的血运丰富，多属恶性。

（3）功能障碍和压迫症状　邻近关节的肿瘤，由于疼痛和肿胀可使关节活动障碍。脊髓肿瘤可引起压迫症状，出现截瘫。位于骨盆的肿瘤可引起肠道或泌尿道机械性梗阻症状。

（4）病理性骨折或脱位　骨干肿瘤可破坏骨质，使密质变薄，骨的坚固性减弱，发生病理性骨折。发生于骨干骺端的肿瘤，当骨关节的完整性破坏严重时可导致病理性关节脱位。

（5）转移和复发　恶性肿瘤，如骨肉瘤可经血液发生远处转移，如肺转移，出现肺部转移症状。

（6）全身症状　恶性骨肿瘤晚期可有消瘦、贫血、体重下降、低热等全身症状。

【辅助检查】

（1）影像学检查

① X 线检查　侧位 X 线片是最重要的诊断手段之一，能反映骨与软组织的基本病变。发生在骨内的肿瘤性破坏有溶骨型、成骨型和混合型。良性骨肿瘤具有界限清楚、密度均匀的特点；恶性骨肿瘤的病灶多不规则，密度不均，界限不清，可见软组织阴影和骨膜反应。

② CT 和 MRI 检查　可以更清楚地显示肿瘤的范围、识别肿瘤侵袭骨髓和软组织的程度，与邻近组织器官的关系，帮助制订手术方案和手术切除范围，并能评估治疗效果。

③ ECT（放射性核素骨显像）　可明确病损范围，早于其他影像学检查显示骨转移瘤的发生，但特异性不高，不能单独作为诊断依据。须经 X 线摄片或 CT 证实。

④ 数字减影血管造影（DSA）　可显示肿瘤的血供情况，如肿瘤的主干血管、新生的肿瘤性血管，利于选择性血管栓塞和注入化疗药物。

（2）病理学检查　病理学检查分为切开活检和穿刺活检两种，是确诊的可靠性检查。

（3）实验室检查　溶骨性破坏如骨巨细胞瘤、骨肉瘤，血钙往往升高；碱性磷酸酶反映成骨活动，成骨性肿瘤如骨肉瘤患者，血清碱性磷酸酶可有明显升高；男性酸性磷酸酶升高，提示转移瘤来自前列腺癌；尿本-周（Bence-Jones）蛋白阳性，可提示浆细胞骨髓瘤。

【处理原则】

（1）良性骨肿瘤以手术切除为主，手术方式有刮除植骨术及外生性骨肿瘤切除术。

（2）恶性骨肿瘤多采用手术、化疗、放疗及免疫疗法等综合治疗。

（3）手术治疗需按照外科分期确定手术方案，力争切除肿瘤和保全肢体。

二、常见骨肿瘤

【概述】

1. 骨软骨瘤

骨软骨瘤（osteochondroma）是一种常见的良性骨肿瘤。青少年多发，随人体发育而增大，当骨骺线闭合后，其生长停止。骨软骨瘤可分为单发性和多发性两种，单发性骨软骨瘤也叫外生骨疣；多发性骨软骨瘤也叫骨软骨瘤病，多数有家族遗传史，具有恶变倾向。多见于长骨干骺端，如股骨远端、胫骨近端、肱骨近端。其结构包括正常骨组织和覆盖在上面的软骨帽。因软骨帽在X线检查时不显影，故体格检查所见肿块较X线摄片显示得大。恶变率为1%。

2. 骨巨细胞瘤

骨巨细胞瘤（osteoclastoma）是一种潜在恶性或介于良恶性之间的溶骨性肿瘤。好发于20～40岁，女性多于男性。好发于股骨下端和胫骨上端。肿瘤组织以单核基质细胞及多核巨细胞为主要结构。根据两种细胞的分化程度及数目，可将骨巨细胞瘤分为三级：Ⅰ级，基质细胞稀疏，核分裂少，多核巨细胞甚多；Ⅱ级，基质细胞多而密集，核分裂较多，多核巨细胞数目减少；Ⅲ级，以基质细胞为主，核异型性明显，核分裂极多，多核细胞很少。因此Ⅰ级偏良性，Ⅱ级为侵袭性，Ⅲ级为恶性。分级对肿瘤属性和程度的确定及治疗方案的制订有参考价值。

3. 骨肉瘤

骨肉瘤（osteosarcoma）是一种最常见的恶性骨肿瘤。好发于青少年，男多于女。好发部位为股骨远端、胫骨近端和肱骨近端的干骺端。常形成梭形瘤体，可累及骨膜、骨皮质及骨髓腔，病灶切面呈鱼肉状，棕红或灰白色。

【临床表现】

（1）骨软骨瘤　可长期无自觉症状，多因无意中发现骨性肿块而就诊。若肿瘤压迫周围组织或其表面的滑囊发生炎症，则可产生疼痛。体格检查所见的肿块较X线片显示得大。骨软骨瘤发生恶性变可出现疼痛、肿胀、软组织包块等症状。

（2）骨巨细胞瘤　主要症状为疼痛和肿胀，其程度与肿瘤生长速度有关。局部包块压之有乒乓球样感觉和压痛，若侵及关节软骨可影响关节功能。

（3）骨肉瘤　主要症状为局部疼痛，多为持续性，逐渐加剧，夜间尤重，并伴恶病质。邻近关节活动受限。肿瘤表面皮温增高，静脉怒张。溶骨性骨肉瘤因侵蚀皮质骨而导致病理性骨折。

【辅助检查】

（1）骨软骨瘤　X线表现为在长骨的干骺端，从皮质突向软组织的骨性隆起，其皮质和松质骨以窄小或宽广的蒂与正常骨相连（图21-42），彼此髓腔相通，隆起表面为软骨帽，不显影，厚薄不一，有时呈不规则的钙化影。

（2）骨巨细胞瘤　X线的典型表现为骨端偏心位溶骨性破坏而无骨膜反应，病灶骨皮质膨胀变薄，呈肥皂泡样改变（图21-43）。血管造影显示肿瘤血管丰富，并有动静脉瘘形成。

（3）骨肉瘤　X线检查可有不同形态，密质骨和髓腔有成骨性、溶骨性或混合性骨质破坏，骨膜反应明显，呈侵袭性发展，可见Codman三角或呈"日光射线"形态（图21-44）。

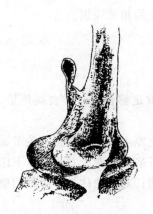

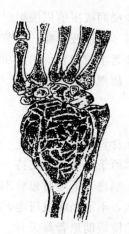

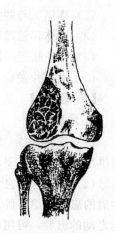

(a) 桡骨远端骨巨细胞瘤　　(b) 股骨下端骨巨细胞瘤

图 21-42　股骨下端骨软骨瘤　　　　　　　图 21-43　骨巨细胞瘤

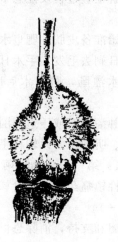

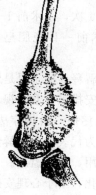

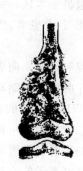

(a) 可见日光放射状阴影　　　　(b) 可见骨破坏和骨膜增生

图 21-44　股骨下端骨肉瘤

【处理原则】

(1) 骨软骨瘤　属 $G_0T_0M_0$，一般不需治疗。若肿瘤生长过快、有疼痛或影响关节活动者；压迫神经、血管以及肿瘤自身发生骨折时；肿瘤表面滑囊反复感染者；或病变活跃有恶变可能者应手术切除。切除应从肿瘤基底四周部分正常骨组织开始，包括纤维膜或滑囊、软骨帽等，以免复发。

(2) 骨巨细胞瘤　属 $G_0T_0M_{0\sim1}$ 者以手术治疗为主，采用切除术加灭活处理，再植入自体或异体骨或骨水泥，但易复发。若复发，应作切除或节段截除术或假体植入术。属 $G_{1\sim2}$ $T_{1\sim2}M_0$ 者，采用广泛切除或根治性切除，化疗无效。

(3) 骨肉瘤　属 $G_2T_{1\sim2}M_0$ 者，采取综合治疗。手术前大剂量化疗，然后根据肿瘤浸润范围作根治性瘤段切除、灭活再植或置入假体的保肢手术，无保留价值者行截肢术。术后继续化疗。

【护理诊断】

(1) 焦虑/恐惧　与肢体功能丧失和担心预后有关。

（2）疼痛　与肿瘤浸润或压迫周围组织、手术创伤有关。

（3）躯体移动障碍　与患肢疼痛、关节活动受限有关。

（4）知识缺乏　缺乏术前配合、术后功能锻炼和化疗的相关知识。

（5）潜在并发症　病理性骨折。

【护理措施】

1. 术前护理

（1）营养支持　饮食宜清淡、易消化。鼓励患者摄取足够营养。进食高热量、高蛋白、高维生素饮食，必要时给予静脉营养支持。

（2）活动与休息　嘱患者下地时患肢不要负重，以免发生病理性骨折和关节脱位；脊柱肿瘤的患者应绝对卧床，不能坐起或行走，防止脊柱骨折造成截瘫。对于可以下床活动而不能走动的患者，可用轮椅帮助患者每天有一定的室外活动；对无法休息和睡眠的患者，改善病室环境，必要时给镇静药、镇痛药，以保证患者休息。

（3）协助检查　解释诊断性检查的必要性，简要讲解检查过程及注意事项，以减轻患者焦虑，使其主动配合。

（4）术前准备　为预防术后切口感染，术前3天开始准备皮肤，肥皂水清洗，70%乙醇消毒，然后用无菌巾包裹手术区，每天1次，手术前1日剃去毛发，手术日晨重新消毒后无菌巾包裹。脊柱、下肢手术患者，手术前一日晚肥皂水灌肠，防止术后因长时间卧床而腹胀。

（5）对症护理　控制疼痛，向患者解释疼痛主要是肿瘤浸润或压迫周围组织所致；帮助患者选择舒适的体位；肿瘤局部制动；安排患者看电视、听音乐，以转移患者注意力。必要时给镇痛药，可采用WHO推荐的癌性疼痛三阶梯疗法：第一阶梯为以阿司匹林为代表的非麻醉性镇痛药；第二阶梯为以可待因为代表的弱麻醉性镇痛药；第三阶梯为强麻醉性镇痛药，适用于剧烈疼痛的患者。遵医嘱使用，不可滥用。

（6）心理护理　观察患者的心理变化，给予心理安慰和支持，消除恐惧和焦虑，使患者情绪稳定，耐心向患者解释病情，根据患者心理状态，要注意保护性医疗措施。解释手术治疗对挽救患者生命、防止复发和转移的重要性，树立患者对手术治疗的信心。另一方面还要解释手术还可能造成组织缺损，以及组织缺损的必要性和利害关系，取得患者的理解和配合。还要注意社会因素对患者心理的影响，做好家属心理引导。根据患者要求，安排他所期望的人前来陪护，以提供心理支持的力度。

2. 术后护理

（1）体位　术后抬高患肢，保持肢体的功能位，预防关节畸形。

（2）观察病情

①密切观察生命体征；②观察患肢有无疼痛及疼痛程度的变化；③观察切口有无渗出，渗出量及其性质，及时更换敷料，并保持引流管通畅；④观察肢体远端是否肿胀，有无感觉、运动异常和毛细血管充盈迟缓，如有上述情况发生，系创口包扎过紧所致，应及时处理。

（3）疼痛护理　手术后切口疼痛可影响患者生命体征的平稳、饮食和休息，从而影响切口愈合。故重视术后的疼痛控制，积极采取止痛措施。

（4）功能锻炼

①术后早期卧床休息，避免过度活动，以后根据康复状况进行床上活动和床旁活动。

②术后48h开始肌肉的等长收缩，以改善血液循环，增加肌肉力量，防止关节粘连，减少肌肉萎缩。③对于囊内切除的患者，需辅以外固定等待骨愈合，不宜早期下床活动。④教会患者正确应用拐杖、轮椅协助活动。⑤良性肿瘤术后一般无需外固定，伤口愈合即可下地进行锻炼。⑥恶性肿瘤患者术后3周开始患处远侧和近侧关节的活动；术后6周加大活动范围。⑦对术后骨缺损大、人工假体置换术或异体骨植入术后患者，注意保护患肢，功能锻炼要循序渐进，不能急于下地行走，开始站立或练习行走时应保护，防止跌倒。

（5）化疗的护理

①向患者解释所实施的化疗方案、应用的化疗药物及常见毒副反应和不适，使患者配合治疗。②选择静脉给药时，应从肢体远端的静脉开始，有计划地使用，注意保护静脉；静脉给药时，确保穿刺成功，方可给药，避免药物外渗，一旦外渗，立即用50%硫酸镁溶液湿敷，防止周围组织坏死。③减轻化疗毒副反应，促进身心舒适，化疗前遵医嘱给止吐药，防止胃肠道反应；化疗时用冰帽进行头部降温，可预防脱发；脱发的患者，帮助选择合适发套，以维持患者自尊。④注意食物色香味，鼓励患者进食，以加强营养。⑤观察化疗药物毒性反应，根据患者血象，给予必要的支持治疗，如中药调理、输新鲜血、应用升白细胞药物；注意病室通风，减少人员探视，执行保护性隔离措施，预防医源性感染。

（6）截肢术后护理

① 心理支持 截肢术后，患者由于身体外观的变化，可产生压抑、悲哀情绪。因此，要理解患者的烦躁、易怒行为；引导家属关心患者，给予心理和精神上的支持；鼓励患者注意仪表修饰，积极参加社会活动，逐渐恢复正常生活，最终通过自我调节，应对现实。

② 防止伤口出血

a. 注意肢体残端的渗血情况。若肢体残端血管结扎线脱落，可导致大出血危及生命。b. 观察创口引流液的量和性质，渗血较多者可用棉垫加弹性绷带加压包扎，如创口出血量大，立即在肢体近侧扎止血带，并报告医师，及时处理。

③ 局部观察

a. 注意肢体残端有无水肿、水疱、并发感染的征象，是否有残肢疼痛和幻肢痛。b. 大腿截肢术后，应防止髋关节屈曲、外展挛缩；小腿截肢术后，避免膝关节屈曲挛缩。

④ 幻肢痛护理 幻肢痛是患者感到已经切除的肢体仍然有疼痛或其他异常感觉。术后出现幻肢痛应解释原因，说服患者面对现实，接受事实。可对残肢端热敷，加强残肢运动，感到疼痛时，让患者自己轻轻敲打残肢端，从空间和距离的确认中慢慢消除患肢感，从而消除幻肢痛的主观感觉。必要时可用镇静药、止痛药。对长期的顽固性疼痛可行神经阻断术。

⑤ 指导患者进行残肢锻炼 大腿截肢的患者应及早进行内收、后伸练习。一般在截肢两周拆线后，在截肢残端制作临时假肢，以促使早期功能锻炼，消除水肿。为了增强肌力、保持关节的活动范围，鼓励患者使用手杖、扶车、拐等辅助设备。鼓励患者早期下床活动，反复进行肌肉强度和平衡锻炼，为安装假肢做准备。

⑥ 防止意外受伤 截肢或关节离断术后，可出现"创伤性精神病"，表现为精神失常症状，要有专人护理，防止发生意外。

【健康教育】

（1）促进身心健康 指导患者应保持情绪稳定，避免消极心理，积极乐观面对生活，树立战胜疾病的信心。

（2）提高生活质量 讲解保证营养摄入和增强抵抗力的重要性。消除患者对疼痛的恐惧，引导患者从身体和精神的紧张中解脱出来，合理使用药物镇痛或其他综合镇痛法，以减轻或消除疼痛。

（3）功能锻炼　根据患者情况制订康复锻炼计划，指导患者进行各种形式的力所能及的功能锻炼，恢复和调节肢体的适应能力。指导患者正确使用各种助行器，最大程度促进和提高患者的生活自理能力。

（4）按出院医嘱，定期来院复查和化疗，发现特殊情况和病情变化时，应随时复诊。

测评与训练

一、名词解释
关节功能位

二、选择题

A₁ 型题

1. 下列属于不稳定骨折的是（　　）

A. 青枝骨折　　　　　　B. 横形骨折　　　　　C. 凹陷骨折

D. 斜形骨折　　　　　　E. 嵌插骨折

2. 几乎所有骨折患者都会有的临床表现是（　　）

A. 畸形　　　　　　　　B. 疼痛　　　　　　　C. 骨擦感

D. 骨擦音　　　　　　　E. 反常活动

3. 男性，39 岁，骑马时坠落造成左股骨干骨折，行胫骨结节骨牵引治疗。为了预防过度牵引，应采取的措施是（　　）

A. 抬高床尾　　　　　　　　　　　　　B. 左足抵床尾

C. 定时测定双腿长度　　　　　　　　　D. 股四头肌舒缩练习

E. 定时放松牵引装置

A₂ 型题

4. 在护理过程中应特别注意观察是否发生中枢性高热的是（　　）

A. 颈段脊髓损伤者　　　　　　　　　　B. 胸段脊髓损伤者

C. 腰段脊髓损伤者　　　　　　　　　　D. 脊髓圆锥损伤者

E. 马尾神经损伤者

5. 男性，30 岁，车祸致右髋疼痛，且右下肢活动受限，呈屈曲、内收、内旋及短缩畸形。最有可能的诊断是（　　）

A. 股骨颈骨折　　　　　B. 股骨转子骨折

C. 骨内收肌扭伤　　　　D. 髋关节前脱位

E. 髋关节后脱位

三、病例分析题

男性，30 岁，12h 前骑自行车不慎摔倒，当即感到右小腿疼痛剧烈，移动肢体时疼痛加重。检查：右小腿肿胀明显，肢体畸形，压痛明显，活动受限。X 线检查显示右胫、腓骨中段骨折。经闭合复位后右小腿管型石膏固定。目前患肢肿胀严重。

1. 如何对该患者进行病情观察？

2. 石膏固定后常见的并发症有哪些?

3. 石膏拆除前后有哪些注意事项?

参考答案

一、名词解释

略。

二、选择题

A₁ 型题

1. D 2. B 3. C

A₂ 型题

4. A 5. E

三、病例分析题

1. 应观察该患者的：①皮肤色泽和温度。②患肢末端血液循环。③石膏有无潮湿、污染、变形或断裂；有无过紧或过松；有无异常"热点"。④有无感染迹象、石膏综合征、出血或渗出等并发症。

2. 石膏固定后常见的并发症有缺血性肌挛缩或肢体坏死、压疮、坠积性肺炎、失用性骨质疏松及化脓性皮炎。

3. 拆石膏前需向患者解释拆石膏无痛感，石膏拆除后，可用温水清洗皮肤，拆除后先用油脂涂抹局部皮肤，6~8h 后再用肥皂液清洗，每日按摩局部。

参 考 文 献

[1] 吴在德，吴肇汉. 外科学. 第 7 版. 北京：人民卫生出版社，2008.

[2] 李乐之，路潜. 外科护理学. 第 5 版. 北京：人民卫生出版社，2012.

[3] 曹伟新，李乐之. 外科护理学. 第 4 版. 北京：人民卫生出版社，2006.

[4] 熊云新. 外科护理学. 第 2 版. 北京：人民卫生出版社，2006.

[5] 严鹏霄，王玉升. 外科护理. 第 2 版. 北京：人民卫生出版社，2009.

[6] 路潜. 外科护理学. 北京：北京大学医学出版社，2008.

[7] 吴文秀，钮林霞. 外科护理学. 沈阳：辽宁大学出版社，2013.

[8] 王兵，杨丽清. 外科护理学. 南京：江苏科学技术出版社，2011.

[9] 杨志纯. 外科护理学. 北京：中国协和医科大学出版社，2004.

[10] 罗红艳，白梦清. 外科护理学. 武汉：湖北科学技术出版社，2008.

[11] 陈传波，余晓齐. 外科护理学. 郑州：郑州大学出版社，2008.

[12] 余晓齐. 外科护理学. 郑州：河南科学技术出版社，2012.

[13] 刘东升. 外科护理学. 郑州：河南科学技术出版社，2011.

[14] 李梦樱. 外科护理学. 北京：人民卫生出版社，2004.